·国家执业药师考试精讲·

药学专业知识(二)

（第六版·2020）

国家执业药师考试精讲编写组　编

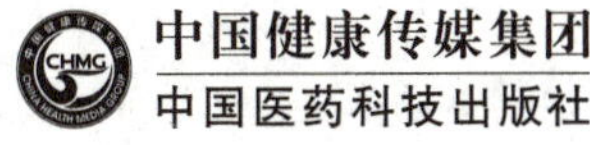

内容提要

本书依照全国最新执业药师职业资格考试大纲精心编写而成，主要介绍了临床用药的药理作用与作用机制，临床用药评价及代表药物等内容，覆盖了16个治疗领域的用药，涵盖最新大纲要求的重点考试内容。本书更采用双色印刷，重点突出，内容精炼，简洁易读，既可作为考生复习执业药师考试的辅导教材，亦可作为执业药师及其他医药专业技术人员日常工作中的参考用书。

图书在版编目（CIP）数据

药学专业知识（二）/ 国家执业药师考试精讲编写组编．—6版．— 北京：中国医药科技出版社，2020.5

国家执业药师考试精讲

ISBN 978-7-5214-1746-3

Ⅰ．①药…　Ⅱ．①国…　Ⅲ．①药物学—资格考试—自学参考资料　Ⅳ．① R9

中国版本图书馆 CIP 数据核字（2020）第 061438 号

美术编辑　陈君杞

责任编辑　张芳芳　谢静文

出版　**中国健康传媒集团**｜中国医药科技出版社

地址　北京市海淀区文慧园北路甲 22 号

邮编　100082

电话　发行：010－62227427　邮购：010－62236938

网址　www.cmstp.com

规格　787 × 1092mm 1/16

印张　21 1/2

字数　598 千字

初版　2015 年 3 月第 1 版

版次　2020 年 5 月第 6 版

印次　2020 年 5 月第 1 次印刷

印刷　三河市万龙印装有限公司

经销　全国各地新华书店

书号　ISBN 978-7-5214-1746-3

定价　48.00 元

获取新书信息、投稿、为图书纠错，请扫码联系我们。

编委会

选择大于努力
我们一路陪伴你取证

Choice Is Greater Than Effort

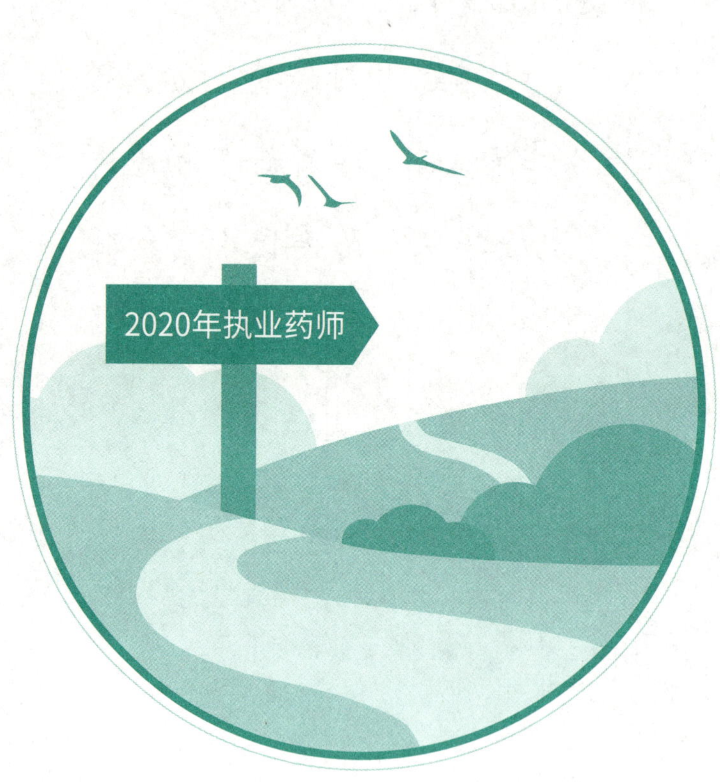

药师怎么考

执业药师是保障药品安全不可或缺的重要岗位，肩负着药品质量安全和公众健康的重任。鸭题库携手本专业权威人士及中国医药科技出版社共同打造以“紧扣大纲，轻松应试”为宗旨的国家执业药师考试精讲版辅导用书。

本书不能替您考试，实现药师梦想必须靠自己努力。

本书不能代替老师，但它是学习路上不可或缺的指路灯。

它可助您在繁杂考点中理清知识体系，找到考试规律和方法。

干货归纳

看了很多书，做了很多题，考试依旧许多题不会做，依旧有许多知识点不知怎么用。怎么办？

本书为您汇集了大量课本常考重点知识，我们称之为干货。可以说，本书是药师干货云集！

高效提分

日常工作繁重，业余复习时间紧迫，急需提分的压力让您喘不过气来。如何才能在有限的时间内掌握最有价值的考试知识呢？

我们帮您全面梳理高分考点，让您的考前复习清晰条理化、系统化、高效化。本书采用表格索引知识体系，行文简明直观，针对性及可读性强，让您在铺天盖地的复习提纲和辅导书中游刃有余，有的放矢，快速提分！

复习神器

鸭题库团队为药师考生研发电脑、手机、iPad 等多平台考试辅导软件（每个平台练习数据同步），可随时随地利用手机进行复习和交流，有效利用碎片时间。

系统功能 本系统拥有试题收藏、错题、笔记、难度管理、对知识采用艾宾浩斯记忆管理、模拟真考等功能。

图表数据 章节知识体系、每天学习进度及全网考生答题情况都通过图表加以反映，方便您查错补缺，从而优化学习知识体系。

交流互动 拥有众多的考生用户的练习笔记、试题掌握情况等数据。通过数据解剖分析考试知识点的命题趋势，帮助您走出迷茫，步入自信，跟大家一起享受学习、互动和交流的乐趣。

登录
YaTiKu.com

电脑版
登录地址

微信扫扫
即可练习

安卓版/苹果版
扫扫下载

前言

PREFACE

必须适应考试大纲考核要求和内容变化的需要，必须满足资格考试应试者的答题需要，这一理念鞭策我们编写了《国家执业药师考试精讲》丛书。付梓在即，反思全书，我们认为丛书不乏独特之处。

专家智慧的结晶 我们邀请本专业权威学者对历年试题的知识覆盖面和出题方式进行了深入分析，从中揭示出试题内容和命题方式的基本规律，使本书力求做到清晰化、系统化、高效化。毋庸置疑，本书不啻是他们呕心沥血、运用智慧所结出的丰硕之果。

资格考试的精编 本书总结了很多辅导书没有直接给出但却常考的知识点，必将指引应试者填补盲点、突破难点、把握重点。此外，本书紧扣考试大纲，不仅系统而全面地汇集了本专业的知识要点，而且加以去粗取精、高度浓缩，使之达到了“书越读越薄”的目的。

增强记忆的导师 在帮助应试者准确理解专业概念、基本原理的前提下，我们还根据人类记忆的一般规律，将艾宾浩斯记忆曲线原理运用于编写的全过程，使本书具有难点深入浅出、重点反复提示等特点，完全可以满足应试者增强记忆、自信参考的需要。

微信课程的伴侣 在通讯网络高度发达的今天，我们开辟了本专业微信服务课程，目的是帮助应试者快速准确地解疑释惑、轻松提高复习效果、增强答题能力。作为知识的平面载体，本书确实是微信课程的最佳伴侣，可成为应试者考试的又一支柱。

追逐梦想的捷径 本书既是应试者复习和相关单位开展培训的必备用书，也可供高校相关专业师生、技术人员学习参考。希望通过本专业考试改变命运、实现人生价值的人们，都想以最小的代价，获取最大的效果。那么，我们所提供的，就是您所需要的。熟读本书，定有收获；考试过关，梦想成真。

丛书编写组

2020年5月

目录

CONTENTS

第一章　精神与中枢神经系统疾病用药 …… 1

第一节　镇静与催眠药 …… 3

第二节　抗癫痫药 …… 5

第三节　抗抑郁药 …… 9

第四节　脑功能改善及抗记忆障碍药 …… 12

第五节　治疗缺血性脑血管病药 …… 13

第六节　镇痛药 …… 14

第七节　抗帕金森病药 …… 17

第八节　抗精神病药 …… 19

第二章　解热、镇痛、抗炎、抗风湿药及抗痛风药 …… 21

第一节　解热、镇痛、抗炎、抗风湿药 …… 21

第二节　抗痛风药 …… 24

第三章　呼吸系统疾病用药 …… 27

第一节　镇咳药 …… 27

第二节　祛痰药 …… 29

第三节　平喘药 …… 31

第四章　消化系统疾病用药 …… 40

第一节　抗酸药和胃黏膜保护药 …… 41

第二节　抑酸剂 …… 43

第三节　解痉药、胃肠动力药和治疗功能性胃肠病药 …… 47

第四节　止吐药 …… 50

第五节　肝胆疾病用药 …… 53

第六节　泻药和便秘治疗药 …… 56

第七节　止泻药、肠道抗感染药、肠道消炎药 …… 59

第八节　助消化药 …… 63

第五章　心血管系统疾病用药 …… 65

第一节　抗心律失常药 …… 66

第二节　抗高血压药 …… 71

第三节　调节血脂药 …… 80

第四节　抗心绞痛药 …… 85

第五节　抗心力衰竭药 …… 87

第六章　血液系统疾病用药 …… 93

第一节　抗血栓药 …… 94

第二节　抗出血药 …… 107

第三节　抗贫血药 …… 111

第四节　升白细胞药 …… 113

第七章　利尿药和泌尿系统疾病用药 …… 116
第一节　利尿药 …… 116
第二节　治疗良性前列腺增生症用药 · 127
第三节　治疗膀胱过度活动症用药 … 131
第八章　内分泌系统疾病用药 …… 134
第一节　下丘脑－垂体激素及其有关药物 …… 135
第二节　肾上腺糖皮质激素类药物 … 138
第三节　甲状腺激素类药和抗甲状腺药 …… 142
第四节　降血糖药物 …… 145
第五节　抗骨质疏松药物 …… 159
第六节　抗肥胖症药 …… 166
第九章　抗菌药物 …… 168
第一节　抗菌药物总论 …… 169
第二节　青霉素类抗菌药物 …… 170
第三节　头孢菌素类抗菌药物 …… 172
第四节　β- 内酰胺酶抑制剂及其与β- 内酰胺类抗生素配伍的复方制剂 …… 178
第五节　碳青霉烯类抗菌药物 …… 183
第六节　其他 β- 内酰胺类抗菌药物 ‥ 186
第七节　氨基糖苷类抗菌药物 …… 189
第八节　大环内酯类抗菌药物 …… 191
第九节　四环素类抗菌药物 …… 195
第十节　林可霉素类抗菌药物 …… 197
第十一节　糖肽类抗菌药物 …… 199
第十二节　酰胺醇类抗菌药物 …… 201
第十三节　喹诺酮类抗菌药物 …… 203
第十四节　硝基呋喃类抗菌药物 …… 205
第十五节　硝基咪唑类抗菌药物 …… 206
第十六节　磺胺类抗菌药 …… 207
第十七节　其他抗菌药 …… 209
第十八节　抗结核分枝杆菌药 …… 213
第十九节　抗真菌药 …… 217
第十章　抗病毒药 …… 226
第一节　抗疱疹病毒药 …… 226
第二节　抗流感病毒药 …… 230
第三节　抗反转录病毒药 …… 232
第四节　抗肝炎病毒药 …… 235
第十一章　抗寄生虫药 …… 240
第一节　抗疟药 …… 240
第二节　抗肠蠕虫药 …… 244
第三节　抗原虫药 …… 249
第十二章　抗肿瘤药 …… 250
第一节　直接影响 DNA 结构和功能的药物 …… 251
第二节　干扰核酸生物合成的药物（抗代谢药） …… 258
第三节　干扰转录过程和阻止 RNA 合成的药物（作用于核酸转录药物） …… 261
第四节　抑制蛋白质合成与功能的药物（干扰有丝分裂） …… 263
第五节　调解体内激素平衡的药物 … 266
第六节　靶向抗肿瘤药 …… 270
第七节　免疫治疗药物 …… 274

第十三章　糖类、盐类、酸碱平衡调节药与营养药 ········ 276
第一节　糖类、盐类、酸碱平衡药 ··· 276
第二节　维生素 ···················· 280
第三节　肠内营养药 ················ 284
第四节　肠外营养药 ················ 285
第十四章　生殖系统用药、性激素及生育用药 ············ 288
第一节　女性激素类 ················ 289
第二节　阴道局部用药 ·············· 292
第三节　退乳药 ···················· 293
第四节　促性腺激素 ················ 294
第五节　促性腺激素释放激素类似物 · 295
第六节　女性避孕药 ················ 295
第七节　其他妇科用药 ·············· 299
第八节　子宫收缩药及引产药 ······· 300
第九节　抗早产药 ················· 300
第十节　雄激素类和男性生殖系统用药 ················· 300
第十五章　眼科、耳鼻喉科用药 ···· 304
第一节　眼科用药 ················· 305
第二节　耳鼻喉科用药 ············· 309
第十六章　皮肤及外用药 ·········· 311
第一节　皮肤寄生虫与感染治疗药 ··· 313
第二节　痤疮治疗药 ··············· 315
第三节　皮肤真菌感染治疗药 ······· 319
第四节　皮肤用糖皮质激素 ········· 322
第五节　增色素药 ················· 325
第六节　治疗银屑病药 ············· 326
第七节　消毒防腐药 ··············· 330

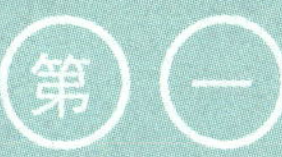
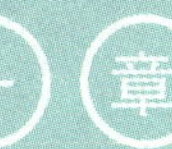

第一章 精神与中枢神经系统疾病用药

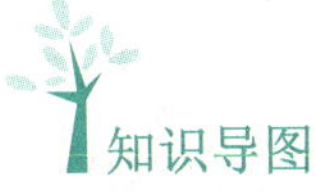

章	节	类别	代表药品
精神与中枢神经系统疾病用药	镇静与催眠药	苯二氮䓬类	阿普唑仑、艾司唑仑、咪达唑仑、三唑仑、地西泮、氯硝西泮、硝西泮、劳拉西泮、奥沙西泮、氟西泮
		巴比妥类	苯巴比妥、异戊巴比妥、巴比妥、司可巴比妥
		环吡咯酮类及非苯二氮䓬类	佐匹克隆、右佐匹克隆、唑吡坦、扎来普隆
		醛类	水合氯醛
		褪黑素受体激动剂	雷美替胺
	抗癫痫药	二苯并氮䓬类	卡马西平、奥卡西平
		乙内酰脲类	苯妥英钠
		巴比妥类	苯巴比妥、扑米酮
		苯二氮䓬类	氯硝西泮
		脂肪酸衍生物	丙戊酸
		其他抗癫痫药	加巴喷丁、拉莫三嗪、托吡酯、左乙拉西坦、唑尼沙胺
	抗抑郁药	选择性5-羟色胺再摄取抑制剂	氟西汀、帕罗西汀、艾司西酞普兰、氟伏沙明、舍曲林、西酞普兰
		5-羟色胺与去甲肾上腺素再摄取抑制剂	度洛西汀、文拉法辛、阿戈美拉汀、米安色林、噻奈普汀
		去甲肾上腺素能及特异性5-HT能抗抑郁药	米氮平
		三环类抗抑郁药	阿米替林、丙米嗪、氯米帕明、多塞平
		四环类抗抑郁药	马普替林
		单胺氧化酶抑制剂	吗氯贝胺
		5-HT受体阻断剂/再摄取抑制剂	曲唑酮
		选择性去甲肾上腺素再摄取抑制剂	瑞波西汀
	脑功能改善及抗记忆障碍药	酰胺类中枢兴奋药	吡拉西坦、茴拉西坦、奥拉西坦
		乙酰胆碱酯酶抑制剂	石杉碱甲、多奈哌齐、卡巴拉汀、加兰他敏
		其他	胞磷胆碱钠、艾地苯醌、银杏叶提取物

（续表）

章	节	类别		代表药品
精神与中枢神经系统疾病用药	治疗缺血性脑血管病药	溶栓药		降纤酶、巴曲酶、尿激酶、重组链激酶、阿替普酶
		抗血小板药		奥扎格雷、阿司匹林、氯吡格雷
		自由基清除剂		依达拉奉
		钙通道阻滞剂		尼莫地平、桂利嗪、氟桂利嗪、环扁桃酯
		直接作用于血管平滑肌的血管扩张剂		尼麦角林、罂粟碱
		改善微循环、降低血黏度药		己酮可可碱、烟酸占替诺诺、维生素E烟酸酯
		脑代谢改善药		胞磷胆碱、神经节苷脂
		其他		倍他司汀、丁苯酞、曲克芦丁、灯盏花素、长春胺、长春西汀、川芎嗪
	镇痛药	麻醉性镇痛药（阿片类）	阿片生物碱	吗啡、可待因
			半合成吗啡样镇痛药	双氢可待因、丁丙诺啡、氢吗啡酮和羟吗啡酮
			合成阿片类镇痛药	苯哌啶类：芬太尼、舒芬太尼、阿芬太尼等
				二苯甲烷：美沙酮、右丙氧芬
				吗啡烷类：左啡诺、布托啡诺
				苯并吗啡烷类：喷他佐辛、非那佐辛
		非麻醉性镇痛药（非阿片类）		曲马多
				非甾体抗炎药
	抗帕金森病药	拟多巴胺药	拟多巴胺药多巴胺前体	左旋多巴
			外周脱羧酶抑制剂	卡比多巴、苄丝肼等
			儿茶酚胺氧位甲基转移酶抑制剂	恩他卡朋
			中枢多巴胺受体激动剂	溴隐亭、培高利特、普拉克索
		抗胆碱类		苯海索
		单胺氧化酶-B抑制剂		司来吉兰、雷沙吉兰
		其他		金刚烷胺、美金刚
	抗精神病药	第一代抗精神病药物	吩噻嗪类	氯丙嗪、硫利达嗪、奋乃静、氟奋乃静、三氟拉嗪
			硫杂蒽类	三氟噻吨、氯氯哌噻吨、氯普噻吨
			丁酰苯类	氟哌啶醇、五氟利多
			苯甲酰胺类	舒必利
		第二代抗精神病药物		氯氮平、利培酮、奥氮平、喹硫平、齐拉西酮、阿立哌唑

第一节　镇静与催眠药

一、药理作用与作用机制、临床用药评价

（一）作用特点

中枢镇静催眠药包括巴比妥类、苯二氮䓬类、醛类、环吡咯酮类及其他非苯二氮䓬类和褪黑素类。

表 1-1　作用特点

要　点	内　容
苯二氮䓬类	代表药物：地西泮、氯硝西泮、阿普唑仑。为苯二氮䓬受体激动剂，其作用机制可能与促进中枢神经性神经递质 γ-氨基丁酸（GABA）的释放或突触的传递有关。可抑制中枢神经系统不同部位，用量逐渐加大时，会出现自轻度的镇静到催眠甚至昏迷等
巴比妥类	代表药物：苯巴比妥、异戊巴比妥。该类药可引起中枢神经系统非特异性抑制作用，通过作用于中枢神经的不同部位，致使从兴奋转向抑制，从而出现镇静、催眠和基础代谢率降低
醛　类	代表药物：水合氯醛。其作用机制可能与巴比妥类药相似，可引起近似生理性睡眠
环吡咯酮类及其他非苯二氮䓬类	非苯二氮䓬结构的杂环类镇静催眠药特异性更好和安全性更高。主要药物有： ①佐匹克隆，环吡咯酮类，其异构体有艾司佐匹克隆，作用于 γ-氨基丁酸（GABA）受体，起到镇静催眠、抗焦虑、肌肉松弛和抗惊厥等作用 ②唑吡坦，咪唑并吡啶结构，γ-氨基丁酸 A 型（GABAA）受体激动剂，仅具有镇静催眠作用，而无抗焦虑、肌肉松弛和抗惊厥等作用
褪黑素类	代表药为雷美替胺，系褪黑素受体激动药，对褪黑素受体有高亲和力，褪黑素受体被内源性褪黑素激活后参与了正常睡眠-觉醒周期生理节律的维持，雷美替胺结合视交叉上核表达的褪黑素受体，其亲和力远高于褪黑素本身

（二）药物相互作用

表 1-2　药物相互作用

要　点	内　容
苯二氮䓬类	①使用时不应饮酒，会发生过度镇静和呼吸抑制的风险 ②与易成瘾和其他可能成瘾药物合用，成瘾危险性增加 ③与抗高血压药或利尿降压药合用，可增强降压效果。与钙通道阻滞剂合用，可使体位性低血压加重 ④与西咪替丁合用，可抑制本类药物在肝脏的氧化代谢，如抑制氯氮䓬和地西泮的代谢，血浆药物浓度升高。但对劳拉西泮无影响
巴比妥类	①本品为肝药酶诱导剂，对肝药酶活性有提高作用，长期用药不仅可加速自身代谢，还可加速其他药物代谢 ②在应用氟烷、甲氧氟烷等麻醉剂前有长期服用巴比妥类药的患者，可使麻醉剂的代谢产物及肝毒性增加

（续表 1-2）

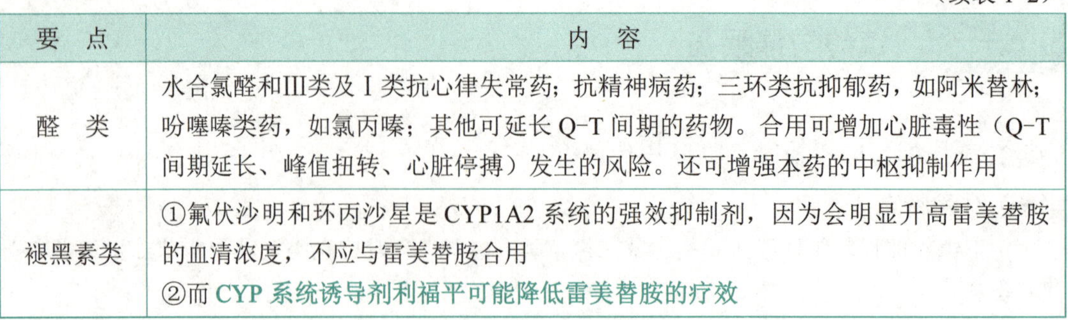

要　点	内　容
醛　类	水合氯醛和Ⅲ类及Ⅰ类抗心律失常药；抗精神病药；三环类抗抑郁药，如阿米替林；吩噻嗪类药，如氯丙嗪；其他可延长 Q-T 间期的药物。合用可增加心脏毒性（Q-T 间期延长、峰值扭转、心脏停搏）发生的风险。还可增强本药的中枢抑制作用
褪黑素类	①氟伏沙明和环丙沙星是 CYP1A2 系统的强效抑制剂，因为会明显升高雷美替胺的血清浓度，不应与雷美替胺合用 ②而 **CYP 系统诱导剂利福平可能降低雷美替胺的疗效**

（三）典型不良反应和禁忌

表 1-3　典型不良反应和禁忌

要　点		内　容
典型不良反应	苯二氮䓬类	常见嗜睡、精神依赖性、步履蹒跚、共济失调，**突然停药后可能发生撤药症状**
	巴比妥类	①嗜睡、精神依赖性、步履蹒跚、肌无力等 **“宿醉”现象常见** ②长期应用后可发生药物依赖性，表现为心因性依赖、戒断综合征，或强烈要求继续应用或增加剂量 ③巴比妥类药可能导致过敏，患者易出现皮疹，严重者可能发生剥脱性皮疹和史蒂文斯-约翰逊综合征，巴比妥类药物有交叉过敏特点，需确定患者是否对该类药过敏，一旦发现应立即停药
	醛　类	水合氯醛常见头晕、笨拙、宿醉、嗜睡、步履不稳、腹痛、腹泻。可见恶心、呕吐、睡眠障碍、癫痫发作、呼吸停止、肾损害。严重的不良反应包括心律失常、尖端扭转型室性心动过速
	环吡咯酮类及其他非苯二氮䓬类	非苯二氮䓬类催眠药的不良反应，通常与苯二氮䓬类药物相似 ①唑吡坦：最常见不良反应是头痛、头晕和嗜睡，进而可导致跌倒 ②扎来普隆：偶见不良反应是头痛、头晕、恶心、腹痛和嗜睡 ③佐匹克隆：常见头痛、乏力。罕见神志模糊、痉挛、肌肉颤抖、幻听或幻视、行为障碍
	褪黑素类	雷美替胺常见有嗜睡、头晕、恶心、乏力和头痛。**可能发生催乳素水平升高和睾丸素水平下降**
禁　忌		①苯二氮䓬类药禁用于对苯二氮䓬类药过敏者、妊娠期妇女、新生儿 ②硝西泮、氟西泮禁用于呼吸抑制、显著的神经肌肉呼吸无力、严重肝损害者 ③巴比妥类药禁用于严重呼吸功能不全、肝硬化、血卟啉病、贫血、未被控制的糖尿病过敏者 ④佐匹克隆禁用于对佐匹克隆过敏者、失代偿的呼吸功能不全者；重症睡眠呼吸暂停综合征及重症肌无力患者

（四）依据睡眠状态选择用药

1. **原发性失眠首选非苯二氮䓬类药物，**为改善起始睡眠（难以入睡）和维持睡眠质量（夜间觉醒或早间觉醒过早），**可选服唑吡坦、佐匹克隆。**

2. 对焦虑型、夜间醒来次数较多或早醒者可选用氟西泮，其有起效快，作用时间长的特点，并近似生理性睡眠，醒后无不适感。

3. 对入睡困难者首选扎来普隆，其起效快，保持近似生理睡眠，醒后无不适感，但不适合长期使用。

4. 雷美替胺能有效治疗以睡眠诱导困难为特征的慢性和一过性失眠症，缩短持续睡眠平均潜伏期。

二、代表药品

表 1-4　代表药品

药　品	内　容
地西泮（Diazepam）	【适应证】用于焦虑、镇静催眠、抗癫痫和抗惊厥，并缓解炎症所引起的反射性肌肉痉挛等；也可以用于治疗惊厥症、紧张性头痛及家族性、老年性和特发性震颤，或手术麻醉前给药
佐匹克隆（Zopiclone）	【适应证】用于各种失眠症。注意事项：15 岁以下儿童不宜应用
唑吡坦（Zolpidem）	【适应证】用于治疗严重睡眠障碍：偶发失眠症和暂时性失眠症患者

第二节　抗癫痫药

一、药理作用与作用机制

表 1-5　药理作用与作用机制

要　点	内　容
钠通道阻滞	①二苯并氮䓬类：代表药有卡马西平、奥卡西平。抗癫痫主要通过增强钠通道的灭活效能，限制突触后神经元高频动作电位的发散，以及通过阻断突触前钠通道和动作电位发散，阻断神经递质的释放，从而调节神经兴奋性，产生抗癫痫作用 ②乙内酰脲类：代表药苯妥英钠可延长通道失活时间而减少钠和钙离子内流，抑制神经元持续性高频发放，阻止异常放电向周围的传导 ③电压敏感性钠通道阻滞剂：拉莫三嗪。通过减少钠通道的钠内流而增加神经元的稳定性。在体外培养神经元中，可抑制兴奋性神经递质谷氨酸诱发的爆发性放电；阻滞癫痫病灶快速放电和神经元去极化，但不影响正常神经兴奋传导
γ- 氨基丁酸调节	一些抗癫痫药，其作用为通过减少 GABA-T 对 GABA 的代谢、减少神经元和神经胶质细胞对 GABA 的再摄取或增加经 GAD 生成的 GABA，来增加 GABA 的供应，如：丙戊酸钠、苯巴比妥、拉莫三嗪和托吡酯。还有一些抗癫痫发作药可改善内源性 GABA 介导的抑制作用，如：苯二氮䓬类、左乙拉西坦和非氨酯
钙通道阻滞作用	神经元中存在 3 种钙通道，每一种钙通道的再激活速度和电压依赖性都不同 ①乙琥胺会减弱丘脑神经元中的 T 型钙电流，这种电流在膜电位变得更加超极化时会进一步被减弱

（续表 1-5）

要　点	内　容
钙通道阻滞作用	②加巴喷丁与电压依赖性钙通道的 α2-δ 辅助亚基结合，可能抑制钙离子内流并减少神经递质释放 ③普瑞巴林的化学结构与加巴喷丁类似，且其与加巴喷丁一样，具有多种可能的作用机制
影响谷氨酸受体	N-甲基-D-天冬氨酸（NMDA）和α-氨基-3-羟基-5-甲基-4-异噁唑丙酸（AMPA）这两种离子通道型谷氨酸受体在癫痫的发生和扩散中发挥作用。非尔氨酯和托吡酯部分程度上通过拮抗 NMDA 发挥作用
促进氯离子的内流	苯巴比妥与 GABAA 受体结合，通过延长 GABA 介导的氯离子通道开放的时间，来增强 GABA 的作用。该过程使跨膜的氯离子内流增加，引起神经元超极化

二、临床用药评价

（一）药物相互作用

表 1-6　药物相互作用

要　点	内　容
卡马西平	①与对乙酰氨基酚合用可增加肝毒性，亦可降低对乙酰氨基酚的疗效 ②因卡马西平对肝药酶有诱导作用，如与香豆素类抗凝血药合用，可使抗凝血药的血药浓度降低，半衰期缩短，抗凝作用减弱，应监测凝血酶原时间，调整剂量 ③与单胺氧化酶抑制剂合用可致高热或高血压危象、严重者惊厥甚至死亡，两药应用至少间隔 14 日 ④奥卡西平与其他抗癫痫药合用，通过肝药酶诱导，使卡马西平、苯妥英钠的半衰期缩短至 14 小时以下 ⑤与丙戊酸钠合用，抑制丙戊酸钠代谢，使半衰期延长。因此与丙戊酸钠合用，剂量应减半
苯妥英钠	①由于苯妥英钠可诱导肝药酶，与糖皮质激素、含雌激素的口服避孕药、促皮质激素、环孢素、左旋多巴等合用时，会加速上述药物代谢，降低上述药物的疗效 ②与氯霉素、香豆素类抗凝血药、异烟肼等药合用，可增强疗效或引起不良反应，原因在于它们可降低苯妥英钠的代谢，从而使苯妥英钠的血浆药物浓度增高 ③与卡马西平合用，可通过肝药酶诱导而降低卡马西平的血浆药物浓度 ④与大量抗精神病药或三环类抗抑郁药合用可能会诱发癫痫发作
丙戊酸钠	①乙醇可加重丙戊酸钠的中枢抑制作用 ②麻醉药或其他中枢抑制药与本品合用，中枢抑制作用增强 ③与亚胺培南、美罗培南、厄他培南、多立培南等抗生素合用，本品的血药浓度降低，癫痫失控的风险增加 ④与拉莫三嗪合用，可导致拉莫三嗪的代谢下降，消除半衰期延长，导致出现毒性以及增加严重皮肤反应的风险 ⑤与华法林或肝素等抗凝药及溶血栓药合用，可引起出血 ⑥与阿司匹林或双嘧达莫合用，可由于抑制血小板聚集而使出血时间延长

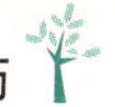

（续表 1-6）

要　点	内　容
加巴喷丁	①合用吗啡可升高本药的血药浓度 ②合用其他具镇静作用的药物具潜在协同镇静作用 ③合用含氢氧化铝和氢氧化镁的抗酸药可使本药生物利用度降低。推荐给予抗酸药至少 2h 后再使用本药 ④合用氢可酮可降低氢可酮的暴露量 ⑤合用酒精时可加重嗜睡、头晕，用药期间不应饮酒
左乙拉西坦	①治疗剂量范围内左乙拉西坦及其主要代谢物，不易出现药代动力学相互作用 ②左乙拉西坦血浆蛋白结合率低，不易产生因与其他药物竞争蛋白结合位点所致临床显著性的相互作用
拉莫三嗪	①合用丙戊酸钠，两药对肝脏代谢的竞争，引起丙戊酸钠浓度降低，而拉莫三嗪的代谢减慢，半衰期大幅延长，出现不良反应的风险增加 ②与苯妥英钠、卡马西平、苯巴比妥和扑米酮合用，拉莫三嗪的代谢加快，血药浓度降低

（二）典型不良反应和禁忌

表 1-7　典型不良反应和禁忌

要　点		内　容
典型不良反应	二苯并氮䓬类（卡马西平）	常见视物模糊、复视、眼球震颤、头痛。少见变态反应、史蒂文斯－约翰逊综合征或中毒性表皮坏死松解症、皮疹、严重腹泻、稀释性低钠血症或水中毒、红斑狼疮样综合征
	乙内酰脲类（苯妥英钠）	常见行为改变、笨拙或步态不稳、思维混乱、共济失调、眼球震颤、肌力减弱、嗜睡、发音不清、手抖、齿龈增生、出血及昏迷。血浆药物浓度超过 30μg/ml 时出现共济失调，超过 20μg/ml 时出现眼球震颤，超过 40μg/ml 会出现严重不良反应，如嗜睡、昏迷。不良反应与血浆药物浓度密切相关
	脂肪酸类（丙戊酸钠）	常见的不良反应有食欲减退、体重减轻、腹泻、消化不良、恶心或呕吐、月经周期改变、视物模糊、情绪反复无常。应注意：过敏性皮疹、血小板减少症或血小板聚集抑制以致异常出血或瘀斑、肝脏中毒出现球结膜和皮肤黄染、胰腺炎、月经不规则及多囊卵巢、体重增加
	加巴喷丁	最常见的不良反应是嗜睡、疲劳、眩晕、头痛、恶心、呕吐、体重增加、血糖波动、共济失调、眼球震颤、感觉异常。偶有出现抑郁及情绪化倾向。可引发过敏反应，严重的有 Stevens-Johnson 综合征、罕见的有癫痫大发作、昏迷
	左乙拉西坦	常见呕吐、食欲不振、感染、虚弱困倦、头痛、头晕，行为异常、抑郁、紧张、情感障碍、心境不稳、敌意行为。严重的不良反应有血细胞减少、肝衰竭等
	拉莫三嗪	常见高血压、心悸、直立性低血压、晕厥、心动过速、血管舒张、热潮红。严重的有面部皮肤水肿、肢体坏死、腹胀、光敏性皮炎等。也需要注意多形红斑、Stevens-Johnson 综合征、中毒性表皮坏死、贫血等情况

（续表 1-7）

要　点	内　容
禁　忌	①卡马西平禁用于已知对卡马西平和相关结构药物过敏者；房室传导阻滞者；血清铁严重异常、有骨髓抑制史的患者；严重肝功能不全等病史者 ②苯妥英钠禁用于二～三度房室传导阻滞、对苯妥英钠有过敏史或阿斯综合征、窦房结阻滞、窦性心动过缓等心功能损害者 ③丙戊酸钠禁用于对丙戊酸钠过敏者及有明显肝脏功能损害、有药源性黄疸个人史或家族史患者 ④加巴喷丁禁用于对本药过敏者和急性胰腺炎患者 ⑤左乙拉西坦禁用于对本药或其他吡咯烷酮衍生物过敏者 ⑥拉莫三嗪禁用于对本药过敏者

（三）特殊人群用药

关注特殊人群的安全性

（1）驾驶员和机械操作者：患者不要在撤用抗癫痫药物期间开车，而应于撤药后 6 个月再驾车。

（2）妊娠及哺乳期妇女应用抗癫痫药有致畸风险，尤其神经管和其他相关缺陷的风险增加。

（3）对接受抗癫痫药治疗的妇女，建议在妊娠前和妊娠期应补充叶酸，一日 5mg，以降低神经管缺陷的风险。

三、代表药品

表 1-8　代表药品

药　品	内　容	
卡马西平 Carbamazepine	【适应证】用于治疗三叉神经痛、癫痫、神经源性尿崩症、躁狂症、糖尿病神经病变引起的疼痛；预防或治疗躁狂－抑郁症	
苯妥英钠 Phenytoin Sodium	适应证	①用于治疗单纯及复杂部分性发作、强直－阵挛性发作、继发性全面发作和癫痫持续状态 ②可用于治疗三叉神经痛、发作性控制障碍、隐性营养不良性大疱性表皮松解症、肌强直症及三环类抗抑郁药过量时心脏传导障碍、发作性舞蹈手足徐动症等 ③本品也适用于洋地黄中毒所致的室性及室上性心律失常
	临床应用注意	癫痫患者应用苯妥英钠治疗后需 9 ～ 14 日的观察，当患者不能耐受或有过敏反应时，应立即停药
丙戊酸钠 Sodium Valproate	适应证	①用于各种类型的癫痫，包括全身性强直－阵挛性发作及部分性发作 ②尚可用于双相情感障碍相关的躁狂发作
	临床应用注意	①用药期间禁酒；②停药时应渐减量；③肝病或明显肝功能损害者禁用

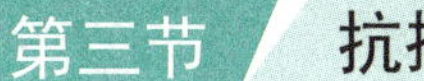

第三节　抗抑郁药

一、药理作用与作用机制、临床用药评价

（一）作用特点

表 1-9　作用特点

要　点	内　容
选择性 5- 羟色胺再摄取抑制剂（SSRI）	代表药物有氟西汀、舍曲林、帕罗西汀、西酞普兰。本类药物主要通过选择性对 5-HT 再摄取的抑制，致使突触间隙 5-HT 浓度增加，从而增强中枢 5-HT 能神经功能，发挥抗抑郁作用
5-HT 及去甲肾上腺素再摄取抑制剂（SNRI）	代表药物有文拉法辛、度洛西汀。本类药物主要通过抑制 5-HT 及去甲肾上腺素再摄取，增强中枢 5-HT 能及 NE 能神经功能，最终达到发挥抗抑郁作用 本类药物对难治性抑郁症的疗效与 5- 羟色胺再摄取抑制剂相比，明显处于优势，甚至对多种不同抗抑郁药治疗失败者有效
去甲肾上腺素能及特异性 5-HT 能抗抑郁药	代表药物为米氮平，主要通过阻断中枢 NE 能和 5-HT 能神经末梢突触前 α_2 受体，增加 NE 和 5-HT 的间接释放，增强中枢 NE 能及 5-HT 能神经的功能，并阻断 5-HT_2、5-HT_3 受体以调节 5-HT_1 功能，从而达到抗抑郁作用
三环类抗抑郁药	代表药物有阿米替林、丙米嗪、氯米帕明和多塞平。该类药主要通过抑制突触前膜对 5-HT 及去甲肾上腺素的再摄取，使突触间隙的去甲肾上腺素和 5-HT 浓度升高，促进突触传递功能而发挥抗抑郁作用
四环类抗抑郁药	代表药物为马普替林。四环类抗抑郁药通过抑制突触前膜对去甲肾上腺素的再摄取，增强中枢去甲肾上腺素能神经的功能，从而发挥抗抑郁作用
单胺氧化酶抑制剂	代表药物为吗氯贝胺。本类药通过抑制 A 型单胺氧化酶，减少去甲肾上腺素、5-HT 及多巴胺的降解，增强去甲肾上腺素、5-HT 和多巴胺能神经功能，发挥抗抑郁作用
其　他	5-HT 受体阻断剂 / 再摄取抑制剂曲唑酮，能抑制突触前膜对 5-HT 的再摄取，并拮抗 5-HT_1 受体，也能拮抗中枢 α_1 受体，但不影响中枢多巴胺的再摄取。同时曲唑酮虽不抑制外周去甲肾上腺素的再摄取，但通过拮抗突触前膜 α_2 受体增加去甲肾上腺素的释放，进而发挥抗抑郁作用 选择性去甲肾上腺素再摄取抑制剂瑞波西汀，通过选择性抑制突触前膜对去甲肾上腺素的再摄取，增强中枢去甲肾上腺素能神经的功能，从而发挥抗抑郁作用

（二）药物相互作用

表 1-10 药物相互作用

要 点	内 容
选择性 5- 羟色胺再摄取抑制剂（SSRI）	①与单胺氧化酶抑制剂合用可引起 5-HT 综合征，表现为震颤、不安、肌阵挛、高热、腹泻、多汗、抽搐和精神错乱，严重者可致死亡 ②与增强 5-HT 能神经功能的药物合用可引起 5-HT 综合征
5-HT 及去甲肾上腺素再摄取抑制剂（SNRI）	①文拉法辛、米氮平、曲唑酮与单胺氧化酶抑制剂合用可导致严重的不良反应；与乙醇合用可增强中枢抑制作用 ②文拉法辛、曲唑酮与增强 5-HT 能神经功能的药物合用可引起 5-HT 综合征 ③文拉法辛与三环类抗抑郁药合用，两类药的毒性均可增加 ④度洛西汀和强 CYP2D6 抑制剂合用时，度洛西汀的药物浓度将会增加
去甲肾上腺素能及特异性 5-HT 能抗抑郁药	①米氮平可加重苯二氮䓬类药的镇静作用 ②应避免与单胺氧化酶同时使用或两者使用时间间隔小于 14 日
三环类抗抑郁药	①巴比妥类等肝药酶诱导剂可加速本类药的代谢，致使血浆药物浓度降低，进而减弱抗抑郁作用。哌醋甲酯、西咪替丁、抗精神病药、钙通道阻滞剂等肝药酶抑制剂可降低三环类抗抑郁药的代谢，致使血浆药物的浓度升高，易引起或加重不良反应，甚至有中毒症状产生 ②本类药与单胺氧化酶抑制剂合用或先后用药，可发生严重不良反应，主要为 5- 羟色胺综合征，如意识障碍、肌阵挛、高血压、高热等 ③本类药与抗惊厥药合用，可使癫痫阈值降低，进而降低抗惊厥药作用，故需调整抗惊厥药剂量
四环类抗抑郁药	①马普替林与单胺氧化酶抑制剂合用易引起 5-HT 综合征 ②与抗组胺药合用可增强抗胆碱作用 ③与甲状腺激素合用可使心律失常的危险增加；可增加癫痫发作的危险性，致使抗癫痫药疗效降低 ④与肌松药、麻醉药、苯二氮䓬类和巴比妥类等吩噻嗪类、镇静催眠药、镇痛药、三环类抗抑郁药等合用可导致过度嗜睡
单胺氧化酶抑制剂	①与加强单胺类神经功能药合用，可出现 5-HT 综合征或高血压危象等严重不良反应 ②与肝药酶诱导剂合用，可加速代谢，降低血药浓度，影响疗效 ③与肝药酶抑制剂合用，可使单胺氧化酶抑制剂代谢减慢，从而增高血药浓度，导致不良反应的产生

（三）典型不良反应和禁忌

表 1-11 典型不良反应和禁忌

要 点		内 容
典型不良反应	选择性 5- 羟色胺再摄取抑制剂（SSRI）	①常见焦虑、震颤、嗜睡、睡眠异常、欣快感等 ②少见多梦、感觉异常 ③偶见躁狂、人格障碍、精神紊乱、动作异常、癫痫发作

（续表 1-11）

要　点	内　容	
典型不良反应	选择性 5- 羟色胺再摄取抑制剂（SSRI）	④罕见锥体外系反应、幻觉、惊厥、反射亢进、5- 羟色胺综合征、精神运动性兴奋、自杀倾向 ⑤戒断反应也是 SSRI 较常见的不良反应
	5-HT 及去甲肾上腺素再摄取抑制剂（SNRI）	①文拉法辛常见嗜睡、失眠、焦虑、性功能障碍等；严重不良反应有粒细胞缺乏、紫癜；少见无力、震颤、心悸、躁狂、惊厥、体重下降、肝脏氨基转移酶 AST 及 ALT 升高、视物模糊等；偶见抗利尿激素分泌异常、皮疹和瘙痒等 ②度洛西汀常见嗜睡、眩晕、疲劳、性功能障碍等；少见肝功能损伤、皮疹、抗利尿激素分泌过多综合征、5-HT 综合征、高血糖等
	去甲肾上腺素能及特异性 5-HT 能抗抑郁药	①米氮平常见体重增加、困倦 ②严重不良反应有急性骨髓功能抑制 ③少见体位性低血压、震颤、肌痉挛、肝脏氨基转移酶 AST 及 ALT 升高、皮疹等
	三环类抗抑郁药	抗胆碱能效应、体重增加、心律失常、溢乳、嗜睡、性功能障碍、心电图异常等常见
	四环类抗抑郁药	①常见抗胆碱能效应 ②偶见肝脏氨基转移酶 AST 及 ALT 升高、眩晕、嗜睡、体重改变等
	单胺氧化酶抑制剂	吗氯贝胺常见失眠、多汗、心悸、口干、困倦等；少见震颤、可逆性意识模糊、肝脏氨基转移酶 AST 及 ALT 升高
禁　忌	①正在服用单胺氧化酶抑制剂者，以及对选择性 5-HT 再摄取抑制剂及其赋形剂过敏者禁用选择性 5-HT 再摄取抑制剂 ②对文拉法辛及其赋形剂过敏者及在服单胺氧化酶抑制剂患者禁用文拉法辛 ③对度洛西汀过敏者、正在服用单胺氧化酶抑制剂者及未经治疗的窄角型青光眼患者禁用度洛西汀 ④对米氮平及其赋形剂过敏及正在服用单胺氧化酶抑制剂患者禁用米氮平 ⑤对吗氯贝胺过敏者、有意识障碍者、嗜铬细胞瘤患者、儿童及正在服用某些可影响单胺类药物浓度的药物的患者禁用吗氯贝胺	

（四）临床用药注意

1. 用药宜个体化

2. 切忌频繁换药

抗抑郁药起效缓慢，大多数药物起效需要一定的时间，需要足够长的疗程，一般 4 ～ 6 周方显效，即便是起效较快的抗抑郁药如米氮平和文拉法辛，也需要 1 周左右的时间，因此要有足够的耐心，切忌频繁换药。

3. 换用抗抑郁药时要谨慎

氟西汀需停药 5 周才能换用单胺氧化酶抑制剂，其他 5-HT 再摄取抑制剂需 2 周。单胺氧化酶抑制剂在停用 2 周后才能换用 5-HT 再摄取抑制剂。

二、代表药品

表 1-12　代表药品

药　品	内　容	
氟西汀 Fluoxetine	适应证	用于抑郁症、强迫症以及神经性贪食症
	用法用量	口服：用于抑郁症，成人用量一次 20mg，一日 1 次，如必要 3 ～ 4 周后加量，最大量不应超过一日 60mg
帕罗西汀 Paroxetine	适应证	用于抑郁症、强迫症、惊恐障碍及社交恐惧症等
	用法用量	口服：用于抑郁症、社交恐怖障碍，成人一次 20mg，一日 1 次，应早上服用，可根据临床反应增减剂量，一次增减 10mg，间隔时间不得少于 1 周，一日最大剂量为 50mg
度洛西汀 Duloxetine	适应证	用于各种抑郁症
	用法用量	口服：成人推荐起始剂量一次 20 ～ 30mg，一日 2 次，临床研究尚未证实剂量超过一日 60mg 可增加疗效
米氮平 Mirtazapine	【适应证】适用于各种抑郁症。本药在用药 1 ～ 2 周后起效	

第四节　脑功能改善及抗记忆障碍药

表 1-13　脑功能改善及抗记忆障碍药

要　点	内　容	
药理作用与作用机制	按其作用机制可分为：酰胺类中枢兴奋药、乙酰胆碱酯酶抑制剂和其他类	
	酰胺类中枢兴奋药	代表药有吡拉西坦、奥拉西坦、茴拉西坦。该类药通过作用于大脑皮质，激活、保护和修复神经细胞，可使大脑蛋白质合成增加，从而促进大脑对磷脂和氨基酸的利用，改善各种类型的脑缺氧和脑损伤以及提高学习和记忆能力
	乙酰胆碱酯酶抑制剂	代表药有利斯的明、多奈哌齐、石杉碱甲、卡巴拉汀、加兰他敏。主要是通过对胆碱酯酶活性的抑制，可阻止乙酰胆碱的水解，提高脑内乙酰胆碱的含量，从而缓解因胆碱能神经功能缺陷所引起的记忆和认知功能障碍
	其他类	胞磷胆碱钠为核苷衍生物，可改善脑组织代谢，促进大脑功能恢复、促进苏醒。艾地苯醌可激活脑线粒体呼吸活性，改善脑缺血部位的能量代谢，改善脑内葡萄糖利用率，使脑内 ATP 产生增加，进而改善脑功能。银杏叶提取物可清除氧自由基生成，抑制细胞脂质过氧化，促进脑血液循环，改善脑细胞代谢，进而改善脑功能
典型不良反应和禁忌	典型不良反应	①吡拉西坦常见兴奋、头晕、易激动和失眠等；偶见幻觉、体重增加、共济失调、轻度肝功能损害、皮疹 ②石杉碱甲偶见乏力、视物模糊。剂量过大时可引起头晕、恶心、胃肠道不适等反应，一般可自行消失

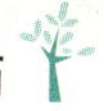

（续表 1-13）

要　点	内　容	
典型不良反应和禁忌	禁　忌	①锥体外系疾病、亨廷顿病患者及对吡拉西坦过敏者禁用吡拉西坦 ②对茴拉西坦过敏者或对其他吡咯酮类药不能耐受者禁用茴拉西坦 ③对奥拉西坦过敏、严重肾功能损害者禁用奥拉西坦 ④多奈哌齐禁用于对多奈哌齐、六环吡啶类衍生物过敏者；孕妇禁用；服用多奈哌齐的哺乳期妇女应避免哺乳 ⑤艾地苯醌禁用于对其过敏者 ⑥银杏叶提取物禁用于对银杏或银杏叶提取物中任何成分过敏者及使用抗血小板药物或抗凝血药者
临床应用注意	①乙酰胆碱酯酶抑制剂因可能引发剂量依赖性胆碱能效应，故应依据其反应和耐受性增加剂量，并从小剂量用起 ②肝功能不全者对多奈哌齐的清除时间减慢 20%，故需适当减少剂量。多奈哌齐慎用于病窦综合征或其他室上性心脏传导阻滞，消化道溃疡者，哮喘、慢性阻塞性肺病者	

第五节　治疗缺血性脑血管病药

表 1-14　治疗缺血性脑血管病药

要　点	内　容	
药理作用与作用机制	倍他司汀	为新型组胺类药物，本药能选择性作用于 H_1 受体，具有扩张毛细血管、舒张前毛细血管括约肌、增加前毛细血管微循环血流量的作用，也具有降低内耳静脉压、促进内耳淋巴吸收、增加内耳动脉血流量的作用。临床主要用于内耳眩晕症，亦可用于脑动脉硬化、缺血性脑血管疾病及高血压所致体位性眩晕、耳鸣
	丁苯酞	为我国开发的一类新药，该药能促进中枢神经功能改善和恢复。其机制包括： ①促进梗死灶内及灶周微血管增多，恢复缺血区软脑膜微动脉管径，增加软脑膜微动脉血流速度，重构缺血区微循环 ②保护线粒体功能，抑制神经细胞凋亡 ③恢复缺血区脑组织能量代谢，改善脑细胞能量平衡 ④抗脑血栓形成和抗血小板聚集作用 主要用于治疗轻、中度急性缺血性脑卒中
	尼麦角林	为半合成的麦角衍生物，具有较强的 α 受体阻断作用和血管扩张作用。能加强脑细胞的能量代谢、增加血氧及葡萄糖的利用以及促进神经递质多巴胺的转换、加强脑部蛋白质生物合成，从而增强神经传导、改善慢性脑功能不足
典型不良反应和禁忌	典型不良反应	①倍他司汀常见有口干、食欲缺乏、恶心、呕吐、胃部不适、心悸等，偶有头晕、头痛、头胀、多汗。偶见出血性膀胱炎，发热，过敏反应，如皮疹、皮肤瘙痒等

（续表 1-14）

要　点		内　容
典型不良反应和禁忌	典型不良反应	②丁苯酞常见不良反应较少，少见肝酶异常，偶见恶心、腹部不适、轻度幻觉和消化道不适，停药后可恢复正常 ③尼麦角林长期安全性好，少数患者有轻微不良反应，一般为恶心、呕吐、食欲缺乏、胃痛、腹泻、面部潮红、潮热、头晕、失眠、低血压、耳鸣、倦怠等。长期使用可引起胸膜及肺部病变，如胸膜增厚或渗出。可引起中枢神经系统紊乱，包括出汗、睡眠障碍、激动、嗜睡、头昏、失眠、烦躁不安
	禁　忌	①倍他司汀妊娠期应权衡利弊后慎用。对倍他司汀过敏者、嗜铬细胞瘤患者应禁用 ②丁苯酞禁用于对本药过敏者和对芹菜过敏者（芹菜中所含的左芹菜甲素与本药的化学结构相同）以及有严重出血倾向者 ③尼麦角林妊娠期不宜应用，必需时应权衡利弊；哺乳期应禁用。尼麦角林禁用于对本药过敏者；急性出血或有出血倾向者；直立性调节功能障碍者；严重心动过缓者；近期发生心肌梗死者
药物相互作用	①倍他司汀与抗抑郁药同时服用时，建议减少抗抑郁药剂量；同时服用单胺氧化酶抑制剂，有可能增强作用效应 ②食物可减少丁苯酞的吸收，延迟药物达峰时间，降低血药浓度峰值 ③尼麦角林能增强 α 肾上腺素受体阻断药或 β 肾上腺素受体阻断药（如普萘洛尔）对心脏的抑制作用，两者应禁止合用。与降压药合用，可增加降压药的作用，合用时应慎重。尼麦角林通过 CYP2D6 代谢，不排除与通过相同代谢途径的药物有相互作用。饭前服用本药可以增加药物的吸收，进餐时服用可以减轻该药对胃的刺激	

第六节　镇痛药

临床使用的镇痛药分类如下。

1. 非麻醉性镇痛药：包括非甾体抗炎药和中枢性镇痛药（以曲马多为代表）以及其他机制的镇痛药。

2. 麻醉性镇痛药：根据来源可分为阿片生物碱、半合成吗啡样镇痛药、合成阿片类镇痛药三类。

（1）阿片生物碱：代表药吗啡、可待因。

（2）半合成吗啡样镇痛药：如丁丙诺啡、氢吗啡酮、双氢可待因和羟吗啡酮等。

（3）合成阿片类镇痛药。依据化学结构不同可分为四类。

①苯哌啶类，如芬太尼、舒芬太尼和阿芬太尼等；

②二苯甲烷类，如美沙酮、右丙氧芬；

③吗啡烷类，如左啡诺、布托啡诺；

④苯并吗啡烷类，如喷他佐辛、非那佐辛。

一、作用机制与临床用药评价

表 1-15　作用机制与临床用药评价

<table>
<tr><th>要　点</th><th colspan="2">内　容</th></tr>
<tr><td>作用特点</td><td>麻醉性镇痛药</td><td>（1）据阿片类镇痛药的止痛强度，临床上将之分为弱、强阿片类药。弱阿片类药代表药：可待因、双氢可待因，主要用于轻、中度疼痛和癌性疼痛的治疗；强阿片类药代表药：吗啡、哌替啶、芬太尼，主要用于全身麻醉的诱导和维持、术后止痛以及中到重度癌性疼痛、慢性疼痛的治疗
（2）阿片类镇痛药通过作用于中枢神经组织内的立体结构特异的、可饱和的阿片受体，选择性地抑制某些兴奋性神经的冲动传递，发挥竞争性抑制作用，从而解除对疼痛的感受和伴随的心理行为反应
（3）阿片类受体按其激动后产生的不同效应可分为μ、κ、δ三种类型的受体：
①μ受体：可分为μ_1和μ_2两种亚型。其中，μ_1受体与脊髓上水平的中枢镇痛、欣快感和依赖性有关；μ_2受体激动可引起呼吸抑制、心动过缓、胃肠道运动抑制和恶心呕吐
②κ受体：脊髓水平镇痛、镇静和轻度呼吸抑制
③δ受体：镇痛、血压下降、缩瞳作用、欣快感</td></tr>
<tr><td>药物相互作用</td><td colspan="2">①由广谱抗生素头孢菌素、青霉素或林可霉素、克林霉素等诱发的伪膜性肠炎，当出现严重的水泻时，不宜应用阿片类镇痛药，因其易引起毒物自肠腔排出缓慢，痊愈延迟
②硫酸镁与阿片类镇痛药合用可增强中枢抑制，增加呼吸抑制和低血压风险
③阿片类镇痛药可引起胃肠道蠕动减缓，括约肌痉挛，使甲氧氯普胺效应减低</td></tr>
<tr><td rowspan="2">典型不良反应和禁忌</td><td>典型不良反应</td><td>阿片类药物的不良反应有呼吸抑制、支气管痉挛；少见瞳孔缩小、黄视；罕见视觉异常或复视</td></tr>
<tr><td>禁　忌</td><td>①吗啡禁用于已知对吗啡过敏者、临盆产妇以及呼吸抑制已显示发绀、妊娠期及哺乳期妇女、婴幼儿、未成熟新生儿、支气管哮喘、颅内压增高和颅脑损伤、肺源性心脏病代偿失调、甲状腺功能减退、前列腺肥大、皮质功能不全、排尿困难及严重肝功能不全、麻痹性肠梗阻、休克尚未纠正前等患者
②室上性心动过速、颅脑损伤、颅内占位性病变、慢性阻塞性肺疾病、严重肺功能不全患者禁用哌替啶。哌替啶严禁与单胺氧化酶抑制剂合用
③曲马多禁用于对曲马多及其赋形剂过敏者，妊娠期妇女，1 岁以下儿童，酒精、镇静剂、镇痛药、阿片类或神经类药物急性中毒患者，正在接受单胺氧化酶抑制剂治疗或过去 14 天内服用过此类药物的患者
④呼吸抑制、支气管哮喘、呼吸道梗阻、对芬太尼特别敏感的患者及重症肌无力患者禁用芬太尼</td></tr>
<tr><td rowspan="2">临床应用注意</td><td>减少生理或心理依赖性</td><td>长期使用阿片类镇痛药可致生理或心理依赖性，突然停药可出现戒断症状</td></tr>
<tr><td>监测用药过量和危象</td><td>危象征兆的处理：给药过程中如发生危象征兆，应先作对症处理，待好转后才能给予足量。如：</td></tr>
</table>

（续表 1-15）

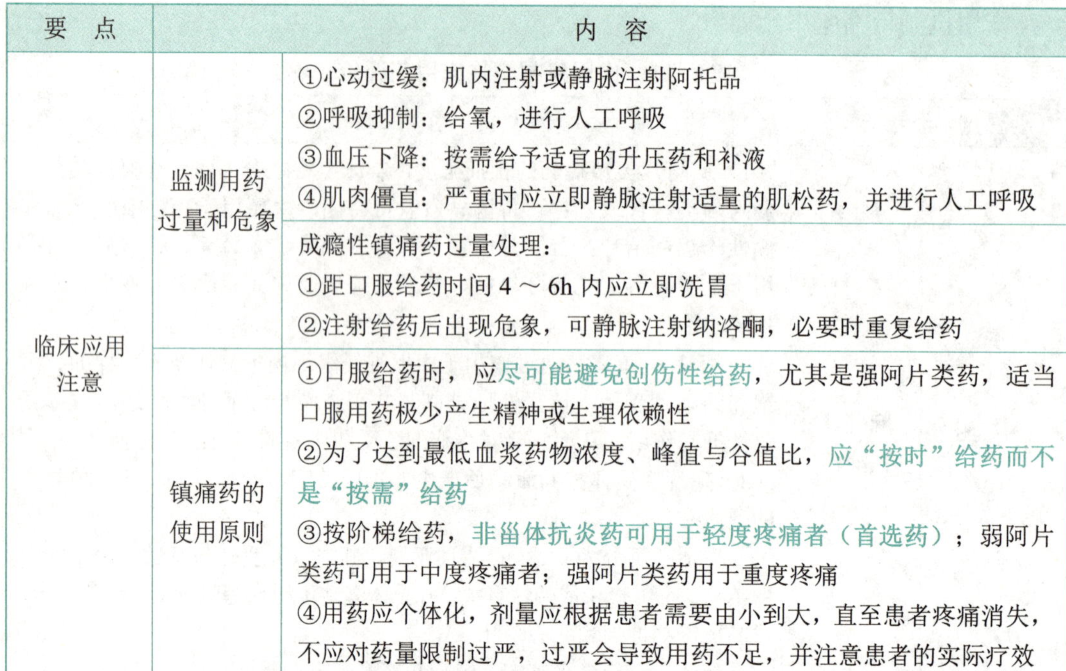

要 点		内 容
临床应用注意	监测用药过量和危象	①心动过缓：肌内注射或静脉注射阿托品 ②呼吸抑制：给氧，进行人工呼吸 ③血压下降：按需给予适宜的升压药和补液 ④肌肉僵直：严重时应立即静脉注射适量的肌松药，并进行人工呼吸
		成瘾性镇痛药过量处理： ①距口服给药时间 4～6h 内应立即洗胃 ②注射给药后出现危象，可静脉注射纳洛酮，必要时重复给药
	镇痛药的使用原则	①口服给药时，应尽可能避免创伤性给药，尤其是强阿片类药，适当口服用药极少产生精神或生理依赖性 ②为了达到最低血浆药物浓度、峰值与谷值比，应"按时"给药而不是"按需"给药 ③按阶梯给药，非甾体抗炎药可用于轻度疼痛者（首选药）；弱阿片类药可用于中度疼痛者；强阿片类药用于重度疼痛 ④用药应个体化，剂量应根据患者需要由小到大，直至患者疼痛消失，不应对药量限制过严，过严会导致用药不足，并注意患者的实际疗效

二、代表药品

表 1-16　代表药品

药 品		内 容
吗 啡 Morphine	【适应证】 ①吗啡注射液及普通片可用于其他镇痛药无效的急性锐痛，如战伤、严重创伤、烧伤、晚期癌症等疼痛 ②心肌梗死而血压尚正常者，可使患者镇静，并减轻患者负担 ③用于心源性哮喘可使肺水肿症状暂时有所缓解 ④麻醉和手术前给药可保持患者镇静进入嗜睡 ⑤不能单独用于内脏绞痛，应与阿托品等有效解痉药合用 ⑥吗啡缓、控释片主要用于重度癌痛患者的镇痛	
芬太尼 Fentanyl	【适应证】 用于麻醉前、中、后的镇静与镇痛，是目前复合全麻中常用的药物 ①用于麻醉前给药和麻醉诱导，并作为辅助用药与全麻药、局麻药合用于各种手术 ②用于手术前、后及术中等各种剧烈疼痛	
羟考酮 Oxycodone	【适应证】用于缓解持续的中、重度疼痛 【临床应用注意】妊娠期和哺乳期妇女禁用	
曲马多 Tramadol	适应证	用于中、重度疼痛
	用法用量	本品用量视疼痛程度而定 口服： ①一次 50～100mg，一日 2～3 次。缓释剂型需整片服用，一次 100mg，必要时可重复给药。每日剂量不超过 400mg

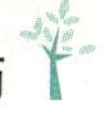

（续表 1-16）

药　品		内　容
曲马多 Tramadol	用法用量	②肝功能不全，对肝硬化患者，建议一次 50mg，每 12 小时 1 次 ③肾功能不全，肌酐清除率低于 30ml/min 时，一日最大剂量为 200mg，给药间隔时间应达到 12 小时

第七节　抗帕金森病药

帕金森治疗药物治疗主要包括拟多巴胺类、抗胆碱药两类经典的抗帕金森病药。拟多巴胺药包括：① DA 的前体，左旋多巴；②外周脱羧酶抑制剂，卡比多巴、苄丝肼等；③儿茶酚胺氧位甲基转移酶（COMT）抑制剂，恩他卡朋；④中枢 DA 受体激动剂，溴隐亭、培高利特、普拉克索。抗胆碱类代表药物是苯海索。

一、作用机制与临床用药评价

表 1-17　作用机制与临床用药评价

要　点		内　容
作用机制	左旋多巴	体内合成去甲肾上腺素、多巴胺（DA）等的前体，其本身并无药理活性，可通过血－脑脊液屏障，在脑内经多巴脱羧酶脱羧形成多巴胺后发挥药理作用。在脑内形成的多巴胺刺激突触后多巴胺受体，使随意神经冲动得以传导至下一个神经元，可改善帕金森病的症状
	恩他卡朋	是儿茶酚 -O- 甲基转移酶（COMT）的选择性、可逆性抑制药。与左旋多巴 / 卡比多巴合用，可阻止 3-O- 甲基多巴的形成，降低 3-O- 甲基多巴的血浆浓度，增加左旋多巴进入脑组织的药量，延长左旋多巴的消除半衰期。本药可延长和稳定左旋多巴对帕金森病的治疗作用
	苯海索	可以部分阻滞神经中枢（纹状体）的胆碱受体，抑制乙酰胆碱的兴奋作用，同时抑制突触间隙中多巴胺的再摄取，与使基底核的胆碱和多巴胺的功能获得平衡有关
	司来吉兰	为单胺氧化酶抑制药（MAOI），可选择性地抑制脑内的单胺氧化酶 B（MAO-B），还能抑制突触前膜对多巴胺的再摄取，从而提高多巴胺的活性，改善帕金森病的相关症状
典型不良反应和禁忌	典型不良反应	（1）左旋多巴：常见严重或连续的恶心、呕吐，以及食欲缺乏等，多能逐渐耐受；在开始治疗时约 30% 患者可发生直立性低血压，约 50% ～ 80% 患者出现舞蹈样或其他不随意运动，且常与剂量有关 （2）恩他卡朋 ①本品可使尿液变成红棕色，但这种现象无害 ②罕见有肝酶升高；大剂量可出现中枢神经系统反应，幻觉、谵妄及精神病样反应 （3）苯海索：严重的反应主要是停药后可出现戒断症状，包括焦虑、心动过速、直立性低血压、因睡眠质量差而导致的颓废，还可发生锥体外系综合征及一过性精神症状恶化

（续表 1-17）

<table>
<tr><th>药品</th><th colspan="2">内容</th></tr>
<tr><td rowspan="2">典型
不良反应
和禁忌</td><td>典型
不良反应</td><td>（4）司来吉兰
①单独服用本药的耐受性好
②严重的反应有心绞痛、胸痛、心律不齐、窦性心动过缓、严重高血压、直立性低血压；哮喘、呼吸困难或胸部压迫感</td></tr>
<tr><td>禁忌</td><td>①左旋多巴：禁用于对多巴类药物过敏者；消化性溃疡患者；严重心律失常及心力衰竭者；严重精神疾患者；有惊厥史者；闭角型青光眼患者
②恩他卡朋：禁用于对本药过敏者；嗜铬细胞瘤患者；有精神安定药恶性综合征（NMS）病史者；有非创伤性横纹肌溶解症病史者
③苯海索：禁用于青光眼患者；尿潴留者；前列腺增生患者
④司来吉兰：禁用于对本药过敏者；严重的精神病及严重痴呆；迟发性运动障碍；有消化性溃疡病史者</td></tr>
<tr><td>临床应用
注意</td><td colspan="2">①帕金森病（PD）对症治疗最有效的药物是左旋多巴，若症状明显，尤其是运动徐缓相关症状显著的话，应首选左旋多巴
② COMT 抑制剂托卡朋和恩他卡朋单用无效，但与左旋多巴联用时可延长和加强左旋多巴的作用，因此将其用作左旋多巴增效剂是有益的
③对于年龄在 70 岁以下、有震颤问题困扰、不伴明显运动徐缓及步态障碍的 PD 患者，抗胆碱能药物作为单一疗法最有用
④选择性 MAO-B 抑制剂司来吉兰是轻度有效的 PD 对症治疗药物，可能具有神经保护特性。司来吉兰为脂溶性物质，口服吸收迅速
⑤金刚烷胺是作用相对较弱的抗帕金森病药物，其毒性小，治疗较年轻的早期或轻度 PD 患者最有用，到后期异动症问题显现时也可能有用</td></tr>
</table>

二、代表药品

表 1-18　代表药品

药品	内容
左旋多巴 Levodopa	**【适应证】**用于帕金森病及帕金森综合征 **【临床应用注意】** ①妊娠期和哺乳期应禁用 ②有骨质疏松症的老年人，用本品治疗有效者，应缓慢恢复正常的活动，以减少引起骨折的危险 ③用药期间需注意检查血常规、肝肾功能及心电图
恩他卡朋 Entacapone	**【适应证】**本品可作为标准药物左旋多巴 / 苄丝肼或左旋多巴 / 卡比多巴的辅助用药，用于治疗以上药物不能控制的帕金森病及剂末现象
苯海索 Trihexyp- henidyl	**【适应证】** ①用于治疗帕金森病，脑炎后或动脉硬化引起的帕金森综合征。主要用于轻症及不能耐受左旋多巴的患者 ②药物引起的锥体外系反应 ③肝豆状核变性、痉挛性斜颈和面肌痉挛

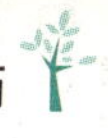

（续表 1-18）

药　品	内　容
司来吉兰 Selegiline	**【适应证】** 单用治疗早期帕金森病或与左旋多巴及外周多巴脱羧酶抑制剂合用。司来吉兰与左旋多巴合用特别适用于治疗运动波动，例如由于大剂量左旋多巴治疗引起的剂末波动

第八节　抗精神病药

一、作用机制与临床用药评价

表 1-19　作用机制与临床用药评价

要　点		内　容
作用机制	典型抗精神病药物（第一代）	主要作用于脑内多巴胺 D_2 受体，为 D_2 受体阻断剂。其他药理作用包括对 α_1、α_2 肾上腺素受体，毒蕈碱 M_1 受体，组胺 H_1 受体等的阻断作用。主要药物有：氯丙嗪、氯哌噻吨、氟哌啶醇和舒必利等
	多巴胺 -5-HT 受体阻断剂（SGAs）（第二代）	**第二代抗精神病药与吩噻嗪类等药物相比，它们具有较高的 5-HT_2 受体阻断作用，对中脑边缘系统的作用比对纹状体系统的作用更具有选择性，特征是阻断 5-HT_{2A} 受体大于阻断多巴胺 D_2 受体**
	5-HT-DA 系统稳定剂	阿立哌唑对突触后多巴胺 D_2 受体具有弱激动作用，DA 活动过高时可以起到下调 DA 的活动，治疗精神分裂症阳性症状。该药对突触前膜 DA 自身受体具有部分激动作用，对 DA 活动降低的脑区可以上调 DA 功能，治疗精神分裂症和阴性症状认知功能损害
典型不良反应		①锥体外系不良反应：是典型抗精神病药物最常见的不良反应，包括急性肌张力障碍、震颤、类帕金森综合征、静坐不能及迟发性运动障碍，与阻断多巴胺 D_2 受体密切相关 ②代谢紊乱：第二代抗精神病药物比第一代抗精神病药物更易引起代谢综合征 ③高泌乳素血症　④心血管系统不良反应 ⑤外周抗胆碱能反应　⑥肝功能损害 ⑦诱发癫痫发作　⑧恶性综合征（NMS）
药物相互作用		**①抗精神病药物治疗时不饮酒** **②氟哌啶醇与锂盐合用发生意识障碍；锂盐与氟奋乃静等合用时发生恶性综合征（NMS）的危险性可能增加** ③与氯噻吨、洛沙平、氟奋乃静等合用增加锥体外系不良反应的发生 ④锂盐可明显降低氯丙嗪、氯氮平的血药浓度，建议联合治疗时监测血锂浓度 ⑤卡马西平对 CYP450 酶有诱导作用，与抗精神病药物联合治疗要考虑药物相互作用 ⑥抗精神病药与单胺氧化酶抑制剂合用增加发生 NMS 的危险

二、代表药品

表 1-20　代表药品

药　品	内　容
氯氮平 clozapine	**【适应证】**本品适用于精神分裂症、躁狂症 **【临床应用注意】** 妊娠期禁用；使用本品应停止哺乳。禁用于严重心、肝、肾疾患、昏迷、谵妄、低血压、癫痫、青光眼、骨髓抑制或白细胞减少者及对本品过敏者
碳酸锂 Lithium carbonate	**【适应证】**主要治疗躁狂症，对躁狂和抑郁交替发作的双相情感性精神障碍有很好的治疗和预防复发作用，对反复发作的抑郁症也有预防发作作用。也用于治疗分裂－情感性精神病
利培酮 Risperidone	**【适应证】**用于治疗精神分裂症，也可减轻与精神分裂症有关的情感障碍。用于治疗双相情感障碍的躁狂发作
阿立哌唑 Aripiprazole	**【适应证】**用于治疗精神分裂症，对急性复发者、慢性患者及情感性精神分裂症有效 每日最大剂量不应超过 30mg

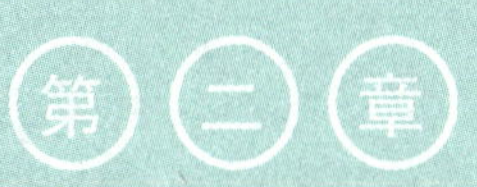

解热、镇痛、抗炎、抗风湿药及抗痛风药

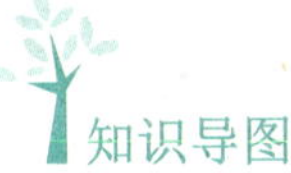

章	节	类别		代表药品
解热、镇痛、抗炎、抗风湿药及抗痛风药	解热、镇痛、抗炎药（非甾体抗炎药）	非选择性COX抑制剂	水杨酸类	阿司匹林、贝诺酯、赖氨匹林
			乙酰苯胺类	对乙酰氨基酚
			芳基乙酸类	吲哚美辛、双氯芬酸
			芳基丙酸类	布洛芬、萘普生
			1，2-苯并噻嗪类	吡罗昔康、美洛昔康
			吡唑酮类	保泰松
			非酸性类	尼美舒利、萘丁美酮
		COX-2抑制剂		塞来昔布、依托考昔
	抗风湿药	非甾体抗炎药		布洛芬、双氯芬酸、萘普生
		糖皮质激素		泼尼松、泼尼松龙、地塞米松等
		慢作用抗风湿药		甲氨蝶呤、柳氮磺吡啶、来氟米特、羟氯喹和氯喹、金制剂、双醋瑞因、青霉胺、雷公藤总苷、硫唑嘌呤、环孢素
		生物制剂	融合蛋白类	依那西普
			单克隆抗体	阿达木单抗、英夫利昔单抗
	抗痛风药	抑制粒细胞浸润炎症反应药		秋水仙碱
		促进尿酸排泄药		苯溴马隆、丙磺舒
		抑制尿酸生成药		别嘌醇、非布司他
		碱化尿液药		碳酸氢钠

第一节　解热、镇痛、抗炎、抗风湿药

第一亚类　解热、镇痛、抗炎药

一、临床用药评价

具体内容见表2-1。

表 2-1　临床用药评价

要　点	内　容
典型不良反应	最常见不良反应为胃肠道不良反应。当非甾体抗炎药（NSAID）在抗炎镇痛（即抑制 COX-2）所需剂量大于抑制 COX-1 时，会有严重的胃肠道不良反应出现，症状包括胃出血、胃及十二指肠溃疡和出血、胃穿孔等。由于选择性 COX-2 抑制剂对血管内皮的前列腺素生成的抑制，可致使血管内的前列腺素和血小板中的血栓素动态平衡失调，从而使血栓素升高，最终促进血栓的形成，故 COX-2 选择性抑制剂虽可避免胃肠道的损害，但存在心血管不良反应风险
禁忌证	①对非甾体抗炎药过敏者禁用本类药物。对磺胺类药过敏者禁用塞米昔布，安乃近仅限于滴鼻应用 ②大部分 NSAID 可透过胎盘屏障，并由乳汁中分泌，因此对胎儿或新生儿有严重影响，故妊娠期及哺乳期妇女禁用。尼美舒利禁用于 12 岁以下儿童 ③血友病或血小板减少症患者禁用阿司匹林。癫痫、帕金森病及精神疾病患者使用吲哚美辛可加重病情，肛门炎者禁止直肠给予双氯芬酸和吲哚美辛
药物相互作用	NSAID 与利尿剂合用应补充足够的水分，为了避免急性肾衰竭，在治疗开始前应监控肾功能 除塞来昔布、萘丁美酮外，NSAID 与肝素、香豆素等抗凝血药或抗血小板药合用可增加出血风险
临床用药注意	注意昔布类药的类磺胺反应，昔布类药有类磺胺药结构，易致药物热、药疹、瘀斑、猩红热样疹、荨麻疹或巨疱型皮炎或产生剥脱性皮炎而致死，对磺胺药有过敏史者宜慎用

二、代表药品

表 2-2　代表药品

药　品	内　容
对乙酰氨基酚 Paracetamol	【适应证】用于普通感冒或流行性感冒引起的发热，也用于缓解轻至中度疼痛，如头痛、关节痛、偏头痛、牙痛、肌肉痛、神经痛、痛经
吲哚美辛 Indometacin	【适应证】关节炎，可缓解疼痛和肿胀；软组织损伤和炎症；解热；其他：偏头痛、痛经、手术后痛、创伤后痛等
布洛芬 Ibuprofen	【相互作用】 ①本品与地高辛、甲氨蝶呤、口服降血糖药物同用时，能使这些药物的血药浓度增高，不宜同用 ②本品与呋塞米（呋喃苯胺酸）同用时，后者的排钠和降压作用减弱 ③与抗高血压药同用时，也降低后者的降压效果 ④布洛芬与氨基糖苷类、糖皮质激素、抗血小板药物，如阿司匹林、环孢素、利尿剂、锂盐、喹诺酮类药物、齐多夫定、选择性 5- 羟色胺再摄取抑制剂联合使用已有相互作用的报道，应慎用或在医生指导下使用
双氯芬酸 Diclofenac	【适应证】用于各种急、慢性关节炎和软组织风湿所致的疼痛以及创伤后疼痛、术后的疼痛、牙痛、头痛等，对成年人及儿童的发热有解热作用，双氯芬酸起效迅速可用于痛经及拔牙后止痛

（续表 2-2）

药　品	内　容	
美洛昔康 Meloxicam	适应证	适用于类风湿关节炎的症状治疗、疼痛性骨关节炎（关节病、退行性骨关节病）的症状治疗
	临床应用注意	①本品出现胃肠道溃疡及出血风险略低于其他传统非甾体抗炎药 ②服用时宜从最小有效剂量开始 ③有消化性溃疡史者慎用 ④服用者定期监测肝肾功能，尤其是 65 岁以上老年患者
尼美舒利 Nimesulide	【适应证】可用于慢性关节炎症（如类风湿关节炎和骨关节炎等）；手术和急性创伤后的疼痛和炎症；耳鼻咽部炎症引起的疼痛；痛经；上呼吸道感染引起的发热等症状的治疗	
塞来昔布 Celecoxib	适应证	①用于缓解骨关节炎的症状和体征 ②用于缓解成人类风湿关节炎的症状和体征 ③用于治疗成人急性疼痛 ④用于缓解强直性脊柱炎的症状和体征
	临床应用注意	①对磺胺过敏者，重度心力衰竭者禁用。禁用于冠状动脉旁路移植手术（CABG）围手术期疼痛的治疗 ②长期使用塞来昔布可能增加严重心血管血栓性不良事件、心肌梗死和卒中的风险，其风险可能是致命的
依托考昔 Etoricoxib	【适应证】治疗骨关节炎急性期和慢性期的症状和体征、急性痛风性关节炎、原发性痛经	

第二亚类　抗风湿药

一、作用机制与临床用药评价

表 2-3　作用机制与临床用药评价

要　点	内　容	
作用机制	非甾体抗炎药（NSAID）	有镇痛、解热、抗炎作用，对肌肉、关节、关节周围的软组织的疼痛和肿胀有一定缓解作用，是风湿病中常用的对症药物。现常用的有布洛芬、双氯芬酸、萘普生等
	糖皮质激素	糖皮质激素是某些结缔组织病，如系统性红斑狼疮、皮肌炎（多肌炎）等的首选治疗药物，有强大的抗炎作用
	慢作用抗风湿药（SAARD）	①甲氨蝶呤（MTX）：本药抑制细胞内二氢叶酸还原酶，使嘌呤合成受抑，同时具抗炎作用 ②柳氮磺吡啶：吸收部分在肠微生物作用下分解成 5- 氨基水杨酸和磺胺吡啶，从而抑制前列腺素的合成以及其他炎症介质白三烯的合成，从而发挥抗炎抗风湿的作用 ③来氟米特：主要抑制合成嘧啶的二氢乳清酸脱氢酶，使活化淋巴细胞的生长受抑 ④羟氯喹和氯喹：抗疟药本身具有抗炎、调节免疫等作用

（续表 2-3）

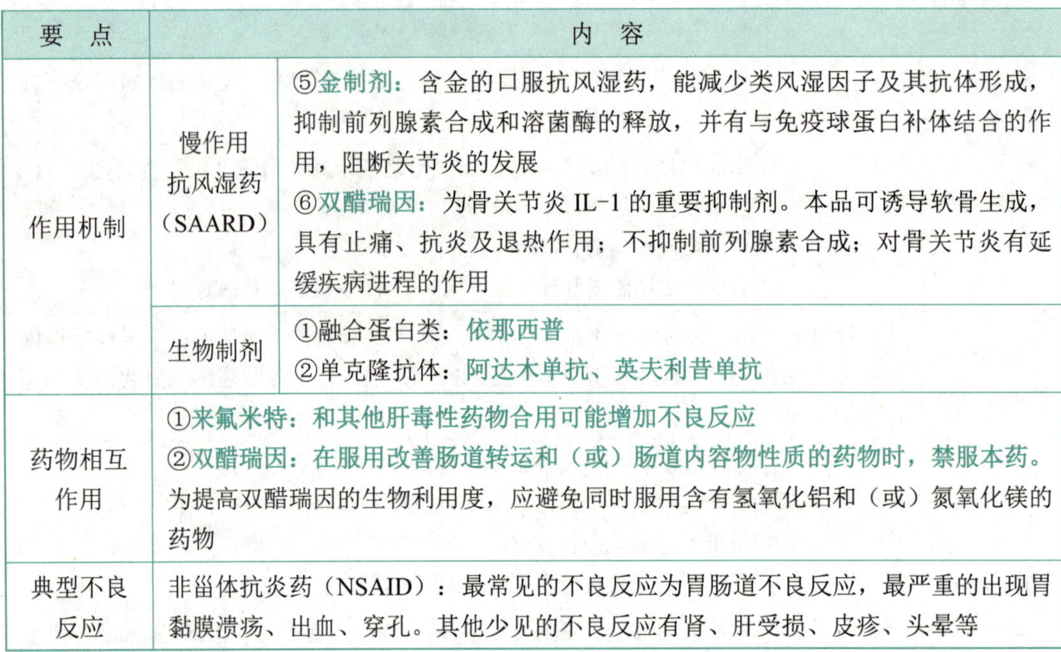

要　点	内　容	
作用机制	慢作用抗风湿药（SAARD）	⑤**金制剂：**含金的口服抗风湿药，能减少类风湿因子及其抗体形成，抑制前列腺素合成和溶菌酶的释放，并有与免疫球蛋白补体结合的作用，阻断关节炎的发展 ⑥**双醋瑞因：**为骨关节炎 IL-1 的重要抑制剂。本品可诱导软骨生成，具有止痛、抗炎及退热作用；不抑制前列腺素合成；对骨关节炎有延缓疾病进程的作用
	生物制剂	①融合蛋白类：**依那西普** ②单克隆抗体：**阿达木单抗、英夫利昔单抗**
药物相互作用	①**来氟米特：和其他肝毒性药物合用可能增加不良反应** ②**双醋瑞因：在服用改善肠道转运和（或）肠道内容物性质的药物时，禁服本药。**为提高双醋瑞因的生物利用度，应避免同时服用含有氢氧化铝和（或）氮氧化镁的药物	
典型不良反应	非甾体抗炎药（NSAID）：最常见的不良反应为胃肠道不良反应，最严重的出现胃黏膜溃疡、出血、穿孔。其他少见的不良反应有肾、肝受损、皮疹、头晕等	

三、代表药品

表 2-4　代表药品

药　品	内　容	
来氟米特 Leflunomide	适应证	①适用于成人类风湿关节炎，有改善病情作用 ②狼疮性肾炎
	临床应用注意	妊娠期、哺乳期妇女禁用；对本品过敏者及严重肝肾损害者禁用
双醋瑞因 Diacetate	适应证	用于治疗退行性关节疾病（骨关节炎及相关疾病）
	临床应用注意	①缺乏相关资料，哺乳期妇女哺乳期间不应使用 ②本品不能用于已知对双醋瑞因过敏或有蒽醌衍生物过敏史的患者 ③不良反应常见：轻度腹泻、上腹疼痛。偶见：恶心呕吐、尿液变黄
金诺芬 Auranofin	适应证	主要用于活动性类风湿关节炎、亦用于使用非甾体类抗炎药效果不明显或无法耐受的患者，可延缓类风湿关节炎病变发展，改善症状，耐受好
	临床应用注意	服用本药前应检查血、尿常规，血小板计数，肝、肾功能。前三项在服药后至少每月检查 1 次

第二节　抗痛风药

一、作用机制与临床用药评价

具体内容见表 2-5。

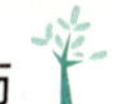

表 2-5　作用机制与临床用药评价

要　点	内　容	
作用机制	抑制粒细胞浸润炎症反应药	选择性抗急性痛风性关节炎药（秋水仙碱）的作用通过： ①抑制对粒细胞浸润和白细胞趋化，与中性白细胞微管蛋白的亚单位结合而改变细胞膜功能 ②抑制磷脂酶 A_2，减少单核细胞和中性白细胞释放前列腺素和白三烯 ③抑制局部细胞产生 IL-6 等，从而达到控制关节局部肿胀、疼痛及炎症反应
	促进尿酸排泄药	代表药丙磺舒、苯溴马隆。本类药可抑制近端肾小管对尿酸盐的重吸收，增加尿酸排出，从而降低血尿酸浓度，使尿酸沉积减少。亦可促进尿酸结晶的重新溶解
	抑制尿酸生成药	代表药为别嘌醇。抑制尿酸生成药抑制黄嘌呤氧化酶，阻止次黄嘌呤和黄嘌呤代谢为尿酸
	碱化尿液药	代表药为碳酸氢钠。服用碳酸氢钠期间应多饮水，使尿液呈碱性以利于排酸
药物相互作用	①秋水仙碱可致可逆性的维生素 B_{12} 吸收不良；可降低口服抗凝血药、抗高血压药的作用，合用时需调整剂量 ②丙磺舒：可抑制肾小管对吲哚美辛、萘普生及氨苯砜的排出，使后三者的血药浓度增高而毒性增加，丙磺舒可影响利福平和肝素的代谢，使后两者的毒性增大。与水杨酸盐和阿司匹林合用时，可抑制丙磺舒的排酸作用 ③苯溴马隆：本品的促尿酸排泄作用可因水杨酸盐、吡嗪酰胺等拮抗而减弱，但增强口服抗凝血药的作用，故合用时应调整抗凝血药剂量 ④抑制尿酸生成药：氯噻酮、依他尼酸、呋塞米、吡嗪酰胺或噻嗪类利尿剂均可增加血尿酸含量。别嘌醇与上述药物同用可降低其控制痛风和高尿酸血症的效力，应用别嘌醇要注意用量的调整。对高血压或肾功能差的患者，本品与噻嗪类利尿剂同用时有发生肾衰竭及出现过敏的报道	
典型不良反应	（1）抗白细胞趋化药（秋水仙碱） ①常见尿道刺激症状，如尿痛、血尿、尿频、尿急，严重者可致死 ②晚期中毒症状有血尿、少尿、肾衰竭 ③长期应用可引起骨髓造血功能抑制，如粒细胞和血小板计数减少、再生障碍性贫血等 （2）抑制尿酸生成药（别嘌醇）：常见剥脱性皮炎、皮疹、过敏或紫癜性病变、多形性红斑等；偶见脱发，长期服用可出现黄嘌呤肾病和结石 （3）促尿酸排泄药：少见尿频、肾结石、肾绞痛、风团、皮疹、斑疹、皮肤潮红、瘙痒、脓疱、痛风急性发作，偶见骨髓造血功能抑制、类磺胺药过敏反应	
禁　忌	①抗痛风药禁用于妊娠期及哺乳期妇女、过敏者 ②秋水仙碱禁用于骨髓功能低下及中、重度肝、肾功能不全者 ③丙磺舒禁用于放射治疗患者、肾功能不全者伴有肿瘤的高尿酸血症者，使用细胞毒类的抗肿瘤药及 2 岁以下儿童 ④苯溴马隆禁用于有中、重度肾功能不全或肾结石者以及痛风性关节炎急性发作期患者	

第二章

二、代表药品

表 2-6　代表药品

药　品	内　容	
秋水仙碱 Colchicine	适应证	治疗痛风性关节炎的急性发作，预防复发性痛风性关节炎的急性发作
	临床应用注意	①妊娠期、哺乳期妇女禁用 ②老年人、胃肠道疾病、心功能不全及肝肾功能有潜在损害者应减少剂量或慎用 ③用本品治疗急性痛风，每一个疗程应停药 3 日，以免发生蓄积中毒，尽量避免静脉注射或长期给药，即使是痛风发作期也应禁止静脉注射与口服并用
	用法用量	口服：用于急性期，初始剂量为 1mg，之后一次 0.5mg，一日 3 次，最多每隔 4h 给予 1 次，直至疼痛缓解或出现呕吐或腹泻，24h 最大剂量 6mg。另一方案为一次 1mg，一日 3 次，1 周后剂量减半，疗程为 2 ～ 3 周
苯溴马隆 Benzbro- marone	适应证	适用于原发性和继发性高尿酸血症、各种原因引起的痛风以及痛风性关节炎非急性发作期
	临床应用注意	①妊娠期、哺乳期妇女禁用 ②急性痛风发作结束之前，不要用药。为了避免在治疗初期痛风急性发作，建议在给药最初几日合用秋水仙碱或抗炎药 ③治疗期间需大量饮水以增加尿量，定期测量尿液的酸碱度，为促使尿液碱化，可酌情给予碳酸氢钠，并注意酸碱平衡
别嘌醇 Allopurinol	适应证	①原发性和继发性高尿酸血症，尤其是尿酸生成过多而引起的高尿酸血症 ②反复发作或慢性痛风者 ③痛风石 ④尿酸性肾结石和（或）尿酸性肾病 ⑤有肾功能不全的高尿酸血症
	临床应用注意	①本品不能控制痛风性关节炎的急性炎症症状，不能作为抗炎药使用。因为本品促使尿酸结晶重新溶解时可再次诱发并加重关节炎急性期症状 ②本品必须在痛风性关节炎的急性炎症症状消失后（一般在发作后两周左右）方开始应用 ③服药期间应多饮水，并使尿液呈中性或碱性以利尿酸排泄
非布司他 Febuxostat	适应证	适用于痛风患者高尿酸血症的长期治疗。不推荐用于无临床症状的高尿酸血症
	临床应用注意	①在服用非布司他的初期，经常出现痛风发作频率增加。这是因为血尿酸浓度降低，导致组织中沉积的尿酸盐动员。为预防治疗初期的痛风发作，建议同时服用非甾体抗炎药或秋水仙碱 ②在非布司他治疗期间，如果痛风发作，无需中止非布司他治疗。应根据患者的具体情况，对痛风进行相应治疗 ③在临床方面，如果患者被发现有肝功能异常（ALT 超过参考范围上限的 3 倍以上），应终止服药

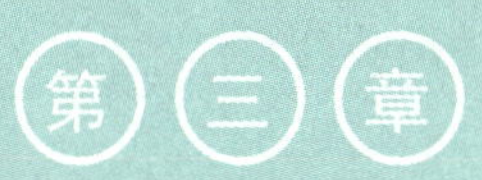

呼吸系统疾病用药

微信扫扫，本章做题

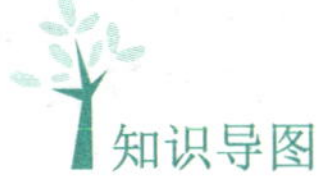

章	节	类别	代表药品
呼吸系统疾病用药	镇咳药	中枢性镇咳药	可待因、双氢可待因、福尔可定、喷托维林、右美沙芬、苯丙哌林、依普拉酮、二氧丙嗪
		外周性镇咳药	那可丁、左羟丙哌嗪
	祛痰药	恶心性祛痰药	氯化铵、愈创甘油醚、桔梗流浸膏
		刺激性祛痰药	碘化钾、愈创木酚磺酸钾
		黏痰溶解剂	溴己新、氨溴索、乙酰半胱氨酸、桉柠蒎、厄多司坦、福多司坦、美司坦、糜蛋白酶
		黏痰稀释剂	羧甲司坦
	平喘药	β_2 肾上腺素受体激动剂	麻黄碱、异丙肾上腺素、沙丁胺醇、特布他林、氯丙那林、海索那林、福莫特罗、沙美特罗、丙卡特罗、克仑特罗、班布特罗、甲氧那明
		M胆碱受体阻断剂	异丙托溴铵、噻托溴铵
		黄嘌呤类药物	茶碱、氨茶碱、多索茶碱、二羟丙茶碱、胆茶碱、甘氨酸茶碱钠、赖氨酸茶碱
		过敏介质阻释剂	色甘酸钠、酮替芬、曲尼司特、西替利嗪、氯雷他定
		肾上腺皮质激素	布地奈德、氟替卡松、倍氯米松、曲安奈德、糠酸莫米松
		白三烯调节剂	孟鲁司特、普仑司特、吡嘧司特、异丁司特
		具有平喘作用的复方制剂	沙美特罗替卡松、布地奈德福莫特罗、复方异丙托溴铵

第一节 镇咳药

镇咳药抑制咳嗽反射弧，按其作用机制不同分为中枢性镇咳药、外周性镇咳药及兼有中枢性和外周性两种镇咳作用的药物。

1. 中枢性镇咳药：中枢性镇咳药选择性地抑制延髓的咳嗽中枢，抑制支气管腺体的分泌，产生中枢性镇咳作用。包括可待因、喷托维林、右美沙芬、福尔可定、苯丙哌林。

2. 外周性镇咳药及兼有中枢性：苯丙哌林、依普拉酮兼有中枢性和外周性两种镇咳作用。

3. 外周性镇咳药：通过抑制呼吸道黏膜上的牵张感受器而发挥止咳作用。临床少用，故本节重点介绍中枢性镇咳药。

一、作用机制与临床用药评价

表 3-1 作用机制与临床用药评价

要　点	内　容	
作用特点	可待因	镇咳作用强而迅速，适用于各种原因引起的剧烈干咳和刺激性咳嗽，尤其适合于伴有胸痛的剧烈干咳，缓解非炎性干咳以及上呼吸道感染引起的咳嗽症状，但具有成瘾性
	喷托维林	镇咳作用强度约为可待因的 1/3。口服易吸收，在 20 ～ 30 分钟内起效，一次给药镇咳作用可维持 4 ～ 6 小时。用于各种原因所引起的干咳
	福尔可定	具有与可待因相似的镇咳、镇痛作用，缓解干咳的效果比可待因好。成瘾性比可待因小，呼吸抑制较吗啡弱。儿童对福尔可定耐受性较好，不引起便秘或消化功能紊乱
	苯丙哌林	镇咳作用较强，为可待因的 2 ～ 4 倍。无麻醉作用，不抑制呼吸，不引起胆道和十二指肠痉挛，不引起便秘，无成瘾性，未发现耐受性
	右美沙芬	镇咳强度与可待因相等或略强，无镇痛作用，主要用于干咳。口服吸收迅速，治疗剂量不抑制呼吸，长期应用未见耐受性和成瘾性
药物相互作用	①乙醇及其他中枢系统抑制剂可增强中枢性镇咳药的中枢抑制（镇静）作用，故用药期间不宜饮酒 ②与单胺氧化酶抑制剂合用可出现痉挛、反射亢进、异常发热、昏睡等，故正在使用单胺氧化酶抑制剂患者及单胺氧化酶抑制剂停药不满 2 周的患者禁用	
典型不良反应	①典型不良反应包括成瘾性、兴奋、幻想、惊厥、便秘、心率增快、情绪激动、耳鸣、口干、口咽喉部麻木感等 ②患者重复使用中枢性镇咳药可产生耐药性，久用有成瘾性，但常用量引起的依赖性比吗啡类药物弱 ③长期用药要预防便秘。大剂量、连续用药时，一些患者可能出现兴奋、烦躁不安	
禁　忌	①可待因：12 岁以下儿童禁用 ②喷托维林：禁用于 2 岁以下儿童	
临床用药注意	中枢性镇咳药属于对症治疗药物，用药 7 日如症状未缓解，宜停药就诊。并且服药期间不得驾驶车、船，从事高空作业、机械作业及操作精密仪器	

二、代表药品

表 3-2 代表药品

药　品	内　容	
可待因 Codeine	适应证	①镇咳，用于较严重的频繁干咳，如痰液量较多宜并用祛痰药 ②镇痛，用于中度以上的疼痛 ③镇静，用于局麻或全麻时

（续表 3-2）

药品		内容
可待因 Codeine	临床应用注意	①可待因系麻醉药品，具有成瘾性，采购、运输、储存、处方开具、使用等环节必须遵守麻醉药品相关规定 ②胆结石患者使用本品可引起胆管痉挛 ③本品可引起瞳孔变小，故颅脑外伤或颅内病变者慎用 ④前列腺肥大患者使用本品易引起尿潴留而加重病情
福尔可定 Pholcodine	适应证	①镇咳，用于剧烈干咳；②镇痛，用于中度疼痛
	用法用量	口服：①成人常用量，一次 5 ～ 10mg，一日 3 ～ 4 次；②大于 5 岁儿童，一次 2.5 ～ 5mg，一日 3 ～ 4 次；③ 1 ～ 5 岁儿童，一次 2 ～ 2.5mg，一日 3 次
喷托维林 Pentoxy-verine	适应证	用于各种原因所引起的干咳
	临床应用注意	①对普通感冒、支气管炎或鼻窦炎等疾病引起的干咳效果较好 ②奋乃静、丁螺环酮、水合氯醛、溴苯那敏等药可增强本品中枢神经系统和呼吸系统的抑制作用
右美沙芬 Dextrome-thorphan	适应证	用于各种原因引起的干咳，包括上呼吸道感染（如感冒和咽炎）、支气管炎等引起的咳嗽
	临床应用注意	①胺碘酮可提高本品的血药浓度 ②氟西汀、帕罗西汀可加重本品的不良反应
苯丙哌林 Benpro-perine	适应证	用于治疗急、慢性支气管炎及各种刺激引起的刺激性干咳
	临床应用注意	①非麻醉性镇咳药，兼具中枢性及外周性镇咳作用，并具有罂粟碱样平滑肌解痉作用 ②服用时需整粒吞服，切勿嚼碎，以免引起口腔麻木

第二节 祛痰药

按作用机制分为恶心性祛痰药、刺激性祛痰药、黏痰溶解剂、黏液稀释剂四类。

刺激性祛痰药是一类挥发性药物，加入沸水中，其蒸气可刺激呼吸道黏膜，增加腺体分泌，使痰液变稀而易于咳出。本类药物使用较麻烦，祛痰作用弱，基本上被其他祛痰药替代。

表 3-3 祛痰药

要点		内容
药理作用与作用机制	第一亚类恶心性祛痰药	代表药品有氯化铵、愈创甘油醚。恶心性祛痰药刺激胃黏膜，引起轻微的恶心，反射性引起支气管黏膜腺体分泌增加，降低痰液黏性，痰液得到稀释而易于咳出，适用于呼吸道感染引起的咳嗽、多痰
	第二亚类黏痰溶解剂	溴己新、氨溴索、乙酰半胱氨酸、桉柠蒎从不同途径，分解痰液中的黏液成分，如黏多糖和黏蛋白，使黏痰液化，痰液黏度降低而易于咳出。本类药物均适用于痰液黏稠不易咳出的患者
	第三亚类黏液稀释剂	羧甲司坦是较常用的黏液稀释剂，其具有 5 方面药理作用： ①分裂黏蛋白、糖蛋白多肽链上的分子间的二硫键，使分子变小，降低痰液的黏度，并改变其组分和流变学特性，调节黏液分泌

（续表 3-3）

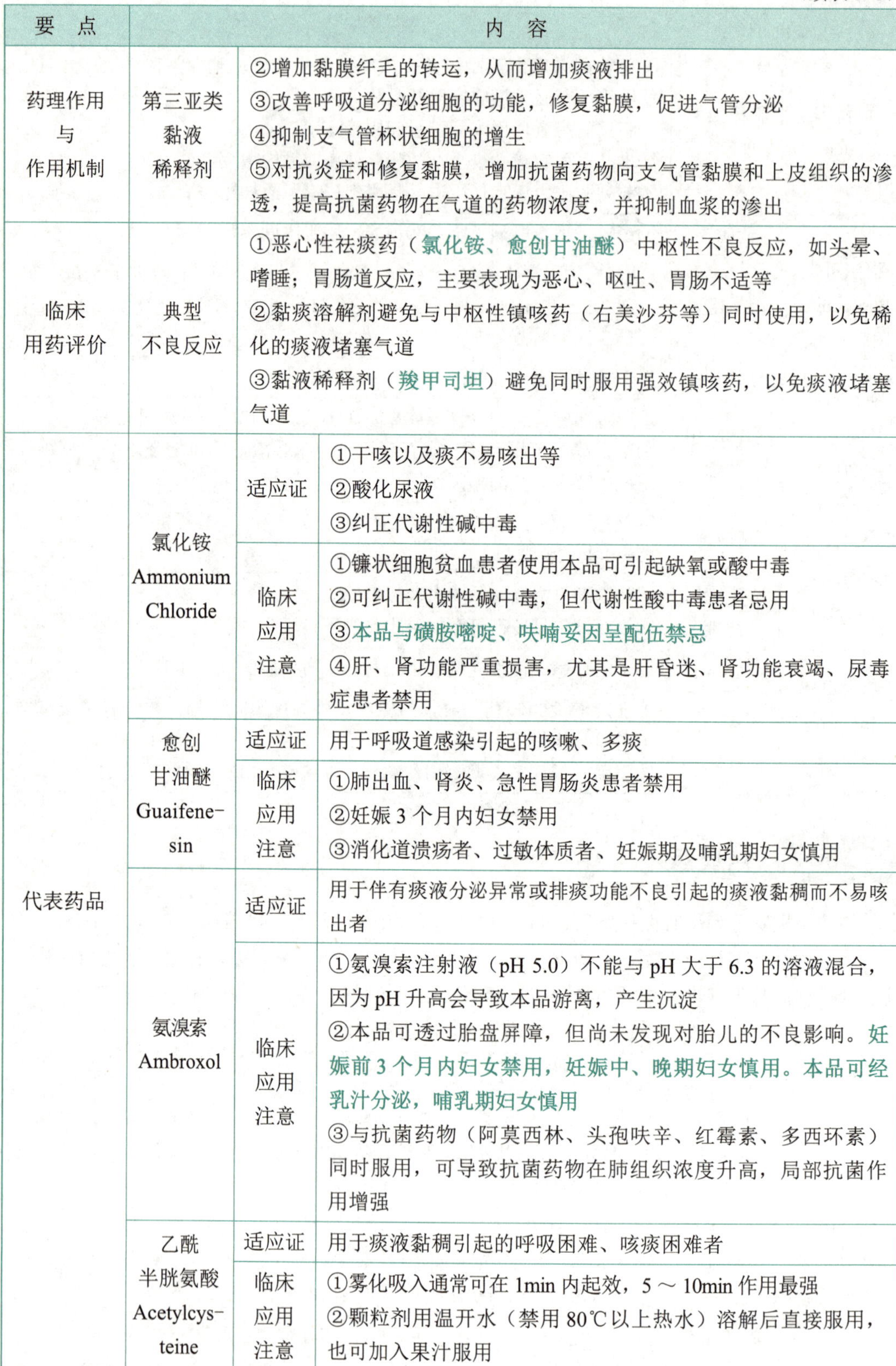

要点	内容		
药理作用与作用机制	第三亚类黏液稀释剂	②增加黏膜纤毛的转运，从而增加痰液排出 ③改善呼吸道分泌细胞的功能，修复黏膜，促进气管分泌 ④抑制支气管杯状细胞的增生 ⑤对抗炎症和修复黏膜，增加抗菌药物向支气管黏膜和上皮组织的渗透，提高抗菌药物在气道的药物浓度，并抑制血浆的渗出	
临床用药评价	典型不良反应	①恶心性祛痰药（**氯化铵、愈创甘油醚**）中枢性不良反应，如头晕、嗜睡；胃肠道反应，主要表现为恶心、呕吐、胃肠不适等 ②黏痰溶解剂避免与中枢性镇咳药（右美沙芬等）同时使用，以免稀化的痰液堵塞气道 ③黏液稀释剂（**羧甲司坦**）避免同时服用强效镇咳药，以免痰液堵塞气道	
代表药品	氯化铵 Ammonium Chloride	适应证	①干咳以及痰不易咳出等 ②酸化尿液 ③纠正代谢性碱中毒
		临床应用注意	①镰状细胞贫血患者使用本品可引起缺氧或酸中毒 ②可纠正代谢性碱中毒，但代谢性酸中毒患者忌用 ③**本品与磺胺嘧啶、呋喃妥因呈配伍禁忌** ④肝、肾功能严重损害，尤其是肝昏迷、肾功能衰竭、尿毒症患者禁用
	愈创甘油醚 Guaifenesin	适应证	用于呼吸道感染引起的咳嗽、多痰
		临床应用注意	①肺出血、肾炎、急性胃肠炎患者禁用 ②妊娠 3 个月内妇女禁用 ③消化道溃疡者、过敏体质者、妊娠期及哺乳期妇女慎用
	氨溴索 Ambroxol	适应证	用于伴有痰液分泌异常或排痰功能不良引起的痰液黏稠而不易咳出者
		临床应用注意	①氨溴索注射液（pH 5.0）不能与 pH 大于 6.3 的溶液混合，因为 pH 升高会导致本品游离，产生沉淀 ②本品可透过胎盘屏障，但尚未发现对胎儿的不良影响。**妊娠前 3 个月内妇女禁用，妊娠中、晚期妇女慎用。本品可经乳汁分泌，哺乳期妇女慎用** ③与抗菌药物（阿莫西林、头孢呋辛、红霉素、多西环素）同时服用，可导致抗菌药物在肺组织浓度升高，局部抗菌作用增强
	乙酰半胱氨酸 Acetylcysteine	适应证	用于痰液黏稠引起的呼吸困难、咳痰困难者
		临床应用注意	①雾化吸入通常可在 1min 内起效，5 ～ 10min 作用最强 ②颗粒剂用温开水（禁用 80℃以上热水）溶解后直接服用，也可加入果汁服用

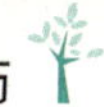

（续表 3-3）

要　点	内　容		
代表药品	乙酰半胱氨酸 Acetylcys-teine	临床应用注意	③肝功能不全者本品血药浓度增高、消除 $t_{1/2}$ 延长，故应适当减量 ④黏痰溶解作用在pH 7.0时最强，在酸性环境下作用显著减弱，故酸性药物可降低本品疗效，加服适量碳酸氢钠能增强疗效
	羧甲司坦 Carbocys-teine	适应证	用于慢性支气管炎、支气管哮喘等引起的痰液黏稠、咳出困难者
		用法用量	口服： ①片剂、颗粒剂、泡腾片，成人一次 0.25 ～ 0.5g，一日 3 次；2 ～ 4 岁儿童一次 0.1g，一日 3 次；5 ～ 8 岁儿童一次 0.2g，一日 3 次；8 ～ 12 岁儿童一次 0.25g，一日 3 次 ②口服液，成人一次 0.5g，一日 3 次

第三节　平喘药

按作用机制来分，平喘药可分为六类。

1. β_2 受体激动剂，包括沙丁胺醇、特布他林、沙美特罗等；
2. M 胆碱受体阻断剂，如异丙托溴铵；
3. 黄嘌呤类药物，如茶碱、氨茶碱、多索茶碱、二羟丙茶碱等；
4. 过敏介质阻释剂，如肥大细胞膜稳定剂色甘酸钠，H_1 受体阻断剂酮替芬等；
5. 肾上腺皮质激素，如氢化可的松、布地奈德、倍氯米松等，它们还有抗过敏作用；
6. 白三烯调节剂，如孟鲁司特、扎鲁司特、普鲁司特等。

第一亚类　β_2 肾上腺素受体激动剂

表 3-4　β_2 肾上腺素受体激动剂

要　点	内　容	
药理作用与作用机制	β_2 肾上腺素受体激动剂，简称 β_2 受体激动剂，主要通过呼吸道平滑肌和肥大细胞等细胞膜表面的 β_2 受体，激活腺苷酸环化酶，使细胞内的环磷腺苷含量增加，游离 Ca^{2+} 减少，从而松弛支气管平滑肌，减少肥大细胞和嗜碱性粒细胞脱颗粒和介质的释放，降低微血管的通透性，增加气道上皮纤毛的摆动，缓解哮喘症状	
临床用药评价	作用特点	①常用的短效 β_2 受体激动剂有沙丁胺醇和特布他林，平喘作用维持时间为 4 ～ 6h，故作为缓解轻、中度急性哮喘症状的首选药 ②长效 β_2 受体激动剂有沙美特罗、福莫特罗及丙卡特罗，平喘作用维持时间为 10 ～ 12h
	药物相互作用	①与黄嘌呤类药物、肾上腺皮质激素、利尿药合用及缺氧都可能增加低钾血症的发生

（续表 3-4）

要点			内容
临床用药评价	药物相互作用		②β受体阻断剂（如普萘洛尔）能拮抗本类药的支气管扩张作用，因此不宜合用 ③与茶碱类药合用，可使茶碱的血浆药物浓度降低，使支气管平滑肌的松弛作用增强，并可能增加不良反应 ④沙美特罗与三环类抗抑郁药合用，可增强心血管的兴奋性，故两者不宜合用。需注意在停用前者 2 周后，方可使用本品
	典型不良反应		$β_2$ 受体激动剂可引起严重的低钾血症，应告诫患者有诱发低血钾而造成心律不齐的可能性，特别是联用洋地黄类药物患者
	禁忌		妊娠期妇女禁用
	临床用药注意		①对哮喘急性发作宜选用短效药 ②气雾剂主要用于缓解哮喘或慢性阻塞性肺疾病（COPD）患者的支气管痉挛，预防运动诱发的急性哮喘，或其他过敏源诱发的支气管痉挛 ③气雾剂和干粉剂不适用于重度哮喘发作；溶液经雾化泵吸入，适用于轻至重度哮喘发作 ④长效 $β_2$ 受体激动剂不推荐单独使用，须与吸入型肾上腺皮质激素联合应用，不适合初始用于快速恶化的急性哮喘发作，仅用于需要长期用药的患者。但福莫特罗可作为气道痉挛的应急缓解药物
代表药品	沙丁胺醇 Salbutamol	适应证	用于治疗支气管哮喘或喘息性慢性支气管炎伴支气管痉挛
		临床应用注意	①动物实验显示可舒张子宫平滑肌，导致畸胎，故妊娠期妇女禁用片剂，妊娠期及哺乳期妇女使用气雾剂前要权衡利弊 ②长期使用可形成耐药性，药效降低，使支气管痉挛不易缓解，哮喘加重 ③本品与其他 $β_2$ 受体激动剂合用，药效可增加，但也导致不良反应增加 ④本品与茶碱类药物并用时，可增加支气管平滑肌的松弛作用，并可能增加不良反应 ⑤本品与 $β_2$ 受体阻断剂合用，则药效减弱或消失 ⑥本品避免与单胺氧化酶抑制剂及三环类抗抑郁药同时应用 ⑦不良反应常见震颤、恶心、心悸、头痛、失眠等，尤其可能引起严重的血钾过低 ⑧运动员、哺乳期妇女以及高血压、冠状动脉供血不足、心血管功能不全、糖尿病、甲状腺功能亢进等患者慎用
	沙美特罗 Salmeterol	适应证	用于长期常规治疗哮喘的可逆性呼吸道阻塞和慢性支气管炎。还可用于须常规使用支气管扩张剂的患者，以及预防夜间哮喘发作或控制日间哮喘的不稳定（如运动前或接触致敏原前）
		临床应用注意	①本品不适用于冠心病、高血压、心律失常、惊厥、甲状腺毒症的哮喘患者及对所有拟交感神经药物高度敏感的哮喘患者 ②急剧恶化哮喘、哮喘急性发作的患者禁用，运动员慎用

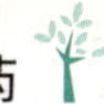

（续表 3-4）

要　点	内　容		
代表药品	福莫特罗 Formoterol	适应证	用于治疗支气管哮喘及慢性阻塞性肺疾病伴支气管痉挛
		临床应用注意	①本品不宜用于治疗急性支气管痉挛 ②连续过量口服本品可引起心律失常甚至心搏停止 ③本品可增强泮库溴铵、维库溴铵的神经－肌肉阻滞作用 ④常规使用可产生耐受性
	特布他林 Terbutaline	适应证	用于支气管哮喘、慢性支气管炎、肺气肿和其他伴有支气管痉挛的肺部疾病
		临床应用注意	①大剂量口服给药可使有癫痫病史的患者发生酮症酸中毒 ②尚无儿童使用安全性和有效性的研究资料，不推荐 12 岁以下儿童使用 ③运动员及甲状腺功能亢进、冠心病、高血压、糖尿病患者慎用

第二亚类　M 胆碱受体阻断剂

表 3-5　M 胆碱受体阻断剂

要　点	内　容	
临床用药评价	作用特点	① M 胆碱受体阻断剂为**阿托品衍生物**，能选择性拮抗 M_3 受体，扩张支气管平滑肌，缓解哮喘症状 ② M 胆碱受体阻断剂松弛支气管平滑肌作用比 β_2 受体激动剂弱，持续时间与 β_2 受体激动剂相同或略长，两类药物联用对慢性哮喘患者产生协同效果 ③ M 胆碱受体阻断剂虽可降低气道阻力，但因减少呼吸道分泌，抑制纤毛运动，反而加重气道阻塞，因此，**COPD 患者应选用无分泌抑制作用的 M 胆碱受体阻断剂**
	药物相互作用	与 β_2 受体激动剂合用可相互增强疗效
	典型不良反应	①异丙托溴铵：最常见的非呼吸道不良反应是头痛、恶心和口干，可出现瞳孔扩大、眼压增高 ②噻托溴铵：不良反应常见口干、咳嗽（多数患者继续使用症状会消失），常见咽炎、上呼吸道感染、口苦、短暂性变态反应、头痛、兴奋、眩晕，可能引起吸入性支气管痉挛，长期使用可引起龋齿
	禁忌证	①异丙托溴铵：对大豆卵磷脂、大豆、花生、阿托品及其衍生物过敏者禁用气雾剂，青光眼、前列腺肥大患者忌用气雾剂，闭角型青光眼患者慎用 ②**噻托溴铵：不推荐小于 18 岁患者使用，闭角型青光眼、前列腺增生、膀胱颈梗阻、心律失常者慎用**
	临床用药注意	提倡联合用药；监护用药的安全性

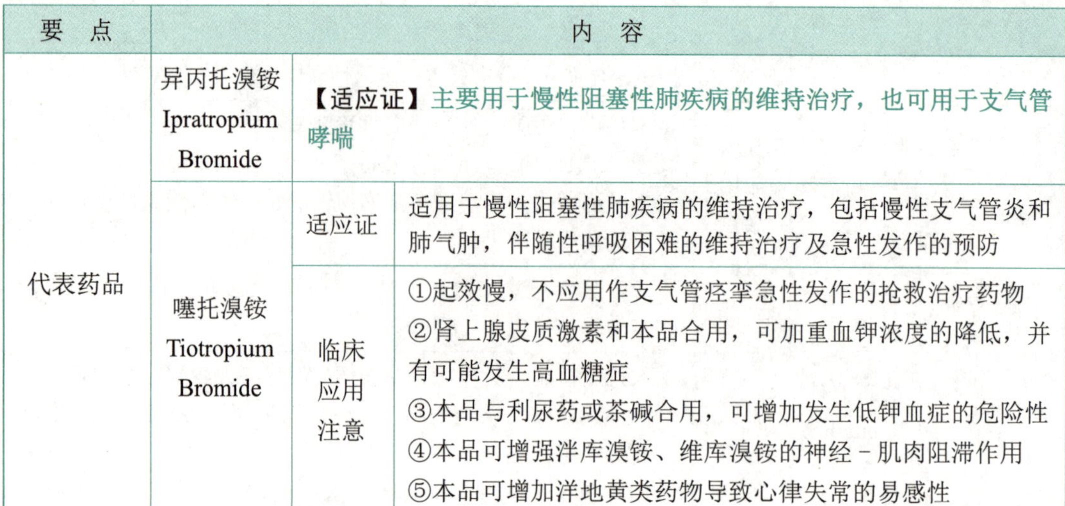

（续表 3-5）

要点	内容		
代表药品	异丙托溴铵 Ipratropium Bromide	**【适应证】**主要用于慢性阻塞性肺疾病的维持治疗，也可用于支气管哮喘	
	噻托溴铵 Tiotropium Bromide	适应证	适用于慢性阻塞性肺疾病的维持治疗，包括慢性支气管炎和肺气肿，伴随性呼吸困难的维持治疗及急性发作的预防
		临床应用注意	①起效慢，不应用作支气管痉挛急性发作的抢救治疗药物 ②肾上腺皮质激素和本品合用，可加重血钾浓度的降低，并有可能发生高血糖症 ③本品与利尿药或茶碱合用，可增加发生低钾血症的危险性 ④本品可增强泮库溴铵、维库溴铵的神经－肌肉阻滞作用 ⑤本品可增加洋地黄类药物导致心律失常的易感性

第三亚类　黄嘌呤类药物

表 3-6　黄嘌呤类药物

要点	内容	
药理作用与作用机制	黄嘌呤类药物具有松弛气道平滑肌、呼吸兴奋、强心等作用，适用于慢性喘息的治疗和预防，辅助治疗急性哮喘、急性心功能不全和心源性哮喘，但急性心肌梗死伴血压显著降低患者禁用	
	作用特点	①哮喘急性发作一般首选短效 β_2 受体激动剂，当单用 β_2 受体激动剂疗效不佳时，配合静脉滴注黄嘌呤类药物可增强疗效 ②茶碱缓释制剂口服血药浓度波动小，一日给药 2 次即能维持有效血药浓度，有效地降低了茶碱中毒风险，适用于慢性哮喘，尤其是夜间发作的哮喘患者
临床用药评价	药物相互作用	①茶碱及氨茶碱与下列药物合用，可提高茶碱血药浓度，但同时毒性也增强。这些药物包括红霉素、罗红霉素、克拉霉素、克林霉素、依诺沙星、环丙沙星、氧氟沙星、左氧氟沙星、西咪替丁、地尔硫䓬、维拉帕米、咖啡因、美西律，其中尤以红霉素和依诺沙星明显 ②茶碱与苯巴比妥、利福平合用，茶碱血药浓度下降 ③茶碱与苯妥英钠相互干扰吸收，二者血药浓度均下降，合用时，二者均需要增加剂量
	典型不良反应和禁忌	①黄嘌呤类药物易发生中毒。茶碱及其复盐须监测茶碱血药浓度来调整剂量，预防中毒 ②茶碱血药浓度在 15 ～ 20μg/ml 时会出现毒性反应，早期多见恶心、呕吐、易激动、失眠等；当血药浓度超过 20μg/ml 时会出现心动过速、心律失常；当血药浓度超过 40μg/ml 时会出现发热、失水、惊厥，严重者呼吸、心跳停止，甚至致死 ③茶碱衍生物必要时也须监测血药浓度来预防中毒，通常血药浓度在 10μg/ml 时可达到有效的治疗浓度，20μg/ml 以上会出现毒性反应

（续表 3-6）

要　点	内　容		
临床用药评价	特殊人群用药	黄嘌呤类药物少量可通过胎盘屏障，分泌入乳汁，但无妊娠期、哺乳期妇女临床试验的安全性资料，所以妊娠期、哺乳期妇女尽可能避免使用	
代表药品	茶碱 Theophyline	适应证	用于支气管哮喘、喘息型支气管炎、阻塞性肺气肿等，缓解喘息症状；也可用于心源性肺水肿引起的哮喘
		临床应用注意	①茶碱类药物治疗窗窄，应当进行茶碱血药浓度监测，既保证疗效又防止毒性反应的发生 ②由于对胃肠道刺激性大，可见血性呕吐物或柏油样大便 ③老年人因血浆清除率降低，潜在毒性增加 ④禁用于活动性消化性溃疡和未经控制的惊厥性疾病患者，不适用于哮喘持续状态或急性支气管痉挛发作的患者，慎用于低氧血症、高血压、消化道溃疡病史、妊娠期妇女、哺乳期妇女、55 岁以上患者
	多索茶碱 Doxofhylline	适应证	用于支气管哮喘、喘息性慢性支气管炎及其他支气管痉挛引起的呼吸困难
		临床应用注意	①急性心肌梗死患者禁用 ②**多索茶碱**个体差异较大，剂量要视个体病情变化选择最佳剂量和用药方法，必要时监测血药浓度，**维持在 10 ～ 20μg/ml 范围内有效且比较安全** ③老年患者对本品清除率可能会不同，应监测血药浓度 ④进食可使峰浓度降低、达峰时间延迟，故宜增加剂量 ⑤与依诺沙星、环丙沙星合用，宜减量 ⑥本品使用期间不宜同时进食含咖啡因的饮料或食品 ⑦少数患者出现心悸、窦性心动过速、呕吐、头痛、兴奋、失眠、呼吸急促、高血糖、蛋白尿等症状 ⑧过量使用会出现严重心律不齐、阵发性痉挛，此症状为初期中毒表现，应暂停用药并监测血药浓度，在上述中毒症状完全消失后仍可继续使用

第四亚类　过敏介质阻释剂

一、药理作用与作用机制

过敏介质阻释剂分为肥大细胞膜稳定剂、H_1 受体阻断剂。

肥大细胞膜稳定剂，如色甘酸钠，稳定肺组织肥大细胞膜，抑制过敏介质释放。此外，尚可阻断引起支气管痉挛的神经反射，降低哮喘患者的气道反应性。

H_1 受体阻断剂中，酮替芬、西替利嗪、氯雷他定不仅高选择性地抑制 H_1 受体，抑制组胺诱导的气道高反应性，还兼有稳定肺组织肥大细胞膜和拮抗其他介质，降低急性、慢性哮喘反应的作用，可用于预防哮喘发作，若与平喘药、肾上腺皮质激素联合应用于哮喘发作期也有一定协同作用。

二、临床用药评价

色甘酸钠对速发型过敏反应有良好的预防作用。

酮替芬兼具很强的组胺 H_1 受体阻断作用和抑制过敏反应介质释放的作用。抗组胺作用较氯苯那敏强约10倍，且具长效。**酮替芬适用于多种类型的支气管哮喘，尤其对过敏性哮喘疗效显著，对预防各种支气管哮喘发作及外源性哮喘的疗效比对内源性哮喘更好，可减少哮喘的发作频率与严重程度。**

H_1 受体阻断剂不良反应常见嗜睡、倦怠，故用药期间不得驾驶车、船，从事高空作业、机械作业及操作精密仪器。

三、代表药品

表3-7　代表药品

药　品	内　容	
色甘酸钠 Sodium Cromog-licate	适应证	用于预防支气管哮喘和过敏性鼻炎
	临床应用注意	①妊娠期、哺乳期妇女及肝肾功能不全者慎用 ②由于本品系预防性地阻断肥大细胞脱颗粒，而非直接舒张支气管，因此对于支气管哮喘患者应在易发病季节之前2～3周提前用药 ③极少数患者在开始用药时出现哮喘加重，此时可先吸入少许扩张支气管的气雾剂，如沙丁胺醇 ④不要中途突然停药，以免引起哮喘复发 ⑤本品起效较慢，需连用数日甚至数周后才起作用，故对正在发作的哮喘无效
酮替芬 Ketotifen	适应证	用于预防支气管哮喘或其他过敏性疾病
	临床应用注意	①妊娠期妇女慎用 ②与多种中枢神经抑制剂或乙醇合用，可增强本品的镇静作用，应避免 ③不得与口服降血糖药合用 ④不良反应常见嗜睡、倦怠，以及口干、恶心等胃肠道反应，偶见头痛、头晕、迟钝以及体重增加

第五亚类　吸入型肾上腺皮质激素

一、药理作用与作用机制

肾上腺皮质激素能抑制参与哮喘发病的多种炎症介质及免疫细胞，具有强大抗炎、抗免疫作用，并具有抗过敏、减少微血管渗漏、减轻黏膜水肿作用，从多个环节阻断哮喘的发生，缓解哮喘症状。哮喘患者早期即可大剂量使用，对频发性及持续性哮喘具有较好疗效，**适用于重症哮喘（哮喘持续状态）、慢性反复发作的哮喘、激素依赖性哮喘。**

二、临床用药评价

（一）作用特点

吸入型肾上腺皮质激素具有局部抗炎作用强、全身不良反应少的优点，可增加患者的肺功

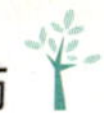

能，降低气道高反应性，减少支气管扩张剂的应用，故而被国内外权威的哮喘诊治指南推荐为治疗哮喘的一线药物。

肾上腺皮质激素与 $β_2$ 受体激动剂配伍而成的复方制剂如沙美特罗替卡松粉吸入剂等，为目前治疗哮喘夜间发作和哮喘维持治疗的理想方案。

（二）典型不良反应和禁忌

吸入型肾上腺皮质激素使用技巧及吸入疗法可能引起的支气管痉挛。

少数长期吸入给药患者可能引起口腔、咽喉部的白假丝酵母菌感染，表现为声音嘶哑、咽部不适，吸药后用水漱口及局部应用抗霉菌药物可降低发生率。伴有结核病、寄生虫感染、骨质疏松、青光眼、糖尿病、严重忧郁或消化性溃疡的哮喘患者应慎用。若患者以往罹患结核病或现有活动性肺结核，为了预防结核扩散，使用肾上腺皮质激素（包括吸入剂）前，应当特别注意其结核病是否得到控制。

为了预防激素对儿童生长发育的影响，长期使用肾上腺皮质激素（包括吸入剂）的患儿应定期监测身高。

第三章

三、代表药品

表 3-8　代表药品

药　品	内　容	
布地奈德 Budesonide	适应证	用于持续性哮喘的长期治疗。具有轻度持续性哮喘以上程度即可使用
	临床应用注意	中度及重度支气管扩张症患者禁用
氟替卡松 Fluticasone	适应证	①用于持续性哮喘的长期治疗。具有轻度持续性哮喘以上程度即可使用 ②鼻喷剂可用于预防和治疗季节性过敏性鼻炎（包括花粉症）及常年性过敏性鼻炎
	临床应用注意	①哮喘持续状态或其他哮喘急性发作者禁用本药干粉吸入剂 ②玫瑰痤疮、寻常痤疮、酒渣鼻、口周皮炎、肛周及外阴瘙痒、原发性皮肤病毒感染（如单纯疱疹、水痘等）细菌，以及真菌感染等患者禁用本药乳膏和软膏 ③本药吸入剂不同于支气管扩张剂，最初患者可能未能察觉吸入型肾上腺皮质激素的效果，因而影响患者接受治疗的依从性，应当在治疗前向患者说明 ④长期吸入本药一日用量超过 2mg 者，可能导致肾上腺功能被抑制，应监测其肾上腺储备功能
倍氯米松 Beclome-tasone	适应证	①用于持续性哮喘的长期治疗。按照支气管哮喘严重程度分级标准，在轻度持续型（2 级以上）即可使用吸入型糖皮质激素治疗 ②用于常年性变应性鼻炎和季节性变应性鼻炎及血管运动性鼻炎 ③用于鼻息肉手术后，预防息肉的再生
	临床应用注意	妊娠期的前 3 个月一般不用本品

第六亚类　白三烯调节剂

表 3-9　白三烯调节剂

<table>
<tr><th>要　点</th><th colspan="3">内　容</th></tr>
<tr><td>药理作用
与
作用机制</td><td colspan="3">白三烯调节剂对 1 型半胱氨酰白三烯（CysLT1）受体有高度的亲合力和选择性，有效地抑制半胱氨酰白三烯（LTC4、LTD4、LTE4）与 CysLT1 受体结合，抑制炎症细胞的黏附、聚集和增殖，诱导炎症细胞凋亡，促进细胞因子及抑制炎症介质释放，降低气道高反应性，降低毛细血管通透性和减少腺体黏液分泌，抑制气道重塑及抗肺纤维化作用，降低呼出气体中一氧化氮的含量，显著改善哮喘炎症指标，减轻过敏性鼻炎引起的症状，适用于哮喘的长期治疗和预防，包括预防白天和夜间的哮喘症状，治疗对阿司匹林敏感的哮喘以及预防运动诱发的支气管收缩，减轻过敏性鼻炎引起的症状</td></tr>
<tr><td rowspan="3">临床用药
评价</td><td>作用特点</td><td colspan="2">（1）白三烯调节剂具有如下特点
①不良反应少而轻
②起效慢，一般连续应用 4 周显效
③作用较弱，相当于色甘酸钠。仅适用于轻、中度哮喘和稳定期的控制，或合并应用以减少肾上腺皮质激素和 β_2 受体激动剂的剂量
（2）治疗哮喘时白三烯调节剂不宜单独应用</td></tr>
<tr><td>药物相互
作用</td><td colspan="2">白三烯调节剂可抑制肝脏 P450 酶，竞争性抑制茶碱的代谢，使茶碱血药浓度升高，故与茶碱类药物合用时宜监测茶碱的血药浓度。但常规剂量的白三烯调节剂，通常不影响茶碱的药动学</td></tr>
<tr><td>特殊人群
用药</td><td colspan="2">12 岁以下儿童、妊娠期及哺乳期妇女宜慎重权衡利弊后决定是否应用</td></tr>
<tr><td rowspan="3">代表药品</td><td rowspan="3">孟鲁司特
Monte-
lukast</td><td>适应证</td><td>成人及儿童哮喘的预防和长期治疗。适用于减轻过敏性鼻炎引起的症状</td></tr>
<tr><td>用法用量</td><td>口服：哮喘患者应在睡前服用，过敏性鼻炎患者可根据自身的情况在需要时服药。同时患有哮喘和过敏性鼻炎的患者应每晚用药 1 次
颗粒一般应用于 1 ～ 2 岁哮喘儿童及 2 ～ 5 岁过敏性鼻炎儿童，使用时可加入一勺室温或冷的软性食物（如苹果酱）、凉开水中混合服用，或溶解于一茶匙室温或冷的婴儿配方奶粉或母乳服用。在服用时才能打开颗粒包装袋，打开包装袋以后应立即服用全部的剂量（15 分钟内）。与食物、婴儿配方奶粉或母乳混合后的颗粒不能再贮存至下次继续服用</td></tr>
<tr><td>临床应用
注意</td><td>①无妊娠期妇女研究资料，除非明确需要服药外，妊娠期妇女应避免服用本品。尚不明确是否从乳汁分泌，由于许多药物可从乳汁分泌，故哺乳期妇女应慎用
②规格 10mg 片剂不适于儿童用药</td></tr>
</table>

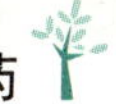

（续表 3-9）

要 点	内 容		
代表药品	孟鲁司特 Monte-lukast	临床应用注意	③**孟鲁司特钠的疗效在用药一天内即出现。应建议患者无论在哮喘控制还是恶化阶段都坚持服用** ④老年患者、肾功能不全患者、轻至中度肝损害患者无需调整剂量 ⑤单用支气管扩张剂不能有效控制的哮喘患者，可在治疗方案中加入孟鲁司特，一旦有明显的临床疗效（一般出现在首剂用药后），根据患者的耐受情况，将支气管扩张剂的剂量减少 ⑥合并使用苯巴比妥后，孟鲁司特的血浆浓度 - 时间曲线下面积（AUC）减少大约 40%，但是不推荐调整本品的使用剂量 ⑦超过 1% 的患者出现腹痛和头痛，但症状轻微，通常不需要停药

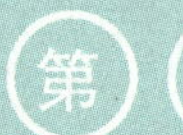

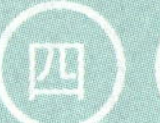

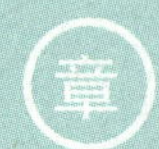

第四章 消化系统疾病用药

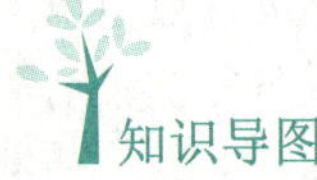

知识导图

章	节	类别		代表药品
消化系统疾病用药	抗酸药和胃黏膜保护药	抗酸药		铝碳酸镁、碳酸氢钠
		胃黏膜保护药		枸橼酸铋钾、胶体果胶铋、复方铝酸铋、硫糖铝、吉法酯、瑞巴派特、替普瑞酮
	抑酸剂	H_2受体阻断剂		法莫替丁、雷尼替丁
		质子泵抑制剂		奥美拉唑、埃索美拉唑（艾司奥美拉唑）、艾普拉唑、兰索拉唑、雷贝拉唑、泮托拉唑
		钾离子竞争性酸抑制剂		沃诺拉赞
		前列腺素类		米索前列醇
	解痉药、胃肠动力药和治疗功能性胃肠病药	解痉药		颠茄、阿托品、山莨菪碱、丁溴东莨菪碱、东莨菪碱
		胃肠动力药		甲氧氯普胺、莫沙必利、多潘立酮、溴米那普鲁卡因
		治疗功能性胃肠病药		匹维溴铵、二甲硅油、间苯三酚、曲美布汀、罂粟碱
	止吐药	—		昂丹司琼、多拉司琼、格拉司琼、帕洛诺司琼、托烷司琼、阿瑞匹坦
	肝胆疾病用药	肝脏疾病用药		联苯双酯、促肝细胞生长素、多烯磷脂酰胆碱、复方甘草甜素（复方甘草酸苷）、甘草酸二铵、谷胱甘肽、还原型谷胱甘肽、硫普罗宁、门冬氨酸鸟氨酸、葡醛内酯、双环醇、水飞蓟宾、水飞蓟宾葡甲胺、水飞蓟素、异甘草酸镁、腺苷蛋氨酸
		胆疾病用药		熊去氧胆酸、去氢胆酸
	泻药和便秘治疗药	—		聚乙二醇、开塞露、硫酸镁、多库酯钠、复方聚乙二醇电解质Ⅰ、Ⅱ、Ⅲ、Ⅳ、甘油、聚卡波非钙、普芦卡必利、乳果糖、利那洛肽
	止泻药、肠道抗感染药、肠道消炎药	止泻药	肠道吸附剂	蒙脱石
			含碳水化合物的电解质	补液盐Ⅰ、Ⅱ、Ⅲ
			抗动力药	洛哌丁胺
			抗分泌药	消旋卡多曲
			微生态制剂	地衣芽孢杆菌活菌、枯草杆菌、肠球菌二联活菌、枯草杆菌二联活菌、双歧杆菌活菌、双歧杆菌乳杆菌、三联活菌、双歧杆菌三联活菌、双歧杆菌四联活菌

（续表）

章	节	类别		代表药品
消化系统疾病用药	止泻药、肠道抗感染药、肠道消炎药	肠道抗感染药	—	小檗碱、利福昔明、新霉素
		肠道消炎药	—	柳氮磺吡啶、美沙拉嗪
	助消化药	—		乳酶生、复方阿嗪米特、干酵母、米曲菌胰酶、胰酶

第一节 抗酸药和胃黏膜保护药

一、药理作用与作用机制

表 4-1 药理作用与作用机制

类别	代表药品	药理作用与作用机制
抗酸药	**【概述】**抗酸药是碱性物质，在胃内直接中和胃酸，能够快速有效地缓解反酸、胃痛等不适症状	
	氢氧化铝	具有抗酸、吸附、局部止血和保护溃疡面等作用。氢氧化铝与胃酸作用时，产生的氧化铝有收敛作用，可局部止血，但是也有可能引起便秘
	铝碳酸镁	在胃中可迅速转化为氢氧化铝和氢氧化镁。铝离子可松弛胃平滑肌引起胃排空延迟和便秘，而镁有导泻作用，因此服用铝碳酸镁对胃排空和小肠功能影响很小，基本上抵消了便秘和腹泻等不良反应
胃黏膜保护药	**【概述】**枸橼酸铋钾的有效成分是枸橼酸铋钾，在胃的酸性环境中形成弥散性的保护层覆盖于溃疡面上，阻止胃酸、酶及食物对溃疡的侵袭。还可降低胃蛋白酶活性，增加黏蛋白分泌，促进黏膜释放前列腺素，从而保护胃黏膜。对幽门螺杆菌具有杀灭作用	
	硫糖铝	在酸性环境下，解离出硫酸蔗糖复合离子，复合离子聚合成不溶性的带负电荷的胶体，能与溃疡或炎症处带正电荷的蛋白质渗出物相结合，形成一层保护膜，促进溃疡的愈合；硫糖铝还具有吸附胃蛋白酶，中和胃酸、胆汁酸的作用，并能促进内源性前列腺素 E 的合成以及吸附表皮生长因子，使之在溃疡或炎症处浓集，有利于黏膜再生
	吉法酯	吉法酯（金合欢乙酸香叶醇酯）能够保护胃黏膜，促进溃疡修复愈合，增加胃黏膜前列腺素，防止黏膜电位差低下，促进可溶性黏液分泌，增加可视黏液层厚度，增强胃黏膜屏障，扩张胃黏膜微循环，改善血流分布

二、临床用药评价

（一）作用特点

1. 目前抗酸药常用于轻度间歇性胃食管反流病引起的烧心，不是酸相关性疾病的首选药。

2. 碳酸氢钠口服具有调节体内酸碱平衡和碱化尿液的作用，目前口服碳酸氢钠更多作为碱化尿液使用，较少用作抗酸药。

（二）药物相互作用

铝、镁剂等与阿奇霉素、喹诺酮类、异烟肼、吩噻嗪类、地高辛、头孢泊肟酯、四环素类、H_2 受体阻断剂、左甲状腺素、苯二氮䓬类等药物的口服制剂合用，使后者吸收减少，故一般不提倡合用，如需合用，服用时间应间隔 1～2 小时。

铝剂可吸附胆盐而减少脂溶性维生素的吸收，特别是维生素 A。左旋多巴合用铝剂时吸收可能增加。抗酸药与肠溶药物同服，可使肠溶包衣或胶囊加快溶解，不应同用。

（三）不良反应和禁忌

铝、钙剂可致便秘，与剂量相关。**含镁的抗酸药可引起腹泻和高镁血症，但高镁血症只会在肾功能不全者引起问题。严重铝潴留仅发生于肾衰竭患者，且可能会在长期应用氢氧化铝后出现神经毒性和贫血。氢氧化铝会阻碍肠道对磷酸盐的吸收。**

（四）特殊人群用药

大部分抗酸药都可在妊娠期中安全使用，并且不会妨碍母乳喂养。但妊娠期使用碳酸氢钠时，易引起水钠潴留。前列腺增生、青光眼、高血压、心脏病、胃肠道阻塞性疾患、甲状腺功能亢进、溃疡性结肠炎等患者慎用含颠茄流浸膏的复方产品。

三、代表药品

表 4-2　代表药品

药　品	内　容	
铝碳酸镁 Hydrotalcite	适应证	胆酸相关性疾病；急、慢性胃炎；反流性食管炎；胃、十二指肠溃疡；与胃酸有关的胃部不适症状；预防非甾体类药物的胃黏膜损伤
	用法用量	**口服（嚼服）**：成人，一次 0.5～1g，一日 3 次。餐后 1～2 小时、睡前或胃部不适时服用。治疗胃和十二指肠溃疡时，一次 1g，一日 4 次
	临床应用注意	为使胎儿的铝暴露量降至最低，妊娠期妇女如需使用，应短期应用
枸橼酸铋钾 Bismuth Potassium Citrate	适应证	胃及十二指肠溃疡、急慢性胃炎、幽门螺杆菌根除治疗
	用法用量	口服：一次 0.3g，一日 4 次，前 3 次于三餐餐前 0.5h，第 4 次于晚餐后 2h 服用；或一日 2 次，早晚各服 0.6g，疗程 4 周。幽门螺杆菌根除治疗，推荐疗程 14 日，需同时合用质子泵抑制剂和抗菌药物
	临床应用注意	①妊娠期妇女禁用 ②肾功能不全者禁用 ③可见恶心、呕吐、便秘及腹泻。偶见轻度过敏反应。**服药期间，口中可能带有氨味并可使舌苔及大便呈灰黑色** ④**避免同服牛奶等高蛋白饮食（如牛奶）**，如需要合用，**应至少间隔 0.5h**；抗酸药可干扰本品的作用，不能同时服用 ⑤口服的铋，通过肾脏代谢，在肾脏中与铋金属结合蛋白结合，因此铋剂**有一定的肾毒性**。长期服用时，肾功能不全者可出现铋的蓄积，可导致神经病变、脑病、骨关节病、齿龈炎、口腔炎和结肠炎

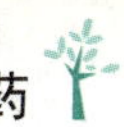

（续表 4-2）

药品	内容	
硫糖铝 Sucralfate	适应证	胃及十二指肠溃疡，慢性胃炎及缓解胃酸过多引起的胃痛、胃灼热感（烧心）、反酸
	用法用量	口服：①混悬剂、颗粒剂，成人一次 1g（以硫糖铝计算），一日 4 次，餐前 1 小时及睡前服用。②**咀嚼片，咀嚼后服用，普通药片需置少许温水中，摇匀后饮用**
	临床应用注意	不良反应较常见的是便秘
吉法酯 Gefarnate	适应证	胃及十二指肠溃疡、急慢性胃炎、胃酸过多、胃灼热、腹胀、消化不良、空肠溃疡及痉挛
	用法用量	口服：①成人，一次 100mg，一日 3 次；维持性用药：一次 50 ～ 100mg，一日 3 次；预防性用药：一次 50mg，一日 3 次 ②儿童用药，一次口服 50 ～ 100mg，一日 3 次
	临床应用注意	有前列腺素类药物禁忌者和青光眼患者慎用

第二节 抑酸剂

第一亚类 H_2 受体阻断剂

一、药理作用与作用机制

H_2 受体阻断剂，能竞争性地阻断组胺与胃壁细胞上的 H_2 受体结合，抑制基础胃酸分泌及由组胺和食物刺激后引起的胃酸分泌，降低胃蛋白酶的活性，还能抑制胃蛋白酶的分泌。

二、临床用药评价

表 4-3 临床用药评价

要点	内容
作用特点	雷尼替丁对肝药酶的抑制作用较西咪替丁轻（与细胞色素 P450 的亲和力较后者小 10 倍）。口服吸收迅速但不完全，口服生物利用度约为 50%，且不受食物影响
药物相互作用	①西咪替丁中含有咪唑环结构，对肝药酶有较强的抑制作用，可显著降低环孢素、茶碱、卡马西平、华法林、利多卡因、奎尼丁、苯二氮䓬类等药物在体内的消除速度。而**雷尼替丁和法莫替丁**，由于分子结构的差异，则**不属于肝药酶抑制剂**，不影响上述药物的代谢 ②雷尼替丁会减慢苯妥英钠的代谢，也可能干扰磺酰脲类口服降糖药的药效，导致低血糖或高血糖 ③胃酸分泌受抑制后，一些靠胃酸激活的消化酶，如胃蛋白酶活性降低 ④ H_2 受体阻断剂抑制胃酸分泌，故联合用药时硫糖铝的疗效可能降低，宜避免合用上述和胃酸分泌减少相关的相互作用在质子泵抑制剂使用中也同样存在
典型不良反应和禁忌	H_2 受体阻断剂可透过血 - 脑屏障，引起头痛、头晕、乏力，也可出现可逆性的神志不清、精神异常、行为异常、幻觉、激动、失眠等

（续表 4-3）

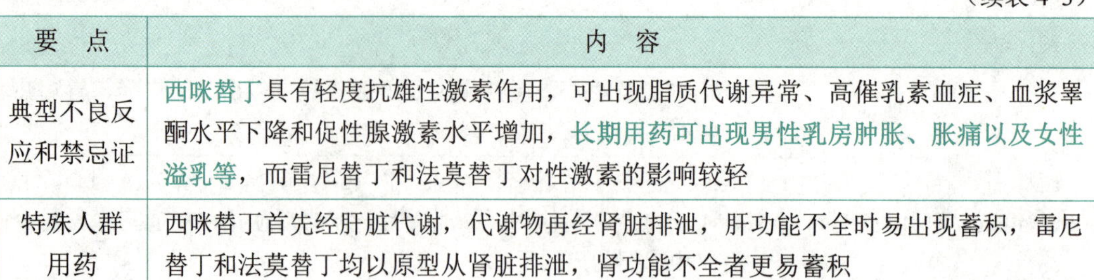

要　点	内　容
典型不良反应和禁忌证	西咪替丁具有轻度抗雄性激素作用，可出现脂质代谢异常、高催乳素血症、血浆睾酮水平下降和促性腺激素水平增加，长期用药可出现男性乳房肿胀、胀痛以及女性溢乳等，而雷尼替丁和法莫替丁对性激素的影响较轻
特殊人群用药	西咪替丁首先经肝脏代谢，代谢物再经肾脏排泄，肝功能不全时易出现蓄积，雷尼替丁和法莫替丁均以原型从肾脏排泄，肾功能不全者更易蓄积

三、代表药品

表 4-4　代表药品

药　品	内　容	
雷尼替丁 Ranitidine	适应证	十二指肠溃疡、预防十二指肠溃疡复发、胃溃疡、反流性食管炎、预防与治疗应激性溃疡及药物性溃疡等；治疗卓 - 艾综合征、消化性溃疡并发出血，以及缓解胃酸过多所致胃痛、烧心、反酸
	用法用量	缓慢静脉注射（超过 2 分钟）
	临床应用注意	①哺乳期妇女禁用 ②苯丙酮酸尿症、既往有急性间歇性血卟啉病史者、8 岁以下儿童禁用。对老年患者、肝肾功能不全者应予以特殊的监护，出现精神症状或明显窦性心动过缓时应停止用药 ③静脉给药时，罕见与快速给药有关的心动缓慢的报道。故静脉给药时不应超过推荐的给药速度 ④可减少肝脏血流，因而与普萘洛尔、利多卡因等代谢受肝血流量影响较大的药物合用时，可延长这些药物的作用。与苯妥英钠合用时，后者血药浓度可升高。有研究表明，可增加糖尿病患者口服磺酰脲类降糖药（如格列吡嗪和格列本脲）的降糖作用，有引起严重低血糖的危险。但也有雷尼替丁致格列本脲作用减弱的报道。故合用时应警惕可能发生的低血糖或高血糖。建议糖尿病患者最好避免同时应用雷尼替丁和磺酰脲类降糖药
法莫替丁 Famotidine	适应证	因消化性溃疡、急性应激性溃疡、出血性胃炎引起的上消化道出血；卓 - 艾综合征；预防应激性溃疡的上消化道出血以及麻醉前给药预防吸入性肺炎
	用法用量	缓慢注射（至少 2 分钟）
	临床应用注意	①妊娠期、哺乳期妇女禁用 ②严重肾功能不全者禁用 ③不良反应：少数患者可有口干、头晕、失眠、便秘、腹泻、皮疹、面部潮红、白细胞减少 ④不与肝脏细胞色素 P450 酶作用，故不影响茶碱、苯妥英、华法林及地西泮等药物的代谢，也不影响普鲁卡因胺等的体内分布 ⑤本药主要是通过肾脏排泄的，因高龄者常有肾功能减退的现象，会出现血中浓度蓄积，所以，要减少给药量或延长给药间隔

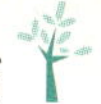

第二亚类 质子泵抑制剂

一、药理作用与作用机制

质子泵抑制剂（PPI）为前药，经小肠口服吸收或静脉给药后，由血液进入壁细胞后并不能直接作用于质子泵，而是在壁细胞微管的酸性环境中，经酸催化转换为活性形式，即亚磺酰胺的活性形式，然后通过二硫键与质子泵的巯基呈不可逆性的结合，形成亚磺酰胺与质子泵的复合物，从而抑制 H^+，K^+-ATP 酶的活性，使壁细胞内的 H^+ 不能转运到胃腔中，阻断了胃酸分泌的最后步骤，使胃液中的胃酸量大为减少，对基础胃酸分泌和各种刺激因素引起的胃酸分泌均有很强的抑制作用。

PPI 代表药物有奥美拉唑、兰索拉唑、泮托拉唑、雷贝拉唑、艾司奥美拉唑（即埃索美拉唑）、艾普拉唑和右兰索拉唑等，其中艾司奥美拉唑和右兰索拉唑分别是奥美拉唑和兰索拉唑的一个手性药物。奥美拉唑有 S 和 R 型，艾司奥美拉唑是奥美拉唑的 S 型。

二、临床用药评价

第四章

表 4-5 临床用药评价

要　点	内　容
作用特点	①全身循环中的 PPI 经肝脏细胞色素 P450 酶代谢，多数 PPI 的代谢受到细胞色素 P450 酶系（CYP）2C19 的主导作用，也有例外，如兰索拉唑主要代谢酶是 CYP3A4，推测艾普拉唑主要代谢酶也是 CYP3A4 ② PPI 对质子泵的抑制作用是不可逆的，待新的质子泵生成后，才能恢复泌酸作用 ③ PPI 遇酸会快速分解，口服必须采用肠溶剂型。普通肠溶剂型服用时不能咬碎或掰开，国内市售的 PPI 产品，有的采用缓释微丸压片或缓释微丸再装胶囊的剂型，可以口腔含化或用水溶解后吞服，但也需要注意不能嚼服
药物相互作用	不推荐氯吡格雷与奥美拉唑或埃索美拉唑联合使用 氯吡格雷可以与泮托拉唑联合给药。而右兰索拉唑（日剂量 60mg），对氯吡格雷的影响是所有 PPI 中最小的
典型不良反应和禁忌	①目前对 PPI 增加感染风险的关注主要集中在胃肠道和呼吸道两个方面 ②会引起高胃泌素血症 ③ PPI 可使检测是否有幽门螺杆菌感染的 ^{13}C 尿素呼气试验（UBT）结果出现假阴性，其机制可能是 PPI 对幽门螺杆菌有直接或间接的抑制作用 ④除非患者存在高钠血症，一般情况下，不建议用 5% 葡萄糖稀释 PPI 针剂，葡萄糖注射液偏酸性，会加快 PPI 稀释后的降解速度
特殊人群用药	在妊娠期里权衡利弊后选用。关于 PPI 使用中是否可以哺乳，说明书规定较严格，实际上，PPI 对酸极不稳定，即使有 PPI 分泌入母乳，药物也会在数分钟内被婴儿的胃酸破坏

第三亚类 钾离子竞争性酸抑制剂

表 4-6 钾离子竞争性酸抑制剂

要　点	内　容
药理作用	钾离子竞争性酸抑制剂（P-CAB）通过竞争胃壁细胞膜腔面的钾离子来发挥作用，

（续表 4-6）

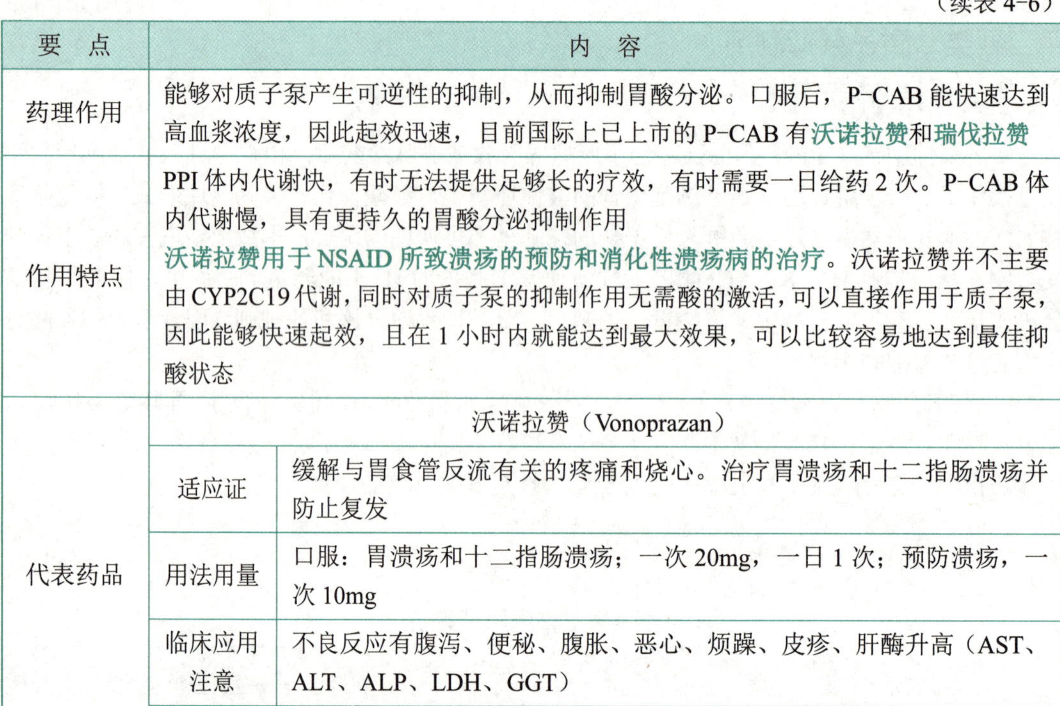

要　点	内　容	
药理作用	能够对质子泵产生可逆性的抑制，从而抑制胃酸分泌。口服后，P-CAB 能快速达到高血浆浓度，因此起效迅速，目前国际上已上市的 P-CAB 有**沃诺拉赞**和**瑞伐拉赞**	
作用特点	PPI 体内代谢快，有时无法提供足够长的疗效，有时需要一日给药 2 次。P-CAB 体内代谢慢，具有更持久的胃酸分泌抑制作用 **沃诺拉赞用于 NSAID 所致溃疡的预防和消化性溃疡病的治疗**。沃诺拉赞并不主要由 CYP2C19 代谢，同时对质子泵的抑制作用无需酸的激活，可以直接作用于质子泵，因此能够快速起效，且在 1 小时内就能达到最大效果，可以比较容易地达到最佳抑酸状态	
代表药品	沃诺拉赞（Vonoprazan）	
	适应证	缓解与胃食管反流有关的疼痛和烧心。治疗胃溃疡和十二指肠溃疡并防止复发
	用法用量	口服：胃溃疡和十二指肠溃疡：一次 20mg，一日 1 次；预防溃疡，一次 10mg
	临床应用注意	不良反应有腹泻、便秘、腹胀、恶心、烦躁、皮疹、肝酶升高（AST、ALT、ALP、LDH、GGT）
	常用制剂	片剂：10mg；20mg

第四亚类　前列腺素类抑酸剂

表 4-7　前列腺素类抑酸剂

要　点	内　容	
药理作用	前列腺素类抑酸剂（特别是 E 和 I 组）可降低胃壁细胞的胃酸分泌，还可增强黏膜的防御机制，能增加碳酸氢盐和黏液的分泌	
代表药品	米索前列醇（Misoprostol）	
	适应证	十二指肠溃疡、胃溃疡及由 NSAID 引起的消化性溃疡。预防 NSAID 引起的消化性溃疡。与米非司酮序贯合并使用，可用于终止停经 49 日内的早期妊娠
	用法用量	口服：①**溃疡治疗，一日 0.8mg，分 2 或 4 次服用（早餐、中餐、晚餐时及睡前）**。②预防 NSAID 引起的消化性溃疡，一次 0.2mg，一日 2～4 次。③与米非司酮序贯终止妊娠，在服用米非司酮 36～72 小时后，单次空腹顿服 0.6mg
	临床应用注意	①禁用于妊娠期或者无法排除妊娠的妇女，或者计划妊娠的妇女。哺乳期不应使用米索前列醇 ②禁用于心、肝、肾疾病患者及肾上腺皮质功能不全者；有使用前列腺素类药物禁忌者，如青光眼、哮喘及过敏体质者 ③不良反应最常见的是剂量依赖性的腹部绞痛、腹痛和腹泻。单次剂量不超过 0.2mg，并与食物一起服用；若需要服用抗酸药时，避免使用含镁的抗酸药，均可降低腹泻发生的风险
	常用制剂	片剂：0.2mg

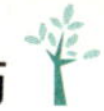

第三节　解痉药、胃肠动力药和治疗功能性胃肠病药

第一亚类　解痉药

一、药理作用与作用机制

1. 抗胆碱 M 受体药

是莨菪碱类药物及其衍生物，包括颠茄、阿托品、山莨菪碱、丁溴东莨菪碱、东莨菪碱。此类药物具有松弛胃肠平滑肌作用，从而解除平滑肌痉挛，缓解或消除胃肠平滑肌痉挛所致的绞痛。

2. 季铵类

是对胃肠道具有高度选择性的钙拮抗剂，通过抑制钙离子流入肠道平滑肌细胞，防止肌肉过度收缩而达到解痉作用，能消除肠壁平滑肌高反应性，并增加肠道蠕动能力。

代表药物是匹维溴铵，它没有抗胆碱能作用，也没有对心血管系统的副作用，作为解痉药，对症治疗与肠道功能紊乱有关的疼痛、排便异常和肠道不适。

3. 罂粟碱及其衍生物

罂粟碱对血管、心脏或其他平滑肌有直接的非特异性松弛作用，可能是通过抑制磷酸二酯酶，增加细胞内环磷酸腺苷的水平，抑制肌球蛋白轻链肌酶，使平滑肌舒张，从而解除痉挛。对血管、胃肠道、胆道平滑肌均有松弛作用。罂粟碱除了治疗肾、胆或胃肠道等内脏痉挛，还可治疗脑、心及外周血管痉挛所致的缺血。屈他维林是人工合成的罂粟碱衍生物，只有针对胆道和泌尿系统平滑肌痉挛的适应证，无心脑血管痉挛方面的适应证。

二、临床用药评价

表 4-8　临床用药评价

要　点	内　容
作用特点	阿托品伴随剂量增加可依次出现如下反应：腺体分泌减少、瞳孔扩大和调节麻痹、心率加快、膀胱和胃肠道平滑肌的兴奋性降低、胃液分泌抑制 山莨菪碱作用与阿托品相似或稍弱，但扩瞳和抑制腺体分泌（如唾液腺）作用较弱，且极少引起中枢兴奋症状。丁溴东莨菪碱，其外周作用与阿托品相似，仅在作用程度上略有不同 丁溴东莨菪碱不进入中枢神经系统。因此不对中枢神经系统产生抗胆碱能副作用 东莨菪碱：临床上用于全身麻醉前给药、预防和控制晕动症、震颤麻痹、狂躁性精神病，还用于内脏平滑肌痉挛、睫状肌麻痹、感染性休克和有机磷酸酯类中毒等
莨菪碱类药物相互作用	莨菪碱类药阻断 M 受体，减少唾液分泌，使舌下含化的药物吸收减慢，疗效可能迟现或减弱。吩噻嗪类抗精神病药、三环类抗抑郁药、金刚烷胺，可增强阿托品的不良反应
莨菪碱类药物典型不良反应和禁忌	莨菪碱类药物会引起抗胆碱能效应，包括口鼻咽喉干燥、便秘、出汗减少、瞳孔散大、视物模糊、眼睑炎、眼压升高、排尿困难、心悸、皮肤潮红、胃肠动力低下、胃食管反流等 山莨菪碱不良反应与阿托品相似，但毒性比阿托品较低。莨菪碱类药物的禁忌证有：青光眼患者、前列腺增生患者、高热患者、重症肌无力患者、幽门梗阻与肠梗阻者

（续表 4-8）

要 点	内 容
特殊人群用药	莨菪碱类药物对膀胱逼尿肌、输尿管都有解痉作用，老年人用药后容易发生排尿困难、便秘、口干（尤其是男性）。老年人汗液分泌减少，散热功能弱，莨菪碱类药物可抑制腺体分泌，夏季用药时，因其闭汗作用，可使体温升高，老年人夏天尤要慎用。儿童特别是幼儿对莨菪碱类药物敏感，易出现不良反应

三、代表药品

表 4-9 代表药品

药 品	内 容	
颠 茄 Belladonna	适应证	胃及十二指肠溃疡，胃肠道、肾、胆绞痛等
	临床应用注意	不良反应：常见便秘、出汗减少、口鼻咽喉及皮肤干燥、视物模糊、排尿困难（尤其老年人）
阿托品 Atropine	适应证	①各种内脏绞痛，如胃肠绞痛及膀胱刺激症状。对胆绞痛、肾绞痛的疗效较差 ②全身麻醉前给药，严重盗汗和流涎症 ③迷走神经过度兴奋所致的窦房阻滞、房室阻滞等缓慢性的心律失常 ④抗休克 ⑤解救有机磷酸酯类农药中毒
	临床应用注意	①婴幼儿对阿托品的毒性反应极其敏感，特别是痉挛性麻痹与脑损伤的儿童，反应更强。环境温度较高时，因闭汗有体温急骤升高的危险，应用时要严密观察。儿童治疗屈光不正时容易出现毒性反应，故儿童用药宜选用眼膏，或浓度较低的滴眼液（0.5% 较适中，1% 浓度偏高），以减少全身性吸收 ②阿托品中毒症状与剂量的关系：0.5mg 时，轻微心率减慢，略有口干及少汗；1mg 时，口干、心率加快、瞳孔轻度散大；2mg 时，心悸、显著口干、瞳孔扩大，有时出现视物模糊；5mg 时，上述症状加重，并有语言不清、烦躁不安、皮肤干燥发热、小便困难、肠蠕动减少；过量但小于 100mg 时，幻听、谵妄；大于 100mg 时，呼吸麻痹；成人最低致死量为 80 ～ 130mg，儿童为 10mg ③抗组胺药可增强阿托品的外周和中枢效应，可加重口干或一过性声音嘶哑、尿潴留、眼压增高等不良反应
东莨菪碱 Scopolamine	适应证	胃肠道痉挛、胆绞痛、肾绞痛、胃肠道蠕动亢进，内镜检查的术前准备、内镜逆行胰胆管造影、气钡双重造影、腹部 CT 扫描的术前准备。东莨菪碱贴片用于预防晕动病伴发的恶心、呕吐
	临床应用注意	①不能与抗抑郁、治疗精神病和帕金森病的药物合用 ②需要提示，东莨菪碱（常用其氢溴酸盐）和丁溴东莨菪碱是有区别的两个药品，后者结构中有丁溴基团，不是东莨菪碱的丁溴酸盐，不易透过血 - 脑屏障，没有前者的中枢抗胆碱药效，不能预防晕动病

第四章

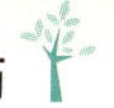

第二亚类　胃肠动力药

一、作用机制与临床评价

表 4-10　作用机制与临床评价

要　点	内　容
药理作用与作用机制	促胃肠动力药可以通过增加胃肠推进性运动，从而增强胃肠道收缩，促进和刺激胃肠排空，同时减轻食物对胃窦部 G 细胞和壁细胞的刺激，抑制胃酸的分泌，改善功能性消化不良等症状。多巴胺受体阻断剂包括：多巴胺 D_2 受体阻断剂甲氧氯普胺、外周性多巴胺 D_2 受体阻断剂多潘立酮、既可阻断多巴胺 D_2 受体活性又能抑制乙酰胆碱酯酶活性的伊托必利。5-HT_4 受体激动剂包括莫沙必利、普芦卡必利（国内未上市，便秘治疗药），和因有风险已经撤市的西沙必利（可致 Q-Tc 间期延长）、替加色罗（可增加心血管缺血事件，在 2018 年 10 月国内停止销售）
临床用药评价	①机械性消化道梗阻、消化道出血、穿孔患者禁用胃肠动力药 ②甲氧氯普胺易透过血－脑屏障，故易引起锥体外系反应，常见嗜睡和倦怠 ③多潘立酮极性较大，对血－脑屏障的渗透力差，故正常剂量下不易导致锥体外系反应 ④莫沙必利选择性作用于上消化道，与大脑上的多巴胺 D_2 受体、肾上腺素 α_1 受体、毒蕈碱受体（M 受体）无亲合力，在脑内几乎没有分布，故不会引起锥体外系反应和泌乳素分泌增多的副作用。同时，莫沙必利的结构改造，克服了西沙必利对心脏的不良反应，不会导致 Q-Tc 间期延长。莫沙必利主要从胃肠道吸收，分布以胃肠、肝肾局部药物浓度最高，血浆次之，脑内几乎没有分布

二、代表药品

表 4-11　代表药品

药　品	内　容	
多潘立酮 Domperi-done	适应证	①因胃排空延缓、胃食管反流、食管炎引起的消化不良 ②功能性、器质性、感染性疾病以及放、化疗所引起的恶心和呕吐
	临床应用注意	①哺乳期妇女使用本品期间应停止哺乳 ②泌乳素瘤、嗜铬细胞瘤、乳癌患者禁用。与显著抑制 CYP3A4 酶的药物合用可导致多潘立酮的血药浓度增加，禁止与红霉素或其他可能会延长 Q-Tc 间期的 CYP3A4 酶强效抑制剂合用。中重度肝功能不全的患者禁用 ③有时会导致血清泌乳素水平升高、溢乳、男子乳房女性化、女性月经不调等，但停药后即可恢复正常 ④若在餐后服用，吸收会有所延迟；日最高剂量为 80mg ⑤抗酸剂或抑制胃酸分泌药物可降低本品口服的生物利用度，不应与本品同时服用，建议间隔使用；当多潘立酮与已知可引起 Q-Tc 间期延长的强效 CYP3A4 酶抑制剂合用时，观察到了有临床意义的 Q-Tc 间期改变，因此多潘立酮禁与这些药物合用，如氟康唑、伏立康唑、克拉霉素、胺碘酮、伊曲康唑、泊沙康唑、利托那韦、沙奎那韦

（续表 4-11）

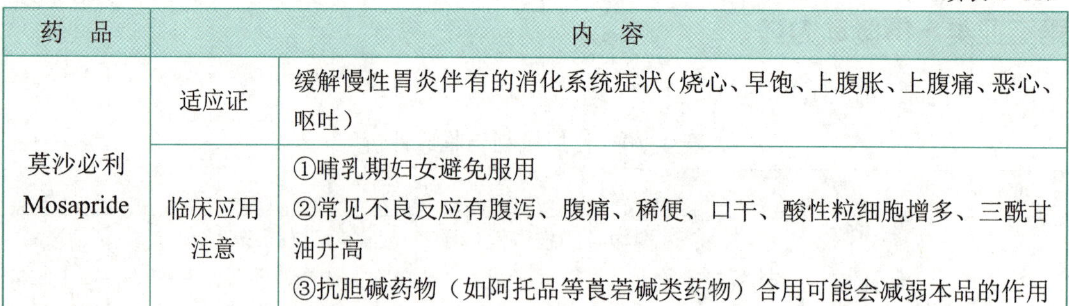

药 品	内 容	
莫沙必利 Mosapride	适应证	缓解慢性胃炎伴有的消化系统症状（烧心、早饱、上腹胀、上腹痛、恶心、呕吐）
	临床应用注意	①哺乳期妇女避免服用 ②常见不良反应有腹泻、腹痛、稀便、口干、酸性粒细胞增多、三酰甘油升高 ③抗胆碱药物（如阿托品等莨菪碱类药物）合用可能会减弱本品的作用

第三亚类　治疗功能性胃肠病药

表 4-12　治疗功能性胃肠病药

药 品	内 容	
匹维溴铵 Pinaverium Bromide	适应证	对症治疗与肠道功能紊乱有关的疼痛、排便异常和肠道不适；对症治疗与胆道功能紊乱有关的疼痛；为钡灌肠做准备
	临床应用注意	①妊娠期妇女忌服，哺乳期妇女应避免服用 ②药物可能对食管有刺激性，**需要整片吞服，切勿咀嚼或掰碎药片，**不要在卧位时或临睡前服用
曲美布汀 Trimebutine	药理作用与作用机制	**可抑制运动功能亢进肌群的运动，同时也可增进运动功能低下肌群的运动，可诱发成人消化系统生理性消化道推进运动。可使胃排空功能的减弱得到改善，同时，还可使胃排空功能亢进得到抑制**
	适应证	胃肠道运动功能紊乱引起的食欲不振、恶心、呕吐、嗳气、腹胀、腹鸣、腹痛、腹泻、便秘等症状的改善。肠易激综合征
	临床应用注意	不良反应偶有口渴、口内麻木、腹泻、腹鸣、便秘和心动过速、困倦、眩晕、头痛、皮疹等

第四节　止吐药

止吐药是指防止或减轻恶心和呕吐的药物。止吐药可按作用位点进行分类，但需要强调，一些药物可作用于多种受体。

一、药理作用与作用机制

1. 抗胆碱能药物：东莨菪碱是抗胆碱能药物，易通过血－脑屏障，能有效预防晕动病，可抗晕船、晕车。

2. **抗组胺药**：氯丙嗪属吩噻嗪类药物，**主要阻断脑内多巴胺受体**，小剂量抑制延脑催吐化学感受区的多巴胺受体，大剂量时直接抑制呕吐中枢，兼有镇静作用。

3. **多巴胺受体阻断剂**：甲氧氯普胺属于苯甲酰胺类，低剂量用药时对中枢和外周多巴胺 D_2 受体有拮抗作用，而高剂量用药时有较弱的 5-HT_3 受体阻断作用，可用于治疗化疗所致**恶心呕吐（CINV）**。

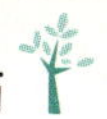

4. 5-HT_3受体阻断剂：能高效地预防CINV，特别对于中至高度致吐性化疗药物引起的急性呕吐，5-HT_3受体阻断剂是治疗方案的基础药物。帕洛诺司琼属于长效的5-HT_3受体阻断剂，半衰期约40小时。

5. **神经激肽（NK-1）受体阻断剂：** 阿瑞匹坦是口服的NK-1受体阻断剂。P物质是哺乳动物的神经肽，存在于支配脑干孤束核和最后区的神经元中，这2个区域密切参与呕吐的诱导，P物质的致吐作用通过NK-1受体介导的。阿瑞匹可透过血-脑屏障，占领脑内NK-1受体。

6. 糖皮质激素：特别是地塞米松，对CINV有效，且耐受良好，但尚不明确其作用机制。

7. 苯二氮䓬类药物：单独应用时止吐作用相对较弱，最常用的是劳拉西泮和阿普唑仑，主要作为辅助药物，用于减轻地塞米松所致焦虑和甲氧氯普胺所致静坐不能，也可用于减少预期性的CINV。

8. 奥氮平：具有阻滞5-HT_2受体和多巴胺D_2受体的作用，对预防CINV有效。

二、临床用药评价

1. CINV主要取决于所使用药物的催吐潜能。一般可将抗肿瘤药物分为高度、中度、低度和轻微4个催吐风险等级，4个级别对应的是，如不予以预防处理，呕吐发生率分别为＞90%、30%～90%、10%～30%和＜10%。

2. CINV的药物预防

（1）**高度催吐性化疗方案：推荐化疗前用三药方案，包括单剂量5-HT_3受体阻断剂、地塞米松和NK-1受体阻断剂。**

（2）**中度催吐性化疗方案：推荐第1日采用5-HT_3受体阻断剂联合地塞米松，第2和第3日继续使用地塞米松。**

（3）**低度催吐性化疗方案：建议用单一药物，如地塞米松、5-HT_3受体阻断剂或多巴胺受体阻断剂（如甲氧氯普胺）预防呕吐。**

（4）**轻微催吐性化疗方案：对于无恶心和呕吐史的患者，不必在化疗前常规给予止吐药物。**

（5）**多日化疗所致恶心及呕吐：5-HT_3受体阻断剂联合地塞米松是标准治疗**，通常主张在化疗期间每日使用5-HT_3受体阻断剂，地塞米松应连续使用至化疗结束后2～3日。对于高度催吐性或延迟性恶心呕吐高风险的多日化疗方案，可以考虑加入阿瑞匹坦。

3. 典型不良反应

锥体外系症状主要见于甲氧氯普胺。止吐药物导致肠分泌及蠕动功能受损是临床上引起便秘最常见的原因，便秘也是5-HT_3受体阻断剂最常见的不良反应。腹胀是应用止吐药物的不良反应之一。头痛是5-HT_3受体阻断剂的常见不良反应。

三、代表药品

表4-13　代表药品

药　品	内　容	
昂丹司琼 Ondansetron	适应证	控制癌症化疗和放射治疗引起的恶心和呕吐；亦适用于预防和手术后恶心呕吐
	用法用量	**口服或肌内注射、静脉注射**

（续表 4-13）

药　品		内　容
昂丹司琼 Ondansetron	用法用量	（1）化疗和放疗引起恶心呕吐 ①成人方案一：化疗治疗前即刻缓慢（不得少于 30 秒）肌内或静脉注射 8mg，首次给药之后间隔 2 至 4 小时，可追加 2 次各 8mg，或者恒速静脉输注 1mg/ 小时，持续 24 小时；高致吐性化疗，最大起始剂量 16mg，16mg 剂量需稀释后静脉输注，输注时间 15 分钟；继续治疗（预防迟发性或延迟性呕吐），次日每 12 小时口服 8mg 连续使用 2 ～ 3 天，最长 5 天 ②成人方案二：化疗前 15 分钟、化疗后 4 小时、8 小时各静脉注射 8mg，停止化疗以后每 8 ～ 12 小时口服昂丹司琼胶囊 8mg，连用 5 天 ③儿童和青少年（6 个月～ 17 岁）：可基于体表面积（$5mg/m^2$）或者体重（0.15mg/kg）计算剂量，化疗前立即静脉注射，但剂量不得超过 8mg；口服制剂可以在 12 小时后开始使用，一次 4mg，一日 2 次，最多可连服 5 日，不得超过成人的用药剂量 （2）对催吐程度不太强的化疗药引起的呕吐 化疗前 15 分钟静脉注射 8mg，以后每隔 8 ～ 12 小时口服 8mg，连用 5 天 （3）预防手术后的恶心和呕吐 诱导麻醉同时肌内注射或缓慢静脉注射 4mg，或在麻醉前 1 小时单次口服 16mg
	临床应用注意	①妊娠期、哺乳期妇女禁用 ②先天性 Q-Tc 间期延长综合征患者应避免使用昂丹司琼。出现或可能出现 Q-Tc 间期延长的患者应慎用昂丹司琼，主要包括电解质紊乱、充血性心力衰竭、缓慢性心律失常或者正在服用其他可能导致 Q-Tc 间期延长药物的患者 ③不良反应非常常见：头痛；常见：便秘、腹部不适、皮肤温热或潮红的感觉、口干；昂丹司琼可延长 Q-Tc 间期，并具有剂量依赖性 ④中度和重度肝功能损害患者药物清除能力显著下降，一日剂量不应超过 8mg
	常用制剂	片剂、胶囊剂：4mg；8mg；注射液：2ml∶4mg；4ml∶8mg
帕洛诺司琼 Palonosetron	适应证	预防重度致吐化疗药引起的急性恶心、呕吐；预防中度致吐化疗药引起的恶心、呕吐
	用法用量	①静脉注射：化疗前约 30 分钟，单剂量静脉注射 0.25mg，注射时间为 30 秒以上 ②口服：化疗前约 1 小时，单剂量口服 0.5mg
	临床应用注意	①不良反应最常见头痛（9%）、便秘（5%），其他发生率≥ 1% 的有腹泻、头晕、疲劳、腹痛、失眠 ②因对频繁（每日连续或隔日交替）给药的安全性和有效性未评价，因此不推荐 7 日内重复用药
	常用制剂	胶囊剂：0.5mg；注射液：5ml∶0.25mg

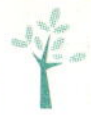

（续表 4-13）

药　品	内　容	
阿瑞匹坦 Aprepitant	适应证	与其他止吐药物联合给药，用于预防高度致吐性抗肿瘤化疗的初次和重复治疗过程中出现的急性和迟发性恶心和呕吐
	用法用量	口服：阿瑞匹坦通常与糖皮质激素和 5-HT_3 拮抗剂组成三药联合治疗方案，该方案中，阿瑞匹坦给药疗程 3 日，推荐剂量是在第 1 日的化疗前 1 小时口服 125mg，在第 2 和第 3 日早晨再各口服一次，每次 80mg
	临床应用注意	①不良反应：常见便秘、食欲减退、呃逆、疲乏无力、ALT 水平升高 ②相互作用：阿瑞匹坦可对 CYP3A4 产生剂量依赖性的抑制，使经 CYP3A4 代谢的药物体内浓度升高，可能引起严重的或危及生命的不良反应。阿瑞匹坦也是 CYP2C9 的诱导剂，能加快经 CYP2C9 代谢的 S-华法林的代谢，与华法林同时使用时，可导致 INR 明显降低
	常用制剂	胶囊剂：80mg；125mg

第五节　肝胆疾病用药

分类及作用特点

表 4-14　分类及作用特点

要　点	内　容
解毒类药	①作用：可提供巯基或葡萄糖醛酸，增强解毒功能 ②代表药物：还原型谷胱甘肽、硫普罗宁、葡醛内酯
促进代谢类药物及维生素	①作用：可促进物质和能量的代谢，保持代谢所需各种酶的活性 ②代表药物：门冬氨酸钾镁、各种氨基酸制剂、各种水溶性维生素 ③临床用于：各种肝病所致的物质代谢低下、能量代谢低下、维生素缺乏等
必需磷脂类	①代表药物：多烯磷脂酰胆碱 ②临床用于：以肝细胞膜损害为主的急慢性肝炎、药物性肝炎、酒精性肝病、中毒性肝炎等
抗炎类药	①作用：通过各种机制发挥抗炎作用，有类似激素的作用 ②代表药物：甘草甜素制剂，如复方甘草甜素、甘草酸二铵、异甘草酸镁
降酶药	常用品种有联苯双酯和双环醇。特点是降低血清丙氨酸氨基转移酶（ALT）作用肯定，但对天冬氨酸氨基转移酶（AST）的作用不明显。双环醇为联苯结构衍生物。体内消除半衰期为 6.26h
利胆药	①作用：可促进胆汁分泌，减轻胆汁淤滞 ②代表药物：腺苷蛋氨酸、熊去氧胆酸等 ③腺苷蛋氨酸用于治疗自体免疫性肝炎以及硬化性胆管炎、胆汁性肝硬化等各种胆汁淤积症

第一亚类　肝脏疾病用药

表 4-15　肝脏疾病用药

药　品	内　容	
双环醇 Bicyclol	适应证	治疗慢性肝炎所致的氨基转移酶升高
	临床应用注意	有肝功能失代偿者如胆红素明显升高、低白蛋白血症、肝硬化腹水、食管静脉曲张出血、肝性脑病及肝肾综合征慎用或遵医嘱；停用时，应逐渐减量
多烯磷脂酰胆碱 Polyene Phosphatidy-lcholine	适应证	口服制剂适用于辅助改善中毒性肝损伤（如药物、毒物、化学物质和酒精引起的肝损伤等）以及脂肪肝和肝炎患者的食欲不振、右上腹压迫。注射液适用于各种类型的肝病、脂肪肝、胆汁阻塞、中毒性肝损伤、预防胆结石复发、手术前后的治疗（尤其是肝胆手术）、妊娠中毒（包括呕吐）、银屑病、神经性皮炎、放射综合征
	临床应用注意	①注射液含苯甲醇，给予新生儿和早产儿含有苯甲醇的制剂可导致致命性的“喘息综合征”，新生儿和早产儿禁用；口服剂不得用于12岁以下儿童 **②注射液严禁用电解质溶液（0.9%氯化钠溶液、林格液等）稀释，如需稀释，只能用5%、10%葡萄糖溶液或木糖醇注射液**
甘草酸二铵 Diammonium Glycyrrhizinate	适应证	注射液适用于伴有谷丙转氨酶升高的急、慢性病毒性肝炎的治疗；口服制剂适用于伴有谷丙氨基转移酶升高的急、慢性肝炎的治疗
	临床应用注意	①严重低钾血症、高钠血症、高血压、心衰、肾功能衰竭患者禁用 ②不良反应主要有纳差、恶心、呕吐、腹胀，以及皮肤瘙痒、荨麻疹、口干和浮肿，心脑血管系统常见头痛、头晕、胸闷、心悸及血压增高 ③治疗过程中应定期检测血压、血清钾、钠浓度，如出现高血压、血钠潴留、低血钾等情况应停药或适当减量 ④注射液未经稀释不得进行注射
硫普罗宁 Tiopronin	适应证	**改善各类急慢性肝炎的肝功能。**脂肪肝、酒精肝、药物性肝损伤的治疗及重金属的解毒。降低放化疗的不良反应，并可预防放化疗所致的外周白细胞减少。也用于老年性早期白内障和玻璃体浑浊
	临床应用注意	①妊娠期、哺乳期妇女禁用 ②禁忌：重症肝炎并伴有高度黄疸、顽固性腹水、消化道出血等并发症的肝病患者。肾功能不全合并糖尿病患者。儿童。急性重症铅、汞中毒患者。既往使用本药时发生过粒细胞缺乏症、再生障碍性贫血、血小板减少或其他严重不良反应者 ③不良反应：本药可能引起青霉胺所具有的所有不良反应，但其不良反应的发生率较青霉胺低 ④既往曾使用过青霉胺或使用青霉胺时发生过严重不良反应的患者慎用
水飞蓟宾葡甲胺 Silibin Meglumine	药理作用与作用机制	水飞蓟宾能够稳定肝细胞膜，保护肝细胞的酶系统，清除肝细胞内的活性氧自由基，从而提高肝脏的解毒能力，避免肝细胞长期接触毒物

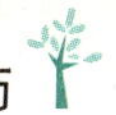

（续表 4-15）

药　品	内　容	
水飞蓟宾葡甲胺 Silibin Meglumine	适应证	急、慢性肝炎，初期肝硬化，中毒性肝损害的辅助治疗
	用法用量	口服：成人，一次 100 ～ 200mg，一日 3 次
	临床应用注意	妊娠期、哺乳期妇女和儿童用药安全性尚不明确
	常用制剂	片剂：50mg（相当于水飞蓟宾 35.6mg）

第二亚类　胆疾病用药

一、药理作用与作用机制

1. 治疗固醇性胆囊结石：鹅去氧胆酸、熊去氧胆酸、去氢胆酸能**降低胆汁内胆固醇的饱和度，脂类恢复微胶粒状态，从而使结石中的胆固醇溶解、脱落。**同时限制羟基－甲基戊二酰辅酶的活性，使胆固醇合成及分泌减少，以防止和溶解胆固醇结石，对混合性结石也有一定作用。

2. 胆汁淤积性肝病：熊去氧胆酸是一种无毒性的亲水胆酸，**能竞争性地抑制毒性内源性胆酸在回肠的吸收。**通过激活钙离子、蛋白激酶 C 组成的信号网络，并通过激活分裂活性蛋白激酶来增强胆汁淤积肝细胞的分泌能力，使血液及肝细胞中内源性疏水胆酸浓度降低，达到抗胆汁淤积的作用。

二、临床用药评价

鹅去氧胆酸为熊去氧胆酸的异构体，溶石机制、功效与熊去氧胆酸基本相同，但服药量较大，腹泻发生率高，且对肝脏有一定毒性，目前已少用。去氢胆酸是由动物胆汁中提取的胆酸经氢化制得，是一种半合成胆汁酸，主要在国内上市和使用。

三、代表药品

熊去氧胆酸 Ursodeoxycholic Acid

【适应证】固醇性胆囊结石——必须是 X 射线能穿透的结石，同时胆囊收缩功能须正常；胆汁淤积性肝病（如：原发性胆汁性肝硬化）；胆汁反流性胃炎。

【临床应用注意】

1. 妊娠安全性：出于安全考虑，建议妊娠期、哺乳期妇女禁用此药。

2. 禁忌：**急性胆囊炎和胆管炎禁用；胆道阻塞（胆总管和胆囊管）禁用；严重肝功能减退者禁用；如果胆囊不能在 X 射线下被看到、胆结石钙化、胆囊不能正常收缩以及经常性的胆绞痛等不能使用熊去氧胆酸。**

3. 不良反应：常见稀便或腹泻。

4. 注意事项：溶石治疗：一般需 6 ～ 24 个月，服用 12 个月后结石未见变小者，停止服用。治疗结果根据每 6 个月进行超声波或 X 射线检查判断。

5. 相互作用：不应与考来烯胺、氢氧化铝、氢氧化铝－三硅酸镁等药同服，这些药可以在肠中和熊去氧胆酸结合，从而阻碍后者吸收，影响疗效。如果必须服用上述药品，应和熊去氧胆酸间隔 2 小时服用。熊去氧胆酸可以增加环孢素肠道吸收。

第六节 泻药和便秘治疗药

一、药理作用与作用机制

表 4-16　药理作用与作用机制

要　点	内　容
刺激性泻药	这类药物通便起效快，可增强肠道动力和刺激肠道分泌。通过对肠肌间神经丛的作用，刺激结肠收缩和蠕动，缩短结肠转运时间，同时可刺激肠液分泌。药物包括比沙可啶、酚酞、蒽醌类药物（如大黄、番泻叶及麻仁丸等中药）和蓖麻油等
渗透性泻药	可在肠内形成高渗状态，吸收水分，增加粪便体积，刺激肠道蠕动，药物包括聚乙二醇、乳果糖、盐类泻药（如硫酸镁等）
容积性泻药	通过滞留粪便中的水分，增加粪便含水量和粪便体积起到通便作用，常用药物包括欧车前、聚卡波非钙和麦麸等
润滑性泻药	包括甘油、液体石蜡、多库酯钠等，可以口服或制成灌肠剂，具有软化大便和润滑肠壁的作用，使粪便易于排出
促动力药	包括伊托必利（多巴胺受体阻断剂和胆碱酯酶抑制剂）、莫沙必利和普芦卡必利（5-HT_4 受体激动剂）。伊托必利可促进结肠运动；普芦卡必利是一种高选择性 5-HT_4 受体激动剂
促分泌药	药物包括鲁比前列酮（国内未上市）和利那洛肽，通过刺激肠液分泌，促进排便
微生态制剂	慢性便秘患者存在肠道微生态失衡，微生态制剂虽不是治疗慢性便秘的一线药物，但可通过调节肠道菌群失衡，促进肠道蠕动和胃肠动力恢复。微生态制剂可分为益生菌、益生元和合生元 3 类，粪菌移植治疗也属于广义的肠道微生态治疗
中医中药	对改善慢性便秘症状有一定效果，包括中药（包括中成药制剂和汤剂）、针灸和按摩推拿

二、临床用药评价

（一）作用特点

表 4-17　作用特点

要　点	内　容
刺激性泻药	虽起效快、效果好，长期使用易出现药物依赖、营养吸收不良和电解质紊乱，还可损害肠神经系统导致结肠动力减弱，蒽醌类长期服用还可导致结肠黑变病。酚酞因在动物实验中发现可能有致癌作用，已在很多国家撤市（我国仍在售）。刺激性泻药作用强而迅速，但有前述不良反应，目前不主张老年患者长期服用，建议仅作为补救措施，短期或间断性使用
渗透性泻药	适用于轻度和中度便秘患者，盐类泻药过量应用会导致电解质紊乱
容积性泻药	主要用于轻度便秘患者的治疗。容积性泻剂潜在的不良反应包括腹胀、食管梗阻、结肠梗阻，以及钙和铁吸收不良。粪便嵌塞、疑有肠梗阻的患者应慎用。该类泻药与华法林、地高辛、抗生素等同时服用时可能会影响后者的吸收

（续表 4-17）

要　点	内　容
润滑性泻药	适合于年老体弱及伴有高血压、心功能不全等排便费力的患者。甘油灌肠，润滑并刺激肠壁，软化粪便，特别适用于排便障碍型便秘（出口梗阻型便秘）以及粪便干结、粪便嵌塞的老年患者应用，安全有效。液体石蜡可干扰脂溶性维生素的吸收，吞咽困难的患者还有误吸导致吸入性肺炎的危险，应尽量避免口服
促动力药	莫沙必利作用于肠神经末梢，增加肠道动力，促进排便，主要用于排便次数少、粪便干硬的慢传输型便秘患者。普芦卡必利对胃排空和小肠传输无明显影响，可用于治疗老年人慢传输型便秘
微生态制剂	越来越多的研究者将其推荐作为慢性便秘的长期辅助用药

（二）特殊人群用药

1. 老年人便秘应首先增加膳食纤维和水分摄入、合理运动，尽量停用导致便秘的药物。药物则首选容积性和渗透性泻药（乳果糖、聚乙二醇），同为渗透性泻药的盐类泻药（硫酸镁）过量应用会导致电解质紊乱，建议慎用。对病情严重的患者，可短期、适量应用刺激性泻剂，或合用灌肠剂或栓剂。

2. 儿童便秘多数为功能性便秘，儿童功能性便秘的治疗包括非药物和药物治疗，非药物治疗包括家庭教育、合理饮食和排便习惯训练。聚乙二醇是便秘患儿的一线治疗药物，同属渗透性泻药的乳果糖和容积性泻药也被证实有效，且耐受性良好。

3. 便秘在妊娠期非常常见，妊娠期便秘的治疗首先建议患者改变生活方式；其次容积性泻药、聚乙二醇、乳果糖的安全性好、作用缓和且对胎儿无不良影响，可作为妊娠期便秘患者的首选泻剂。比沙可啶和番泻叶可引起肠道痉挛，长期使用可引起电解质紊乱。蒽醌类泻药和蓖麻油可能有致畸或诱发子宫收缩的风险，应避免使用。

4. 便秘是糖尿病患者最常见的消化道症状，治疗与一般人群的慢性便秘相似，除调整生活方式外，可使用容积性泻药、渗透性泻药、刺激性泻药。对于顽固性病例，可尝试使用新型通便药物，如普芦卡必利、鲁比前列酮（国内未上市）和利那洛肽，但这些药物尚缺乏在糖尿病便秘患者中的应用研究。

5. 慢性疼痛常使用阿片类药物，便秘是各种阿片类药物最常见的不良反应，临床称之为阿片类引起的便秘（OIC）。OIC 的治疗药物包括容积性、渗透性、刺激性泻剂。对于以上药无效的患者，可尝试使用新型药物，包括促分泌药、促动力药、羟考酮与纳洛酮缓释剂、外周 μ-阿片受体阻断剂。

三、代表药品

表 4-18　代表药品

药　品	内　容	
乳果糖 Lactulose	适应证	便秘；肝性脑病（用于治疗和预防肝昏迷或昏迷前状态）
	临床应用注意	①推荐的剂量下，可用于妊娠期和哺乳期妇女 ②半乳糖血症、肠梗阻、急腹痛患者禁用。避免与其他导泻剂同时使用 ③在便秘治疗剂量下，不会对糖尿病患者带来任何问题。用于治疗肝昏迷或昏迷前期的剂量较高，糖尿病患者应慎用

（续表 4-18）

药　品	内　容	
聚乙二醇 4000 Macrogol 4000	适应证	**用于成人及 8 岁以上儿童（包括 8 岁）便秘**
	临床应用注意	①本品极少被吸收，因此可以在哺乳期服用 ②小肠或结肠疾病患者禁用，如炎症性肠病（如溃疡性结肠炎，克隆氏病），肠梗阻、肠穿孔、胃潴留、消化道出血、中毒性肠炎、中毒性巨结肠或肠扭转患者。因本品含有山梨糖醇，果糖不耐受患儿禁用
聚卡波非钙 Calcium Polycarbophil	适应证	便秘，如慢性便秘、肠易激综合征、肠憩室疾病及妊娠期妇女、老年人、康复期患者的便秘，也能用于水性腹泻
	用法用量	口服：成人常用量，一次 1g，一日 3 次。餐后用足量水送服
	临床应用注意	①禁用于急性腹部疾病（阑尾炎、肠出血、溃疡性结肠炎），手术后有可能发生肠梗阻者，高钙血症者，肾结石患者，肾功能不全者（轻度肾功能不全和透析中的患者除外） ②常见不良反应有恶心、呕吐、口渴、ALT 上升 ③老年人多数肾功能低下，容易出现高钙血症，使用本品应该减量或注意调整剂量。不推荐儿童使用 **④相互作用。本品在肠道脱钙，合用维生素 D 促进肠道钙吸收，易发生高钙血症。**钙制剂与本品合用会导致钙摄取过量，并导致本品脱钙状态下与钙离子发生再结合，减弱本品的药效。影响胃内 pH 的药物，PPI、H_2 受体阻断剂、抗酸剂可抑制本品胃内的脱钙从而降低药效。本品可与四环素类、喹诺酮类形成螯合物，影响抗生素的吸收
多库酯钠 Docusate Sodium	药理作用与作用机制	为一种阴离子表面活性剂，口服后基本不吸收，在肠道内促进水和脂肪类物质浸入粪便，通过物理性润滑肠道排便
	适应证	慢性功能性便秘
	用法用量	口服：成人一天 100 ～ 300mg，首次排便之前服用高剂量，维持阶段服用较低剂量
普芦卡必利 Prucalopride	药理作用与作用机制	普芦卡必利为选择性、高亲合力的 5-HT_4 受体激动剂，可通过 5-HT_4 受体激活作用来增强胃肠道中蠕动反射和推进运动模式，具有促肠动力活性。大部分药物以原型从肾脏排泄
	适应证	用于治疗成年女性患者中通过轻泻剂难以充分缓解的慢性便秘症状
	临床应用注意	①不建议在妊娠期间、哺乳期使用本品 **②不建议儿童及 18 岁以下青少年使用本品；肾功能障碍需要透析的患者禁用** ③最常见的不良反应为头痛及胃肠道症状（腹泻、腹痛或恶心），各自的发生率约为 20%
利那洛肽 Linaclotide	适应证	成人便秘型肠易激综合征（IBS-C）
	用法用量	口服：成人推荐一日 290μg，至少首餐前 30 分钟服用
	临床应用注意	①不建议在妊娠期间使用 ②6 岁以下儿童禁用 ③最常见的不良反应是腹泻，大多为轻度至中度，大约在 20% 的患者

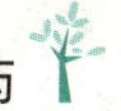

（续表 4-18）

药 品	内 容	
利那洛肽 Linaclotide	临床应用注意	中发生，其他常见不良反应（＞1%）包括腹痛、腹胀和肠胃胀气 ④与空腹状态下服用利那洛肽相比，餐后服用利那洛肽后大便较频繁且更稀松，胃肠道不良反应更常见，因此应在餐前 30 分钟服用

第七节 止泻药、肠道抗感染药、肠道消炎药

第一亚类 止泻药

一、药理作用与作用机制

表 4-19 药理作用与作用机制

要 点	内 容
吸附剂	可结合消化道黏液和毒素，**代表药物有蒙脱石散和药用炭，**药用炭也可吸附肠道内的肌酐、尿酸等有毒物质，用于肾功能衰竭者
口服补液盐**（口服补液溶液，ORS）**	补液能有效纠正腹泻引起的液体和电解质丢失。严重低血容量（如重度脱水）时，应首选静脉补液，一旦情况稳定，就可改为口服补液疗法 WHO 提出了 ORS 的推荐方案，具体是：总渗透压 200 ～ 310mOsm/L，等摩尔浓度的葡萄糖和钠比，葡萄糖浓度应小于 20g/L（111mmol/L），钠离子浓度为 60 ～ 90mEq/L；钾离子浓度为 15 ～ 25mEq/L，枸橼酸盐浓度为 8 ～ 12mmol/L，氯离子浓度为 50 ～ 80mEq/L。市售 ORS 配方产品很多，都遵从上述推荐方案 国内市售的补液盐有 3 种配方，口服补液盐Ⅲ是低渗性口服补液盐，钠和葡萄糖含量有所减少，是 WHO 推荐的低渗方案 ①口服补液盐Ⅰ：葡萄糖 11g、氯化钠 1.75g，氯化钾 0.75g、碳酸氢钠 1.25g，用 500ml 稀释后服用 ②口服补液盐Ⅱ：无水葡萄糖 10g、氯化钠 1.75g，氯化钾 0.75g、枸橼酸钠 1.45g，用 500ml 稀释后服用 ③口服补液盐Ⅲ：无水葡萄糖 3.375g，氯化钠 0.65g，氯化钾 0.375g，枸橼酸钠 0.725g，用 250ml 水稀释后服用
抗动力药	阿片受体激动剂**（洛哌丁胺、复方地芬诺酯）**可降低肠道动力。复方地芬诺酯含地芬诺酯和阿托品，地芬诺酯是哌替啶的衍生物，对肠道作用类似吗啡，直接作用于肠平滑肌，消除局部黏膜的蠕动反射而减弱蠕动，配以抗胆碱药阿托品，协同加强对肠管蠕动的抑制作用
抗分泌药	**消旋卡多曲和次水杨酸铋**。消旋卡多曲是一种脑啡肽酶抑制剂，具有抑制分泌的作用，能减少大便的量并缩短腹泻持续时间。次水杨酸铋口服后，经过胃肠的消化，大部分被完全水解为铋和水杨酸，铋发挥止泻和改善胃肠道不适的作用，铋可覆盖于胃黏膜表面，保护胃黏膜，减少对胃的不良刺激，兼有抗分泌作用和吸附毒素的作用
微生态制剂	利用正常微生物制成的活的微生物制剂，可调节肠道，构建肠道微生态平衡，可以防止和治疗腹泻。**常用芽孢杆菌、双歧杆菌、嗜酸乳杆菌、粪肠球菌等活菌**

二、临床用药评价

抗动力药和抗分泌药是一种针对症状的治疗方法，如果可能，使用之前需要评估腹泻的原因，比如细菌感染性腹泻，则需要抗生素的特异性治疗，否则会推迟病原体的排除，反而延长病程，故抗动力药和抗分泌药不能用作细菌性腹泻的基本治疗药物。如果腹泻持续超过 2 天，症状恶化或出现腹部肿胀或鼓胀，请停止使用并就医。

如果出现便秘、腹痛、腹胀、便血或肠梗阻，应立即停药。当由于肠梗阻，大肠和（或）有毒大肠的潜在原因而应避免蠕动抑制时，请勿使用。

抗酸药、抗菌药与活菌制剂合用可减弱其疗效，避免同服；铋剂、鞣酸、活性炭、酊剂等能抑制、吸附或杀灭活菌，故也应错时分开服用。目前没有一个确切的间隔时间要求，一般掌握为 2 ～ 3 小时。活菌制剂，溶解时水温不宜超过 40℃。不同菌种产品的贮藏温度不同，有的需要冷藏，有的室温保存即可，需按说明书规定。

三、代表药品

表 4-20　代表药品

药品	内容	
蒙脱石 Montmorillonite	适应证	成人及儿童急、慢性腹泻。用于食道、胃、十二指肠疾病引起的相关疼痛症状的辅助治疗
	临床应用注意	蒙脱石不溶于水，服用时，需要一定量的水形成混悬液后才能有利于药物在胃肠道黏膜表面的散布，通常建议每个包装（3g）至少需要 50ml 水稀释。如需服用其他药物，建议与蒙脱石间隔一段时间
补液盐 Oral Rehydration Salts	适应证	预防和治疗腹泻引起的轻、中度脱水，并可用于补充钠、钾、氯
	临床应用注意	①禁忌证。少尿或无尿时；严重失水、有休克征象时应静脉补液时；严重腹泻，粪便量超过每小时 30ml/kg，此时患者往往不能口服足够量的口服补液盐；由于严重呕吐等原因不能口服者；肠梗阻、肠麻痹和肠穿孔时；酸碱平衡紊乱，伴有代谢性碱中毒时 ②胃肠道不良反应可出现恶心、呕吐、刺激感，多为轻度 ③使用 ORS 的目的是纠正轻中度脱水，因此没有固定的时间要求，从腹泻开始到腹泻停止都可以使用
洛哌丁胺 Loperamide	适应证	用于控制急、慢性腹泻的症状。用于回肠造瘘术患者可减少排便量及次数，增加大便稠硬度
	临床应用注意	①哺乳期妇女不宜使用本品 ②一般情况下，由于抑制肠蠕动可能导致肠梗阻、巨结肠和中毒性巨结肠时，不应使用本品。如发生便秘、腹胀和肠梗阻，应立即停用本品。盐酸洛哌丁胺胶囊禁用于 2 岁以下的患儿 ③不良反应常见胃肠胀气、便秘、恶心、头晕 ④注意事项。本品用于腹泻时，仅为对症治疗。在确定病因后，应进行特定治疗。由于严重的心脏不良反应，禁止在成人、2 岁及以上儿童中使用高于推荐剂量的盐酸洛哌丁胺

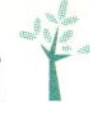

（续表 4-20）

药　品	内　容	
消旋卡多曲 Racecadotril	适应证	成人的急性腹泻
	用法用量	口服：一次 0.1g，一日 3 次，最好餐前服用，连续用药不超过 7 日
	临床应用注意	①由于未进行过专门的临床试验，妊娠期妇女、哺乳期妇女及儿童不应使用本品 ② CYP3A4 诱导剂或抑制剂可能降低或增加消旋卡多曲的抗腹泻作用，但消旋卡多曲在成人体内对 P450 酶系无诱导作用
地衣芽孢杆菌活菌 Bacillus Licheniformis Granules	适应证	用于细菌或真菌引起的急、慢性肠炎、腹泻。也可用于其他原因引起的胃肠道菌群失调的防治
	用法用量	口服：①成人，一次 0.5g；②儿童，一次 0.25g，一日 3 次，首次加倍。对吞咽困难者，服用胶囊剂时，可打开胶囊，将药粉加入少量温开水或奶混合后服用
	临床应用注意	①活菌制剂，但无需冷藏，室温贮藏即可，溶解时水温不宜超过 40℃。避免与抗菌药同服 ②相互作用。与抗菌药合用时可减低本品的疗效，故不应同服，必要时可间隔 3 小时服用。铋剂、鞣酸、药用炭、酊剂等能抑制、吸附活菌，不能并用
双歧杆菌三联活菌 Live Combined Bifidobacterium Lactobacillus and Enterococcus	适应证	主治因肠道菌群失调引起的急慢性腹泻、便秘，也可用于治疗轻中型急性腹泻，慢性腹泻及消化不良、腹胀，以及辅助治疗肠道菌群失调引起的内毒素血症
	用法用量	口服：一日 2 次，一次胶囊 2 ～ 4 粒（或散剂 2g），重症加倍，饭后半小时温水服用。儿童用药酌减，婴幼儿服用时可将胶囊内药粉用温开水或温牛奶冲服
	临床应用注意	需要冷藏（2℃～ 8℃）

第二亚类　肠道抗感染药

急性腹泻大多数为自限性，仅补液治疗即可在 3 ～ 5 日内自行缓解。在特定的情况下，严重腹泻患者有必要应用抗菌药物。氟喹诺酮类药物因其有效性和耐受性是首选的抗生素，阿奇霉素是妊娠期妇女及儿童首选的药物，也推荐在喹诺酮耐药严重地区经验性使用。利福昔明是一个非吸收性的利福霉素类药物，可有效治疗由非侵袭性大肠埃希菌菌株引起的旅行者腹泻，但弯曲杆菌通常对利福昔明耐药。

小檗碱亦称黄连素，是从中药黄连中分离的一种季铵生物碱，目前用合成法生产，小檗碱对溶血性链球菌，金黄色葡萄球菌，淋球菌和弗氏、志贺氏痢疾杆菌等均有抗菌作用，目前是我国常用的一种肠道抗感染药。

利福昔明 Rifaximin

【药理作用与作用机制】利福昔明和其他利福霉素类抗生素一样，通过与依赖 DNA 的 RNA 多聚酶的 β 亚单位牢固结合，抑制细菌 RNA 的合成，防止该酶与 DNA 连接，从而阻断 RNA 转录过程，使 DNA 和蛋白的合成停止。本品与具有广泛的抗菌谱，对多数革兰阳性菌和革兰阴性菌，包括需氧菌和厌氧菌的感染具有杀菌作用。

【适应证】 对利福昔明敏感的病原菌引起的肠道感染，包括急性和慢性肠道感染、腹泻综合征、夏季腹泻、旅行性腹泻和小肠结膜炎等。

【临床应用注意】 连续服用本药不能超过7日。长期大剂量用药或肠黏膜受损时，有极少量（小于1%）被吸收，导致尿液呈粉红色。

第三亚类　肠道消炎药

柳氮磺吡啶和美沙拉嗪主要用于溃疡性结肠炎（UC）治疗。 单纯局部使用美沙拉嗪是UC的一线治疗方案。

克罗恩病（CD）是一种病因不明的炎症性疾病，可累及从口腔到肛周区域的任一部分消化道。克罗恩病的治疗药物包括：口服美沙拉嗪，糖皮质激素，免疫调节剂（如硫唑嘌呤、6-巯嘌呤、甲氨蝶呤），生物制剂（如英夫利西单抗）。

一、药理作用与作用机制

柳氮磺吡啶是由美沙拉嗪通过偶氮键与磺胺吡啶相连而构成，口服的柳氮磺吡啶在空肠被部分吸收，未吸收的剩余药物进入结肠，被大肠菌细菌酶还原为磺胺吡啶和美沙拉嗪。

美沙拉嗪类化合物通常认为是局部起效。体外研究已发现了美沙拉嗪的多种抗炎和免疫抑制特性，包括：抑制细胞因子合成、抑制前列腺素和白三烯合成、消除自由基、免疫抑制活性、破坏白细胞的黏附和功能。

二、临床用药评价

柳氮磺吡啶的不良反应非常常见，20%～25%的患者因此而停药。柳氮磺吡啶的不良反应有特异性的（如超敏反应或与免疫相关），也有和剂量相关的。特异性不良反应包括皮疹、肝炎、胰腺炎、肺炎、粒细胞缺乏和再生障碍性贫血，当发生特异性不良反应时，应立即停药，且不能再使用。剂量相关的不良反应包括胃肠道毒性、中枢神经系统毒性和轻度血液系统毒性，使用柳氮磺吡啶治疗的男性可能出现少精子症和不育，这些不良反应在停药后可逆转。

严重的粒细胞缺乏是柳氮磺吡啶罕见但后果严重的不良反应。

美沙拉嗪的耐受性通常优于柳氮磺吡啶，常见不良反应有头痛、恶心和腹痛。

接受美沙拉嗪治疗的患者出现肾毒性是罕见的，由于是特异质反应，故与美沙拉嗪的制剂和剂量无关，应监测肾功能。

在整个妊娠期和哺乳期，柳氮磺吡啶可继续安全使用（但有些市售产品说明书中声明需禁用）。由于柳氮磺吡啶影响叶酸代谢，推荐妊娠期妇女每日补充叶酸2mg。越来越多的证据提示在妊娠期，无论局部还是口服给药，使用美沙拉嗪都是安全的。

三、代表药品

表4-21　代表药品

药　品	内　容	
柳氮磺吡啶 Sulfasaiazine	适应证	溃疡性结肠炎；克罗恩病；类风湿关节炎、脊柱关节病、强直性脊柱炎、反应性关节炎、银屑病关节炎、儿童慢性关节炎、其他风湿病等

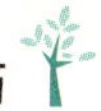

（续表 4-21）

药品	内容	
柳氮磺吡啶 Sulfasaiazine	临床应用注意	①**新生儿及 2 岁以下儿童禁用；对磺胺及水杨酸盐过敏者、肠梗阻或泌尿系梗阻患者、急性间歇性卟啉症患者禁用** ②日剂量达到或超过 4g 或血清药物浓度超过 50μg/ml，不良反应或毒性反应增多。过量时多出现恶心和呕吐症状
美沙拉嗪 Mesalazine	适应证	溃疡性结肠炎的治疗（包括急性发作期和防止复发的维持治疗）；克罗恩病急性发作期的治疗
	临床应用注意	①妊娠期妇女尽可能不用，用药期间停止哺乳 ②严重肝、肾功能不全者禁用；胃和十二指肠溃疡者禁用；出血体质者（易引起出血）禁用 ③美沙拉嗪大剂量重复口服给药具有肾毒性，在治疗期间，应注意血细胞计数和尿检查。一般情况下，在治疗开始 14 日，就应该进行这些检查。此后，每用药 4 周，应进行相应检查

第八节　助消化药

一、药理作用与用药机制

1. 乳酶生是活肠球菌的干燥制剂，在肠内分解糖类生成乳酸，使肠内酸度增高，从而抑制腐败菌的生长繁殖，并防止肠内发酵，减少产气，因而有促进消化和止泻作用。

2. 胰酶是来自猪、羊或牛胰中提取的多种酶的混合物。主要为胰蛋白酶、胰淀粉酶与胰脂肪酶，在肠液中可消化淀粉、蛋白质和脂肪。胰蛋白酶能使蛋白质转化为蛋白胨，胰淀粉酶使淀粉转化为糊精与糖，胰脂肪酶则使脂肪分解为甘油和脂肪酸。胰酶需要使用肠溶剂型，肠溶包衣能保护胰酶不被强酸性的胃液降解或灭活，市售胰酶产品中有采用多微粒肠溶剂型的，可使胶囊内含物与食物充分混合，进而使得从微粒中释放出的胰酶均匀分布于食糜之中，提高疗效。

二、临床用药评价

胰酶是来自猪、羊或牛胰中提取的多种酶的混合物，**需要关注少数民族饮食习惯，有的胰酶产品声明可安全地被用作犹太人和穆斯林患者的治疗药物，**实际工作中要注意产品的差异。胰酶口服制剂能使食物中的不同成分被充分消化为可吸收的小分子片段，比如脂肪被脂肪酶分解、碳水化合物被淀粉酶分解、蛋白质被蛋白酶分解。

三、代表药品

表 4-22　代表药品

药品	内容	
乳酶生 Lactasin	适应证	用于消化不良、腹胀及小儿饮食失调所引起的腹泻、绿便等
	临床应用注意	①**本品为活菌制剂，不应置于高温处** ②抗酸药、抗生素与本品合用时，可减弱其疗效，故应分开服用（间

（续表 4-22）

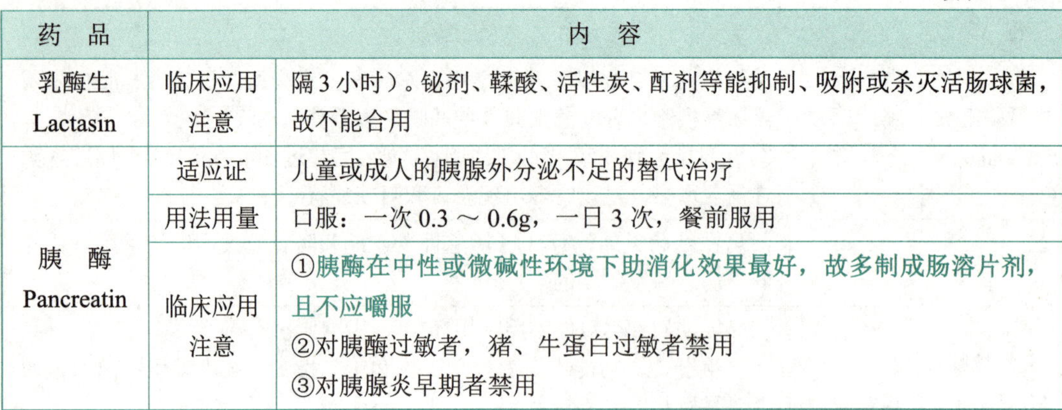

药　品	内　容	
乳酶生 Lactasin	临床应用注意	隔 3 小时）。铋剂、鞣酸、活性炭、酊剂等能抑制、吸附或杀灭活肠球菌，故不能合用
胰　酶 Pancreatin	适应证	儿童或成人的胰腺外分泌不足的替代治疗
	用法用量	口服：一次 0.3 ～ 0.6g，一日 3 次，餐前服用
	临床应用注意	①**胰酶在中性或微碱性环境下助消化效果最好，故多制成肠溶片剂，且不应嚼服** ②对胰酶过敏者，猪、牛蛋白过敏者禁用 ③对胰腺炎早期者禁用

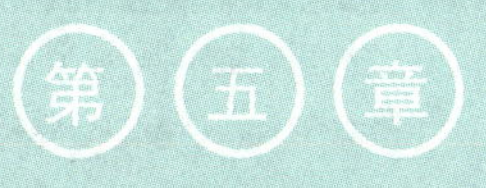

第五章 心血管系统疾病用药

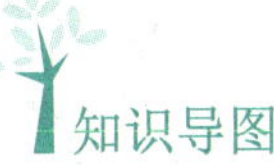

知识导图

章	节	类别		代表药品
心血管系统疾病用药	抗心律失常药	β 受体阻断剂		普萘洛尔、美托洛尔、阿替洛尔、阿罗洛尔
		作用于心血管系统离子通道的药物	钠通道阻滞剂（Ⅰ类抗心律失常药）	普罗帕酮、奎尼丁、利多卡因、美西律、氟卡尼、伊布利特
			延长动作电位时程药（Ⅲ类抗心律失常药）	胺碘酮、索他洛尔
			钙通道阻滞剂（Ⅳ类抗心律失常药）	维拉帕米、地尔硫䓬
	抗高血压药	肾素－血管紧张素系统抑制药	血管紧张素转化酶抑制剂（ACEI）	卡托普利、福辛普利、贝那普利、依那普利、雷米普利、赖诺普利、培哚普利
			血管紧张素Ⅱ受体阻断剂（ARB）	缬沙坦、厄贝沙坦、奥美沙坦、氯沙坦、替米沙坦、坎地沙坦
			肾素抑制药	阿利吉仑
		钙通道阻滞剂	二氢吡啶类钙通道阻滞剂	硝苯地平、氨氯地平、非洛地平、拉西地平、尼卡地平、尼群地平、西尼地平、马尼地平、贝尼地平
			非二氢吡啶类钙通道阻滞剂	地尔硫䓬、维拉帕米
		β 受体阻断剂	非选择性 β 受体阻断剂	普萘洛尔
			选择性 β_1 受体阻断剂	美托洛尔、比索洛尔、阿替洛尔
			α_1 和 β 受体阻断剂	卡维地洛、拉贝洛尔、阿罗洛尔
		利尿剂	噻嗪类利尿剂	氢氯噻嗪、吲达帕胺
			袢利尿剂	呋塞米、托拉塞米
			留钾利尿剂	阿米洛利、螺内酯
		其他抗高血压药		特拉唑嗪、肼屈嗪、甲基多巴、利血平、硝普钠
	调节血脂药	主要降胆固醇的药物	羟甲基戊二酰辅酶 A 还原酶抑制剂	洛伐他汀、普伐他汀、辛伐他汀、氟伐他汀、阿托伐他汀、瑞舒伐他汀、匹伐他汀
			胆固醇吸收抑制剂	依折麦布
			抗氧化剂	普罗布考
			胆汁酸结合树脂	考来烯胺
		主要降三酰甘油的药物	贝丁酸类药	非诺贝特
			烟酸类药	阿昔莫司
			高纯度鱼油（多烯不饱和脂肪酸类）	
	抗心绞痛药	抗血小板药		阿司匹林、氯吡格雷、替格瑞洛
		他汀类药物		洛伐他汀、普伐他汀、辛伐他汀、氟伐他汀、阿托伐他汀、瑞舒伐他汀、匹伐他汀

（续表）

章	节	类 别	代表药品
心血管系统疾病用药	抗心绞痛药	β受体阻断剂	美托洛尔、比索洛尔、卡维地洛、阿罗洛尔
		ACEI 类或 ARB 类药物	雷米普利、赖诺普利、培哚普利
		钙通道阻滞剂	氨氯地平、非洛地平、地尔硫䓬、维拉帕米
		硝酸酯类药物	硝酸甘油、硝酸异山梨酯、单硝酸异山梨酯
		抗凝药	肝素、低分子量肝素、华法林、达比加群酯
		其他	尼可地尔
	抗心力衰竭药物	利尿剂	呋塞米、托拉塞米、氢氯噻嗪、螺内酯
		血管紧张素转化酶抑制剂	卡托普利、福辛普利、贝那普利、雷米普利、赖诺普利、培哚普利
		血管紧张素Ⅱ受体阻断剂	缬沙坦、氯沙坦、坎地沙坦
		β受体阻断剂	美托洛尔、比索洛尔、卡维地洛
		强心苷类	地高辛、米力农
		其他	沙库巴曲缬沙坦、伊伐布雷定、达格列净

第一节 抗心律失常药

临床以快速型心律失常最为常见，本章主要介绍快速型心律失常及其治疗药物。

一、药理作用与作用机制

（一）β受体阻断剂

β受体阻断剂可阻滞β肾上腺素能受体，降低交感神经效应，从而减慢窦性节律，减慢心房和房室结的传导，延长房室结的功能性不应期，因此可用于治疗心律失常。

（二）作用于心血管系统离子通道的药物

离子通道是细胞膜上的一种特殊的螯合蛋白，对某些离子能选择性通透，是细胞生物电活动的基础。作用于心血管系统离子通道的药物通常主要作用于电压门控的钠通道、钾通道或钙通道，如第Ⅰ类、第Ⅲ类和第Ⅳ类抗心律失常药。

表 5-1 作用于心血管系统离子通道的药物

要 点	内 容	
作用于钠通道的药物	主要是钠通道阻滞剂，临床上常用的有局麻药、抗癫痫药和Ⅰ类抗心律失常药。Ⅰ类抗心律失常药又分为以下 3 类	
	Ⅰa 类适度阻滞钠通道	降低动作电位 0 相上升速率，延长复极过程，延长有效不应期更为显著，抑制心肌的自律性，特别是异位兴奋点的自律性和传导速度使 Q-T 间期延长，减低心脏兴奋性。代表药物主要有**奎尼丁、普鲁卡因胺**等
	Ⅰb 类轻度阻滞钠通道	此类药物具有缩短复极时间和提高心室颤动阈值的作用，而对正常心肌的动作电位 0 相影响很小，可使传导减慢，异位节律点的自律性降低，Q-T 间期缩短，这类药物主要有**利多卡因、苯妥英钠、美西律**等

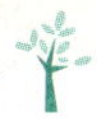

（续表 5-1）

要　点	内　容	
作用于钠通道的药物	Ⅰc 类明显阻滞钠通道	显著降低动作电位 0 相上升速率和幅度，减慢传导性的作用最为显著，对 Q-T 间期影响较小，代表药物为普罗帕酮、氟卡尼等
作用于钾通道的药物	通常被称为钾通道调节剂，包括钾通道阻滞剂和钾通道开放药。钾通道阻滞剂如磺酰脲类降糖药及新型Ⅲ类抗心律失常药。钾通道开放药如尼可地尔，有关药物请参见相关章节。Ⅲ类抗心律失常药抑制多种钾通道，延长动作电位时程和有效不应期，对动作电位幅度和去极化影响小，延长 Q-T 间期。代表药物为胺碘酮、索他洛尔。索他洛尔同时也兼有Ⅱ类的抗心律失常药的 β 受体阻断作用	
作用于钙通道的药物	即为钙通道阻滞剂又称钙拮抗药，可以选择性阻断钙通道，抑制细胞外 Ca^{2+} 内流，降低细胞内 Ca^{2+} 浓度。钙通道分为 L- 型钙通道和 T- 型钙通道。非二氢吡啶类钙通道阻滞剂选择性的作用于 L- 型钙通道，通过减慢房室结传导速度，减低窦房结自律性从而减慢心率，此作用是钙通道阻滞剂治疗室上性心动过速的理论基础。负性频率和负性传导以维拉帕米和地尔硫䓬最强，因此临床上用这两种药物治疗心律失常	

二、临床用药评价

表 5-2　各类抗心律失常药的不良反应及适应证

药品	主要适应证	典型不良反应	临床应用注意
奎尼丁	广谱抗心律失常，主要用于房颤与心房扑动（房扑）的复律、复律后窦性节律的维持和危及生命的室性心律失常	尖端扭转性室速、胃肠道不适、房室结传导加快	因其不良反应，且有报道本药在维持窦性节律时死亡率增加，近年已少用
普鲁卡因胺	广谱抗心律失常药，用于室上性和室性心律失常的治疗，也用于预激综合征房颤合并快速心率，或鉴别不清室性或室上性来源的宽 QRS 心动过速	尖端扭转性室速、胃肠道不适、狼疮样综合征	口服曾用于治疗室性或房性期前收缩，或预防室上速或室速复发，但长期使用可出现狼疮样反应，已很少应用
普罗帕酮	适用于室上性和室性心律失常的治疗	室速、充血性心力衰竭、房室结传导加快（转变成房扑）	副作用使室内传导障碍加重、QRS 波增宽，出现负性肌力作用，诱发或使原有心衰加重，造成低心排血量状态，进而室速恶化。因此，心肌缺血、心功能不全和室内传导障碍者相对禁忌或慎用
利多卡因	对短动作电位时程的心房肌无效，因此仅用于室性心律失常	常见神经系统不良反应如言语不清、眩晕等	可用于心衰室性心律失常及心源性猝死的抗心律失常治疗

（续表 5-2）

药品	主要适应证	典型不良反应	临床应用注意
胺碘酮	广谱抗心律失常药，适用于室上性和室性心律失常的治疗，可用于器质性心脏病、心功能不全者、促心律失常反应少	尖端扭转性室速（罕见）、光敏感性、角膜色素沉着、肺毒性、多发性神经病变、胃肠道不适、心动过缓、肝毒性、甲状腺功能障碍	此药含碘量高，长期应用的主要副作用为甲状腺功能改变，应定期检查甲状腺功能。在常用的维持剂量下很少发生肺纤维化，但仍应注意询问病史和体检，定期摄胸片，以早期发现此并发症
索他洛尔	用于室上性和室性心律失常治疗	尖端扭转性室速、充血性心力衰竭、心动过速、慢性阻塞性肺病或支气管痉挛性肺病加重	副作用与剂量有关，随剂量增加，扭转型室速发生率上升。电解质紊乱如低钾、低镁可加重索他洛尔的毒性作用。用药期间应监测心电图变化，当 Q-Tc ≥ 0.55s 时应考虑减量或暂时停药。窦性心动过缓、心衰者不宜选用
美西律	对短动作电位时程的心房肌无效，因此仅用于室性心律失常	常见神经系统不良反应如言语不清、眩晕等	主要用于室性期前收缩及室性心动过速、心室纤颤及急性心肌梗死或洋地黄所致心律失常，可长期口服。美西律对室性心律失常的疗效虽不太高，但具有负性肌力作用轻微，促心律失常作用发生率低等优点。室性心律失常患者若伴有左室功能不全，轻度传导系统病变应首选美西律。对静脉注射利多卡因有效者更为适宜。此外，美西律与奎尼丁、普罗帕酮或胺碘酮合用、可增强疗效
β受体阻断剂	用于控制房颤和房扑的心室率，也可减少房性和室性期前收缩，减少室速的复发	低血压、传导阻滞、心动过缓、哮喘、心力衰竭	不良反应少。大多数心房颤动患者心室率增快、β受体阻断剂适用于合并心房颤动、窦性心动过速患者，减慢心室率。β受体阻断剂甚至预防心力衰竭患者发生心房颤动
维拉帕米	用于控制房颤和房扑的心室率，减慢窦速	低血压、传导阻滞、心力衰竭	不良反应少
地尔硫䓬	用于控制房颤和房扑的心室率，减慢窦速	低血压、传导阻滞、心力衰竭	不良反应少

注：Q-T 间期延长最大的危害是可导致长 QT 综合征（long QT syndrome，LQTS），即因 Q-T 间期延长和 T 波异常，易导致恶性室性心律失常（尤其是尖端扭转型室性心动过速即 TdP、室颤等）、晕厥和猝死的一组综合征。临床上导致 Q-T 间期延长、TdP 等心律失常最常见的药物其实是抗心律失常药物本身，部分抗心律失常药物如果使用不当反而起到了“致心律失常的作用”。抗心律失常药物中引起 Q-T 间期延长的药物主要为Ⅰa 类抗心律失常药物、Ⅲ类抗心律失常药物及其他类药。目前临床上大环内酯类、氟喹诺酮类、咪唑类抗感染药物能延长 Q-T 间期，临床应避免联合应用。

三、代表药品

表 5-3 代表药品

药 品	内 容	
普罗帕酮 propafenone	适应证	用于阵发性室性心动过速及室上性心动过速（包括伴预激综合征者）
	临床应用注意	①妊娠期妇女应尽量避免使用，哺乳期妇女慎用 ②窦房结功能障碍、严重房室传导阻滞、双束支传导阻滞患者、严重充血性心力衰竭、心源性休克、严重低血压及对该药过敏者禁用。禁用于冠心病心肌缺血、心肌梗死以及器质性心脏病伴有心功能不全的患者 ③由于局部麻醉作用，宜在餐后与饮料或食物同时吞服，不得嚼碎 ④与华法林合用时可增加华法林血药浓度和凝血酶原时间。与局麻药合用增加中枢神经系统副作用的发生。普罗帕酮可以增加血清地高辛浓度 ⑤如出现窦房性或房室性传导高度阻滞时，可静注乳酸钠、阿托品、异丙肾上腺素或间羟肾上腺素等解救
胺碘酮 Amiodarone	适应证	依据其药理学特点，胺碘酮适用于以下心律失常，尤其合并器质性心脏病的患者（冠状动脉供血不足及心力衰竭） ①房性心律失常（心房扑动、心房纤颤转律和转律后窦性心律的维持） ②结性心律失常 ③室性心律失常（治疗危及生命的室性期前收缩和室性心动过速以及室性心律过速或心室纤颤的预防） ④伴预激综合征（W-P-W 综合征）的心律失常
	临床应用注意	（1）怀孕期间使用可以导致新生儿甲状腺肿大，因此，仅在严重危及生命的室性心动过速或室颤，并对其他抗心律失常药无效时权衡利弊用于妊娠期妇女。其他情况尤其是妊娠前三个月和后三个月禁用。哺乳期妇女禁用 （2）不推荐胺碘酮与索菲布韦单独联用或与其他直接作用于丙肝病毒（HCV）抗病毒药（DAA）的（如达卡他韦、西米普韦或雷迪帕韦）联用 （3）孤立的血清转氨酶增高，一般为中等程度的增高 （4）胺碘酮可引起肺毒性，表现为急性肺炎（肺实质和肺间质同时受累），长期治疗发生率会更高。该药还可引起的慢性肺间质纤维化。一旦出现肺部不良反应，应予停药 （5）禁忌 ①未安装起搏器的窦性心动过缓和窦房传导阻滞 ②未安装起搏器的病态窦房结综合征（有窦性停搏的危险） ③未安装起搏器的严重房室传导异常 ④甲状腺功能亢进，由于胺碘酮可能导致甲状腺功能亢进的恶化 ⑤已知对碘、胺碘酮或者其中的赋形剂过敏者 ⑥联合应用以下药物，有可能诱导尖端扭转性室性心动过速：Ⅰa 类抗心律失常药物（奎尼丁、氢化奎尼丁、丙吡胺）；Ⅲ类抗心律失常药物（索他洛尔、多非利特、伊布利特）；非抗心律失常药物，诸如苄普地尔、西沙比利、二苯美伦、红霉素（静脉内给药）、咪唑斯汀、莫西沙星、螺旋霉素（静脉内给药）、长春胺（静脉内给药）等、舒托必利、精神抑制制剂喷他脒（静脉注射） ⑦循环衰竭者

（续表 5-3）

药　品	内　容	
胺碘酮 Amiodarone	临床应用注意	⑧严重低血压者 ⑨**禁用于 3 岁以下儿童，因含有苯甲醇，禁用于儿童肌内注射**
索他洛尔 Sotalol	适应证	①转复，预防室上性心动过速，特别是房室结折返性心动过速，也可用于预激综合征伴室上性心动过速 ②心房扑动，心房颤动 ③各种室性心律失常，包括室性早搏，持续性及非持续性室性心动过速 ④急性心肌梗死并发严重心律失常
	用法用量	肾功能异常时的剂量调整：**根据肌酐清除率（Ccr）调整给药间隔：Ccr ＞ 60ml/min 时每隔 12 小时给药一次，40 ～ 60ml/min 时，每隔 24 小时给药一次。＜ 40ml/min 时禁忌使用**
	临床应用注意	①只有潜在获益大于风险时才建议应用索他洛尔。应尽可能推迟至妊娠晚期且采用最低有效剂量。哺乳期妇女建议停止哺乳或停药 ②索他洛尔应该避免和其他延长 Q-T 间期的其他药物联合使用 ③在服用索他洛尔后 2h 内同时服用制酸剂氧化铝或氢氧化镁会使索他洛尔生物利用度降低 20% ～ 25%，但在服用索他洛尔 2h 后再服用则对其生物利用度没有影响 ④与消耗儿茶酚胺类药物（如利血平、胍乙啶）联合应用可产生低血压和严重心动过缓。必须联合应用时，需对此类患者进行心电监测 ⑤不良反应常见疲劳，心动过缓，呼吸困难，头晕，虚弱，致心律失常（最常见心动过缓）。严重的不良反应为尖端扭转型室速 ⑥基线 Q-T 间期延长者（Q-T 间期＞ 450ms）禁用索他洛尔，其他禁忌证包括心源性休克或未控制的失代偿性心力衰竭，支气管哮喘发作期，心动过缓，无起搏器保护的Ⅱ度Ⅱ型、Ⅲ度房室阻滞，Ccr ＜ 40ml/min、明显室内阻滞及低血压的患者等
维拉帕米 Verapamil	适应证	（1）口服 ①**心绞痛，变异型心绞痛；不稳定性心绞痛；慢性稳定性心绞痛** ②心律失常，与地高辛合用控制慢性心房颤动和（或）心房扑动时的心室率；预防阵发性室上性心动过速的反复发作 ③原发性高血压 （2）静脉注射：用于终止阵发性室上性心动过速和左心室特发性室性心动过速
	临床应用注意	（1）妊娠早期、中期妇女禁用；妊娠晚期妇女不应使用，除非用药的益处大于其危险性 （2）常见不良反应包括抑制心脏收缩功能和传导功能，有时也会出现牙龈增生 （3）禁忌 ①由于维拉帕米主要减慢窦房结的自律性和抑制房室结传导，故病窦综合征患者和二度或三度房室传导阻滞患者禁用，窦性心动过缓和一度房室传导阻滞患者慎用 ②心房扑动、心房颤动伴显性预激综合征患者禁用

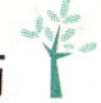

（续表 5-3）

药　品		内　容
维拉帕米 Verapamil	临床应用注意	③因维拉帕米的负性肌力作用，对于严重左心室功能不全和低血压患者应禁用

第二节　抗高血压药

常用抗高血压药物包括钙通道阻滞剂（CCB）、血管紧张素转化酶抑制剂（ACEI）、血管紧张素Ⅱ受体阻断剂（ARB）、利尿剂和 β 受体阻断剂五类。

第一亚类　肾素 - 血管紧张素系统抑制药

一、药理作用与作用机制

表 5-4　药理作用与作用机制

要　点	内　容
ACEI 类	本类药物的降压机制是通过抑制 ACE，减低循环系统和血管组织 RAS 活性，减少 Ang Ⅱ的生成和升高缓激肽水平，而在心脏预防与逆转心肌肥厚，对缺血心肌具有保护作用，从而改善心脏的收缩和舒张功能；舒张血管从而减低外周阻力，抑制血管肥厚，可以减低血管僵硬程度，改善动脉顺应性，改善血管内皮功能；促进水钠排泄，减轻水钠潴留
ARB 类	Ang Ⅱ生成除了 ACE 途径外，还可以通过糜酶途径生成。循环系统以 ACE 途径为主，而组织中以糜酶途径为主。ACE 途径不能抑制糜酶途径，而本类药物能够阻断不同途径生成的 Ang Ⅱ与受体 AT_1 结合，从而抑制 Ang Ⅱ的心血管作用。此外，ACEI 类药可导致缓激肽、P 物质堆积，引起咳嗽等不良反应，本类药物一般无咳嗽、血管神经水肿的不良反应。适用于不能耐受 ACEI 引起咳嗽的患者
肾素抑制药	可直接抑制肾素而降低肾素活性、血管紧张素Ⅰ和Ⅱ水平。但对血管紧张素转化酶几无亲合力，同时也不增加缓激肽和 P 物质水平。降压疗效与 ACEI、ARB 比较无优势，应用受限。直接肾素抑制剂是通过抑制肾素的活性发挥降压作用

二、临床用药评价

（一）作用特点

1. ACEI 类：除卡托普利的半衰期较短，需一日给药 2～3 次，多数 ACEI 可一日给药 1 次，对于使用依那普利、贝那普利和雷米普利较大剂量的患者，可一日分 2 次给药，以维持 24h 的有效作用。

大部分 ACEI 及其代谢产物主要经肾排泄，故肾功能异常时（肌酐清除率≤ 30ml/min，部分＜ 60ml/min）需要调小剂量或禁止使用；福辛普利经肝和肾排泄，肾功能不全时无需调整剂量。赖诺普利、培哚普利肝功能损害无需调整剂量。

2. ARB 类

（1）除厄贝沙坦（60%～80%）和替米沙坦（42%～57%）外，其他药的口服生物利用度都较低（15%～33%）。血浆药物浓度峰值时间6小时左右，坎地沙坦和替米沙坦较其他ARB药物时间略长。替米沙坦几乎完全经粪便排泄，其他药物都是经双通道排泄，其中坎地沙坦酯、奥美沙坦酯和氯沙坦经肾脏排泄的比例更大些。

（2）坎地沙坦、奥美沙坦和氯沙坦是仅有的三个有活性代谢物的ARB药物；坎地沙坦和奥美沙坦酯化后成前药，它们在经过胃肠道吸收过程中完全去酯化，代谢成为具活性的坎地沙坦和奥美沙坦。

（3）替米沙坦在肝脏轻、中度障碍患者体内血浆药物浓度明显增加，使用初始剂量宜小，一日用量不应超过40mg，重度肝损害或胆道阻塞性疾病患者应该避免使用替米沙坦；氯沙坦钾用于老年患者或肾损害患者、透析患者时，不必调整起始剂量，肝损害患者考虑使用较低剂量。厄贝沙坦用于肾功能损伤的患者无需调整剂量，但是对血液透析患者初始剂量可考虑为75mg。缬沙坦用于轻中度肾损伤患者时无需调整起始剂量，但肌酐清除率小于30ml/min时禁止使用，非胆管源性、无胆汁淤积的轻中度肝损伤无需调整起始剂量。奥美沙坦用于中度到明显的肝肾功能损害时，无需调整剂量，但是可以考虑较低的起始剂量，在周密的监护下使用。

（二）典型不良反应和禁忌

表5-5　典型不良反应和禁忌

要　点	内　容
不良反应	①ACEI类最常见不良反应为干咳，多见于用药初期，症状较轻者可坚持服药，不能耐受者可改用ARB类。其他不良反应有低血压、皮疹，ARB类不良反应少见，偶有腹泻 ②严重不良反应为血管神经性水肿 ③长期应用有可能导致血钾升高，应定期监测血钾和血肌酐水平
禁　忌	①双侧肾动脉狭窄；②高钾血症；③妊娠期妇女

（三）药物相互作用

1. 与其他抑制血管紧张素Ⅱ及其作用的药物一样，本品与保钾利尿剂、钾盐或含高钾的低盐替代品可加重ACEI引起的高钾血症，故应避免联合。但ACEI与螺内酯合用对严重心力衰竭治疗有益，但需临床紧密监测。

2. 与其他影响锂排泄的药物一样，锂的排泄可能会减少。因此如果锂盐和血管紧张素Ⅱ受体阻断剂合用，应仔细监测血清锂盐水平。

3. 不推荐ACEI类和ARB类药物联合应用，可能导致进一步的肾功能损害。包括可能发生急性肾功能衰竭。两药合用弊大于利。

三、代表药品

表5-6　代表药品

药　品	内　容	
卡托普利 Captopril	适应证	用于高血压，心力衰竭，高血压急症
	用法用量	①口服：食物可使本品吸收减少30%～40%，宜在餐前1h服药

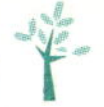

（续表 5-6）

药品	内容	
卡托普利 Captopril	用法用量	②肾功能不全时慎用并监测，此时更易出现高钾血症或其他不良反应。初始剂量为一次 12.5mg，一日 2 次 ③静脉注射：需要个体化给药 ④老年人对降压作用较敏感，应用本品须酌减剂量
福辛普利 Fosinopril	适应证	用于高血压、心力衰竭
	临床应用注意	①哺乳期妇女禁用 ②慎用。自身免疫性疾病、骨髓功能抑制、脑或冠状动脉供血不足、血钾过高、肾功能障碍、肝功能障碍、严格饮食限制钠盐或进行透析治疗者 ③不推荐用于儿童 ④老年患者不需要降低剂量 ⑤在用药期间随访检查，对有肾功能不全或有白细胞缺乏者，最初 3 个月内每 2 周检查白细胞计数及分类计数 1 次，此后定期检查；尿蛋白检查，每月 1 次 ⑥对原用利尿剂治疗者，开始用本品前停用利尿剂 2 ~ 3 日，但严重或恶性高血压例外，此时用本品小剂量，在观察下小心增加剂量
缬沙坦 Valsartan	适应证	用于轻、中度原发性高血压
	用法用量	肝功能不全时无需调整剂量，胆道梗阻患者因排泄减少使用时应谨慎 肾功能不全时不需要调整剂量，但肌酐清除率＜ 10ml/min 时需要注意
	临床应用注意	①哺乳期妇女不宜使用 ②低钠及血容量不足患者注意避免出现低血压
厄贝沙坦 Irbesartan	适应证	用于原发性高血压
	临床应用注意	①妊娠初始 3 个月内不宜使用本品，哺乳期妇女禁用 ②慎用。血容量不足患者，肾血管性高血压，主动脉和二尖瓣狭窄，肥厚型梗阻性心肌病 ③不推荐原发性醛固酮增多症的患者使用本品 ④本品用于儿童的安全性和疗效尚未建立 ⑤肾功能损害和肾移植者推荐对血清钾和肌酐进行监测
奥美沙坦 Olmesartan	适应证	用于高血压
	用法用量	口服：无论进食与否本品都可以服用 对老年人、中度到明显的肝肾功能损害（肌酐清除率＜ 40ml/min）的患者服用本品，无需调整剂量
	临床应用注意	对可能的血容量不足患者必须在周密的医学监护下使用奥美沙坦酯，而且可以考虑使用较低的起始剂量。奥美沙坦酯不通过肝脏细胞色素 P450 系统代谢，对 P450 酶没有影响。因此，不会出现与这些酶抑制、诱导或者代谢相关的药物相互作用
阿利吉仑 Aliskiren	适应证	用于高血压
	临床应用注意	①妊娠期及哺乳期妇女慎用 ②对正在进行血压透析、手术患者，应监测电解质水平

第五章

（续表 5-6）

药　品	内　容	
阿利吉仑 Aliskiren	临床应用注意	③ RAS 的功能十分复杂，不但最终的活性介质——血管紧张素的合成路线具有经典和旁路途径，且存在多层次的反馈调节机制，因此，阻断单一环节均不能完全阻断 RAS 全部功能，迄今为止，尚无临床研究证实阿利吉仑疗效可超越任何一类抗高血压药。鉴于此，依据高血压的分层和合并症联合多药治疗不失为最佳选择。RAS 类药物不能联合应用

第二亚类　钙通道阻滞剂

Ca^{2+} 通道阻滞剂（CCB）分 3 类。

1. Ⅰ类是选择作用于 L 型钙通道的药物，又根据药物与动脉血管和心脏的亲合力及作用，将其分为二氢吡啶类 CCB 与非二氢吡啶类 CCB，二氢吡啶类 CCB 主要作用于动脉，而非二氢吡啶类 CCB——苯烷胺类（如维拉帕米）和苯噻嗪类（如地尔硫䓬）的血管选择性差，对心脏具有负性变时、负性传导及负性变力作用。

2. Ⅱ类选择作用于其他型（T、N 及 P）钙通道的药物。

3. Ⅲ类非选择性 Ca^{2+} 通道阻滞剂。

本节主要介绍二氢吡啶类 CCB。

第五章

一、药理作用与作用机制

1. 对心肌的作用

负性肌力作用：明显降低心肌收缩性，使心脏兴奋 - 收缩脱耦联，降低心肌耗氧量。代表药物为维拉帕米和地尔硫䓬，临床上用于心律失常、心绞痛、高血压的治疗。

2. 对平滑肌的作用

（1）血管平滑肌：该类药物能明显舒张血管，主要舒张动脉，对静脉影响较小，因此可以用于降低血压。尼莫地平舒张脑血管作用较强，能增加脑血流量。钙通道阻滞剂也可舒张外周血管，解除其痉挛，可用于治疗外周血管痉挛性疾病。二氢吡啶类 CCB 主要作用于血管平滑肌上的 L 型钙通道，发挥舒张血管和降压作用。

（2）其他平滑肌：钙通道阻滞剂对支气管平滑肌的松弛作用较为明显，较大剂量也能松弛胃肠道、输尿管及子宫平滑肌。

3. 抗动脉粥样硬化作用：Ca^{2+} 参与动脉粥样硬化的病理过程，如平滑肌增生，脂质沉淀和纤维化，钙通道阻滞剂可以干扰这些过程的发生发展。用于心绞痛的治疗。

4. 对红细胞和血小板结构与功能的影响：可以减轻 Ca^{2+} 超载对红细胞的损伤，抑制血小板活化。

5. 对肾脏功能的影响：对肾脏具有保护作用。

二、临床用药评价

1. 不良反应：钙通道阻滞剂相对比较安全，但是由于选择性相对较低，不良反应与其阻断钙通道导致的血管扩张，心肌抑制有关。二氢吡啶类钙通道阻滞剂常见不良反应包括：反射性交感神经激活导致心跳加快、面部潮红、脚踝部水肿、牙龈增生等。

2. 禁忌：二氢吡啶类 CCB 没有绝对禁忌证，但心动过速与心力衰竭患者应慎用。

三、代表药品

表 5-7　代表药品

药　品		内　容
硝苯地平 Nifedipine	适应证	用于高血压、冠心病、心绞痛
	用法用量	口服控释片剂：一次 30mg，一日 1 次。缓、控释制剂不可掰开或嚼服。严重肝功能不全时减小剂量。老年人用药应从小剂量开始。终止服药应缓慢减量
	临床应用注意	①严重主动脉瓣狭窄者慎用 ②影响驾车和操作机械的能力 ③不得与利福平合用
非洛地平 Felodipine	适应证	用于高血压、稳定型心绞痛
	用法用量	口服：成人服药应在早晨，用水吞服，药片不能掰、压或嚼碎
	临床应用注意	（1）非洛地平缓释片含有乳糖。有以下罕见遗传疾病的患者应禁忌使用：半乳糖不耐受症、乳糖酶缺乏症、葡萄糖-半乳糖吸收不良 （2）非洛地平是 CYP3A4 的底物。抑制或诱导 CYP3A4 的药物对非洛地平血药浓度会产生明显影响 ①细胞色素 P450 诱导剂：与 CYP3A4 诱导剂的合用应避免 ②细胞色素 P450 抑制剂：与强的 CYP3A4 抑制剂的合用应避免 （3）同时服用非洛地平和葡萄柚汁导致 C_{max} 和 AUC 升高约 2 倍，这种合用应避免
氨氯地平 Amlodipine	适应证	用于高血压，稳定型和不稳定型心绞痛
	临床应用注意	①妊娠期妇女仅在非常必要时使用。哺乳期妇女用药应暂停哺乳 ②与二氢吡啶类药物有交叉过敏 ③慎用于心力衰竭者、严重肝功能不全者
拉西地平 Lacidipine	适应证	用于高血压
	临床应用注意	①妊娠期妇女应权衡利弊，临分娩期妇女慎用。本品可经乳汁分泌，哺乳期妇女避免使用 ②慎用于新发心肌梗死、不稳定型心绞痛、心脏储备力差、Q-T 间期延长者

第三亚类　β 受体阻断剂

一、药理作用与作用机制

（一）药理作用

表 5-8　药理作用

要　点		内　容
β 受体阻断作用	心脏	为 β 受体阻断剂的主要作用部位。可使处于静息状态的人心率减慢，心排血量和心肌收缩力下降，血压稍有下降。β 受体阻断剂对于交感神经张力较高时（如激动、高血压、心绞痛时）的心脏作用比较显著

（续表 5-8）

要 点	内 容	
β受体阻断作用	心脏	β受体阻断剂可减慢窦性节律，减慢心房和房室结的传导，延长房室结的功能性不应期，因此可用于治疗心律失常 所有β受体阻断剂在治疗抗心律失常和心肌缺血上作用相同，但是药物之间在β受体选择性、内在的拟交感活性、血管扩张作用以及膜稳定性上存在差别
	血管与血压	β受体阻断剂对正常人血压影响不明显，而对高血压患者具有降压作用
	支气管	非选择性的β受体阻断剂，阻断支气管平滑肌的$β_2$受体，引起支气管平滑肌收缩，这一作用对正常人作用弱，对支气管哮喘者作用强。因此支气管哮喘者禁用非选择性β受体阻断剂，应用选择性$β_1$受体阻断剂也需慎重
	代谢	人类肝糖原分解与α和$β_2$受体都有关系；人在低血糖时会促进儿茶酚胺释放，产生心悸、手抖等低血糖症状，同时儿茶酚胺增加肝糖原分解，可在低血糖时动员葡萄糖，促进低血糖恢复。可以延缓应用胰岛素的低血糖恢复，掩盖低血糖症状。非选择性的β受体阻断剂影响脂肪代谢，增加冠状动脉粥样硬化性心脏病危险，$β_1$受体阻断剂对血脂作用较弱
	肾素	$β_1$受体阻断剂可以减少交感神经兴奋所致肾素释放
	眼	部分药物可以降低眼内压
膜稳定作用	部分β受体阻断剂具有局部麻醉作用，在局部应用治疗青光眼时，会出现这一不良反应	
内在拟交感活性	具有内在拟交感活性的药物对心脏抑制作用和血管平滑肌收缩作用弱，增加剂量或体内儿茶酚胺处于低水平状态时，可产生心率加快和心排血量增加。具有内在拟交感活性的药物，如吲哚洛尔	

（二）作用机制

β受体阻断剂的结构与儿茶酚胺相似，故能选择性地结合β肾上腺素能受体（β受体），竞争性和可逆性地拮抗内源性β受体刺激物（去甲肾上腺素和肾上腺素）对不同器官的作用。药物对不同受体亚型的选择性是相对的而非绝对的，比如选择性的$β_1$受体阻断剂，也会有部分$β_2$受体阻断作用而产生支气管收缩的副作用。

二、临床用药评价

（一）作用特点

表 5-9　作用特点

要 点	内 容
临床应用特点	①心律失常。β受体阻断剂对多种原因引起的室上性和室性心律失常均有效，尤其对运功或情绪紧张、激动所致心律失常或心肌缺血、强心苷中毒引起的心律失常疗效好，也是高血压心率管理最重要的药物 ②治疗高血压的基础药物之一，可以单独使用，也可以和利尿剂、钙通道阻滞剂等联合使用。β受体阻断剂联合 ACEI 或 ARB 适用于高血压合并冠心病或心力衰竭患者

（续表 5-9）

要　点	内　容
心绞痛	可以减少心绞痛发作，改善运动耐量，可以减少心梗患者的复发和猝死。β受体阻断剂是治疗冠心病的推荐药物，尤其对于合并心绞痛、心肌梗死的患者
治疗慢性心功能不全的药物	对扩张型心肌病的心力衰竭有明显的治疗作用，推荐采用琥珀酸美托洛尔缓释片、比索洛尔或卡维地洛

（二）不良反应和禁忌

1. 不良反应

（1）常见的不良反应有疲乏、肢体冷感、激动不安、胃肠不适等，糖脂代谢异常时一般不首选β受体阻断剂，必要时也可慎重选用高选择性β受体阻断剂。

（2）长期应用者突然停药可发生反跳现象，即原有的症状加重或出现新的表现，较常见有血压反跳性升高，伴头痛、焦虑等，称之为撤药综合征。

2. 禁忌

二、三度房室传导阻滞、病态窦房结综合征患者禁用。

三、代表药品

表 5-10　代表药品

药　品	内　容	
普萘洛尔 Propranolol	适应证	①作为二级预防，降低心肌梗死死亡率 ②高血压（单独或与其他抗高血压药合用） ③劳力型心绞痛 ④控制室上性快速心律失常、室性心律失常，特别是与儿茶酚胺有关或洋地黄引起心律失常。可用于洋地黄疗效不佳的房扑、房颤心室率的控制，也可用于顽固性期前收缩，改善患者的症状 ⑤减低肥厚型心肌病流出道压差，减轻心绞痛、心悸与昏厥等症状 ⑥配合α受体阻断剂用于嗜铬细胞瘤患者控制心动过速 ⑦用于控制甲状腺功能亢进症的心率过快，也可用于治疗甲状腺危象
	临床应用注意	（1）长期用本品者撤药须逐渐递减剂量，至少经过 3 日，一般为 2 周 （2）相互作用 ①与抗高血压药物相互作用：本品与利血平合用，可导致体位性低血压、心动过缓、头晕、晕厥。与单胺氧化酶抑制剂合用，可致极度低血压 ②与洋地黄合用：可发生房室传导阻滞而使心率减慢，需严密观察 ③与钙拮抗剂合用：特别是静脉注射维拉帕米，要十分警惕本品对心肌和传导系统的抑制 ④与肾上腺素、苯福林或拟交感胺类合用：可引起显著高血压、心率过慢，也可出现房室传导阻滞 ⑤与异丙肾上腺素或黄嘌呤合用：可使后者疗效减弱 ⑥与氟哌啶醇合用：可导致低血压及心脏停搏

（续表 5-10）

药　品	内　容	
普萘洛尔 Propranolol	临床应用注意	⑦与氢氧化铝凝胶合用：可降低普萘洛尔的肠吸收 ⑧乙醇可减缓本品吸收速率 （3）常见的不良反应为眩晕、神志模糊、精神抑郁、反应迟钝、头昏、心率过慢。严重的不良反应为雷诺征样四肢冰冷、腹泻、倦怠、眼口或皮肤干燥、恶心、指趾麻木、异常疲乏等 （4）**禁忌：①支气管哮喘。②心源性休克。③心脏传导阻滞（二至三度房室传导阻滞）。④重度或急性心力衰竭。⑤窦性心动过缓**
美托洛尔 Metoprolol	适应证	用于高血压、心绞痛、心肌梗死、肥厚型心肌病、主动脉夹层、心律失常、心房颤动控制心室率、甲状腺功能亢进、心脏神经症、慢性心力衰竭、室上性快速型心律失常，预防和治疗急性心肌梗死患者的心肌缺血、快速型心律失常和胸痛
	临床应用注意	①对胎儿和新生儿可产生不利影响，尤其是心动过缓、妊娠期妇女不宜使用 ②慎用：肝功能不全、低血压、心脏功能不全、慢性阻塞性肺疾病 ③嗜铬细胞瘤应先行使用 α 受体阻断剂 ④对于要进行全身麻醉的患者，应该在麻醉前告知医生，进行安全性评估
比索洛尔 Bisoprolol	适应证	用于高血压、冠心病、期前收缩、快速性室上性心动过速、中至重度慢性稳定性心力衰竭
	临床应用注意	①比索洛尔可能损害妊娠期妇女或胎儿（新生儿），对于胎儿和新生儿，可能发生低血糖和心动过缓等不良反应。除非明确了必须使用，否则妊娠期妇女不能应用比索洛尔。不建议哺乳期妇女使用。本品可能增加人体对过敏原的敏感性和加重过敏反应，此时肾上腺素治疗不一定会产生预期的治疗效果 ②尚无儿童应用本品的经验，因此儿童避免使用 ③慎用。支气管痉挛、与吸入型麻醉剂合用、血糖浓度波动较大的糖尿病患者及酸中毒患者、严格禁食者、有严重过敏史，正在进行脱敏治疗、一度房室传导阻滞、变异性心绞痛、外周动脉阻塞型疾病、患有牛皮癣或有牛皮癣家族史的患者。嗜铬细胞瘤患者仅在使用 α 受体阻断剂后才能服用本品 ④使用本品可能掩盖甲状腺毒症的症状 ⑤由于本品的降压作用存在个体差异，应用本品可会减弱患者驾车或操纵机器的能力，尤其在开始服药、增加剂量以及与酒精同服时更应注意 ⑥使用本品时不得突然停药
卡维地洛 Carvedilol	适应证	①原发性高血压可单独用药，也可和其他降压药合用，尤其是噻嗪类利尿剂 ②心功能不全轻度或中度心功能不全 NYHA 分级 Ⅱ 或Ⅲ级，合并应用洋地黄类药物、利尿剂和血管紧张素转换酶抑制剂 ACEI。也可用于 ACEI 不耐受和使用或不使用洋地黄类药物、肼屈嗪或硝酸酯类药物治疗的心功能不全者

（续表 5-10）

药　品		内　容
卡维地洛 Carvedilol	临床应用注意	（1）妊娠期人体研究尚不充分，只有卡维地洛对胎儿的有益性大于危险性时，方可用于妊娠期妇女。哺乳期妇女禁用 （2）卡维地洛治疗一般需长期使用。治疗不能骤停，必须逐渐减量。这对合并冠心病的患者特别重要 （3）卡维地洛可能会增强胰岛素或口服降糖药的作用，而低血糖的症状和体征（尤其是心动过速）可能被掩盖或减弱而不易被发现，因此建议定期监测血糖水平 （4）常见头晕、头痛、乏力，心动过缓、体位性低血压的不良反应。严重的不良反应为完全性房室传导阻滞或进展性心力衰竭、肾功能衰竭 （5）禁忌 ①对本品任何成分过敏者 ②纽约心脏病协会分级为Ⅳ级的失代偿性心力衰竭，需使用静脉正性肌力药物 ③哮喘、伴有支气管痉挛的慢性阻塞性肺疾病（COPD）、过敏性鼻炎 ④肝功能异常 ⑤二至三度房室传导阻滞、严重心动过缓（心率小于 50 次 / 分）、病窦综合征（包括窦房阻滞） ⑥心源性休克 ⑦严重低血压（收缩压小于 85mmHg） ⑧手术前 48h 内

第四亚类　其他抗高血压药

表 5-11　其他抗高血压药

药　品		内　容
利血平 Reserpine	适应证	用于高血压，高血压危象
	临床应用注意	①本品可透过胎盘屏障，可能引起胎儿呼吸道分泌物增多、鼻充血等，故妊娠期妇女禁用。本品可由乳汁中分泌，可能引起婴儿分泌物增多、鼻充血、青紫、低温、食欲减退等，哺乳期妇女慎用 ②慎用。过敏患者、体弱和老年患者、帕金森病、癫痫、心律失常、心肌梗死、心脏抑制、呼吸功能不全、消化性溃疡、溃疡性结肠炎、胃肠功能失调、胆石症、高尿酸血症，以及有痛风病史者
甲基多巴 Carbidopa	适应证	用于高血压
	临床应用注意	①本品可由乳汁中分泌，不建议哺乳期服用 ②慎用。嗜铬细胞瘤、冠心病、溶血性贫血、有抑郁病史、肝肾功能不全 ③用药前、用药中应定期检查血常规、肝功能。若发生溶血性贫血，应当即停药；通常贫血很快好转，否则应使用糖皮质激素治疗。该类患者不能再次使用甲基多巴 ④须定期检查肝功能，尤其在用药初始 2 ～ 3 个月内。发现问题立即停药者体温和肝功能可恢复。该类患者不能再次使用甲基多巴

（续表 5-11）

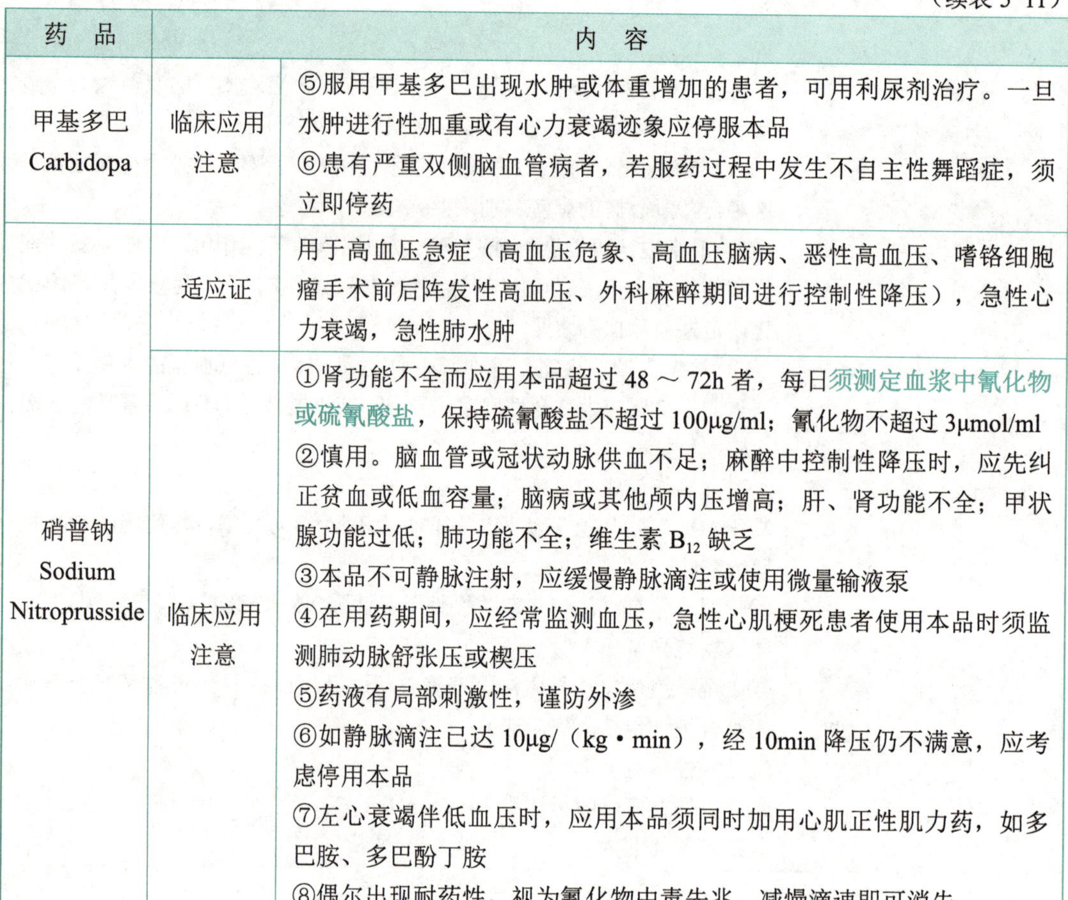

药 品	内 容	
甲基多巴 Carbidopa	临床应用注意	⑤服用甲基多巴出现水肿或体重增加的患者，可用利尿剂治疗。一旦水肿进行性加重或有心力衰竭迹象应停服本品 ⑥患有严重双侧脑血管病者，若服药过程中发生不自主性舞蹈症，须立即停药
硝普钠 Sodium Nitroprusside	适应证	用于高血压急症（高血压危象、高血压脑病、恶性高血压、嗜铬细胞瘤手术前后阵发性高血压、外科麻醉期间进行控制性降压），急性心力衰竭，急性肺水肿
	临床应用注意	①肾功能不全而应用本品超过 48 ～ 72h 者，每日须测定血浆中氰化物或硫氰酸盐，保持硫氰酸盐不超过 100μg/ml；氰化物不超过 3μmol/ml ②慎用。脑血管或冠状动脉供血不足；麻醉中控制性降压时，应先纠正贫血或低血容量；脑病或其他颅内压增高；肝、肾功能不全；甲状腺功能过低；肺功能不全；维生素 B_{12} 缺乏 ③本品不可静脉注射，应缓慢静脉滴注或使用微量输液泵 ④在用药期间，应经常监测血压，急性心肌梗死患者使用本品时须监测肺动脉舒张压或楔压 ⑤药液有局部刺激性，谨防外渗 ⑥如静脉滴注已达 10μg/（kg·min），经 10min 降压仍不满意，应考虑停用本品 ⑦左心衰竭伴低血压时，应用本品须同时加用心肌正性肌力药，如多巴胺、多巴酚丁胺 ⑧偶尔出现耐药性，视为氰化物中毒先兆，减慢滴速即可消失

第三节 调节血脂药

血脂是指血浆或血清中所含的脂类，包括胆固醇（CH）、三酰甘油（TG）、磷脂（PL）和游离脂肪酸（FFA）等。

脂蛋白按其组成、密度和特性等差异分为五类：乳糜微粒（CM）、极低密度脂蛋白（VLDL）、低密度脂蛋白（LDL）、中间密度脂蛋白（IDL）和高密度脂蛋白（HDL）。

第一亚类 主要降胆固醇的药物

一、药理作用与作用机制

表 5-12 药理作用与作用机制

调节血脂药类别	作用机制	药理作用
羟甲基戊二酰辅酶 A 还原酶抑制剂（他汀类药物）	通过竞争性抑制内源性胆固醇合成限速酶 HMG-CoA 还原酶，阻断胆固醇合成过程中的甲羟戊酸生成，从而使肝细胞内胆固醇合成减少，进而负反馈调节使肝	胆固醇水平和三酰甘油水平降低

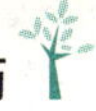

（续表 5-12）

调节血脂药类别	作用机制	药理作用
羟甲基戊二酰辅酶 A 还原酶抑制剂（他汀类药物）	细胞表面 LDL 受体数量和活性增加，致使血浆 LDL 降低，继而使血清胆固醇清除增加、水平降低	
胆固醇吸收抑制剂（依折麦布）	选择性抑制小肠胆固醇转运蛋白，有效减少肠道内胆固醇吸收，降低血浆胆固醇水平以及肝脏胆固醇储量	使胆固醇水平降低
抗氧化剂（普罗布考）	其降脂作用是通过降低胆固醇合成与促进胆固醇分解，使血胆固醇和低密度脂蛋白降低，还通过改变高密度脂蛋白亚型的性质和功能，使血高密度脂蛋白胆固醇减低。本品对血三酰甘油的影响小。本品有显著的抗氧化作用，能抑制泡沫细胞的形成，延缓动脉粥样硬化斑块的形成，消退已形成的动脉粥样硬化斑块	降低胆固醇水平
胆汁酸结合树脂（考来烯胺）	阻滞胆汁酸在肠内的重吸收，导致胆汁酸在肝内合成的增加，由于胆汁酸的合成是以胆固醇为底物，进而使得肝内胆固醇减少，进而使肝脏低密度脂蛋白受体活性增加而去除血浆中低密度脂蛋白	降低胆固醇浓度，对血清三酰甘油浓度无影响或使之轻度升高

二、临床用药评价

（一）作用特点

1. 常见的药物治疗方案

针对高脂血症的不同分型，选择的调血脂类药物也不尽相同，具体内容见表 5-13。

表 5-13 常见的高脂血症药物治疗方案

高脂血症类型	可选药物	可联合的药物
I	未明确	—
Ⅱa	他汀类 考来烯胺 烟酸	烟酸或 BAR 他汀类或烟酸 他汀类或 BAR 依折麦布
Ⅱb	他汀类 贝丁酸类 烟酸	BAR、贝丁酸类[b]或烟酸 他汀类、烟酸、BAR[a] 他汀类或贝丁酸类 依折麦布
Ⅲ	贝丁酸类 烟酸	他汀类或烟酸 他汀类或贝丁酸类 依折麦布
Ⅳ	贝丁酸类 烟酸	烟酸 贝丁酸类
Ⅴ	贝丁酸类 烟酸	烟酸 鱼油

注：a. 如果三酰甘油在基线升高，胆汁酸结合树脂（Bile acid resins，BARs）不能作为一线治疗，因为单独使用BAR可能会使高三酰甘油血症恶化；b. 贝丁酸类包括吉非贝齐或非诺贝特。

2. 羟甲基戊二酰辅酶A还原酶抑制剂

（1）他汀类药物主要用于杂合子家族性高胆固醇血症、其他原发性高胆固醇血症及遗传性家族性高胆固醇血症引起的混合性高胆固醇血症等Ⅱa和Ⅱb型高脂蛋白血症的治疗。

他汀类还具有下列作用：①对抗应激；②减少心血管内皮过氧化，减少血管内皮炎症和内皮素生成；③稳定或缩小动脉粥样硬化的脂质斑块体积；④减少脑卒中和心血管事件；⑤抑制血小板聚集；⑥降低血清胰岛素，改善胰岛素抵抗。

他汀类药除了调节血脂外，尚可用于动脉粥样硬化，急性冠脉综合征、心脑血管不良事件及脑卒中的一、二级预防。

（2）不同品种他汀类药物之间剂量换算：不同他汀类药物降LDL强度差异明显，以LDL降幅为主要指标，剂量换算见下表。

表5-14　不同他汀类药物的剂量换算

药物名称	药物强度及对应剂量		
	高强度（每日剂量可降低LDL ≥ 50%）	中等强度（每日剂量可降低LDL 30% ～ 50%）	低强度（每日剂量可降低LDL ＜ 30%）
辛伐他汀	—	20 ～ 40mg	10mg
氟伐他汀	—	80mg	20 ～ 40mg
洛伐他汀	—	40mg	20mg
匹伐他汀	—	2 ～ 4mg	1mg
普伐他汀	—	40 ～ 80mg	10 ～ 20mg
阿托伐他汀	40 ～ 80mg	10 ～ 20mg	—
瑞舒伐他汀	20 ～ 40mg	5 ～ 10mg	—

（二）药物相互作用

多数他汀类药物通过肝脏细胞色素P450同工酶（CYP）进行代谢。因此临床用药过程中，应当注意可能影响到CYP酶活性的药物，包括酶的共同底物、诱导剂和抑制剂，CYP3A4底物或抑制剂，均可能会上调他汀类药物的浓度，从而主要会增加他汀类药物导致肌病或横纹肌溶解的危险性。可能会增加他汀类药物肌肉不良反应危险性的CYP3A4底物/抑制剂见下表。

表5-15　可能会增加他汀类药物肌肉不良反应危险性的CYP3A4底物/抑制剂

药物类别	主要药物	药物类别	主要药物
免疫抑制剂	环孢素、他克莫司	抗抑郁药	奈法唑酮
大环内酯类	红霉素、克拉霉素	勃起功能障碍治疗药	西地那非
吡咯类抗真菌药	伊曲康唑、酮康唑	抗凝抗栓药	华法林
钙拮抗剂	米贝地尔、地尔硫䓬、维拉帕米	H_2受体阻断剂	西咪替丁
蛋白酶抑制剂	安普那韦、茚地那韦、奈非那韦、利托那韦、沙奎那韦	—	—

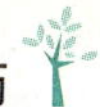

他汀类药物与烟酸（> 1g/d）、吉非贝齐或贝特类合用，可使横纹肌溶解和急性肾衰竭的发生率增加。

地高辛是 P- 糖蛋白的底物，辛伐他汀和地高辛合用时会提高发生横纹肌溶解的危险性。

（三）典型不良反应和禁忌

1. 不良反应

常见不良反应：①消化系统，恶心、腹泻、腹痛、消化不良、ALT 或 AST 升高。神经系统：失眠、头痛、视觉障碍、眩晕、外周神经病变等。②肌毒性，肌痛、肌无力、严重者引起横纹肌溶解症。③肝毒性，所有他汀类药都产生肝毒性，其发生率约 1%，且呈剂量依赖性。

2. 禁忌

（1）胆汁淤积和活动性肝病者。

（2）无法解释的肝脏转氨酶 AST 和 ALT 持续升高者。

（3）妊娠期妇女禁用。

三、代表药品

表 5-16　代表药品

<table>
<tr><th>药　品</th><th colspan="3">内　容</th></tr>
<tr><td rowspan="5">阿托伐他汀
Atorvastatin</td><td colspan="2">适应证</td><td>各型高胆固醇血症和混合型高脂血症；冠心病和脑卒中的防治；心肌梗死后不稳定心绞痛及血管重建术后；对急性冠脉综合征可显著减少心血管事件、心绞痛、脑卒中的危险性</td></tr>
<tr><td rowspan="3">用法用量</td><td colspan="2">口服：可在 1 天内的任何时间服用，并不受进餐影响。但最好在晚餐后服用</td></tr>
<tr><td>儿童</td><td>①杂合子家族性高胆固醇血症：10 ～ 17 岁儿童推荐起始剂量为一日 10mg
②纯合子型家族性高胆固醇血症：4 ～ 17 岁儿童推荐起始剂量为一日 10mg</td></tr>
<tr><td>其他</td><td>①肝功能不全：如果氨基转移酶水平升高，应加以监测直至恢复正常；如果氨基转移酶水平超过正常值 3 倍以上，建议减低剂量或停用本品。过量饮酒或有肝病病史患者慎用
②肾功能不全：不会对本品的血浆浓度产生影响，也不会对降脂效果产生影响。因此无需调整剂量</td></tr>
<tr><td colspan="2">临床应用注意</td><td>①禁止妊娠期妇女或可能受孕的育龄女性服用本品
②当他汀类药物与环孢素、贝丁酯类、大环内酯类抗生素、唑类抗真菌药和烟酸合用时，肌病发生的危险性增加，在极罕见的情况下，可导致横纹肌溶解症，伴有肌球蛋白尿而后继发肾功能不全</td></tr>
<tr><td rowspan="2">瑞舒伐他汀
Rosuvastatin</td><td colspan="2">适应证</td><td>用于高脂血症和高胆固醇血症（原发性高胆固醇血症、纯合子家族性高胆固醇血症和高三酰甘油血症）</td></tr>
<tr><td colspan="2">用法用量</td><td>口服。常规：一日 5 ～ 40mg。初始治疗时应从 10mg 开始，需要时增至 20 ～ 40mg，不宜开始时直接用 40mg</td></tr>
</table>

（续表 5-16）

药品		内容
瑞舒伐他汀 Rosuvastatin	临床应用注意	①本品禁用于妊娠期妇女 ②与环孢素联用，不会影响环孢素的作用，但会使本药的血药浓度增加 7 ～ 11 倍。与华法林合用，不会增加华法林的血药浓度，但会增加 INR 比值 ③禁用于血清氨基转移酶升高、肌酶升高和肌病患者
辛伐他汀 Simvastatin	适应证	用于高脂血症、冠心病和脑卒中的防治
	用法用量	口服：晚间顿服
	临床应用注意	①妊娠期、哺乳期妇女禁用 ②慎用于大量饮酒者、肝病病史患者。轻、中度肾功能不全者无须调整剂量；严重肾功能不全者（肌酐清除率＜ 30ml/min）应慎用，起始剂量应为一日 5mg，并密切监测 ③血清 AST 及 ALT 升高至正常值上限 3 倍时，须停止本品治疗 ④对于有弥散性的肌痛、肌软弱及 CK 升高至大于正常值 10 倍以上的情况应考虑为肌病，须立即停用本品
普罗布考 Probucol	适应证	用于治疗高胆固醇血症
	用法用量	口服：成人常用量每次 0.5g，一日 2 次，早、晚餐时服用
	临床应用注意	①服用本品期间应定期检查心电图 Q-T 间期 ②与可导致心律失常的药物合用，会增加不良反应发生的危险性。本品能加强香豆素类药物的抗凝血作用。本品能加强降糖药的作用。本品与环孢素合用时，与单独服用环孢素相比，可明显降低后者的血药浓度 ③本品最常见的不良反应为胃肠道不适，腹泻、胀气、腹痛、恶心和呕吐。严重的不良反应为心电图 Q-T 间期延长、室性心动过速、血小板减少等 ④禁忌。对普罗布考过敏者禁用。用于本品可引起心电图 Q-T 间期延长和严重室性心律失常
依折麦布 Ezetimibe	适应证	用于原发性高胆固醇血症、纯合子家族性高胆固醇血症、纯合子谷甾醇血症
	用法用量	口服。成人剂量一次 10mg，一日 1 次。可单独服用或与他汀类联合应用，本品可在一日之内任何时间服用，可空腹或与食物同时服用
	临床应用注意	①妊娠期及哺乳期妇女慎用 ②慎用于胆道梗阻患者 ③本品不受饮食或脂肪影响而相应降低 LDL 水平，但剂量超过 10mg/d 对降低 LDL 水平无增效作用 ④不能与葡萄柚汁合用，以免因血药浓度升高而发生不良反应

第二亚类　主要降三酰甘油的药物

一、药理作用与作用机制

主要降三酰甘油的药物的药理作用与作用机制的具体内容见表 5-17。

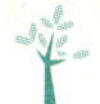

表 5-17　主要降三酰甘油的药物的药理作用与作用机制

调节血脂药类别	作用机制	对血脂的影响
贝丁酸类药	增强脂蛋白脂酶的活性，加速脂蛋白的分解，同时也能减少肝脏中脂蛋白的合成	使胆固醇和三酰甘油水平降低
烟酸类药	其降血脂机制可能是：①抑制脂肪组织的分解，减少游离脂肪酸的释出，减少三酰甘油的合成；②抑制 VLDL 和 LDL 的生成；③抑制肝脂肪酶活性，减少 HDL 胆固醇异化；④激活脂肪组织的脂蛋白脂肪酶，加速 LDL 分解，有利于 HDL 胆固醇增高	使三酰甘油和胆固醇水平降低

二、代表药品

表 5-18　代表药品

药　品	内　容	
非诺贝特 Fenofibrate	适应证	用于高胆固醇血症（Ⅱa 型），内源性高三酰甘油血症，单纯型（Ⅳ）和混合型（Ⅱb 和Ⅲ型）
	临床应用注意	当肝脏转氨酶 AST 及 ALT 升高至正常值上限 3 倍以上时，应停用本品
阿昔莫司 Acipimox	适应证	用于高三酰甘油血症（Ⅳ型高脂蛋白血症）、高胆固醇血症（Ⅱa 型）、高三酰甘油和高胆固醇血症（Ⅱb、Ⅲ及Ⅴ型）
	临床应用注意	①为减轻本品所致的胃肠道反应，初始服用时应用小剂量，以后逐渐增量，用药期间应低脂、低糖、低胆固醇饮食 ②长期应用者，应定期检查血脂及肝肾功能 ③偶有皮肤潮红及瘙痒，尤其在刚开始服药时，但继续用药，此现象会很快消失

第四节　抗心绞痛药

心绞痛治疗的主要途径是增加冠状动脉血流量。抗心绞痛药可以增加心肌供血、供氧量和降低心肌耗氧量，产生抗心绞痛作用。

具有预防心肌梗死，改善预后的药物包括：①抗血小板药（阿司匹林、氯吡格雷、替格瑞洛）；②抗凝药；③他汀类药物；④ ACEI 类或 ARB 类药物；⑤ β 受体阻断剂。

用于缓解心肌缺血和减轻心绞痛症状的药物有三类：①硝酸酯类；② β 受体阻断剂；③钙通道阻滞剂。其中 β 受体阻断剂兼具改善缺血、减轻症状与预防心肌梗死和改善预后两方面作用。

一、药理作用与作用机制

硝酸酯类药物进入机体部分经肝脏代谢后，在血管平滑肌内经谷胱甘肽转移酶催化释放一氧化氮（NO），NO 与巯基相互作用生成亚硝基巯醇，使 cGMA 生成增多，cGMA 可激活 cGMA 依赖性蛋白激酶，它使钙离子从细胞释放而松弛平滑肌，是本类药物主要的作用机制。具体药理作用如下。

（1）改变血流动力学，减少心肌氧耗量。

（2）改变心肌血液的分布，增加缺血区血液供应。

（3）保护心肌细胞，减轻缺血性损伤。

（4）轻微的抗血小板作用。

二、临床用药评价

表 5-19　临床用药评价

要　点		内　容
作用特点		①硝酸甘油是硝酸酯类的代表药，起效最快，2 ～ 3 分钟起效，5 分钟达最大效应 ②硝酸异山梨酯属于中效药，其普通片剂口服起效时间 15 ～ 40 分钟 ③ 5- 单硝酸异山梨酯为硝酸异山梨酯的代谢产物，具有起效快、疗效确切、经济和方便等优点，是缓解心绞痛的常用药物，适用于各类心绞痛的治疗。既可用于缓解急性发作，又能预防用药，也可用于诊断性的治疗
药物相互作用		①与乙酰胆碱，组胺或去甲肾上腺素、肾上腺素等拟交感活性药物联合成用，疗效可减弱 ②与其他血管扩张药或降压药联合应用，可使直立性降用作用增强 ③与三环类抗抑郁药同时使用，可加剧抗抑郁药的低血压和抗胆碱作用 ④中度或过量饮酒时会导致血压过低 ⑤与 5 型磷酸二酯酶抑制剂药（如西地那非）合用，可显著增强硝酸酯类的舒张血管作用，从而发生显著性低血压
典型不良反应和禁忌	不良反应	①主要是继发于其舒张血管作用，舒张血管可引起搏动性头痛、面部潮红或有烧灼感、血压下降、反射性心率加快、晕厥、血硝酸盐水平升高等。但是持续使用一段时间，头痛可以减轻。偶见口唇轻度局部烧灼感或加重胃食管反流病 ②硝酸酯类药不合理使用可致耐药性的发生，任何剂型连续使用 24h 都有可能。采用偏离心脏给药方法，可以减缓耐药性的发生
	禁　忌	对硝酸酯类过敏者，青光眼患者，严重低血压者，已使用 5 型磷酸二酯酶抑制剂药（如西地那非等）者

二、代表药品

表 5-20　代表药品

药　品		内　容
硝酸甘油 Nitroglycerin	适应证	用于防治心绞痛、充血性心力衰竭和心肌梗死，外科手术所诱导的低血压和控制高血压
	用法用量	（1）口腔给药 ①片剂：舌下含服

第五章

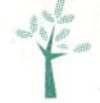

（续表 5-20）

药品		内容
硝酸甘油 Nitroglycerin	用法用量	②控释口颊片剂：置于口颊犬齿龈上，一次 1mg，一日 3 ～ 4 次。效果不佳时，可一次 2.5mg，一日 3 ～ 4 次，勿置于舌下、咀嚼或吞服，避免睡前使用 （2）外用：贴片贴于左前胸皮肤，一次 2.5mg（1 片），一日 1 次
	临床应用注意	①仅确有必要时，方可用于妊娠期妇女 ②慎用。血容量不足、收缩压过低、严重肝肾功能不全者及哺乳期妇女 ③可使肥厚性梗阻型心肌病引起的心绞痛恶化 ④不应突然停止用药，以避免反跳现象
硝酸异山梨酯 Isosorbide Dinitrate	适应证	用于冠心病的长期治疗，心绞痛的预防，心肌梗死后持续心绞痛，与洋地黄、利尿剂联合用于慢性心力衰竭，肺动脉高压
	用法用量	外用：乳膏剂，涂于皮肤，从小剂量开始，每格相当于硝酸异山梨酯 0.2g。将乳膏按刻度挤出所需长度，均匀涂布于所给印有刻度的纸上（即 5cm×5cm 面积），贴在左胸前区，一日 1 次，必要时每隔 8h 给予 1 次，可睡前贴用
单硝酸异山梨酯 Isosorbide Mononitrate	适应证	用于冠心病的长期治疗，心绞痛的预防，心肌梗死后持续心绞痛的治疗，与洋地黄、利尿剂联合治疗慢性心功能衰竭
	用法用量	口服：缓释片剂、缓释胶囊剂，晨服，初始剂量一次 50mg 或 60mg，一日 1 次，需个体化给药

第五节　抗心力衰竭药

目前临床治疗药物主要有以下 9 类。

1. 利尿剂
2. 血管紧张素转化酶抑制剂（ACEI）
3. 血管紧张素Ⅱ受体阻断剂（ARB）
4. β 受体阻断剂
5. 醛固酮受体阻断剂
6. 血管紧张素受体脑啡肽酶抑制剂（ARNI）
7. 钠 - 葡萄糖协同转运蛋白 2（SGLT2）
8. 伊伐布雷定
9. 地高辛

第一亚类　强心苷类

代表药物有去乙酰毛花苷、地高辛、毛花苷丙、洋地黄毒苷和毒毛花苷 K。

一、药理作用与作用机制

1. 通过抑制衰竭心肌细胞膜上 Na^+，K^+-ATP 酶，使细胞内 Na^+ 水平升高，促进 Na^+-Ca^{2+} 交换，提高细胞内 Ca^{2+} 水平，从而发挥正性肌力作用。

2. 使副交感神经 Na^+，K^+-ATP 酶受抑制，提高位于心脏、主动脉弓、颈动脉窦的压力感受器的敏感性。抑制传入冲动的数量增加使中枢神经下达的交感兴奋减弱。

3. 肾脏 Na^+，K^+-ATP 酶受抑制，可减少肾小管对钠的重吸收，增加钠向远曲小管的转移，使肾脏分泌肾素减少。

二、临床用药评价

（一）临床应用特点

用于心力衰竭的主要治疗获益是减轻症状和改善心功能，适用于已经使用利尿剂、ACEI（或ARB）和β受体阻断剂治疗而仍持续有症状的慢性收缩性心力衰竭或合并心室率快的心房颤动患者。地高辛作为心力衰竭治疗的辅助药，更适用于心力衰竭伴有快速心室率的心房颤动患者。常用注射液是毛花苷丙，能轻度增加心脏急性心力衰竭者心排血量和降低左心室充盈压；主要适用于心力衰竭并发快速室率诱发的慢性心力衰竭急性失代偿，有助于尽快控制心室率，缓解症状。

（二）药物相互作用

1. 地高辛与胺碘酮合用血清地高辛浓度增加 70% ～ 100%。地高辛是 p- 糖蛋白（p-gp）的底物，增加血清地高辛浓度，剂量应减半。

2. 由于噻嗪类和袢利尿剂可以引起低钾血症和低镁血症，会增加洋地黄中毒的危险，应监测并及时纠正电解质紊乱。

3. 口服红霉素、克拉霉素和四环素等抗菌药物改变肠道内寄生菌群的生长，使迟缓真杆菌的转化作用受到抑制，减少地高辛的转化，生物利用度和血清药物浓度增加。

4. 普罗帕酮可减少地高辛的肾性及肾脏外的清除率，导致血清地高辛浓度增加 30% ～ 40%。因此，合用时地高辛需减量。

5. 螺内酯与地高辛合用可使后者的血浆药物浓度增加 25% 以上。

6. 维拉帕米可抑制地高辛的转运蛋白，导致地高辛的肾和非肾脏清除率降低，血清地高辛浓度增加 70% ～ 100%。

7. 洋地黄同时静脉应用硫酸镁可发生心脏传导阻滞，尤其是同时静脉注射钙盐时。

8. 环孢素可使地高辛的血浆浓度增加而致中毒。

（三）典型不良反应和禁忌

表 5-21　典型不良反应和禁忌

要　点	内　容
不良反应	（即其中毒症状）常出现在血清地高辛浓度＞ 2ng/ml 时，但这些神经症状可能与强心苷抑制抑制神经系统 Na^+，K^+-ATP 酶有关
强心苷中毒易感因素	①肾功能损害；②肝功能不全者应选用不经肝脏代谢的地高辛；③电解质紊乱尤其是低钾血症、低镁血症、高钙血症可加大地高辛中毒的危险，发生心律失常；④老年患者伴随年龄的增加，分布容积加大，消除半衰期延长；⑤甲状腺功能减退者，由于基础代谢降低、洋地黄易在患者体内蓄积
监护临床中毒的症状	①恶心、呕吐或腹泻是强心苷中毒最常见的早期症状；视物模糊或“色视”（如黄视症、绿视症）等中枢神经系统反应是强心苷中毒的指征；各类心律失常是最严重的中毒反应

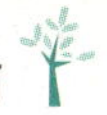

（续表 5-21）

要　点	内　容
监护临床中毒的症状	②各种心律失常都有发生的可能 ③药物过量，可以表现为心力衰竭症状 ④及时进行地高辛过量者的救治，对轻度中毒者可及时停药及利尿剂；对严重心律失常者可静脉滴注氯化钾、葡萄糖注射液；对异位心律者可静脉注射苯妥英钠 100 ～ 200mg；对心动过缓者可静脉注射阿托品 0.5 ～ 2mg
辨证对待治疗药物浓度监测	血清地高辛的浓度为 0.5 ～ 1.0ng/ml 是相对安全的
禁　忌	①预激综合征伴心房颤动或扑动者 ②伴窦房传导阻滞、二度或三度房室传导阻滞又无起搏器保护者 ③肥厚型梗阻性心肌病、单纯的重度二尖瓣狭窄伴窦性心律者 ④室性心动过速、心室颤动者 ⑤急性心肌梗死后患者，特别是有进行性心肌缺血者，应慎用或不用地高辛

三、代表药品

表 5-22　代表药品

药　品	内　容	
地高辛 Digoxin	适应证	用于急、慢性心力衰竭，控制心房颤动，心房扑动引起的快速心室率，室上性心动过速
	临床应用注意	①本品可透过胎盘屏障，妊娠后期母体用量可能增加，分娩后 6 周须减量。本品可排入乳汁，哺乳期妇女应用须权衡利弊 ②慎用于低钾血症、不完全性房室传导阻滞、高钙血症、甲状腺功能减退、缺血性心脏病、急性心肌梗死早期、心肌炎活动期及肾功能不全者 ③用药期间，应定期监测地高辛血浆浓度、血压、心率及心律，心电图，心功能，电解质尤其是血钾、钙、镁及肾功能 ④应用本品剂量应个体化 ⑤不能与含钙注射液合用 ⑥在紧急情况下可以静脉给药，因肌内注射可致疼痛和损伤组织，一般不予采用。地高辛具有局部刺激作用，避免皮下给药 ⑦如漏服地高辛，发觉后尽快服药弥补；如果漏服的时间超过 12h，不要补服，以免与下次服用时间靠得太近增加中毒危险
米力农 Milrinone	适应证	用于对洋地黄、利尿剂、血管扩张剂治疗无效或欠佳的急、慢性顽固性充血性心力衰竭
	临床应用注意	①妊娠期及哺乳期妇女慎用 ②慎用于肝肾功能损害、低血压、心动过速、急性心肌梗死、急性缺血性心脏病、儿童。不宜用于严重瓣膜狭窄病变，肥厚型梗阻性心肌病 ③本品仅限于短期使用，长期使用可增加死亡率 ④用药期间应监测心率、心律、血压、必要时调整剂量

（续表 5-22）

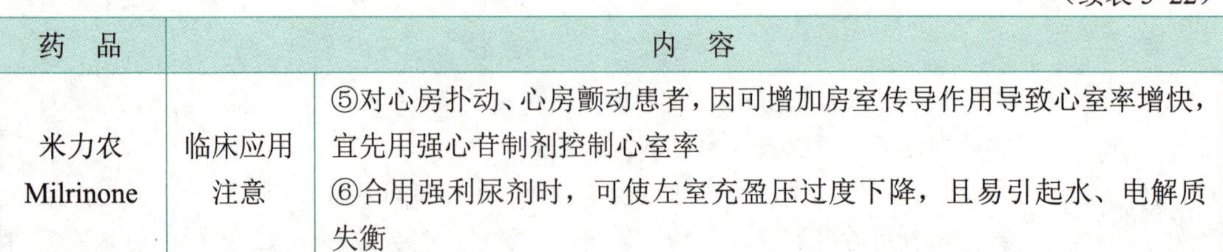

药　品	内　容	
米力农 Milrinone	临床应用注意	⑤对心房扑动、心房颤动患者，因可增加房室传导作用导致心室率增快，宜先用强心苷制剂控制心室率 ⑥合用强利尿剂时，可使左室充盈压过度下降，且易引起水、电解质失衡

第二亚类　其他治疗药物

表 5-23　其他治疗药物

药　品	内　容	
伊伐布雷定 Ivabradine	药理作用与作用机制	是一种单纯降低心率的药物，**通过选择性和特异性抑制心脏起搏 If 电流（If 电流控制窦房结中自发的舒张期去极化并调节心率）而降低心率。**伊伐布雷定只特异性对窦房结起作用，对心房、房室或者心室传导时间未见明显影响，对心肌的收缩性或者心室复极化未见明显影响
	适应证	适用于窦性心律且心率 ≥ 75 次 / 分、伴有心脏收缩功能障碍的 NYHA Ⅱ～Ⅳ级慢性心力衰竭患者，与标准治疗包括 β 受体阻断剂联合用药，或者用于禁忌或不能耐受 β 受体阻断剂治疗时 （1）本品起始治疗仅限于稳定性心力衰竭患者。建议在有慢性心力衰竭治疗经验的医生指导下使用 （2）治疗期间，如果患者的静息心率持续低于 50 次 / 分钟，或者出现与心动过缓有关的症状，应将 7.5mg 或 5mg，一日 2 次的剂量下调至下一个较低的剂量。如果患者的静息心率持续高于 60 次 / 分钟，应将 2.5mg 或 5mg，一日 2 次的剂量上调至上一个较高的剂量 （3）如果患者的心率持续低于 50 次 / 分钟或者心动过缓症状持续存在，则必须停药 ①肝功能不全：轻度肝损害患者无需调整剂量，中度肝损害患者使用本品时需谨慎。重度肝功能不全患者禁用本品 ②肾功能不全：肾功能不全且肌酐清除率大于 15ml/min 的患者无需调整剂量
	临床应用注意	（1）妊娠期、哺乳期妇女禁用 （2）本品含乳糖，葡萄糖 - 乳糖吸收不良的患者不应使用本品 （3）伊伐布雷定仅通过 CYP3A4 代谢，也是该细胞色素酶的弱抑制剂 ① CYP3A4 抑制剂：禁止与强效 CYP3A4 抑制剂合并使用；与中效 CYP3A4 抑制剂须慎重合并用药 ② CYP3A4 诱导剂：CYP3A4 诱导剂降低伊伐布雷定的暴露和活性。与具有 CYP3A4 诱导作用的药物合并使用时，可能需要对本品的剂量进行调整。在伊伐布雷定治疗期间应限制贯叶金丝桃的摄入 ③西柚汁：应该避免西柚汁的摄入 （4）**常见不良反应为闪光现象（光幻视）和心动过缓，为剂量依赖性的。严重的不良反应为心房颤动、传导阻滞**

（续表 5-23）

药　品	内　容	
伊伐布雷定 Ivabradine	临床应用注意	（5）禁忌 ①对本品活性成分或者任何一种辅料过敏者 ②治疗前静息心率低于 70 次 / 分钟者 ③心源性休克者 ④急性心肌梗死 ⑤重度低血压（＜ 90/50mmHg） ⑥重度肝功能不全 ⑦病窦综合征 ⑧窦房传导阻滞 ⑨不稳定或急性心力衰竭 ⑩依赖起搏器起搏者（心率完全由起搏器控制） ⑪ 不稳定性心绞痛 ⑫ 三度房室传导阻滞 ⑬ 禁止与具有降低心率作用的钙拮抗剂，例如维拉帕米或者地尔硫䓬联合使用 ⑭ 禁止与 CYP3A4 抑制剂联用
沙库巴曲缬沙坦 Sacubitril Valsartan	药理作用与作用机制	沙库巴曲缬沙坦钠含有脑啡肽酶抑制剂沙库巴曲和血管紧张素受体阻断剂缬沙坦。沙库巴曲缬沙坦钠通过 LBQ657（前药沙库巴曲的活性代谢产物）抑制脑啡肽酶（中性肽链内切酶；NEP），同时通过缬沙坦阻断血管紧张素Ⅱ的 1 型受体（AT_1）。通过 LBQ657 增加脑啡肽酶所降解的肽类水平（例如利钠肽），同时通过缬沙坦抑制血管紧张素Ⅱ作用，在心力衰竭患者中沙库巴曲缬沙坦钠可产生心血管和肾脏作用。缬沙坦可通过选择性阻断 AT_1 受体抑制血管紧张素Ⅱ作用，还可抑制血管紧张素Ⅱ依赖性醛固酮释放
	适应证	用于射血分数降低的慢性心力衰竭（NYHA Ⅱ－Ⅳ级，LVEF ≤ 40%）成人患者，降低心血管死亡和心力衰竭住院的风险
	用法用量	口服 （1）本品可以与食物同服，或空腹服用 （2）血钾水平＞ 5.4mmol/L 的患者不可给予本品治疗。收缩压（SBP）＜ 100mmHg 的患者，开始给予本品治疗时需慎重，注意监测血压变化。对于 100mmHg ≤ SBP 至 110mmHg 的患者，应考虑起始剂量为一次 50mg，一日 2 次 （3）如果患者出现不耐受本品的情况（收缩压≤ 95mmHg、症状性低血压、高钾血症、肾功能损害），建议调整合并用药，暂时降低本品剂量或停用本品 （4）肝功能不全 ①轻度肝功能损害（Child-Pugh A 级）患者不需要调整起始剂量 ②中度肝功能损害（Child-Pugh B 级）患者的推荐起始剂量为一次 50mg，一日 2 次。在患者能够耐受的情况下，可以每 2 ～ 4 周倍增一次本品剂量，直至达到目标维持剂量 200mg，一日 2 次

第五章

（续表 5-23）

<table>
<tr><th>药 品</th><th colspan="2">内 容</th></tr>
<tr><td rowspan="2">沙库巴
曲缬沙坦
Sacubitril
Valsartan</td><td>用法用量</td><td>③不推荐重度肝功能损害（Child-Pugh C 级）患者应用本品
（5）肾功能不全
①轻度肾功能损害 [eGFR 60 ～ 90ml/（min・1.73m^2）] 患者不需要调整起始剂量
②中度肾功能损害 [eGFR 30 ～ 60ml/（min・1.73m^2）] 患者应考虑起始剂量为一次 50mg，一日 2 次。由于在重度肾功能损害患者 [eGFR ＜ 30ml/（min・1.73m^2）] 中的用药经验非常有限，因此这类患者应慎用本品，推荐起始剂量为一次 50mg，一日 2 次
③没有在终末期肾病患者中的使用经验，因此不建议此类患者使用本品</td></tr>
<tr><td>临床应用注意</td><td>（1）发现怀孕时，应考虑停用本药并改用替代药物治疗。哺乳期妇女在本品治疗期间不推荐哺乳
（2）可使阿托伐他汀及其代谢产物峰浓度最高增加至 2 倍，AUC 最高增加至 1.3 倍。谨慎合用。合用有机阴离子转运多肽（OATP1B1、OATP1B3），OAT3 抑制剂（例如利福平、环孢素）或 MRP2 抑制剂（例如利托那韦）时可能增加 LBQ657 或缬沙坦的全身暴露量
（3）常见不良反应为低血压、高钾血症、咳嗽、头晕。严重的不良反应为血管性水肿
（4）禁忌
①禁用于对本品活性成分（沙库巴曲、缬沙坦）或任何辅料过敏者
②禁止与 ACEI 合用
③禁用于存在 ACEI 或 ARB 治疗相关的血管性水肿既往病史的患者
④禁用于遗传性或特发性血管性水肿患者
⑤在 2 型糖尿病患者中，禁止本药与阿利吉仑合用
⑥禁用于重度肝功能损害、胆汁性肝硬化和胆汁淤积
⑦禁用于中期和晚期妊娠妇女</td></tr>
</table>

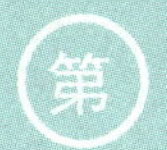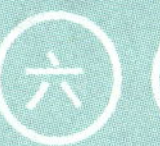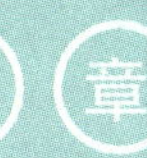

第六章 血液系统疾病用药

微信扫扫，本章做题

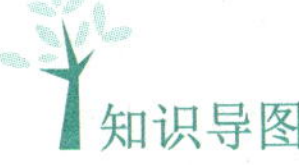

知识导图

章	节	类别		代表药品
血液系统疾病用药	抗血栓药	维生素K拮抗剂		华法林、双香豆素、醋硝香豆素
		肝素和低分子肝素		肝素钠、肝素钙、达肝素钠、那屈肝素钙、依诺肝素钠
		直接口服抗凝药		达比加群酯、利伐沙班、阿哌沙班
		抗血小板药	血栓素 A_2（TXA_2）抑制剂	阿司匹林
			二磷酸腺苷（ADP）P2Y12 受体阻断剂	噻氯匹定、氯吡格雷、替格瑞洛
			血小板糖蛋白（GP）Ⅱb/Ⅲa 受体阻断剂	替罗非班、依替巴肽
			其他抗血小板药	双嘧达莫、西洛他唑
		溶栓药（溶栓酶）		尿激酶、重组链激酶、阿替普酶、瑞替普酶、重组人尿激酶原
	抗出血药	维生素K类		维生素 K_1、维生素 K_4、甲萘氢醌、亚硫酸氢钠甲萘醌
		凝血因子		人凝血酶原复合物、人纤维蛋白原、人凝血因子Ⅷ、重组人凝血因子Ⅷ、重组人凝血因子Ⅸ
		蛇毒血凝酶		白眉蛇毒血凝酶、尖吻蝮蛇血凝酶、矛头蝮蛇血凝酶
		抗纤维蛋白溶解药		氨基己酸、氨甲环酸
		促血小板生成药		重组人血小板生成素、艾曲泊帕乙醇胺
		毛细血管止血药		卡络磺钠、酚磺乙胺
		血管硬化剂		聚桂醇
	抗贫血药	铁　剂		硫酸亚铁、右旋糖酐铁、葡萄糖酸亚铁、富马酸亚铁、蛋白琥珀酸铁、多糖铁复合物等。蔗糖铁、山梨醇铁
		叶酸和维生素 B_{12}		—
		红细胞生成刺激剂		重组人促红素、重组人促红素 -β
	升白细胞药	重组人粒细胞刺激因子、重组人粒细胞巨噬细胞刺激因子		—

第一节 抗血栓药

第一亚类 维生素K拮抗剂

维生素K拮抗剂（VKA），包括香豆素类抗凝药和茚满二酮类抗凝药。

不是所有的香豆素类药物都是抗凝药，羟甲香豆素就不是抗凝药，它有解痉、利胆作用，用于治疗胆囊炎、胆石症等。

一、药理作用与作用机制

维生素K是肝脏合成四种凝血因子（Ⅱ、Ⅶ、Ⅸ、Ⅹ）必不可少的辅因子，这4个含有谷氨酸残基的凝血因子羧化过程依赖维生素K，维生素K在此过程中通过由环氧化物向氢醌型转化再生，被反复循环和利用，给予分子结构与维生素K相似的VKA类药物后，VKA与维生素K可逆性竞争，阻碍维生素K循环，进而影响上述4个因子的羧化过程，4个因子将停留在无凝血活性的前体阶段。因此VKA起效较慢，需要几天才能达到所需药效。

二、临床用药评价

表6-1 临床用药评价

要　点	内　容
药物相互作用	①食物中维生素K缺乏或应用广谱抗生素抑制肠道细菌，都能使维生素K摄入不足，相应会增强VKA的药效 ②合用阿司匹林等抗血小板药能产生协同作用 ③水合氯醛、羟基保泰松、甲苯磺丁脲、奎尼丁等能与VKA竞争血浆白蛋白，水杨酸盐、甲硝唑、西咪替丁等能抑制VKA的代谢酶，都能使VKA作用加强 ④巴比妥类、苯妥英钠能诱导肝药酶，口服避孕药可能削弱VKA的作用
典型不良反应和禁忌	出血是VKA最常见的不良反应，临床表现多样，从皮下瘀斑、牙龈出血，到可能危及生命的消化道和颅内出血
特殊人群用药	代谢产物具有微弱的抗凝作用。主要通过肾脏排泄，很少进入胆汁，只有极少量华法林以原型药从尿排出，因此肾功能不全的患者不必调整华法林的剂量

三、代表药品

华法林钠 Warfarin Sodium

表6-2 华法林钠（Warfarin Sodium）

要　点	内　容
适应证	预防及治疗深静脉血栓及肺栓塞；预防心肌梗死后血栓栓塞并发症（卒中或体循环栓塞）；预防房颤、心瓣膜疾病或人工瓣膜置换术后引起的血栓栓塞并发症（卒中或体循环栓塞）

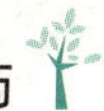

（续表 6-2）

要　点	内　容
用法用量	华法林使用前，应拟定治疗所需的国际标准化比值（INR）目标范围：**人造心脏瓣膜患者预防血栓栓塞并发症的目标范围是 2.5 ～ 3.5，其他适应证的目标范围是 2.0 ～ 3.0**
临床应用注意	①华法林钠能透过胎盘屏障。妊娠期禁用华法林钠。华法林钠不排入乳汁，哺乳期可继续使用华法林钠治疗 ②禁忌证包括：怀孕；出血倾向；严重肝功能不全及肝硬化；未经治疗或不能控制的高血压；最近颅内出血；情况倾向于颅内出血，例如脑动脉瘤；有跌倒倾向；中枢神经系统或眼部手术；情况倾向于胃肠道或泌尿道出血，如之前有胃肠出血倾向；憩室病或肿瘤；传染性心内膜炎、心包炎或心包积液；痴呆、精神病、酗酒及其他情况患者无法满意的依从剂量指示及无法安全地进行抗凝治疗 ③常见的不良反应为出血并发症 ④疗效个体差异较大，治疗期间应严密观察病情，并依据凝血酶原时间 INR 值调整用量 ⑤华法林钠的相互作用 合用抗癫痫或抗肺结核药可能诱导肝药酶，加快华法林肝代谢，抑制肝药酶的药物，如乙胺碘呋酮或甲硝唑可减慢华法林代谢。影响血小板及止血的药物，如阿司匹林、氯吡格雷、噻氯匹定、双嘧达莫，及大部分非甾体类抗炎药，可能导致药效学相互作用和严重出血并发症。红霉素及某些头孢类抗生素可降低维生素 K 依赖凝血因子的合成，会增加华法林钠作用。饮食中大量摄入维生素 K 会降低华法林钠作用。腹泻时，维生素 K 吸收下降，可能增加华法林钠作用。大量饮酒及同时有肝功能不全会增加华法林钠作用。采用华法林钠治疗需短期缓解痛楚时，推荐药物为对乙酰氨基酚或阿片类。华法林钠可增加口服磺脲类抗糖尿病药物效果 以下药品被报告降低华法林作用：硫唑嘌呤、巴比妥类、卡马西平、利眠宁（氯氮䓬）、氯噻酮、环孢素、双氯西林、灰黄霉素、异烟肼、巯嘌呤、美沙拉嗪、利福平、丙戊酸钠、螺内酯、曲唑酮、维生素 C 部分草药可增加华法林钠效果，例如银杏（银杏叶）、大蒜、当归（含香豆素）、木瓜、丹参（降低华法林钠清除）；部分草药可能降低华法林钠作用，例如人参、贯叶连翘。凡含贯叶连翘草药都不应与华法林钠同时服用 ⑥华法林钠与很多食物有相互作用：治疗期间进食含维生素 K 食物应尽量稳定，维生素 K 最大的来源为绿叶蔬菜

第二亚类　肝素和低分子肝素

肝素类药品包括肝素和低分子肝素（LMWHs）。普通肝素和低分子肝素对比见表 6-3。

表 6-3　普通肝素和低分子肝素对比

	普通肝素	低分子肝素
来　源	猪肠黏膜提取的硫酸氨基葡聚糖	由普通肝素分解或降解
平均分子量	约 15000D（3000 ～ 30000D）	4000 ～ 6000D

第六章

（续表 6-3）

	普通肝素	低分子肝素
给药方式	皮下注射（i.h.）、静脉注射、静脉滴注	以 i.h. 为主
作用靶点	AT-Ⅲ	AT-Ⅲ
作用特点	抑制因子Ⅱa、Ⅸa、Ⅹa、Ⅺa、Ⅻa	抑制因子Ⅱa、Ⅹa，且抑制Ⅹa＞Ⅱa
生物利用度	15%～30%	接近 100%
$t_{1/2}$	0.45～1h 大剂量时代谢减慢	皮下注射后半衰期 2.2～3.6h
代谢途径	网状内皮系统代谢，肾脏排泄	大部分在肝脏代谢，以更短的无活性糖链从肾脏排泄，小部分原型药从肾脏排泄；肾功能不全者，代谢消除速度减慢

一、药理作用与作用机制

1. 肝素

肝素通过增强抗凝血酶Ⅲ（AT-Ⅲ）的活性发挥抗凝作用。

肝素在体外和体内都能抑制导致血液凝结和血纤蛋白凝块形成的反应，能预防血栓发生，但肝素不具有纤溶活性，不能裂解已有的血凝块，不是溶栓药。

肝素还具有防止纤维蛋白原转化为纤维蛋白、刺激脂蛋白脂肪酶的释放（脂蛋白脂肪酶将三酰甘油水解为甘油和游离脂肪酸）等其他生理活性。

2. 低分子肝素

LMWHs 主要通过抗因子Ⅹa 发挥抗凝作用。

第六章

二、临床用药评价

（一）作用特点

表 6-4　作用特点

要　点	内　容
优缺点对比	普通肝素和低分子肝素的优缺点对比见表 6-5
市售 LMWHs 产品差异	具体内容见表 6-6
LMWHs 的适应证和用法用量	各个 LMWHs 产品多数有 4 个（类）适应证： ①在外科手术中和术后，对存在中度或高度风险可能形成静脉血栓的患者，预防静脉血栓栓塞 ②治疗已形成的深静脉血栓 ③联合阿司匹林，用于不稳定型心绞痛和非 Q 波性心肌梗死急性期的治疗 ④在血液透析中预防体外循环中的血凝块形成
LMWHs 的命名和生物类似药	在我国上市的原研产品有 4 个：达肝素钠、依诺肝素钠、那屈（曲）肝素钙、贝米肝素钠。而其他未通过生物类似药评价的 LMWHs 产品，仍只能以“低分子肝素”为通用名

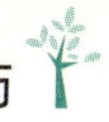

表 6-5　普通肝素和低分子肝素的优缺点对比

	UFH	LMWHs
优　势	起效和失效快，可根据需要更加灵活地调整剂量或停药（如外科手术或出血时） 可用活化部分凝血活酶时间（aPTT）监测肝素效果，该监测项目已普遍开展。也可用抗因子Ⅹa 活性进行监测 并非通过肾脏大量清除，因此可以用于肾衰竭或肾功能不全患者 临床应用经验丰富 可使用硫酸鱼精蛋白迅速逆转其作用 静脉或皮下给药均可	皮下给药时，生物利用度高于普通肝素。 皮下给药的临床经验丰富，常常便于门诊治疗 抗凝作用持续时间较长，因此可以一日仅给药 1 次或 2 次，且可在门诊给药 剂量与抗凝反应之间的相关性更好，可以固定剂量给药，无需实验室监测 发生肝素诱导的血小板减少（HIT）的风险较低 骨质疏松发生率较低 **与普通肝素相比，低分子肝素给药相对容易且不会通过胎盘，因此其为妊娠期首选的抗凝药**
局限性	治疗窗窄，实现充分抗凝又不发生出血的难度较大。剂量 - 反应关系差异较大，需要频繁进行实验室监测。达到或维持治疗浓度（根据 aPTT 或抗因子Ⅹa 活性）常常较为困难 潜在并发症风险高，包括 HIT、皮肤反应以及长期用药导致的骨质疏松 肝素对血栓内与纤维蛋白结合的凝血酶或与活化血小板结合的因子Ⅹa 的灭活能力减弱，因此肝素治疗期间发生血栓可能性增大	起效略慢（例如，20 ～ 30min），不如静脉快速给予普通肝素那样立即起效 **作用持续时间较长，更难以快速终止治疗** **硫酸鱼精蛋白不太容易使 LMWH 失活** 在肾衰竭患者中半衰期延长，尤其是依诺肝素 如果需要，可开展抗Ⅹa 活性测定，但该测定可能还不太普及

表 6-6　市售 LMWHs 主要产品对比

通用名	达肝素钠	依诺肝素钠	那屈肝素钙	贝米肝素钠	国产某“低分子肝素钠”
生产工艺	亚硝酸解聚	苯甲酸酯化和碱解聚	亚硝酸解聚	解聚	裂解，具体工艺不详
平均分子量	约 6000D	约 4200D	约 4500D	3600D	小于 8000D
抗Ⅹa/Ⅱa 效价比	2.7	3.8	3.6	8	不详
$t_{1/2}$	3 ～ 4h	单次 4h；多次重复给药后约 7h	3.5h	5 ～ 6h	3.5h

（续表 6-6）

通用名	达肝素钠	依诺肝素钠	那屈肝素钙	贝米肝素钠	国产某“低分子肝素钠”
清除过程	主要通过肾脏消除	主要经肝脏代谢，经肾脏和胆汁清除；肾脏原型药清除约 10%，总肾脏清除率为用药量 40%	肝脏代谢，只有少量（＜10%）原型药从肾脏消除，余下以小分子的形式从肾脏排泄	暂无资料	在肝脏代谢，经尿排出
肾功能不全剂量	慎用于严重肾功能不全者	C_{cr} ＜ 30ml/min，剂量调整为 100AXaIU/kg，qd	C_{cr} 30 ～ 50ml/min，剂量减少 25% ～ 33%；重度肾功能不全者禁用	肾衰竭者慎用	严重的肾功能不全者不推荐使用

（二）药物相互作用

1. 肝素和 LMWHs：合用影响凝血和血小板功能的药物，如香豆素类抗凝药、阿司匹林和其他口服抗凝药，增加出血危险；合用非甾体消炎药或糖皮质激素，增加消化道出血风险；肝素可与胰岛素受体作用，从而改变胰岛素的结合和作用。

2. 鱼精蛋白：鱼精蛋白能中和肝素的作用。鱼精蛋白也能部分中和 LMWHs，但解救 LMWHs 的效果不如解救普通肝素过量有效。

（三）典型不良反应和禁忌

1. 肝素

（1）出血较常见，是剂量依赖性不良反应

（2）偶见轻度血小板减少症

（3）骨质疏松：长时间（数月）使用肝素者可能产生骨质疏松尤其是在易患人群。

（4）在出血高危的情况下，如出血性体质、细菌性心内膜炎、胃肠道活动性溃疡、出血性脑卒中、脊椎或眼科手术、合用其他抗凝药和血小板抑制剂等，使用肝素需非常谨慎。

2. 禁忌证：已有出血和有出血高危风险者禁用。

（四）特殊人群用药

华法林有致畸性，肝素在妊娠中可作为安全而重要的替代品。与普通肝素相比，低分子肝素给药相对容易且不会通过胎盘，因此为妊娠期首选的抗凝药。由于普通肝素和低分子肝素均不会在乳汁中积聚，所以哺乳期妇女可以使用。

三、代表药品

具体内容见表 6-7。

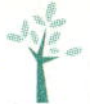

表 6-7　代表药品

药　品	内　容	
肝　素 Heparin	适应证	用于防治血栓形成或栓塞性疾病（心肌梗死、血栓性静脉炎、肺栓塞等）；各种原因引起的弥漫性血管内凝血（DIC）；也用于血液透析、体外循环、导管术、微血管手术等操作中及某些血液标本或器械的抗凝处理
	临床应用注意	①禁用于对肝素过敏、有自发出血倾向者、血液凝固迟缓者（如血友病、紫癜、血小板减少）、溃疡病、创伤、产后出血者及严重肝功能不全者 ②肝素主要不良反应是剂量过大后，可致自发性出血，故每次注射前应测定凝血时间。偶可引起过敏反应及血小板减少，常发生在用药之初的 5～9 日，故开始治疗 1 个月内应定期监测血小板计数 ③用药期间应定时测定凝血时间 ④**过量可致自发性出血倾向，可用 1% 的硫酸鱼精蛋白溶液缓慢滴注中和肝素作用。每 1mg 鱼精蛋白可中和 100U 的肝素**
达肝素钠 Dalteparin Sodium	适应证	①治疗急性深静脉血栓 ②预防急性肾功能衰竭或慢性肾功能不全者进行血液透析和血液过滤期间体外循环系统中的凝血 ③治疗不稳定型冠状动脉疾病，如不稳定型心绞痛和非 Q 波心肌梗死 ④预防与手术有关的血栓形成
	临床应用注意	①妊娠、哺乳和生育期妇女用药：只有当治疗对母亲的益处大于对婴儿的潜在风险时，才能在哺乳期使用达肝素钠 ②禁忌：禁止肌内注射本品 ③不良反应：由于存在血小板减少的风险，建议在开始达肝素钠治疗前做血小板计数检查并在治疗期间定期复查。重要说明：肝素所引起的Ⅱ型血小板减少症不应与早期术后血小板减少症混淆 ④注意事项：鱼精蛋白可抑制本品的抗凝作用。鱼精蛋白本身对初期止血有抑制作用，所以只能在紧急情况下应用 ⑤同时应用影响止血的药物，例如抗血小板药、溶栓药、非甾体抗炎药、GP Ⅱb/ Ⅲa 受体阻断剂、维生素 K 拮抗剂和葡聚糖可能加强本品的抗凝血效果
那屈肝素钙 Nadroparin Calcium	药理作用与作用机制	那屈肝素钙系由肠黏膜获取的氨基葡聚糖（肝素）片段的钙盐。 1ml 注射液含那屈肝素钙 9500IU 抗Ⅹa 因子 那屈肝素由普通肝素解聚而成。它具有很高的抗凝血因子Ⅹa（97IU/mg）活性和较低的抗凝血因子 Ⅱa 或抗凝血酶活性（30IU/ml）。这两种活性比值是 3.2
	用法用量	在预防和治疗中，那屈肝素应通过皮下注射给药。在血液透析中，通过血管内注射给药。**不能用于肌内注射**
	临床应用注意	（1）不建议在妊娠期间使用本品，除非治疗益处超过可能的风险。因此，不建议在母乳喂养期间使用那屈肝素

（续表 6-7）

药品	内容	
那屈肝素钙 Nadroparin Calcium	临床应用注意	（2）严重的肾功能损害、出血性脑血管意外、未控制的高血压时，一般不适宜使用本药 （3）十分常见不良反应：注射部位的小血肿，以及不同部位的出血，尤其是那些还合并其他危险因素的患者。常见注射部位反应、转氨酶升高（通常为一过性）。在使用那屈肝素的治疗过程中，应全程监测血小板计数 （4）注意事项 ①通常肾功能随年龄增大而有所降低，因此老年人的消除较慢，必须考虑老年人有肾脏损害的可能，因此需要调整用药剂量 ②肾功能不全的患者其出血风险增加，应谨慎治疗。预防血栓栓塞症时，轻度肾功能不全（肌酐清除率≥ 50ml/min）不需要减少剂量；中度肾功能不全（肌酐清除率 30 ～ 50ml/min），剂量应减少 25% ～ 33%；严重肾功能不全（肌酐清除率＜ 30ml/min）应将药物剂量减少 25% ～ 33%。治疗血栓栓塞症、不稳定型心绞痛和非 Q 波心肌梗死时，轻度肾功能不全（肌酐清除率≥ 50ml/min）不需要减少剂量；中度肾功能不全（肌酐清除率 30 ～ 50ml/min），剂量应减少 25% ～ 33%；严重肾功能不全（肌酐清除率＜ 30ml/min）禁用 （5）**用药后，出血情况严重的患者应考虑使用硫酸鱼精蛋白，它主要中和那屈肝素的抗凝作用，但仍保留某些抗Ⅹa 活性**
依诺肝素钠 Enoxaparin Sodium	药理作用与作用机制	主要特点是相对于抗凝血因子Ⅱa 即抗凝血酶活性，比其抗Ⅹa 活性更高，依诺肝素这两种活性比值是 3.6
	适应证	预防静脉血栓栓塞性疾病（预防静脉内血栓形成，特别是与骨科或普外手术有关的血栓形成，治疗已形成的深静脉栓塞，伴或不伴有肺栓塞。治疗不稳定型心绞痛及非 Q 波心肌梗死，与阿司匹林同用。用于血液透析体外循环中，防止血栓形成
	用法用量	**预防静脉血栓栓塞性疾病，治疗深静脉栓塞，治疗不稳定型心绞痛及非 Q 波心肌梗死时，应采用深部皮下注射；血液透析体外循环时为血管内途径给药；对于 ST 段抬高型急性心肌梗死，初始的治疗为静脉注射，随后改为皮下注射治疗**
	临床应用注意	①妊娠期妇女仅在医师认为确实需要时才可使用。但哺乳期妇女接受本品治疗时应停止哺乳 ②禁忌：出血或严重的凝血障碍相关的出血、有严重的 II 型肝素诱导的血小板减少症史、活动性消化道溃疡或有出血倾向的器官损伤、临床显著活动性出血、脑出血、有重度肾功能不全者（肌酐清除率＜ 30ml/min）禁用（透析除外） ③不良反应：常见的是出血和肝酶升高，常见的有过敏反应、皮肤反应、注射部位反应（血肿、疼痛） ④不推荐联合使用下述药物（合用可增加出血倾向）：用于解热镇痛剂量的乙酰水杨酸（及其衍生物）、非甾体抗炎药（全身用药）、酮咯酸、右旋糖酐 40（肠道外使用）

第六章

 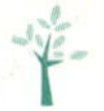

（续表 6-7）

药　品	内　容	
依诺肝素钠 Enoxaparin Sodium	临床应用注意	⑤意外的过量皮下注射低分子肝素有导致出血并发症的可能。鱼精蛋白给药量依赖于：注射的肝素剂量和注射肝素后的时间，如果依诺肝素钠注射已经 12h 以上。则不需要注射鱼精蛋白

第三亚类　直接口服抗凝药

进入 21 世纪，**直接口服抗凝药（DOACs）**进入临床，DOACs 有 2 层含义：能直接抑制凝血因子或凝血酶、口服给药。

一、药理作用与作用机制

1. 达比加群酯口服后被迅速吸收，在血浆和肝脏经由酯酶水解为达比加群。达比加群是竞争性、可逆性、直接凝血酶抑制剂，还可抑制游离凝血酶、已与纤维蛋白结合的凝血酶和凝血酶诱导的血小板聚集。

2. 口服直接因子Ⅹa 抑制剂，通过抑制因子Ⅹa 可以中断凝血级联反应的内源性和外源性途径，进而抑制凝血酶的产生和血栓形成。

二、临床用药评价

表 6-8　临床用药评价

要　点	内　容
作用特点对比	表 6-9 总结了达比加群、利伐沙班和阿哌沙班的几个特点，如利伐沙班与食物同服能提高生物利用度、达比加群主要以原型药经由尿液消除
药物相互作用	**强效 CYP3A4 及 P-gp 抑制剂使用者，不推荐服用阿哌沙班，此类抑制剂包括吡咯类抗真菌药（如伊曲康唑、伏立康唑及泊沙康唑）和 HIV 蛋白酶抑制剂（如利托那韦）等。**当阿哌沙班与非强效 CYP3A4 及 / 或 P-gp 抑制剂合用时，无需调整剂量 阿哌沙班与 CYP3A4 及 P-gp 强效诱导剂利福平合用时，可使阿哌沙班的平均 AUC 降低 54%，平均 C_{max} 降低 42%。阿哌沙班与其他 CYP3A4 及 P-gp 强效诱导剂（如苯妥英、苯巴比妥或圣约翰草）合用时，也可能导致阿哌沙班的血药浓度降低。与上述药物合用时，无需调整剂量：但与一些强效 CYP3A4 及 P-gp 诱导剂合用时，应谨慎
典型不良反应和禁忌	NOACs 上市之初，没有特效的解救药，即使补充新鲜的凝血因子也不能逆转。服用者，一旦出现过量、外伤或急症手术，都需要等待药物自然清除 **达比加群酯的解救药——艾达司珠单抗已经面世**，它是一种人源性抗体片段，能够与达比加群酯以 1 ∶ 1 的摩尔比高度结合，能拮抗达比加群的抗凝作用，但该药还未在我国上市 利伐沙班和阿哌沙班目前还没有解救药

第六章

表 6-9　达比加群、利伐沙班和阿哌沙班对比

特　点	达比加群	利伐沙班	阿哌沙班
作用靶点	凝血酶	因子Ⅹa	因子Ⅹa
吸收达峰时间	1～2h	2～4h	3～4h
用于房颤时的给药频次	一日 2 次	一日 1 次	一日 2 次
是否需要与食物同服	无需	需要	无需
从肾脏消除的活性药物比例	80%	33%	25%
肾功能正常者的消除半衰期	12～18h	5～13h	12～15h
肝功能中度不全时的剂量调整	无需	禁忌	无需
需要关注的药物相互作用	P-gp 抑制剂或诱导剂	P-gp/CYP3A4 抑制剂或诱导剂	P-gp/CYP3A4 抑制剂或诱导剂

三、代表药品

表 6-10　代表药品

药　品	内　容	
达比加群酯 Dabigatran Etexilate	适应证	预防成人非瓣性房颤患者的卒中和全身性栓塞（SEE），治疗深静脉血栓形成（DVT）或预防其复发，治疗肺栓塞（PE）或预防复发
	临床应用注意	①妊娠和哺乳期妇女禁用 ②重度肾功能不全者禁用；显著的活动性出血，有大出血显著风险的疾病或状况者禁用 ③最常报告的不良反应是出血 ④直接服用胶囊中的颗粒时，使用中应始终注意保持胶囊的完整性以避免无意导致达比加群酯生物利用度的增高 ⑤服用本药期间，避免合用任何其他抗凝药。达比加群酯是外流转运体 P-Pg 的底物，与强效 P-gp 抑制剂（胺碘酮、维拉帕米、奎尼丁、决奈达隆和克拉霉素）的联合使用会导致达比加群血药浓度升高，禁止合用环孢菌素、伊曲康唑、他克莫司和决奈达隆，与其他强效 P-gp 抑制剂合用要进行密切的临床监测。与 P-gp 诱导物（利福平、贯叶连翘、卡马西平或苯妥英等）联合使用会降低达比加群血药浓度，因此应该避免联合使用
利伐沙班 Rivaroxaban	药理作用与作用机制	利伐沙班通过 CYP3A4、CYP2J2 和不依赖 CYP 机制进行代谢，利伐沙班是转运蛋白 P-gp（P- 糖蛋白）和 Bcrp（乳腺癌耐药蛋白）的底物
	适应证	①用于择期髋关节或膝关节置换手术成年患者，以预防静脉血栓形成（VTE） ②用于治疗成人深静脉血栓形成（DVT）和肺栓塞（PE），降低初始治疗 6 个月后深静脉血栓形成和肺栓塞复发的风险 ③用于具有一种或多种危险因素（充血性心力衰竭、高血压、年龄≥ 75 岁、糖尿病、卒中或短暂性脑缺血发作病史）的非瓣膜性房颤成年患者，以降低卒中和全身性栓塞的风险

第六章

（续表 6-10）

药　品	内　容	
利伐沙班 Rivaroxa- ban	临床应用 注意	①妊娠期及哺乳期妇女禁用 ②禁止合用任何其他抗凝药。伴有凝血异常和临床相关出血风险的肝病患者，包括达到 Child Pugh B 和 C 级的肝硬化患者禁用。有临床明显活动性出血的患者或具有大出血显著风险的患者禁用 ③常见不良反应是出血，也是导致永久性停药的最常见的不良反应；其他常见不良反应有背痛、上腹部疼痛、消化不良等 ④利伐沙班 20mg 与食物同服之后，几乎完全吸收。因此利伐沙班 15mg 和 20mg 应与食物同服 ⑤不建议将利伐沙班与吡咯类抗真菌药（例如伊曲康唑、伏立康唑和泊沙康唑）或 HIV 蛋白酶抑制剂全身用药时合用，这些是 CYP3A4 和 P-gp 的强效抑制剂。应避免同时使用强效 CYP3A4 诱导剂

第四亚类　抗血小板药

一、分类及常用药品

1. 血栓素 A_2（TXA_2）抑制剂，代表药物阿司匹林。

2. 二磷酸腺苷（ADP）P2Y12 受体阻断剂，细分为噻吩并吡啶类（噻氯匹定、氯吡格雷）和非噻吩并吡啶类（替格瑞洛）。

3. 血小板糖蛋白（GP）Ⅱb/Ⅲa 受体阻断剂，代表药物替罗非班、依替巴肽。

4. 其他抗血小板药，如双嘧达莫、西洛他唑等。

二、药理作用与作用机制

表 6-11　药理作用与作用机制

要　点	内　容
阿司匹林	血小板聚集和血栓素 A_2（TXA_2）有关。阿司匹林是环氧化酶抑制剂，通过与 COX-1 活性部位的羟基发生不可逆的乙酰化，导致 COX-1 失活，继而阻断了花生四烯酸转化为 TXA_2 的途径，从而抑制了 TXA_2 途径的血小板聚集
二磷酸腺苷 （ADP） P2Y12 受体阻断剂	ADP 是通过血小板上的 ADP 受体引起血小板聚集的。目前的 ADP 受体阻断剂主要是针对 P2Y12 噻氯匹定是第一个 P2Y12 拮抗剂，通过作用于 P2Y12 受体起效，从而抑制 ADP 介导的血小板聚集，并且抑制作用不可逆 氯吡格雷也是噻吩并吡啶药物。通过选择性、不可逆地结合 P2Y12 受体，进而阻断 ADP 等激动剂诱导的血小板聚集 替格瑞洛，属环戊基三唑嘧啶类药物，其拮抗 P2Y12 的作用可逆。与氯吡格雷相比，它可提供更快和更完全的抗血小板作用
血小板糖蛋 白（GP） Ⅱb/Ⅲa 受体阻断剂 （GPI）	GP Ⅱb/Ⅲa 拮抗剂通过与 GP Ⅱb/Ⅲa 受体结合，抑制血小板聚集，是目前最强的抗血小板药物。根据化学结构不同，可分为三类： ①单克隆抗体，Ab-ciximab（阿昔单抗，国内未上市） ②肽类抑制剂，Eptifibatide（依替巴肽） ③非肽类抑制剂，Tirofiban（替罗非班）

（续表 6-11）

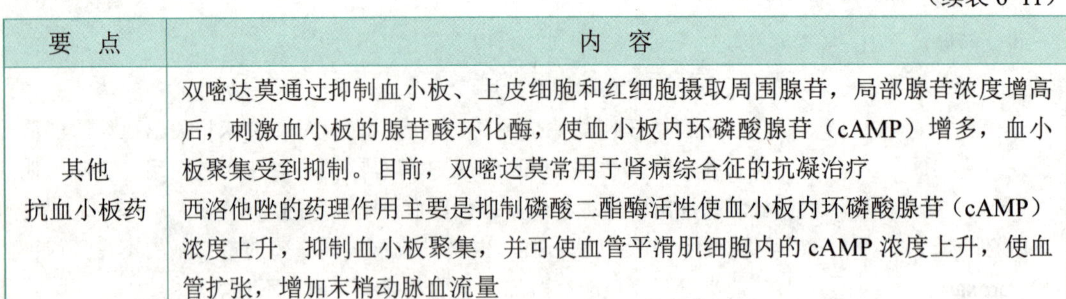

要　点	内　容
其他 抗血小板药	双嘧达莫通过抑制血小板、上皮细胞和红细胞摄取周围腺苷，局部腺苷浓度增高后，刺激血小板的腺苷酸环化酶，使血小板内环磷酸腺苷（cAMP）增多，血小板聚集受到抑制。目前，双嘧达莫常用于肾病综合征的抗凝治疗 西洛他唑的药理作用主要是抑制磷酸二酯酶活性使血小板内环磷酸腺苷（cAMP）浓度上升，抑制血小板聚集，并可使血管平滑肌细胞内的 cAMP 浓度上升，使血管扩张，增加末梢动脉血流量

三、临床用药评价

阿司匹林对血小板 COX-1 的活性抑制是永久的、不可逆的，持续至血小板的整个寿命周期，血小板寿命为 7 ～ 14 日，每日约更新总量的 1/10。**临床上小剂量连日服用，一般用于冠心病的一、二级预防，而大剂量往往用于急性冠状动脉综合征和经皮冠状动脉介入支架植入术前的单次顿服。**

氯吡格雷是前药，氯吡格雷主要由肝脏代谢，通过两条主要代谢途径进行：一条途径由酯酶介导，约占吸收量 85% 的氯吡格雷通过水解作用代谢为无活性的酸衍生物；另一条途径由多种细胞色素 P450 介导，而 CYP2C19 的代谢能力对此途径的影响较大。

四、代表药品

表 6-12　代表药品

药　品	内　容	
阿司匹林 Aspirin	适应证	0.3g 和 0.5g 等较大剂量的阿司匹林作为解热镇痛药使用，用于退热，也用于缓解轻至中度疼痛，如头痛、牙痛、神经痛、肌肉痛、痛经及关节痛等 ≤ 100mg 剂量的阿司匹林作为抗血小板药使用
	临床应用注意	（1）所有含有阿司匹林的药物禁用于妊娠最后 3 个月的妇女 （4）阿司匹林可能导致支气管痉挛，并引起哮喘发作或其他过敏反应。禁忌证：有水杨酸盐或含水杨酸物质、非甾体抗炎药导致哮喘病史；活动性消化性溃疡；出血体质；严重的肾功能不全；严重的肝功能不全；严重的心功能不全；正在使用剂量≥ 15mg/w 的甲氨蝶呤者 （3）不良反应：0.5g 规格较常见的不良反应有恶心、呕吐、上腹部不适或疼痛等胃肠道反应。**≤ 100mg 规格的不良反应有上、下胃肠道不适（如消化不良、胃肠道和腹部疼痛），可能增加出血的风险** （4）注意事项 0.5g 规格：①属于对症治疗，用于退热连续应用不得超过 3 日，用于止痛不得超过 5 日。② 2 岁以下儿童服用时可能会发生阿司匹林相关的瑞氏综合征 ≤ 100mg 规格：为减少出血风险，需提前停用阿司匹林 7 ～ 10 日 （5）相互作用。水杨酸和甲氨蝶呤与血浆蛋白竞争结合，减少甲氨蝶呤的肾清除，因此阿司匹林可增加甲氨蝶呤的血液毒性，甲氨蝶呤每周剂量≥ 15mg 时避免使用阿司匹林；合用布洛芬会干扰阿司匹林对血小板的不可逆抑制作用，会影响阿司匹林的心血管保护作用

（续表 6-12）

药　品	内　容	
氯吡格雷 Clopidogrel	适应证	（1）预防动脉粥样硬化血栓形成事件。用于近期心肌梗死（从几日到小于 35 日）、近期缺血性卒中（从 7 日到小于 6 个月）或确诊外周动脉性疾病的患者 （2）急性冠脉综合征： ①非 ST 段抬高型急性冠脉综合征（包括不稳定型心绞痛或非 Q 波心肌梗死），也包括接受经皮冠状动脉介入术置入支架的患者，与阿司匹林合用 ② ST 段抬高型急性冠脉综合征，与阿司匹林合用，可两药合并在溶栓治疗中使用
	临床应用注意	①鉴于本品可由乳汁分泌，妊娠及哺乳期妇女应权衡利弊 ②禁忌：严重的肝脏损害；活动性病理性出血，如消化性溃疡或颅内出血 ③常见不良反应有出血（血肿、鼻出血、胃肠出血、瘀伤、注射部位出血）、腹泻、腹部疼痛、消化不良 ④ CYP2C19 参与活性代谢产物和中间代谢产物 2- 氧 - 氯吡格雷的形成。发现氯吡格雷抗血小板作用不足者可进行检测 ⑤相互作用：由于氯吡格雷部分由 CYP2C19 代谢为活性代谢物，使用抑制此酶活性的药物将导致氯吡格雷活性代谢物水平的降低并降低临床有效性 ⑥如果漏服，在常规服药时间的 12h 内漏服，应立即补服一次标准剂量，并按照常规服药时间服用下一次剂量；超过常规服药时间的 12h 后漏服，应在下次常规服用时间服用标准剂量，无需剂量加倍

第五亚类　溶栓药（溶栓酶）

溶栓药的分类：①非特异性纤溶酶原激活剂：尿激酶、重组链激酶；②人组织纤维蛋白溶酶原激活剂（t-PA）；③ t-PA 改构体或修饰体，代表药物有瑞替普酶、替奈普酶、拉诺替普酶等。④其他，如国内上市的重组尿激酶原。

一、临床用药评价

链激酶和尿激酶溶栓无特异性，是非选择性纤溶酶原激活剂，不仅能降解血凝块的纤维蛋白，也降解循环中的纤维蛋白原。使用过程中，容易过度消耗循环中的纤维蛋白原，导致全身性纤溶状态，增加出血的发生风险。

阿替普酶具有纤维蛋白特异性，这种纤维蛋白特异性降低了它对纤溶酶原的全身活化作用，该作用会导致循环中血纤蛋白原的降解。阿替普酶转为活性状态，有效的诱导纤溶酶原转化为纤溶酶，降解纤维蛋白。阿替普酶半衰期短（<5min），需持续静脉滴注。

瑞替普酶（reteplase，rPA），全称是重组人组织型纤溶酶原激酶衍生物，瑞替普酶也具有一定的纤维蛋白特异性。

替奈普酶（tenecteplase，TNK-tPA），替奈普酶还未在我国上市，但它已成为美国 ST 段抬高型心肌梗死的标准溶栓治疗药物，由于单次注射方便，不良反应少，非常适合心肌梗死入院前在救护车上给药。

重组人尿激酶原（recombinant human prourokinase，rhPro-UK）是在我国上市的药品，也是一种纤溶酶原激活剂。

溶栓药作用特点对比见表 6-13。

除了尿激酶、链激酶，使用其他溶栓药的同时，都需要同期给予肝素和抗血小板药物，改善高凝状态，减少血栓再发生。

表 6-13 溶栓药作用特点对比

药 物	常规剂量	血浆消除半衰期	纤维蛋白特异性	抗原性及变态反应	纤维蛋白原消耗	心梗 90min 再通率（%）	TIMI 3 级血流比例[a]
尿激酶	150 万 U，60min	≤ 20min	否	无	明显	53	28
重组链激酶	150 万 U，30 ～ 60min	5 ～ 30min	否	有	明显	50	32
阿替普酶	100mg，90min	4 ～ 5min	是	无	轻度	＞ 80	54
瑞替普酶	100MU×2，每次＞ 2min	14 ～ 16min	是	无	中度	＞ 80	60
替奈普酶	30 ～ 50mg（依据体重[b]）	20 ～ 24min	是	无	极小	75	63
重组人尿激酶原	50mg（20mg 静注 +30mg/30min 滴注）	0.59 ～ 2.6h（非线性）	是	无	小	78.5	59

注：a. TIMI 血流分级是心肌梗死溶栓治疗中评价冠状动脉再灌注的标准，3 级（完全灌注），即造影剂完全、迅速充盈远端血管并迅速清除。b. 体重＜ 60kg，剂量 30mg；每增加 10kg，剂量增加 5mg；直至体重＞ 90kg，最大剂量 50mg。

二、代表药品

阿替普酶 Alteplase

【适应证】

①急性心肌梗死。②血流不稳定的急性大面积肺栓塞。③急性缺血性脑卒中。

【临床应用注意】

1. ①有高危出血倾向者禁用；②针对 3 个适应证，说明书还列出了每个适应证的补充禁忌证，如治疗急性心肌梗死时的补充禁忌证是：出血性脑卒中病史或不明起因的脑卒中病史、过去 6 个月中有缺血性脑卒中或短暂性脑缺血发作的病史等。③阿替普酶不能用于 18 岁以下及 80 岁以上的急性脑卒中患者。

2. 十分常见的不良反应是出血，如血管损伤处出血（如血肿）、注射部位处出血、颅内出血，呼吸道出血、胃肠道出血、皮肤瘀斑、泌尿生殖道出血（如血尿、泌尿道的出血）；其他很常见的不良反应有血压下降、再缺血损伤、心绞痛、低血压和心力衰竭、肺水肿、再灌注后

 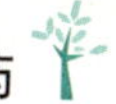

心律失常。常见不良反应有恶心、呕吐、心脏停搏、心源性休克和再梗死等。

第二节　抗出血药

一、分类及常用药品

1. 维生素K类：维生素K_1、维生素K_4、甲萘氢醌、亚硫酸氢钠甲萘醌。
2. 凝血因子：人凝血酶原复合物、人纤维蛋白原、人凝血因子Ⅷ、重组人凝血因子Ⅷ、重组人凝血因子Ⅸ。
3. 蛇毒血凝酶。
4. 抗纤维蛋白溶解药：氨基己酸、氨甲环酸。
5. 促血小板生成药：重组人血小板生成素、艾曲泊帕乙醇胺。
6. 毛细血管止血药：卡络磺钠、酚磺乙胺。
7. 血管硬化剂：聚桂醇。

二、药理作用与作用机制

表6-14　药理作用与作用机制

要　点	内　容
维生素K类	补充维生素K还能逆转华法林等双香豆素类抗凝药的出血，维生素K类药物包括维生素K_1、维生素K_4、甲萘氢醌、亚硫酸氢钠甲萘醌，其中维生素K_4和甲萘氢醌只有口服剂型
凝血因子补充剂	为凝血因子过度消耗者，或功能缺陷者提供正常功能的凝血因子，纠正出血。人凝血因子Ⅷ来自健康人血浆，用于血友病A（因子Ⅷ促凝成分缺乏），重组凝血因子Ⅸ用于血友病B（因子Ⅸ缺乏）
蛇毒血凝酶	是从蛇毒中分离出的活性成分，可促进纤维蛋白原转化为纤维蛋白，而发挥止血作用
抗纤维蛋白溶解药	氨基己酸和氨甲环酸的化学结构与赖氨酸相似。能竞争性抑制纤溶酶原与纤维蛋白之间的吸附，保护纤维蛋白不被降解
促血小板生成药	血小板生成素（TPO）是刺激巨核细胞生长及分化的内源性细胞因子，对巨核细胞生成的各阶段均有刺激作用，从而升高血小板数目 艾曲泊帕乙醇胺：是一种口服的、小分子血小板生成素（TPO）受体激动剂，可与人TPO受体的跨膜结构域相互作用，启动信号级联反应，诱导骨髓祖细胞增殖和分化，产生和TPO类似的生理活性
毛细血管止血药	卡络磺钠能增强毛细血管对损伤的抵抗力，稳定血管及其周围组织中的酸性黏多糖，降低毛细血管的通透性，增强受损毛细血管端的回缩作用，从而缩短止血时间。酚磺乙胺主要是通过降低毛细血管壁的通透性，使毛细血管收缩，增强血小板的功能及黏合力，促进血小板释放凝血活性物质，缩短凝血时间而止血
血管硬化剂	聚桂醇是一种硬化剂，在曲张静脉旁注射后能使曲张静脉周围纤维化，压迫曲张静脉，达到止血目的；静脉内注射聚桂醇后，可损伤血管内皮、促进血栓形成、阻塞血管，从而起到止血作用

第六章

三、临床用药评价

维生素 K_1 肌内注射 1～2h 起效，3～6h 止血效果明显，12～14h 后凝血酶原时间恢复正常。本品在肝内代谢，经肾脏和胆汁排出。在胆汁的存在下，口服维生素 K_1 由胃肠道经小肠淋巴管吸收，用药后吸收良好。

人凝血因子Ⅷ，来源于健康人血浆。在内源性血凝过程中，凝血因子Ⅷ作为一种辅助因子，在 Ca^{2+} 和磷脂存在下，与激活的因子Ⅸ参与因子Ⅹ的激活，最终使凝血酶原激活为凝血酶，从而使凝血过程正常进行。

卡络磺钠适用于因毛细血管损伤所致的出血，也用于血小板减少性紫癜，但止血效果不十分理想。由于卡络磺钠不影响凝血过程，对大出血和动脉出血基本无效。

四、代表药品

表 6-15　代表药品

药　品	内　容	
维生素 K_1 Vitamin K_1	适应证	用于维生素 K 缺乏引起的出血，如梗阻性黄疸、胆瘘、慢性腹泻等所致出血，香豆素类、水杨酸钠等所致的低凝血酶原血症，新生儿出血以及长期应用广谱抗生素所致的体内维生素 K 缺乏
	临床应用注意	①本品可通过胎盘屏障，故对临产妊娠期妇女应尽量避免使用 ②注射剂：严重肝脏疾患或肝功不良者禁用。口服剂：严重梗阻性黄疸、小肠吸收不良所致的腹泻等病例，不宜使用 ③不良反应：偶见过敏反应。静脉注射速度过快，超过 5mg/min，可引起面部潮红、出汗、支气管痉挛、心动过速、低血压等，曾有**快速静脉注射致死**的报道。肌内注射可引起局部红肿和疼痛。新生儿用本品后可能出现高胆红素血症，黄疸和溶血性贫血
人凝血因子Ⅷ Human Coagulation Factor Ⅷ	适应证	本品对缺乏人凝血因子Ⅷ所致的凝血功能障碍具有纠正作用，主要用于防治甲型血友病和获得性凝血因子Ⅷ缺乏而致的出血症状及这类患者的手术出血治疗
	用法用量	一般推荐剂量如下： ①轻度至中度出血：将因子Ⅷ水平提高到正常人水平的 20%～30% ②较严重出血或小手术：需将因子Ⅷ水平提高到正常人水平的 30%～50% ③大出血：危及生命的出血，如口腔、泌尿系统及中枢神经系统出血或重要器官如颈、喉、腹膜后，髂腰肌附近的出血：首次剂量 40IU/kg，然后每隔 8～12h 给予维持剂量 20～25IU/kg ④手术：手术开始时血液中因子Ⅷ浓度需达到正常人水平的 60%～120% ⑤获得性因子Ⅷ抑制物增多症：应给予大剂量的凝血因子Ⅷ，一般超过治疗血友病患者所需剂量一倍以上
	临床应用注意	**不良反应包括寒战、恶心、头晕或头痛，这些症状通常是暂时的，有可能发生过敏反应**

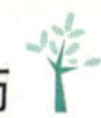

（续表 6-15）

药　品	内　容	
重组人凝血因子Ⅷ Recombinant Coagulation Factor Ⅷ	适应证	适用于甲型血友病（先天性凝血因子Ⅷ缺乏）患者出血的治疗和预防
	用法用量	通过静脉给药。给药速率的确定以使患者舒适为宜，最快不应超过 10ml/min 对年龄低于 6 岁的患者，推荐剂量为 20 ～ 50IU/kg，每周 3 ～ 4 次
	临床应用注意	不良反应：凝血因子Ⅷ抑制物的形成，也是发生最多的不良反应。警惕有可能发生过敏 / 变态反应，变态反应表现过敏性特征，如眩晕、感觉异常、皮疹、皮肤潮红、面部肿胀、荨麻疹和瘙痒
重组人凝血因子Ⅸ Recombinant Coagulation Factor Ⅸ	药理作用与作用机制	注射用重组人凝血因子Ⅸ增加了血浆中因子Ⅸ水平，并能暂时性纠正乙型血友病患者的凝血缺陷
	适应证	①控制和预防成人及儿童乙型血友病（先天性凝血因子Ⅸ缺乏症或 Christmas 病）患者出血。②成人及儿童乙型血友患者的围手术期处理
	用法用量	①使用包装中所附的 0.234% 氯化钠稀释液将冻干粉复溶后供静脉注射用。一般情况下，**注射速率不宜超过 4ml/min，**给药速度可依据患者舒适度调整 ②均需个体化调整剂量
	临床应用注意	①常见不良反应是全身性超敏反应 ②中和抗体（抑制物）：应用含凝血因子Ⅸ产品的患者中曾检测到活性中和抗体（抑制物） ③成人因子Ⅸ的需要量（IU）= 体重（kg）× 因子Ⅸ期望增加量（% 或 IU / dl）×1.3 ④对于儿童患者，具体为：儿童因子Ⅸ的需要量（IU）= 体重（kg）× 因子Ⅸ期望增加量（% 或 IU / dl）×1.4
蛇毒血凝酶 Hemocoagulase	适应证	可用于需减少流血或止血的各种医疗情况，如外科、内科、妇产科、眼科、耳鼻喉科、口腔科等临床科室的出血及出血性疾病；也可用来预防出血，如手术前用药，可避免或减少手术部位及手术后出血
	临床应用注意	血中缺乏血小板或某些凝血因子（如凝血酶原）时，蛇毒血凝酶没有代偿作用，宜在补充血小板、缺乏的凝血因子或输注新鲜血液的基础上应用蛇毒血凝酶。**在大剂量（50 ～ 100U/ 次）时则具有较强的去纤维蛋白原作用，能明显降低血液中的纤维蛋白原，而使血液黏度及凝血性下降**
氨基己酸 Aminocaproic	适应证	用于预防及治疗血纤维蛋白溶解亢进引起的各种出血
	临床应用注意	①有血栓形成倾向或过去有血管栓塞者忌用 ②常见的不良反应为恶心、呕吐和腹泻，当每日剂量超过 16g 时，尤易发生。快速静脉注射可出现低血压、心动过速、心律失常，少数人可发生惊厥及心脏或肝脏损害 ③氨基己酸排泄快，需持续给药，否则难以维持稳定的有效血药浓度。氨基己酸不能阻止小动脉出血，术中有活动性动脉出血，仍需结扎止血

（续表 6-15）

药品	内容	
氨甲环酸 Tranexamic	临床应用注意	①不良反应较氨基己酸为少。偶见药物过量所致颅内血栓形成和出血。尚有腹泻、恶心及呕吐；少见的有经期不适（经期血液凝固所致） ②必须持续应用氨甲环酸较久者，应作眼科检查监护（例如视力测验、视觉、视野和眼底） ③慢性肾功能不全时用量酌减，给药后尿液浓度常较高：治疗前列腺手术出血时，用量也应减少
重组人血小板生成素 Recombinant Human Thrombopo-ietin	适应证	本品仅用于血小板减少及临床状态具有增加出血风险的患者，不应用于试图使血小板计数升至正常数值的情况 ①适用于治疗实体瘤化疗后所致的血小板减少症，适用对象为血小板低于 50×10^9/L 且医生认为有必要升高血小板治疗的患者 ②用于特发性血小板减少性紫癜（ITP）的辅助治疗，适用对象为血小板低于 20×10^9/L 的糖皮质激素治疗无效（包括初始治疗无效，或有效后复发而再度治疗无效）的未接受脾切除治疗的患者
	临床应用注意	①较少发生不良反应，偶见发热、肌肉酸痛、头晕等，一般不需处理，多可自行恢复 ②过量或错误使用本品可能会使血小板计数升高到可导致并发血栓形成 / 血栓栓子的水平。为了使发生血栓形成 / 血栓栓子的风险降到最低，在应用本品时不应试图使血小板计数达到正常值。使用本品过程中应定期检查血常规，一般应隔日一次，密切注意外周血小板计数的变化，血小板计数达到所需指标时，应及时停药。停药后定期监测至少两周
艾曲泊帕乙醇胺 Eltrombopag Olamine	适应证	适用于既往对糖皮质激素、免疫球蛋白等治疗反应不佳的成人（≥ 18 周岁）慢性免疫性（特发性）血小板减少症（ITP）患者，使血小板计数升高并减少或防止出血。本品仅用于因血小板减少和临床条件导致出血风险增加的 ITP 患者
	用法用量	**口服：①初始方案（成人）建议初始剂量为一次 25mg，一日一次，肝功能不全患者应减量用药；②治疗过程中，应定期监测血常规和肝功能；③如果认为已有肝功能不全的 ITP 患者有必要使用本品，以 25mg 隔日一次剂量开始本品治疗，肝功能不全患者开始本品治疗后，增加剂量前应等待 3 周**
	临床应用注意	①以 75mg 一日 1 次剂量治疗 4 周后，如血小板计数仍未升高至足以避免临床严重出血的水平，应停止本品治疗。如果出现了明显的肝功能异常，也应考虑停用本品 ②严重不良反应为肝毒性和血栓形成 / 血栓事件 ③相互作用：本品与 HMG-CoA 还原酶抑制剂（他汀类）存在相互作用，应考虑他汀类药物减量，并应仔细监测他汀类药物的副作用。本品可与多价阳离子发生螯合作用，因此，本品应空腹服用（餐前间隔 1h 或餐后间隔 2h），应在以下产品使用前间隔至少 2h 或使用后间隔至少 4h 服用，不得将本品碾碎后混入食物或液体服用 ④应采用能使血小板计数达到并维持≥ 50000/μl 的最低剂量

第六章

第三节　抗贫血药

贫血有多种原因，需要对因处置：①缺铁性贫血是由于体内铁元素缺乏，使血红蛋白合成减少，引起的小细胞低色素性贫血，但红细胞数量正常。②巨幼细胞性贫血是体内缺乏叶酸和维生素 B_{12} 等造血因子，使幼稚红细胞在发育中的脱氧核糖核酸（DNA）合成出现障碍，细胞的分裂受阻，形成畸形的巨幼红细胞，并伴有神经症状（神经炎、神经萎缩）。③肾性贫血是指由各类肾脏疾病造成促红素（EPO）的相对或者绝对不足导致的贫血，以及尿毒症患者血浆中的一些毒性物质通过干扰红细胞的生成和代谢而导致的贫血。④再生障碍性贫血（简称再障）是一组由各种病因所致的骨髓造血功能衰竭性综合征，以骨髓造血细胞增生减慢和外周血全血细胞减少为特征，临床以贫血、出血和感染为主要表现。

一、临床用药评价

（一）作用特点

表 6-16　作用特点

要　点	内　容
铁　剂	①口服铁剂胃肠道吸收有自限现象，即铁的吸收与体内储存量有关。无机铁剂的胃肠道不良反应较有机铁剂明显，但价格低廉 ②注射型铁剂适用于以下情况：铁剂服后胃肠道反应严重而不能耐受者；口服铁剂而不能奏效者，如脂肪泻、萎缩性胃炎等 ③铁剂用药期间需定期做下列检查，以观察治疗效果：血红蛋白、网织红细胞计数、血清铁蛋白及血清铁测定
叶　酸	叶酸可用于各种原因引起的叶酸缺乏及由叶酸缺乏所致的巨幼细胞贫血；小剂量用于妊娠期妇女预防胎儿神经管畸形。叶酸服用后可迅速纠正巨幼细胞贫血的异常现象，改善贫血，但不能阻止因维生素 B_{12} 缺乏所致的神经损害，同时并服维生素 B_{12}，以改善神经症状
维生素 B_{12}	维生素 B_{12} 是唯一的一种需要内因子辅助吸收的维生素
重组人促红素	重组人促红素（CHO 细胞）皮下注射给药吸收缓慢，2h 后可见血清红细胞生成素浓度升高，血药浓度达峰值时间为 18h，骨髓为特异性摄取器官，药物主要为肝脏和肾脏摄取 （1）治疗时机：①血红蛋白＜ 100g/L 的非透析成人 CKD 患者。②由于成人透析患者血红蛋白下降速度比非透析患者快，建议血红蛋白＜ 100g/L 时即开始 ESAs 治疗。③血红蛋白 >100g/L 的部分肾性贫血患者可以个体化使用 ESAs 治疗以改善部分患者的生活质量 （2）治疗目标是血红蛋白≥ 110g/L，当血红蛋白＞ 130g/L 以上时，不推荐继续使用

（二）药物相互作用

酸性条件可以促进铁剂的吸收，因此铁剂可以和富含维生素 C 以及果汁一起服用，而抗酸药不能与铁剂同时服用。服用铁剂时，还应避免与牛奶、茶、咖啡同用，特别是茶叶，因茶叶中的鞣酸与铁结合成不易吸收的物质，而牛奶含磷高，会与铁竞争，影响铁剂的吸收。

（三）典型不良反应和禁忌

口服铁剂常有胃肠道反应，如胃肠不适、腹痛、腹泻或便秘等副作用，饭前空腹服用有利于铁的吸收，但服用时间还需根据个体反应而定，若空腹不能耐受，可改为饭后服用，并将每日用量分 3 次服用。

在服用叶酸、维生素 B_{12} 治疗巨幼细胞贫血后，尤其是严重病例在血红蛋白恢复正常时，可出现血钾降低或突然降低，血钾降低可引发许多问题，如神经紊乱、腹泻、麻痹、失钾性肾病、心律失常等，所以在此期间应注意补充钾盐。

二、代表药品

表 6-17　代表药品

药　品	内　容	
硫酸亚铁 Ferrous Sulfate	适应证	各种原因（如慢性失血、营养不良、妊娠、儿童发育期等）引起的缺铁性贫血
	用法用量	口服。均于餐后服用
	临床应用注意	①肝肾功能严重不全，尤其是伴有未经治疗的尿路感染者禁用。铁负荷过高、血色病或含铁血黄素沉着症患者禁用。非缺铁性贫血（如地中海贫血）患者禁用 ②可见胃肠道不良反应，如恶心、呕吐、上腹疼痛、便秘。本品可减少肠蠕动，引起便秘，并排黑便 ③硫酸亚铁 1g，相当于元素铁 100mg，国内药品规格均以硫酸亚铁含量标记 ④维生素 C 与本品同服，有利于吸收。本品与磷酸盐类、四环素类及鞣酸等同服，可妨碍铁的吸收。本品可减少左旋多巴、卡比多巴、甲基多巴及氟喹诺酮类药物的吸收
右旋糖酐铁注射液 Iron Dextran Injection	适应证	用于不能口服铁剂或口服铁剂治疗不满意的缺铁患者
	用法用量	主要不良反应为过敏反应，可在给药后的几分钟内发生。因此建议在给予患者初次液量前先给予 0.5ml 右旋糖酐铁注射液（相当于 25mg 铁），如 60min 后无不良反应发生，再给予剩余的剂量
	临床应用注意	①不应用于第一妊娠期（妊娠前 3 个月）的妇女。对于第二、第三妊娠期和哺乳期的妇女如口服铁剂无效或不能口服，应在医生指导下使用本品 ②禁忌证：非缺铁性贫血（如溶血性贫血），铁超负荷或铁利用紊乱，已知对铁单糖或双糖的过度敏感，代偿失调的肝硬化，传染性肝炎，急慢性感染的患者，哮喘、湿疹或其他特应性变态反应患者 ③常见过敏反应皮肤瘙痒（1.5%）、呼吸困难（1.5%）。急性过敏反应表现为呼吸困难、面部潮红、胸痛和低血压，发生率约为 0.7%，缓慢静脉注射可降低急性严重反应。过敏反应一般出现在给予试验剂量时间内

第六章

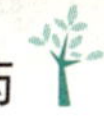

（续表 6-17）

药　品	内　容	
叶　酸 Folic Acid	【临床应用注意】 ①禁忌：维生素 B_{12} 缺乏引起的巨幼细胞贫血不能单用叶酸治疗 ②营养性巨幼红细胞性贫血常合并缺铁，应同时补充铁，并补充蛋白质及其他 B 族维生素。恶性贫血及疑有维生素 B_{12} 缺乏的患者，不单独用叶酸，因这样会加重维生素 B_{12} 的负担和神经系统症状 ③大剂量叶酸能拮抗苯巴比妥、苯妥英钠和扑米酮的抗癫痫作用，可使癫痫发作的临界值明显降低，并使敏感患者的发作次数增多。因此，这些患者应用的叶酸剂量不应当超过 1mg，主张以不超过 0.4mg 为宜，以免影响病情。口服大剂量叶酸，可以影响微量元素锌的吸收	
维生素 B_{12}	适应证	因内因子缺乏所致的巨幼细胞性贫血，也可用于亚急性联合变性神经系统病变，如神经炎的辅助治疗
	临床应用注意	①不良反应可致过敏反应，甚至过敏性休克，不宜滥用 ②有条件时，用药过程中应监测血中维生素 B_{12} 浓度。痛风患者如使用本品，由于核酸降解加速，血尿酸升高，可诱发痛风发作，应加注意。治疗巨细胞性贫血，在起始 48h，宜查血钾，以防止低钾血症
重组人促红素（CHO 细胞） Recombinant Human Erythropoietin（CHO Cell）	适应证	①肾功能不全所致贫血，包括透析及非透析患者 ②外科围手术期的红细胞动员
	临床应用注意	①未控制的重度高血压患者禁用 ②极少数患者用药后可能出现皮疹或荨麻疹等过敏反应，包括过敏性休克 ③用药期间应定期检查红细胞比容 ④治疗期间因出现有效造血，铁需求量增加。通常会出现血清铁浓度下降，如果患者血清铁蛋白低于 100ng/ml，或转铁蛋白饱和度低于 20%，应每日补充铁剂。叶酸或维生素 B_{12} 不足会降低本品疗效。严重铝过多也会影响疗效

第四节　升白细胞药

一、药理作用与作用机制

1. 重组人粒细胞集落刺激因子（rhG-CSF）：是利用基因重组技术生产的人粒细胞集落刺激因子，粒细胞集落刺激因子是调节骨髓中粒系造血的主要细胞因子之一，选择性作用于粒系造血祖细胞，促进其增殖、分化，并可增加粒系终末分化细胞的功能。

2. 重组人粒细胞巨噬细胞集落刺激因子（rhGM-CSF）：粒细胞巨噬细胞集落刺激因子作用于造血祖细胞，促进其增殖和分化，其重要作用是刺激粒、单核巨噬细胞成熟，促进成熟细胞向外周血释放，并能促进巨噬细胞及嗜酸性细胞的多种功能。

3. 蛋白同化激素俗称合成类固醇，作为升白细胞药使用，能刺激骨髓造血功能，使红细胞和血红蛋白量升高。可用于治疗再生障碍性贫血、白血病。

4. 利可君是一种噻唑羧酸类升白细胞药，为半胱氨酸的衍生物，能分解为半胱氨酸和醛，具有促进骨髓内粒细胞生长和成熟的作用，可促进白细胞增生。

5. 小檗胺其作用广泛，具有促进白细胞增生、抗炎、降低血压、抗肿瘤、抗心肌缺氧缺血、抗心律失常等作用。可用于防治放化疗患者白细胞减少。

6. 维生素 B_4，又称腺嘌呤，其参与机体的代谢功能，具有刺激骨髓白细胞增生的作用，可用于防治各种原因引起的白细胞减少症、急性粒细胞减少症，尤其是防治肿瘤放化疗引起的白细胞减少症。

7. 鲨肝醇在动物骨髓造血组织中含量较多，可能是体内造血因子之一。其有促进白细胞增生及抗放射线的作用，一般用于防治因放疗、化疗及苯中毒等引起的白细胞减少症。

二、临床用药评价

用药原则：

1. 预防性应用：在白细胞计数未明显下降时应用，以避免由于化疗或放疗引起严重骨髓抑制。一般从化疗或放疗后 48h 开始，连续用药 5 ～ 7 日。停药的指征是白细胞计数超过 $10×10^9$/L 或化疗、放疗后白细胞一直在正常范围。

2. 治疗性用药：治疗性用药是指白细胞已降低后用 G-CSF 迅速提高血常规。一般希望白细胞尽快上升，所以用药量一般较大。GM-CSF 对有粒细胞低下并有感染的患者疗效较好。

3. 在高剂量化疗 / 放疗后配合自体骨髓或造血干细胞移植：选用高剂量的 GM-CSF 为好，可使患者较快地渡过骨髓严重抑制阶段，免疫和骨髓功能迅速恢复。

4. 集落刺激因子类药物刺激骨髓造血效果良好，但这些造血细胞因子价格较贵，有反跳现象，应用受到限制。

5. 注意促进白细胞增生药的相互作用，如维生素 B_4 与化疗药合用有可能促进肿瘤的发展；与化疗药合用可影响集落刺激因子促白细胞增生的疗效，应于停用化疗药 1 ～ 3 日后再开始用药。

三、代表药品

表 6-18　代表药品

药　品	内　容	
重组人粒细胞刺激因子 Recombinant Human Granulocyte Colony Stimulating Factor	适应证	①促进骨髓移植后中性粒细胞计数增加 ②癌症化疗引起的中性粒细胞减少症，包括恶性淋巴瘤、小细胞肺癌、胚胎细胞瘤（睾丸肿瘤、卵巢肿瘤等）、神经母细胞瘤等 ③骨髓异常增生综合征伴发的中性粒细胞减少症 ④再生障碍性贫血伴发的中性粒细胞减少症 ⑤先天性、特发性中性粒细胞减少症
	临床应用注意	①严重肝、肾、心、肺功能障碍者禁用。骨髓中幼稚细胞未显著减少的髓性白血病及外周血中存在骨髓幼稚细胞的髓性白血病患者

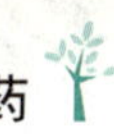

（续表 6-18）

药　品		内　容
重组人粒细胞刺激因子 Recombinant Human Granulocyte Colony Stimulating Factor	临床应用注意	②有发生过敏反应的可能，因此出现过敏反应时，应立即停药并采取适当处置，另外，为预测过敏反应等，使用时应充分问诊，并建议预先用本剂做皮试。主要的不良反应有骨痛（胸部、腰部、骨盆等）、发热、腰痛、肝功能异常 ③对癌症化疗引起的中性粒细胞减少症患者，在给予癌症化疗药物的前 24h 内以及给药后的 24h 内应避免使用本药。若给予本药引起骨痛、腰痛等症状时，应给予非麻醉性镇痛剂或采取其他适当的处置
重组人粒细胞巨噬细胞刺激因子 Recombinant Human Granulocyte /Macrophage Colony-stimulating Factor	适应证	①预防和治疗肿瘤放疗或化疗后引起的白细胞减少症 ②治疗骨髓造血功能障碍及骨髓增生异常综合征 ③预防白细胞减少时可能潜在的感染并发症 ④使中性粒细胞因感染引起数量减少的回升速度加快
	临床应用注意	①自身免疫性血小板减少性紫癜的患者禁用 ②最常见的不良反应为发热、寒战、恶心、呼吸困难、腹泻，一般的常规对症处理便可使之缓解。不良反应发生多与静脉注射和快速滴注以及剂量大于 32μg/（kg·d）有关 ③本品与化疗药物同时使用，可加重骨髓毒性，因而不宜与化疗药物同时使用，应于化疗结束后 24 ～ 48h 使用。本品可引起血浆白蛋白降低，因此，同时使用具有血浆白蛋白高结合率的药物应注意调整药物的剂量。注射丙种球蛋白者，应间隔 1 个月以上再接种本品

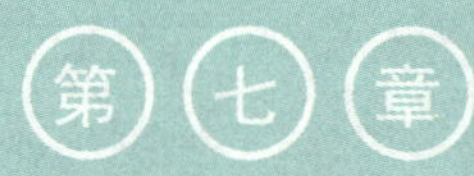

第七章 利尿药和泌尿系统疾病用药

微信扫扫，本章做题

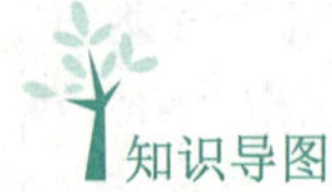

知识导图

<table>
<tr><th>章</th><th>节</th><th colspan="2">类 别</th><th>代表药品</th></tr>
<tr><td rowspan="15">利尿药和泌尿系统用药</td><td rowspan="8">利尿药</td><td colspan="2">袢利尿药</td><td>呋塞米、托拉塞米、布美他尼、依他尼酸</td></tr>
<tr><td rowspan="2">噻嗪类与类噻嗪类利尿药</td><td>噻嗪类利尿药</td><td>氢氯噻嗪、甲氯噻嗪</td></tr>
<tr><td>类噻嗪类利尿药</td><td>氯噻酮、吲达帕胺、美托拉宗</td></tr>
<tr><td rowspan="2">留钾利尿药</td><td>醛固酮受体阻断剂</td><td>螺内酯</td></tr>
<tr><td>肾小管上皮细胞 Na^+ 通道阻滞剂</td><td>氨苯蝶啶、阿米洛利</td></tr>
<tr><td colspan="2">碳酸酐酶抑制药</td><td>乙酰唑胺、醋甲唑胺</td></tr>
<tr><td colspan="2">渗透性利尿药</td><td>甘露醇、甘油果糖、葡萄糖（高渗）</td></tr>
<tr><td colspan="2"></td><td></td></tr>
<tr><td rowspan="3">治疗良性前列腺增生症用药</td><td colspan="2">α_1- 受体阻断药</td><td>多沙唑嗪、特拉唑嗪、阿夫唑嗪、坦洛新（坦索罗辛）、赛洛多辛</td></tr>
<tr><td colspan="2">5α- 还原酶抑制剂</td><td>非那雄胺、度他雄胺、依立雄胺</td></tr>
<tr><td colspan="2">植物制剂</td><td>普适泰</td></tr>
<tr><td rowspan="2">治疗膀胱过度活动症用药</td><td colspan="2">M 受体阻断药</td><td>托特罗定、奥昔布宁、索利那新、黄酮哌酯</td></tr>
<tr><td colspan="2">其他</td><td>β_3 肾上腺素受体激动剂、A 型肉毒毒素</td></tr>
</table>

第一节 利尿药

第一亚类 袢利尿药

袢利尿药主要作用于肾小管髓袢升支粗段的髓质和皮质，抑制 Na^+ 和 Cl^- 的重吸收，是目前使用的最强的一类利尿药物。

一、药理作用与作用机制

1. 增加 Na^+ 和 Cl^- 的排泄而产生利尿作用：髓袢升支粗段对 NaCl 的重吸收依赖于管腔膜上的 Na^+-K^+-$2Cl^-$ 同向转运子，袢利尿药特异性地与 Cl^- 结合位点结合而抑制分布在髓袢升支

管腔膜上的 Na^+-K^+-2Cl^- 同向转运子而发挥利尿作用。袢利尿药抑制 Na^+ 和 Cl^- 的重吸收，一方面降低了肾的稀释功能，另一方面由于髓质的高渗无法维持而降低了肾脏的浓缩功能，排出大量接近于等渗的尿液，产生强大的利尿作用。

2. 改变其他离子的排泄：① K^+ 的排泄增加；② Ca^{2+}、Mg^{2+} 的排泄增加。

3. 减少外周血管阻力。

二、临床用药评价

表 7-1　临床用药评价

要　点		内　容
作用特点		呋塞米、布美他尼和托拉塞米的结构中都含有磺酰胺（脲）基团；依他尼酸则是一个非磺酰胺衍生物的袢利尿剂，与其他袢利尿剂比较耳毒性更大，因此临床使用受到限制，主要用作对磺酰胺类药物过敏或不耐受患者的替代药物
药物相互作用		①与氨基糖苷类、卡（顺）铂、紫杉醇等合用，可加重耳毒性 ②与抗凝药合用，增加抗凝作用，出血风险加大 ③与强心苷类合用，加大强心苷类诱发心律失常的风险 ④与锂盐合用，可减少锂在肾脏的排泄，易发生锂中毒 ⑤可与磺酰脲类降糖药合用，影响其降血糖作用 ⑥与非甾体抗炎药、丙磺舒合用，利尿作用被减弱，肾毒性增加 ⑦与噻嗪类利尿剂合用，两药具有协同作用，产生更强、更持久的利尿作用 ⑧与两性霉素 B 合用，更容易发生电解质紊乱、增加肾毒性
典型不良反应和禁忌	不良反应	①水、电解质紊乱 ②低钾血症：应注意及时补充钾盐或加服保钾利尿药 ③耳毒性：与其他药物比较，使用依他尼酸更容易发生耳毒性。布美他尼的耳毒性最小（为呋塞米的 1/6）。为避免发生耳毒性，呋塞米的输注速率不宜超过 4mg/min ④高尿酸血症：袢利尿药可能引起高尿酸血症 ⑤其他：可引起高血糖（但很少导致糖尿病）；升高 LDL-C 和三酰甘油、降低 HDL-C；引起恶心、呕吐，大剂量时尚可出现胃肠出血。少数患者可发生粒细胞及血小板减少。亦可发生过敏反应，表现为皮疹、嗜酸性粒细胞增多，偶有间质性肾炎等，停药后可以迅速恢复，由于呋塞米、布美他尼和托拉塞米都有磺胺基团，对磺胺过敏者使用这三个药物可能会发生交叉过敏反应
	禁　忌	①严重低钠血症和低钾血症 ②肾衰竭无尿患者 ③对磺胺药过敏者（主要针对含磺胺基团的袢利尿药） ④肝昏迷前期或肝昏迷患者 ⑤严重排尿困难（如前列腺肥大）者
特殊人群用药		美国 FDA 将依他尼酸、托拉塞米的妊娠用药安全分级为 B 级；呋塞米和布美他尼属 C 级。利尿作用可减少母体产乳。利尿药用于新生儿的半衰期明显延长，故新

（续表 7-1）

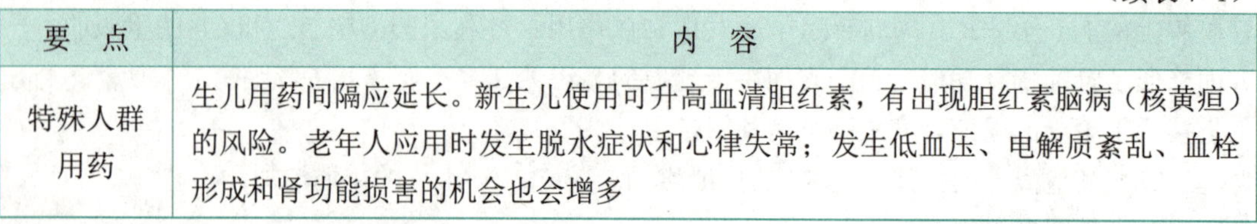

要　点	内　容
特殊人群用药	生儿用药间隔应延长。新生儿使用可升高血清胆红素，有出现胆红素脑病（核黄疸）的风险。老年人应用时发生脱水症状和心律失常；发生低血压、电解质紊乱、血栓形成和肾功能损害的机会也会增多

三、代表药品

表 7-2　代表药品

药　品	内　容	
呋塞米 Furasemide	适应证	主要用于： ①充血性心力衰竭、肝硬化、肾脏疾病（肾炎、肾病及各种原因所致的急、慢性肾衰竭），与其他药物合用治疗急性肺水肿和急性脑水肿等 ②高血压危象 ③高钾血症及高钙血症。稀释性低钠血症（尤其是当血钠浓度低于120mmol/L 时） ④预防急性肾衰竭 ⑤抗利尿激素分泌过多综合征（SIADH） ⑥急性药物、毒物中毒，如巴比妥类药物中毒等
	临床应用注意	（1）妊娠期妇女尤其是妊娠初始 3 个月应尽量避免应用。可从乳汁中分泌，哺乳期妇女应慎用 （2）不良反应 ①常见口干、口渴、心律失常、肌肉酸痛、疲乏无力、恶心、呕吐等，主要与电解质紊乱有关。还可引起低血钠、低血钾、低血钙，长期用药可发生低氯性碱中毒 ②可引起高尿酸血症、血糖升高、直立性低血压、听力障碍、视物模糊，偶有眩晕、发热及黏膜反应等 ③极少数病例可发生急性胰腺炎、中性粒细胞减少、血小板减少性紫癜、皮疹、多形性红斑、肝功能障碍而出现黄疸 （3）注意事项 ①无尿或严重肾功能不全者慎用，后者因需加大剂量，故用药间隔时间应延长，以免出现耳毒性等不良反应 ②糖尿病、高尿酸血症或痛风、急性心肌梗死、胰腺炎或有此病史者、有低钾血症倾向者（尤其是应用洋地黄类药或有室性心律失常者）、系统性红斑狼疮、前列腺增生症者慎用 ③存在低钾血症或低钾血症倾向时，应注意补充钾盐 ④肠道外用药宜静脉给药、不主张肌内注射。常规剂量静脉注射时间应超过 1 ～ 2min，大剂量静脉注射时不超过 4mg/min，静脉用药剂量为口服的 1/2 时即可达到同样疗效 ⑤注射液为加碱制成的钠盐注射液，碱性较高，故静脉注射时宜用氯化钠注射液稀释，而不宜用葡萄糖注射液稀释

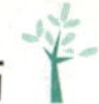

（续表 7-2）

药　品	内　容	
呋塞米 Furasemide	临床应用注意	⑥少尿或无尿患者应用最大剂量后 24h 仍无效时应停药 ⑦为避免夜尿过多，应该白天给药 ⑧肾功能不全者经肝脏代谢增多。本药不被血液透析清除 ⑨大剂量静脉注射过快时，可出现听力减退或暂时性耳聋，故应该缓慢注射 ⑩可导致血糖升高，尿糖阳性，尤其是糖尿病或糖尿病前期患者。过度脱水可使血尿酸和尿素氨水平升高。血钠、钾、镁和氯离子浓度降低 （4）相互作用 ①与抗组胺药合用时耳毒性增加，易出现耳鸣、头晕、眩晕 ②糖皮质激素、盐皮质激素、促肾上腺皮质激素及雌激素能降低本品的利尿作用，并增加电解质紊乱尤其是低钾血症的发生机会 ③与拟交感神经药及抗惊厥药物合用，利尿作用减弱 ④与碳酸氢钠合用，发生低氯性碱中毒 ⑤与美托拉宗（利尿药）合用，可引起严重的电解质紊乱
托拉塞米 Torasemide	适应证	充血性心力衰竭引起的水肿，肝硬化腹水，肾脏疾病所致水肿，原发性高血压
	临床应用注意	（1）不良反应 ①本品不良反应类似呋塞米。但引发失钾程度轻，对尿酸、血糖、血脂影响小。耐受性好 ②常见：头痛、头晕、乏力、失眠、鼻炎、咳嗽、腹泻、胸痛、心电图异常、便秘、恶心、消化不良、食欲缺乏、关节痛、咽喉痛、肌肉痛、水肿、神经质、排尿过度；高血糖症、低钾血症（多见于低钾饮食、呕吐、腹泻、肝功能异常等）；偶见瘙痒、皮疹、光敏反应 ③罕见：口干、肢体感觉异常、视觉障碍 （2）注意事项 ①哺乳期妇女慎用；肝硬化和肝病腹水患者慎用 ②本品与醛固酮拮抗剂一起使用可防止低钾血症和代谢性碱中毒 ③前列腺增生的患者排尿困难，使用本品尿量增多可导致尿潴留和膀胱扩张 ④本品必须缓慢静脉注射，不应与其他药物混合后静脉注射，但可根据需要用 0.9% 氯化钠注射液或 5% 葡萄糖注射液稀释 ⑤如需长期用药，建议尽早从静脉给药转为口服用药，静脉给药疗程限于 1 周 ⑥氯吡格雷可能干扰本品的代谢，其机制在于氯吡格雷高浓度时可抑制 CPY2C9 系统，而本品部分被 CYP2C9 代谢 （3）相互作用 ①本品与水杨酸盐在肾小管的分泌存在竞争，合用时可能增加后者的毒性 ②本品与血管紧张素转换酶抑制药（ACEIs）合用时可引起直立性低血压

（续表 7-2）

药 品	内 容	
托拉塞米 Torasemide	临床应用注意	③本品与考来烯胺合用，使口服本品的吸收率下降，故不推荐合用 ④与华法林合用时，本品竞争抑制华法林的代谢酶 CYP2C9 活性，使华法林的血药浓度升高，易发生出血
布美他尼 Bumetanide	适应证	①水肿性疾病如充血性心力衰竭、肝硬化、肾脏疾病（肾炎、肾病及各种原因所致的急慢性肾衰竭），与其他药物合用治疗急性肺水肿和急性脑水肿等 ②预防急性肾衰竭，用于各种原因导致的肾脏血流灌注不足，如失水、休克、中毒、麻醉意外以及循环功能不全等，在纠正血容量不足的同时及时应用，可减少急性肾小管坏死的机会 ③高血压危象 ④高钾血症、高钙血症、稀释性低钠血症（尤其是当血钠浓度低于 120mmol/L 时） ⑤抗利尿激素分泌过多症 ⑥急性药物及毒物中毒 ⑦对某些呋塞米无效的病例仍可能有效
	临床应用注意	（1）不良反应：基本同呋塞米 ①常见引起低盐综合征、脱水、直立性低血压、皮肤反应 ②罕见胸痛、耳痛、眩晕和听力损伤 ③其他不良反应还包括关节痛、胃肠道反应（恶心、呕吐）、男子乳房女性化、未婚男性遗精和阴茎勃起困难、血糖升高、高尿酸血症和肌痛与肌痉挛（尤其是肾衰竭时大剂量使用时） （2）注意事项 ①严重的肝、肾功能不全，糖尿病、高尿酸血症或痛风患者，急性心肌梗死、胰腺炎或有此病史者、有低钾血症倾向者、前列腺肥大者，以及小儿和老年人慎用 ②对磺胺药过敏者，可能对布美他尼或呋塞米过敏；严重的磺胺药过敏者可以选择依他尼酸作为袢利尿剂的替代药物。其他见呋塞米 ③可增加近曲小管对钙的再吸收，使血钙升高，如同时补充排出的 Na^+，并使每小时尿量达到 500～1000ml，可使每小时 80mg 的 Ca^{2+} 排出、4～8h 后血清 Ca^{2+} 浓度下降 3% ④可增加尿磷的排泄量，干扰尿磷的测定 ⑤注射液不宜加入酸性溶液中静脉滴注，以免引起沉淀

第二亚类　噻嗪类与类噻嗪类利尿药

一、药理作用与作用机制

利尿作用：其作用机制是抑制远曲小管近端腔壁上 Na^+-Cl^- 共转运子的功能，由此减少了肾小管上皮细胞对 Na^+ 和 Cl^- 的再吸收，促进肾小管液中 Na^+、Cl^- 和水的排出。由于转运至远曲小管的 Na^+ 增加，促进了 K^+-Na^+ 交换。本类药对碳酸酐酶有一定的抑制作用，故略增加 HCO_3^- 的排泄。

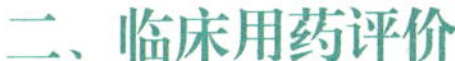

二、临床用药评价

表 7-3　临床用药评价

要　点	内　容	
作用特点	①通常口服后 1h 内起效 ②药物很少经肝脏代谢，多以原型药物从肾排泄 ③类噻嗪类利尿药的起效时间与氢氯噻嗪相似，但作用的维持时间则更长（≥ 24h） ④噻嗪类和类噻嗪类利尿药，通常白天给药，一日 1 次，可有效避免夜间起夜而影响睡眠	
药物相互作用	噻嗪类利尿药与袢利尿药的药物相互作用相似 ①噻嗪类利尿药与其他抗高血压药合用为治疗性联合，可以增加降压作用 ②与延长 Q-T 间期的药物（奎尼丁、重砷酸）合用时，噻嗪类利尿药引起的血钾水平降低可增加致命性室性心律失常发生的风险 ③与麻醉剂、强心苷类、锂剂合用，可增加这些药物的作用和毒性 ④与抗凝药、磺酰脲类降糖药物、胰岛素合用，可减弱这些药物的作用；丙磺舒竞争性抑制噻嗪类利尿药在肾小管的排泌，两药合用，前者的促尿酸排泄作用减弱；后者的利尿作用减弱 ⑤与非甾体抗炎药（包括选择性和非选择性 COX-2 抑制剂）、胆酸螯合剂合用，它们可以弱化噻嗪类利尿药的利尿作用 ⑥与两性霉素 B、糖皮质激素合用，增加噻嗪类利尿药引起的低钾血症的风险	
典型不良反应与禁忌	不良反应	（1）水、电解质紊乱是噻嗪类利尿药引起的严重的不良反应，表现为：①低钾血症。②低氯性碱中毒或低氯、低钾性碱中毒。③低钠血症。④脱水造成血容量和肾血流量减少亦可引起肾小球滤过率降低。⑤升高血氨。⑥高钙血症。⑦高尿酸血症。⑧血磷、镁及尿钙降低 （2）升高血糖 （3）升高血脂 （4）性功能减退 （5）噻嗪类利尿药可引起中枢神经系统（如眩晕、头痛）、胃肠道、血液系统（白细胞减少、血小板减少等）和皮肤反应（如光敏反应和皮疹）等不良反应
	禁　忌	对本类药或含有磺酰胺基团药过敏者、痛风患者、低钾血症者、无尿或肾衰竭者禁用
特殊人群用药	①本品能透过胎盘屏障，对妊娠高血压综合征无预防作用，妊娠期妇女慎用 ②老年人应用本类药较易发生低血压、电解质紊乱和肾功能损害	

三、代表药品

表 7-4　代表药品

药　品	内　容	
氢氯噻嗪 Hydrochlorothiazide	适应证	①水肿性疾病：排泄体内过多的钠和水，减少细胞外液容量，消除水肿。常见的包括充血性心力衰竭、肝硬化腹水、肾病综合征、急慢性肾炎水肿、慢性肾功能衰竭早期、肾上腺皮质激素和雌激素治疗所致的钠、水潴留

第七章

（续表 7-4）

药　品	内　容	
氢氯噻嗪 Hydrochlo- rothiazide	适应证	②高血压：可单独或与其他降压药联合应用，主要用于治疗原发性高血压 ③中枢性或肾性尿崩症 ④特发性高尿钙症
	临床应用注意	（1）妊娠、哺乳和生育期用药：US FDA 妊娠期药物安全性分级：口服为 B、D 级（如用于妊娠期高血压） （2）不良反应：大多数不良反应与剂量和疗程有关 常见的有水、电解质紊乱，高血糖、高尿酸血症，过敏反应（如皮疹、荨麻疹）；严重的不良反应有心律失常、史 - 约（Stevens-Johnson）综合征、中毒性表皮坏死、胰腺炎、肝毒性、系统性红斑狼疮、肺水肿等 （3）注意事项 ①与磺胺类药、呋塞米、布美他尼、碳酸酐酶抑制剂有交叉过敏反应 ②无尿或严重肾功能不全者大剂量给药可致药物蓄积 ③严重肝功能不全者，水、电解质紊乱可诱发肝昏迷 ④以下情况慎用：糖尿病、高尿酸血症或痛风、高钙血症、低钠血症、系统性红斑狼疮、胰腺炎、交感神经切除者、婴儿黄疸、哺乳期妇女 ⑤在用药期间，应定期监测血电解质、血糖、血尿酸、血肌酐、尿素氮和血压 ⑥应从最小有效剂量开始用药，以减少副作用的发生，减少反射性肾素和醛固酮分泌 ⑦有低钾血症倾向的患者，应酌情补钾或与补钾利尿剂合用 （4）相互作用 ①**考来烯胺能减少胃肠道对本类药物的吸收，故应在口服考来烯胺 1h 前或 4h 后服用本类药** ②与锂盐合用，增加锂的肾毒性。因本类药物可减少肾脏对锂的清除 ③使抗凝药的抗凝作用减弱
吲达帕胺 Indapamide	适应证	原发性高血压
	临床应用注意	（1）注意事项 ①为减少电解质平衡失调出现的可能，宜用较小的有效剂量，并应定期监测血钾、钠、钙及尿酸等，注意维持水与电解质平衡，尤其是对老年人等高危人群，注意及时补钾 ②作利尿用时，最好每日早晨给药一次，以免夜间起床排尿 ③无尿或严重肾功能不全，可诱致氮质血症 ④糖尿病时可使糖耐量更差 ⑤痛风或高尿酸血症用药后血尿酸可进一步增高 ⑥肝功能不全，利尿后可促发肝昏迷 ⑦交感神经切除术后，此时降压作用会加强 ⑧应用本品而需作手术时，不必停用本品，但须告知麻醉医师

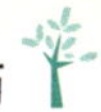

（续表 7-4）

药　品	内　容	
吲达帕胺 Indapamide	临床应用注意	（2）相互作用 ①与糖皮质激素合用，可降低本品的利尿排钠作用 ②与胺碘酮合用，可因血钾降低而易致心律失常 ③与多巴胺合用，可使利尿作用增强 ④与拟交感药合用，可减弱降压作用 ⑤与二甲双胍合用易出现乳酸酸中毒

第三亚类　留钾利尿药

留钾利尿药为低效利尿药，能够减少 K^+ 排出。它可分为两类：**醛固酮受体阻断剂**（如螺内酯、依普利酮）与肾小管上皮细胞 **Na^+ 通道阻滞剂**（如氨苯蝶啶、阿米洛利），它们作用部位均位于远曲小管远端和集合管。

一、药理作用与作用机制

1. 醛固酮受体阻断剂：**螺内酯是醛固酮的竞争性拮抗药。螺内酯及其代谢产物坎利酮（canrenone）的结构与醛固酮相似，结合到胞质中的特异性盐皮质激素受体，阻止醛固酮 - 受体复合物的核转位，而产生拮抗醛固酮的作用，阻断 Na^+-K^+ 和 Na^+-H^+ 交换**，另外，该药也能干扰细胞内醛固酮活性代谢物的形成，影响醛固酮作用的充分发挥，表现 Na^+、$C1^-$ 和水排泄增多，K^+、Mg^{2+} 和 H^+ 的排泄减少。

2. 肾小管上皮细胞 Na^+ 通道阻滞剂：**主要作用于远曲小管末端与集合小管，直接阻断管腔膜上的 Na^+ 通道，减少 Na^+ 重吸收，由此降低了肾小管管腔内驱动 K^+ 分泌的负电位从而减少 K^+ 的排泌，抑制了 Na^+-K^+ 的交换，从而产生排 Na^+、利尿、保 K^+ 的作用**。并与体内醛固酮水平无关。

二、临床应用与评价

表 7-5　临床应用与评价

要　点	内　容
作用特点	①螺内酯、依普利酮与氨苯蝶啶、阿米洛利治疗高血压或心衰时常与袢利尿药或噻嗪利尿药合用，既增加利尿的作用，同时也能有效保持正常的血钾水平。螺内酯和依普利酮具有心脏保护作用，可有效减少心衰患者醛固酮生成和活性增加造成的心脏损伤，提高轻、中、重度心衰患者生活质量和生存率 ②螺内酯可用于原发性醛固酮增多症的诊断和治疗 ③螺内酯可有效治疗各种水肿，对醛固酮升高相关的顽固性水肿、肝硬化和肾病综合征水肿更为有效 ④螺内酯口服口起效慢，发挥最大疗效需要 2 ～ 3 日 ⑤依普利酮与螺内酯具有相似的化学结构，对性激素的影响小于螺内酯，不良反应更少（如男性乳房女性化），耐受性更好 ⑥阿米洛利为留钾利尿药作用最强的药物，作用强度是氨苯蝶啶的 10 倍

（续表 7-5）

要 点		内 容
药物相互作用		①与促肾上腺皮质激素合用，利尿和潴钾作用减弱 ②与雌激素合用，利尿作用减弱 ③与非甾体抗炎药，尤其是吲哚美辛合用，利尿作用减弱，且肾毒性增加 ④与引起血压下降的药物合用，利尿和降压效果均加强 ⑤与含钾药物、ACEI、ARB 及肾素抑制剂合用增加高钾血症发生的风险 ⑥与地高辛合用，可以增加地高辛的血药浓度。本品使地高辛半衰期延长 ⑦与氯化铵合用，易发生代谢性酸中毒 ⑧ CYP3A4 抑制剂（如红霉素、氟康唑、地尔硫䓬等）与依普利酮合用，可以使后者的血药浓度增加，作用增强，而 CYP3A4 诱导剂（卡马西平、利福平等）与依普利酮合用，可以减弱依普利酮的作用
典型不良反应和禁忌	不良反应	（1）**常见不良反应：①高钾血症；②胃肠道反应，如恶心、呕吐、胃痉挛和腹泻** （2）少见不良反应：①低钠血症；②中枢神经系统反应，如头痛、困倦与精神紊乱；③男性乳房女性化；④肾结石：氨苯蝶啶的溶解性很差，容易发生肾结石 （3）**严重不良反应：①高氯性酸中毒；②急性肾衰竭**
	禁 忌	高钾血症、严重肝肾功能不全者禁用
注意事项		①留钾利尿药属于弱利尿药，利尿排钠作用差，在临床上一般不单独使用，它们多与排钾利尿药（袢利尿药、噻嗪类利尿药）合用，以保持正常的血钾水平，防止发生低钾血症 ②使用留钾利尿药治疗期间，应该限制患者摄入含钾量高的食物，停用补钾药物。要密切监测血钾水平，如果出现高钾血症，应立即停药 ③老年人使用留钾利尿药更容易发生高钾血症和利尿过度，无尿、急性或慢性肾衰竭患者使用这类药物易发生严重的，甚至致死性高钾血症 ④如果每日给药不超过 2 次，尽可能白天用药，以免夜间排尿次数增多。餐后给药可以减少胃肠道反应

三、代表药品

表 7-6　代表药品

药 品		内 容
螺内酯 Spironolactone	适应证	①水肿性疾病，与其他利尿药合用治疗充血性水肿、肝硬化腹水、肾性水肿等水肿性疾病，也用于特发性水肿的治疗 ②作为治疗高血压的辅助药物 ③原发性醛固酮增多症的诊断和治疗 ④与噻嗪类利尿药合用，增强利尿作用和预防低钾血症
	临床应用注意	妊娠、哺乳和生育期用药，本药可通过胎盘屏障，US FDA 妊娠期药物安全性分级：口服给药 C、D 级。孕妇应在医师指导下用药，且用药时间应尽量短。本药的代谢物坎利酮可从乳汁中分泌，哺乳期妇女应慎用

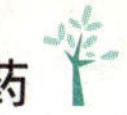

（续表 7-6）

药　品	内　容	
氨苯蝶啶 Triamterene	适应证	用于慢性心力衰竭、肝硬化腹水、肾病综合征、糖皮质激素治疗过程中发生的水钠潴留，特发性水肿，亦用于对氢氯噻嗪或螺内酯无效者
	临床应用注意	常见的不良反应有：高钾血症，胃肠道反应如恶心、呕吐、胃痉挛和腹泻等，低钠血症，头晕、头痛和对光敏感

第四亚类　渗透性利尿药（脱水药）

一、药理作用与作用机制

表 7-7　药理作用与作用机制

要　点	内　容
甘露醇	（1）组织脱水作用：作为高渗溶液静脉给药后，可提高血浆渗透压，导致组织内（包括眼、脑、脑脊液等）水分进入血管内，从而减轻组织水肿，降低眼内压、颅内压和脑脊液容量及其压力 （2）利尿作用：作用机制分两个方面：①甘露醇增加血容量，并促进前列腺素 I_2 分泌，从而扩张肾血管，增加肾血流量（包括肾髓质血流量）。②本药自肾小球滤过后极少（＜ 10%）由肾小管重吸收，故可提高肾小管内液渗透浓度，减少肾小管对水及 Na^+、Cl^-、K^+、Mg^{2+}、Ca^{2+}、HCO_3^- 和磷盐等电解质的重吸收 （3）可以通过短暂的充血和降低血液黏度来提高脑血流量，引起脑动脉补偿性反射的血管收缩，从而减少脑血容量
甘油果糖	本品为安全而有效的渗透性脱水剂。其作用机制： ①由于高渗，静脉注射后能提高血浆渗透压，导致组织内（包括眼、脑、脑脊液等）的水分进入血管内，从而减轻组织水肿，降低颅内压、眼压和脑脊液容量及其压力 ②通过促进各组织中含有的水分向血液中移动，使血液得到稀释，减轻毛细血管周围的水肿，排除机械压力，改善微循环，使脑灌注压升高，脑血流量增大。增加了缺血部位的供血量及供氧量 ③为高能量输液，在体内代谢成水和二氧化碳，产生热量，为脑代谢的一种能量，促进脑代谢，增强脑细胞活力

第七章

二、临床应用与评价

表 7-8　临床应用与评价

要　点	内　容	
药物相互作用	①甘露醇或甘油果糖与洋地黄类强心苷合用，可增加洋地黄类强心苷的毒性，这与低钾血症有关 ②甘露醇或甘油果糖与其他利尿药及降低眼压的碳酸酐酶抑制剂合用，增加利尿和降低眼内压作用	
典型不良反应和禁忌	不良反应	（1）常见：水肿和电解质紊乱。表现为：①偶尔可导致高钾血症。②不适当的过度利尿导致血容量减少，加重少尿。③大量细胞内液转移至细胞外可致组织脱水，并可引起中枢神经系统症状，如头痛、头晕、癫痫发作和视物模糊

（续表 7-8）

要　点		内　容
典型不良反应和禁忌	不良反应	（2）严重：渗透性肾病（或称甘露醇肾病），主要见于大剂量快速静脉滴注时 （3）其他：寒战、发热；排尿困难、尿潴留；血栓性静脉炎、过敏引起皮疹、荨麻疹和胃肠道反应（恶心、呕吐、腹泻）
	禁　忌	因严重肾脏疾病而无尿、活动性脑出血患者禁用。对有遗传性果糖不耐症患者禁用甘油果糖。**甘油会被代谢，引起高血糖，糖尿病患者慎用**

三、代表药品

表 7-9　代表药品

药　品		内　容
甘露醇 Mannitol	适应证	①组织脱水药。用于治疗各种原因引起的**脑水肿**，降低颅内压，防止脑疝 ②降低眼内压。可有效降低眼内压，应用于其他降眼内压药无效时或眼内手术前准备 ③渗透性利尿药。用于鉴别肾前性因素或急性肾功能衰竭引起的少尿。亦可应用于预防各种原因引起的急性肾小管坏死 ④作为辅助性利尿措施治疗肾病综合征、肝硬化腹水，尤其是当伴有低蛋白血症时 ⑤对某些药物过量或毒物中毒（如巴比妥类药物、锂、水杨酸盐和溴化物等），本药可促进上述物质的排泄，并防止肾毒性 ⑥作为冲洗剂，应用于经尿道内作前列腺切除术 ⑦术前肠道准备
	临床应用注意	（1）不良反应 常见：①水和电解质紊乱；②寒战、发热；③排尿困难；④血栓性静脉炎；⑤甘露醇外渗可致组织水肿、皮肤坏死；⑥过敏引起皮疹、荨麻疹、呼吸困难、过敏性休克；⑦头晕、视物模糊；⑧高渗引起口渴；⑨渗透性肾病（或称甘露醇肾病），主要见于大剂量快速静脉滴注时 罕见：临床上出现尿量减少，甚至急性肾功能衰竭 （2）注意事项 ①除作肠道准备用，均应静脉内给药 **②甘露醇遇冷易结晶，如有结晶，可置热水中或用力振荡待结晶完全溶解后再使用。当甘露醇浓度高于 15% 时，应使用有过滤器的输液器** ③根据病情选择合适的浓度，避免不必要地使用高浓度和大剂量 ④使用低浓度和含氯化钠溶液的甘露醇能降低过度脱水和电解质紊乱的发生机会

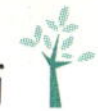

（续表 7-9）

药　品	内　容	
甘露醇 Mannitol	临床应用注意	⑤用于治疗水杨酸盐或巴比妥类药物中毒时，应合用碳酸氢钠以碱化尿液 ⑥老年人应用本药较易出现肾损害应适当控制用量 ⑦随访检查血压、肾功能、血电解质浓度（尤其是 Na^+ 和 K^+）和尿量
甘油果糖 Glycerol and Fructose	适应证	用于脑血管病、脑外伤、脑肿瘤、颅内炎症及其他原因引起的急慢性颅内压增高，脑水肿等症
	临床应用注意	不良反应少而轻微 常见：大量、快速输入时可产生乳酸中毒 罕见：瘙痒、皮疹、溶血、血红蛋白尿、血尿，有时还可出现高钠血症、低钾血症、头痛、恶心、口渴、倦怠感

第二节　治疗良性前列腺增生症用药

第一亚类　α_1 受体阻断药

一、药理作用与作用机制

α_1 受体阻断药通过阻滞这些 α_1 受体，使前列腺平滑肌松弛，尿道闭合压降低，达到缓解膀胱出口梗阻的动力性因素，减轻下尿路症状，尿流通畅，达到减轻患者症状目的。

二、临床用药评价

表 7-10　临床用药评价

要　点	内　容
作用特点	①治疗良性前列腺增生症改善下尿路症状。特拉唑嗪、多沙唑嗪和阿夫唑嗪对前列腺和外周血管平滑肌上 α_1 受体都有阻断作用，因此，在使用过程中易发生直立性低血压、眩晕，甚至有“首剂效应”和出现晕厥。坦洛新（坦索罗辛）和赛洛多辛对前列腺上 α_{1A} 受体具有高选择性，而对外周血管平滑肌 α_1- 受体则几无影响，因此只用于 BPH 治疗，在使用过程中很少发生低血压 ②特拉唑嗪和多沙唑嗪还可用于高血压治疗，适用于高血压合并 BPH 患者。对于有过直立性低血压的 BPH 合并高血压者应该首选坦洛新 ③特拉唑嗪与多沙唑嗪还能诱导前列腺平滑肌细胞的凋亡，限制细胞的增殖，缓解慢性前列腺肥大的症状，这与两个药物都含有喹唑啉结构有关 ④中重度肝肾功能障碍的患者使用赛洛多辛时应该减少用药量 ⑤临床中治疗 BPH 主要药物为 α_1 受体阻断药，建议初始治疗采用 α_1 受体阻断药单药治疗 α_1 受体阻断药与 5α- 还原酶抑制剂作用的比较见表 7-11
药物相互作用	①阿夫唑嗪、赛洛多辛作为肝药酶 CYP3A4 的代谢底物，若与强 CPY3A4 抑制剂（如克拉霉素、伊曲康唑、利托那韦）合用，阿夫唑嗪、赛洛多辛的血药浓度水平显著

第七章

（续表 7-10）

<table>
<tr><th>要　点</th><th colspan="2">内　容</th></tr>
<tr><td>药物相互作用</td><td colspan="2">升高，发生不良反应或中毒的风险增加。阿夫唑嗪虽然不作为降压药物使用，但与其他具有降压作用药物，如降压药物、硝酸酯类、5 型磷酸二酯酶（PDE-5）抑制剂合用降压作用增加
②坦洛新与西咪替丁合用，坦洛新的血药浓度增加，易发生中毒；与降压药物，或与 5 型磷酸二酯酶（PDE-5）抑制剂（西地那非）合用可引起显著血压降低。与华法林合用，竞争血浆蛋白结合部位，华法林游离药物浓度增加，易发生出血
③赛洛多辛主要被 UGT2B7 代谢，主要代谢产物是葡糖醛酸内酯；若与该酶的抑制剂（如丙磺舒、丙戊酸、氟康唑）合用可影响该药的代谢，延长在体内存在时间
④赛洛多辛与 P- 糖蛋白强效抑制药环孢素合用可使本药血药浓度升高
⑤赛洛多辛与西地那非、他达那非、伐地那非合用可增加低血压的风险</td></tr>
<tr><td rowspan="2">典型
不良反应
和禁忌</td><td>不良反应</td><td>①直立性低血压：直立性低血压是使用这类药最为严重的不良反应。使用阿夫唑嗪常见不良反应是眩晕，与特拉唑嗪、多沙唑嗪比较，更少发生低血压和晕厥
②反射性心动过速：α_1 受体阻断药可以通过刺激压力感受器反射性的增加心率
③鼻塞：α 受体阻断药可使鼻黏膜血管扩张，引起鼻充血
④抑制射精：兴奋 α 受体可引起射精，阻断 α 受体则导致性活动障碍。该不良反应可逆的，待撤药后上述障碍消失
⑤增加水钠潴留和血容量：长期使用由于血压降低，可导致水钠潴留，血容量增加
⑥接受白内障手术的男性，使用 α 受体阻断药会增加术中虹膜松弛综合征（FIS）的风险，以及术后疼痛、延长恢复时间，降低视力改善的预期。在严重的情况下引起虹膜的损伤，可导致失明。建议拟接受白内障手术的男性患者应该推迟 α 受体阻断药的使用，等手术结束后再开始用药</td></tr>
<tr><td>禁　忌</td><td>①有严重肝肾功能障碍患者
②有排尿晕厥和直立性低血压史者
③长 Q-T 间期综合征危险的患者和肠梗阻者应避免使用</td></tr>
<tr><td>特殊人群用药</td><td colspan="2">①该类药物不用于儿童
②妊娠期妇女：阿夫唑嗪、坦洛新和赛洛多辛三个药物的 FDA 的妊娠期药物危险分类为 B 类，但仅限于治疗 BPH，无女性使用的适应证；其余的为 C 类
③老年人：老年人尤其是体弱老年人使用这些药物要特别注意首剂效应的影响，老年人使用特拉唑嗪、多沙唑嗪或阿夫唑嗪，直立性低血压和晕厥的发生增加</td></tr>
</table>

表 7-11　α_1 受体阻断药与 5α- 还原酶抑制剂作用的比较

作用特点	α_1 受体阻断剂	5α- 还原酶抑制剂
松弛前列腺平滑肌	是	否
减少前列腺体积	否	是

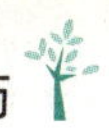

（续表 7-11）

作用特点	α_1 受体阻断剂	5α- 还原酶抑制剂
阻止病程进展	否	是
出现最大作用时间	1～6 周	3～6 个月
改善膀胱出口梗阻	是	是（仅对于前列腺肥大者）
降低前列腺特异性抗原（PSA）水平	否	是
性功能不良反应	射精障碍	性欲减退、勃起功能障碍、射精障碍
心血管不良反应	有	无

三、代表药品

表 7-12　代表药品

药　品	内　容	
坦洛辛 Tamsulosin	适应证	用于治疗前列腺增生所致的异常排尿症状，如尿频、夜尿增多、排尿困难等。由于本品是通过改善尿道、膀胱颈及前列腺部位平滑肌功能而达到治疗目的，并非缩小增生腺体，故适用于轻、中度患者及未导致严重排尿障碍者，如已发生严重尿潴留时不应单独服用本品
	临床应用注意	（1）妊娠、哺乳和生育期用药：美国 FDA 的妊娠安全性分级为 B 级。哺乳期妇女禁用 （2）不良反应：常见：头痛和眩晕，射精异常，如射精失败、射精减少和逆行射精 （3）注意事项 ①排除前列腺癌诊断之后者可使用本品 ②合用降压药时应密切注意血压变化 ③直立性低血压患者、肾功能不全、重度肝功能障碍患者慎用 ④由于有可能出现眩晕等，因此从事高空作业、汽车驾驶等伴有危险性工作时请注意
赛洛多辛 Silodosin	适应证	用于良性前列腺增生（BPH）
	用法用量	口服：一次 8mg，一日 1 次。进餐时服用
	临床应用注意	（1）妊娠、哺乳和生育期用药：美国 FDA 对本药的妊娠安全性分级为 B 级。尚不明确本药是否进入乳汁。本药不适用于哺乳期妇女 （2）不良反应：①直立性低血压；②鼻充血、鼻咽炎；③逆向射精；④头晕、头痛；⑤肝功能减退、黄疸；⑥腹泻；⑦紫癜、皮疹、瘙痒、荨麻疹；⑧眼术中虹膜松弛综合征；⑨过敏样反应（包括舌肿胀、咽喉水肿）

第二亚类　5α- 还原酶抑制剂

一、药理作用与作用机制

雄激素需在 5α- 还原酶的作用下转化为双氢睾酮（DHT）才能发挥雄激素对前列腺的刺激

增生作用。因此临床上应用 5α- 还原酶抑制剂（如非那雄胺）降低前列腺内 DHT 的含量或雄激素受体阻断药（植物制剂普适泰具有这一作用），可明显抑制前列腺的增生，并可使增生的前列腺体积缩小，缓解良性前列腺增生（BPH）临床症状。非那雄胺和依立雄胺（爱普列特）为Ⅱ型 5α- 还原酶抑制剂，度他雄胺为Ⅰ型、Ⅱ型 5α- 还原酶抑制剂（双重抑制剂）。

二、临床用药评价

表 7-13　临床用药评价

要　点	内　容
作用特点	① 5α- 还原酶抑制剂主要用于良性前列腺增生治疗。该类药物的优势在于，长期服用能够降低良性前列腺增生 / 下尿路症状患者发生急性尿潴留和需要手术治疗的风险，延缓疾病进展 ② 5α- 还原酶抑制剂可以缩小前列腺体积，对膀胱颈和平滑肌没有影响。对于改善患者下尿路症状的作用小于 $α_1$ 受体阻断药 ③ 5α- 还原酶抑制剂适用于心律失常、心绞痛、使用多个降压药的高血压患者以及对 $α_1$ 受体阻断药不耐受的患者 ④ 5α- 还原酶抑制剂的起效时间相对较慢，一般需要用药治疗 6 ～ 12 个月才能获得最大疗效。不适于需要尽快解决急性症状的患者 ⑤非那雄胺能够促进头发生长，临床上用于治疗男性雄激素性脱发，能促进头发生长并防止继续脱发 ⑥ 5α- 还原酶抑制剂与 $α_1$ 受体阻断药联合，前者缩小前列腺的体积；后者松弛膀胱括约肌，由于两种药物的作用机制不同，用于 BPH 的作用优于各个单药的治疗，有效延缓疾病的进展，具有相加的作用。比如坦洛新联合度他雄胺；多沙唑嗪联合非那雄胺
典型不良反应和禁忌	常见不良反应是性欲减退、阳痿、射精量减少；偶见男性乳房女性化、睾丸痛、皮疹和唇肿胀
特殊人群用药	①不适于妇女和儿童使用 ② 5α- 还原酶抑制剂在 FDA 妊娠用药安全类别中属于 X 类，可导致男性胎儿外生殖器发育畸形，为妊娠期妇女禁忌 ③服用非那雄胺的男性需要停药 1 个月后方可献血，而服用度他雄胺者则需要停药 6 个月以后方可献血 ④哺乳期妇女服药期间（超适应证用药治疗多毛症）不应哺乳

三、代表药品

非那雄胺（Finasteride）

【适应证】①用于治疗和控制良性前列腺增生（BPH）以及预防泌尿系统事件。②用于治疗男性雄激素性秃发。

【临床应用注意】

1. 不良反应主要是性功能受影响（阳痿、性欲减退、射精障碍）、乳房不适（乳腺增大、乳腺疼痛）和皮疹。瘙痒感、风疹及面唇部肿胀等过敏反应和睾丸疼痛。

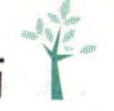

2. 注意事项：肝功能不全者和尿路梗阻者慎用。

3. 相互作用：与圣•约翰草合用可减少本药的血浆浓度，并且加快本药的代谢和清除。圣•约翰草可诱导CYP3A4介导的本药代谢。为保证本药的疗效两者合用时应调整本药的剂量。

第三亚类　植物制剂

植物制剂普适泰（Prostat）作为裸麦花粉提炼出来的一种植物药，作用机制与阻碍体内睾酮转化为二氢睾酮及抑制白三烯、前列腺素合成有关。为治疗良性前列腺增生症（BPH）和慢性、非细菌性前列腺炎用药。用法为一次1片，一日2次，疗程3～6个月。难以判断具体成分生物活性和疗效的相关性。该药的不良反应很少见。

第四亚类　其　他

除了上述药，5型磷酸二酯酶抑制剂（如他达拉非）和抗胆碱药（如奥昔布宁、托特罗定、索利那新）也用于治疗BPH，但很少单独使用，常与α_1受体阻断药联合使用。

第三节　治疗膀胱过度活动症用药

第一亚类　M受体阻断药

一、药理作用与作用机制

M受体阻断药通过选择性作用于膀胱，阻断乙酰胆碱与介导逼尿肌收缩的M受体结合，抑制逼尿肌不自主收缩，从而改善膀胱储尿功能。

奥昔布宁具有较强的抗胆碱作用，对M_1/M_3受体的选择性较高；对平滑肌也有选择性解痉作用，能直接解除膀胱逼尿肌痉挛，使肌肉松弛。**索利那新是选择性M_3受体阻断剂，对膀胱有更高的选择性，该药对大脑和心脏的M受体选择性更小。**

二、临床用药评价

表7-14　临床用药评价

要　点	内　容
作用特点	膀胱过度活动症（OAB）由尿急、急迫性尿失禁（UUI）、尿频、夜尿四个密切相关的症状组成。膀胱过度活动症伴有或不伴有急迫性尿失禁的药物治疗首选M受体阻断药
药物相互作用	①奥昔布宁、托特罗定和索利那新与其他具有抗胆碱作用药物（抗组胺药物、三环类抗抑郁药、吩噻嗪类抗精神分裂症药）合用时可增加抗胆碱作用的不良反应 ②与影响CYP3A4酶活性药物合用，奥昔布宁、托特罗定与索利那新都是肝酶CYP3A4的代谢底物，它们与CYP3A4抑制药（如利托那韦、克拉霉素）合用可以升高这三个M受体阻断药的血药浓度，发生不良反应或中毒；若与CYP3A4诱导药合用可降低它们的血药浓度，不能达到治疗作用

（续表 7-14）

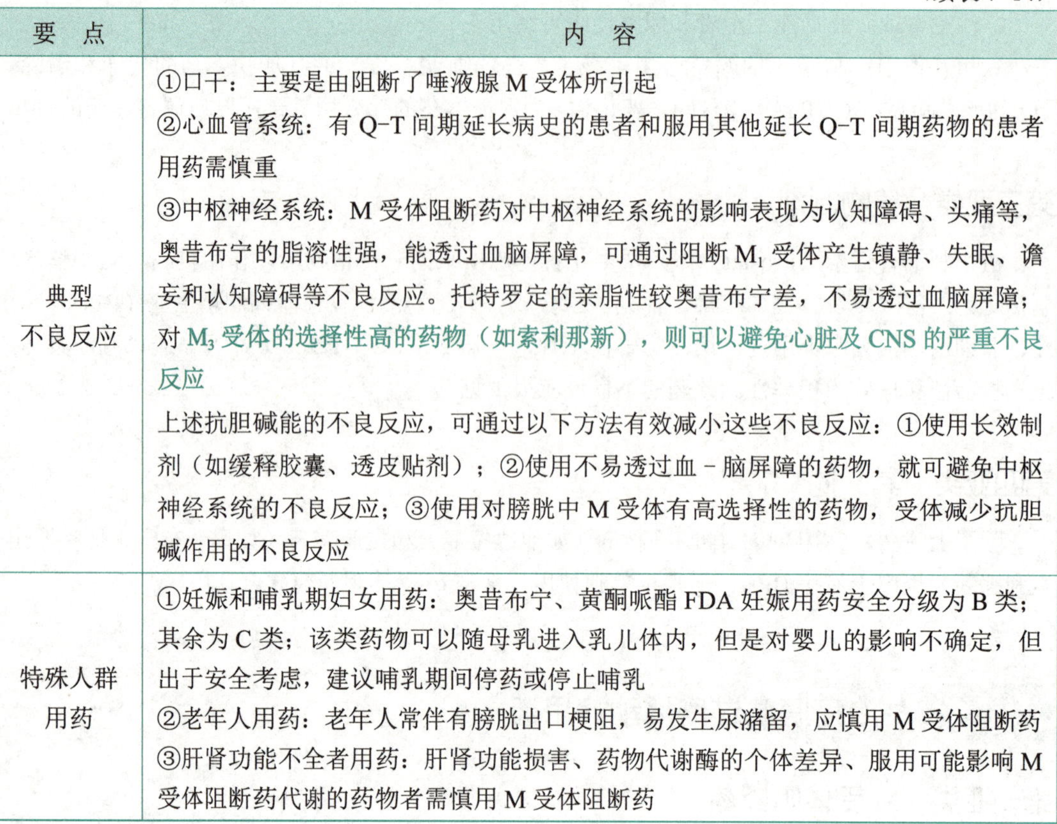

要　点	内　容
典型不良反应	①口干：主要是由阻断了唾液腺 M 受体所引起 ②心血管系统：有 Q-T 间期延长病史的患者和服用其他延长 Q-T 间期药物的患者用药需慎重 ③中枢神经系统：M 受体阻断药对中枢神经系统的影响表现为认知障碍、头痛等，奥昔布宁的脂溶性强，能透过血脑屏障，可通过阻断 M_1 受体产生镇静、失眠、谵妄和认知障碍等不良反应。托特罗定的亲脂性较奥昔布宁差，不易透过血脑屏障；对 M_3 受体的选择性高的药物（如索利那新），则可以避免心脏及 CNS 的严重不良反应 上述抗胆碱能的不良反应，可通过以下方法有效减小这些不良反应：①使用长效制剂（如缓释胶囊、透皮贴剂）；②使用不易透过血－脑屏障的药物，就可避免中枢神经系统的不良反应；③使用对膀胱中 M 受体有高选择性的药物，受体减少抗胆碱作用的不良反应
特殊人群用药	①妊娠和哺乳期妇女用药：奥昔布宁、黄酮哌酯 FDA 妊娠用药安全分级为 B 类；其余为 C 类；该类药物可以随母乳进入乳儿体内，但是对婴儿的影响不确定，但出于安全考虑，建议哺乳期间停药或停止哺乳 ②老年人用药：老年人常伴有膀胱出口梗阻，易发生尿潴留，应慎用 M 受体阻断药 ③肝肾功能不全者用药：肝肾功能损害、药物代谢酶的个体差异、服用可能影响 M 受体阻断药代谢的药物者需慎用 M 受体阻断药

三、代表药品

表 7-15　代表药品

药　品	内　容	
托特罗定 Tolterodine	适应证	本品适用于因膀胱过度兴奋引起的尿频、尿急或紧迫性尿失禁症状的治疗
	临床应用注意	①服用本品可能引起视物模糊，用药期间驾驶车辆、开动机器和进行危险作业者应当注意 ②肝功能明显低下的患者，每次剂量不得超过一片（0.93mg） ③肾功能低下的患者、自主性神经疾病患者、裂孔疝患者慎用本品 ④由于尿潴留的风险，本品慎用于膀胱出口梗阻的患者；由于胃滞纳的风险，也慎用于患胃肠道梗阻性疾病，如幽门狭窄的患者 ⑤尚无儿童用药经验，不推荐儿童使用 ⑥孕妇慎用本品，哺乳期间服用本品应停药
奥昔布宁 Oxybutynin	适应证	本品为解痉药，用于无抑制性和返流性神经源性膀胱功能障碍患者与排尿有关的症状缓解，如尿急、尿频、尿失禁、夜尿和遗尿等
	临床应用注意	（1）注意事项 ①司机、机械操作工及高空作业人员等从事危险工作的人员在使用本品时，应告知可能产生视物模糊或瞌睡等症状 ②伴有感染的患者，应合并使用相应的抗菌药物

（续表 7-15）

药　品	内　容	
奥昔布宁 Oxybutynin	临床应用注意	③溃疡性结肠炎患者，大剂量使用可能抑制肠蠕动而产生麻痹性肠梗阻 ④甲状腺功能亢进、冠心病、充血性心力衰竭、心律失常、高血压及前列腺肥大等患者使用本品后，可加重症状 （2）慎用 ①重症肌无力患者、老年人和所有自主神经紊乱患者慎用 ②肝、肾疾病患者慎用 ③伴有食管裂孔疝的消化性食管炎患者慎用 ④妊娠期妇女慎用，除非医生认为有必要使用 ⑤回肠和结肠造口术患者慎用

第二亚类　其他药物

1. β_3 肾上腺素受体激动剂：常作为膀胱过度活动症和急性尿失禁治疗药物 M 胆碱受体阻断药的替代药，该药常见不良反应是高血压、鼻咽炎、尿路感染和头痛。该药对肝酶 CYP2D6 有抑制作用。对于用 M 胆碱受体阻断药或 β_3 肾上腺素受体激动剂治疗效果不佳的患者，可考虑 M 胆碱受体阻断药与 β_3 肾上腺素能受体激动剂联合使用。

2. A 型肉毒毒素：A 型肉毒毒素可减少神经元囊泡释放乙酰胆碱，使平滑肌或横纹肌暂时麻痹。不良反应主要有排尿困难、血尿、尿路感染和尿潴留等。

内分泌系统疾病用药

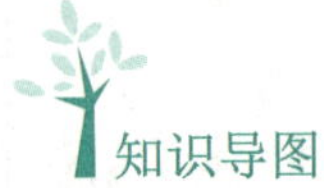

章	节	类别		代表药品
内分泌系统疾病用药	下丘脑-垂体激素及其有关药物	垂体前叶激素和类似物		重组人生长激素、促皮质素
		垂体后叶激素		垂体后叶素、去氨加压素、缩宫素、卡贝缩宫素、鞣酸加压素
		下丘脑激素		奥曲肽、生长抑素
	肾上腺糖皮质激素类药	全身使用的糖皮质激素		可的松、氢化可的松、泼尼松、泼尼松龙、甲泼尼龙、曲安西龙、曲安奈德、地塞米松、倍氯米松
		局部使用的糖皮质激素		布地奈德、氟替卡松、莫米松、氟氢可的松、氯倍他索、氟轻松、哈西奈德、氟米龙、卤米松
	甲状腺疾病用药	甲状腺激素类药		甲状腺片、左甲状腺素、碘塞罗宁
		抗甲状腺药		甲巯咪唑、卡比马唑、丙硫氧嘧啶、甲硫氧嘧啶
	降血糖药	胰岛素和胰岛素类似物	短效胰岛素	猪胰岛素、牛胰岛素、重组人胰岛素
			速效胰岛素	门冬胰岛素、赖脯胰岛素、谷赖胰岛素
			长效胰岛素	低精蛋白锌胰岛素、精蛋白锌胰岛素、甘精胰岛素、地特胰岛素、德谷胰岛素
			预混胰岛素	精蛋白锌重组人胰岛素预混注射液 30/70；重组人胰岛素预混注射液 50/50；门冬胰岛素 30R、赖脯胰岛素 25/75、精蛋白锌生物合成人胰岛素注射液 30/70
		口服降糖药	磺酰脲类胰岛素促泌剂	格列本脲、格列吡嗪、格列齐特、格列美脲
			非磺酰脲类胰岛素促泌剂	瑞格列奈、那格列奈、米格列奈
			二肽基肽酶 -4 抑制剂	西格列汀、沙格列汀、阿格列汀、维格列汀、利格列汀
			双胍类	二甲双胍
			噻唑烷二酮类胰岛素增敏剂	吡格列酮、罗格列酮
			α- 葡萄糖苷酶抑制剂	阿卡波糖、伏格列波特、米格列醇
			钠-葡萄糖协同转运蛋白 -2 抑制剂	达格列净、恩格列净、卡格列净

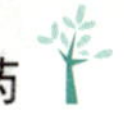

（续表）

章	节	类别		代表药品
内分泌系统疾病用药	降血糖药	胰高血糖素样肽-1 受体激动剂		艾塞那肽、利拉鲁肽、贝那鲁肽
	抗骨质疏松药	钙剂和维生素 D 及其活性代谢物		钙剂（如碳酸钙）
				维生素 D 及其活性代谢物（如骨化三醇、阿法骨化醇）
		抑制骨吸收药	双膦酸盐类	依替膦酸二钠、氯屈膦酸二钠、帕米膦酸二钠、阿仑膦酸钠、伊班膦酸钠、利塞膦酸钠等
			雌激素类	替勃龙、雌激素、结合雌激素、微粒化 17β- 雌二醇
			其他类	依普黄酮、雷洛昔芬、降钙素等
		刺激骨形成药		氟制剂：氟化钠、一氟磷酸二钠、一氟磷酸谷氨酰胺等
				甲状旁腺激素
				生长激素
				骨生长因子
	抗肥胖症药			奥利司他

第一节　下丘脑 - 垂体激素及其有关药物

第一亚类　生长激素和生长抑素

一、药理作用与作用机制

1. 生长激素具有刺激骨骼细胞分化、增殖；促进全身蛋白质合成，纠正手术等创伤后的负氮平衡状态，纠正重度感染及肝硬化等所致的低蛋白血症；刺激免疫球蛋白合成，刺激淋巴样组织、巨噬细胞和淋巴细胞的增殖，增强抗感染能力；刺激合成纤维细胞，加速伤口愈合；促进心肌蛋白合成，增加心肌收缩力，降低心肌耗氧量；调节脂肪代谢，降低血清胆固醇、低密度脂蛋白的水平；补充生长激素不足或缺乏，调节成人的代谢功能。

2. 生长抑素：通过静脉注射生长抑素可抑制生长激素、甲状腺刺激激素、胰岛素和胰高血糖素的分泌，并抑制胃酸的分泌。

二、临床用药评价

表 8-1　临床用药评价

要　点	内　容	
药物相互作用	①生长激素：在生长激素治疗过程中同时使用糖皮质激素可能抑制生长激素的作用；同时使用非雄激素类固醇可进一步促进生长速度 ②生长抑素和普萘洛尔联合使用时，可加剧血糖升高；生长抑素能延长环己烯巴比妥导致的睡眠时间，而且加剧戊烯四唑的作用	
典型不良反应和禁忌	生长激素	①常见注射部位局部一过性疼痛、麻木、红肿等；外周水肿、关节痛或肌痛 ②生长激素可引起一过性高血糖现象，通常随用药时间延长或停药后恢复正常

第八章

（续表 8-1）

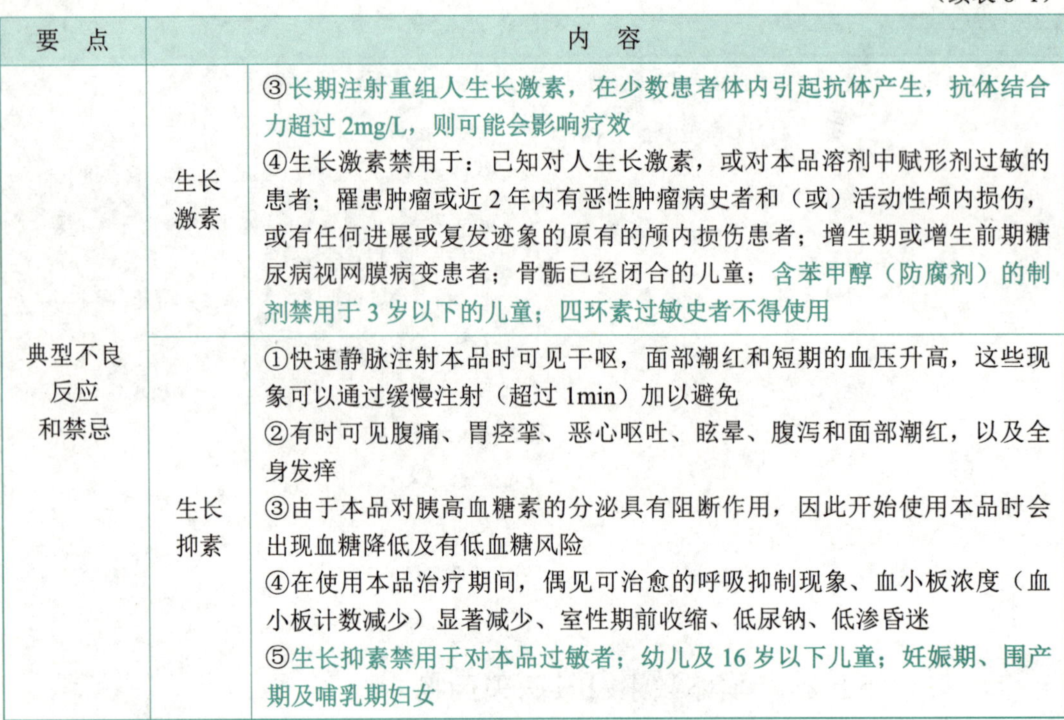

要　点	内　容	
典型不良反应和禁忌	生长激素	③长期注射重组人生长激素，在少数患者体内引起抗体产生，抗体结合力超过 2mg/L，则可能会影响疗效 ④生长激素禁用于：已知对人生长激素，或对本品溶剂中赋形剂过敏的患者；罹患肿瘤或近 2 年内有恶性肿瘤病史者和（或）活动性颅内损伤，或有任何进展或复发迹象的原有的颅内损伤患者；增生期或增生前期糖尿病视网膜病变患者；骨骺已经闭合的儿童；含苯甲醇（防腐剂）的制剂禁用于 3 岁以下的儿童；四环素过敏史者不得使用
	生长抑素	①快速静脉注射本品时可见干呕，面部潮红和短期的血压升高，这些现象可以通过缓慢注射（超过 1min）加以避免 ②有时可见腹痛、胃痉挛、恶心呕吐、眩晕、腹泻和面部潮红，以及全身发痒 ③由于本品对胰高血糖素的分泌具有阻断作用，因此开始使用本品时会出现血糖降低及有低血糖风险 ④在使用本品治疗期间，偶见可治愈的呼吸抑制现象、血小板浓度（血小板计数减少）显著减少、室性期前收缩、低尿钠、低渗昏迷 ⑤生长抑素禁用于对本品过敏者；幼儿及 16 岁以下儿童；妊娠期、围产期及哺乳期妇女

三、代表药品

表 8-2　代表药品

药　品	内　容	
重组人生长激素 Recombinant Human Somatropin	适应证	生长激素主要用于因内源性生长激素缺乏所引起的儿童生长缓慢；重度烧伤治疗以及已明确的下丘脑 - 垂体疾病所致的生长激素缺乏症和经两周不同的生长激素刺激试验确诊的生长激素显著缺乏
	临床应用注意	①糖尿病患者可能需要调整抗糖尿病药的剂量 ②应定期进行甲状腺功能的检查，必要时给予甲状腺素的补充 ③注意患者是否有葡萄糖耐量降低的现象 ④慎用于糖尿病患者；治疗期间血糖高于 10mmol/L，需胰岛素治疗 ⑤注射部位应常变动以防脂肪萎缩 ⑥脑肿瘤引起的垂体性侏儒症患者，心脏或肾脏病患者慎用
生长抑素 Somatostatin	适应证	本品主要用于： ①严重急性食管静脉曲张出血 ②严重急性胃或十二指肠溃疡出血，或并发急性糜烂性胃炎或出血性胃炎 ③胰腺外科术后并发症的预防和治疗 ④胰、胆和肠瘘的辅助治疗 ⑤糖尿病酮症酸中毒的辅助治疗
	临床应用注意	①由于本品抑制胰岛素及胰高血糖素的分泌，在治疗初期会导致血糖水平短暂的下降 ②胰岛素依赖型糖尿病患者使用本品后，每隔 3 ～ 4h 应测试 1 次血糖浓度，同时给药中，尽可能避免使用葡萄糖。必要的情况下应使用胰岛素 ③连续给药通过输液泵输入，换药间隔最好不超过 3min

第二亚类　促皮质素

促皮质素（ACTH）是维持肾上腺正常形态和功能的重要激素，由39个氨基酸组成。促皮质素促进肾上腺释放皮质醇，皮质醇有助于控制机体的糖利用方式。

表8-3　促皮质素

要　点		内　容
药理作用与作用机制		ACTH与肾上腺皮质细胞膜上的受体结合，促进肾上腺皮质细胞增生，并兴奋肾上腺皮质细胞合成及分泌肾上腺皮质激素，主要为糖皮质激素；盐皮质激素在用药初期有所增加，继续用药即不再增多；雄激素的合成和分泌也增多。糖皮质激素对下丘脑及腺垂体起着长负反馈作用，抑制CRH及ACTH的分泌。在生理情况下，下丘脑、垂体和肾上腺三者处于相对的动态平衡中，ACTH缺乏，将引起肾上腺皮质萎缩、分泌功能减退
临床用药评价	药物相互作用	ACTH静脉滴注时遇碱性溶液配伍可发生混浊、失效。ACTH与排钾利尿药合用会加重失钾。长期使用时，与水杨酸类药物、吲哚美辛等合用可发生或加重消化道溃疡。糖尿病患者使用时，因本药的致高血糖作用需调整、增加降血糖药用量。ACTH可使口服抗凝药的作用降低
	典型不良反应和禁忌	长期使用可产生糖皮质激素的副作用，可能出现医源性库欣综合征及明显的水钠潴留和相当程度的失钾。促皮质素的致糖尿病作用、胃肠道反应和骨质疏松等，系通过糖皮质类固醇引起，但在使用促皮质素时这些副作用的发生相对较轻。促皮质素刺激肾上腺皮质分泌雄激素，因而痤疮和多毛的发生率较使用糖皮质类固醇者高。长期使用促皮质素可使皮肤色素沉着。严重的不良反应包括过敏反应，发热、皮疹、血管神经性水肿，偶可发生过敏性休克，这些反应在垂体前叶功能减退，尤其是原发性肾上腺皮质功能减退者较易发生。对本药物过敏者禁用
代表药品	促皮质素（Adrenocorticotropine）	
	适应证	用于活动性风湿病、类风湿关节炎、红斑性狼疮等胶原性疾病；亦用于严重的支气管哮喘、严重皮炎等过敏性疾病及急性白血病、霍奇金病等，目前临床也用于进行促皮质素兴奋试验，评估肾上腺功能
	临床应用注意	①妊娠和哺乳期妇女慎用 ②本品粉针剂使用时不可用氯化钠注射液溶解，也不宜加入氯化钠中静脉滴注 ③由于促皮质素能使肾上腺皮质增生，因此促皮质素的停药较糖皮质类固醇容易，但应用促皮质素时皮质醇的负反馈作用，下丘脑－垂体－肾上腺皮质轴对应激的反应能力降低，突然撤除促皮质素可引起垂体功能减退，因而停药时也应逐渐减量 ④慎用于高血压、糖尿病、结核病、化脓性或真菌感染、胃与十二指肠溃疡及心力衰竭患者

第三亚类　治疗中枢性尿崩症用药

表 8-4　治疗中枢性尿崩症用药

<table>
<tr><th>要　点</th><th colspan="2">内　容</th></tr>
<tr><td>药理作用与作用机制</td><td colspan="2">AVP 的受体是一类 G 蛋白偶联受体，属于加压素 / 催产素受体家族成员。当某种原因导致血浆渗透压感受器的敏感性受损，或下丘脑视上核、室旁核合成分泌 AVP 和 NP Ⅱ减少或异常，或视上核、室旁核的神经元到垂体后叶的轴突通路受损以及垂体后叶受损时便引起中枢性尿崩症。醋酸去氨加压素可有效治疗中枢性尿崩症</td></tr>
<tr><td rowspan="2">临床用药评价</td><td>药物相互作用</td><td>①与三环类抗抑郁剂、选择性 5-HT 再摄取抑制剂、氯丙嗪、卡马西平合用时，这类药物可加强抗利尿作用导致体液潴留危险性升高
②与非甾体抗炎药合用时，可能会引起水潴留和低钠血症
③合用二甲硅油可能会减少醋酸去氨加压素的吸收
④醋酸去氨加压素用药的同时进食会影响药物作用</td></tr>
<tr><td>典型不良反应和禁忌</td><td>醋酸去氨加压素不良反应常见头痛、恶心、胃痛。少见鼻出血、鼻炎、子宫绞痛、低血钾、过敏反应。偶见血压升高、发绀、心肌缺血、面部潮红、皮肤红斑、肿胀、烧灼感等，极少数患者可引起脑血管或冠状血管血栓形成、血小板减少等。大剂量可见疲劳、短暂的血压降低、反射性心跳加快及眩晕。注射给药时，可致注射部位疼痛、肿胀。本药禁用于习惯性或精神性烦渴症者；心功能不全或其他疾患需服用利尿剂者；对本药及辅料过敏者；不稳定型心绞痛患者；2B 型血管性血友病患者</td></tr>
<tr><td rowspan="3">代表药品</td><td colspan="2">醋酸去氨加压素（Desmopressin Acetate）</td></tr>
<tr><td>适应证</td><td>用于治疗中枢性尿崩症，夜间遗尿症（5 岁或以上的患者）</td></tr>
<tr><td>临床应用注意</td><td>①妊娠和哺乳期慎用
②有高血压、肾脏疾病和中枢神经系统疾病引起颅内高压的患儿不适于服用
③治疗遗尿症时，需限制饮水量
④婴儿及老年患者，体液或电解质平衡紊乱，易产生颅内压增高患者慎用
⑤用药期间需要监测患者的尿量、尿渗透压和血浆渗透压</td></tr>
</table>

第二节　肾上腺糖皮质激素类药物

肾上腺皮质激素为一类甾体激素，可分为三类：①由肾上腺皮质中层的束状带所分泌的可调节糖、蛋白质、脂肪代谢的糖皮质激素。②由肾上腺皮质的最外层的球状带所分泌的可调节水、电解质代谢的盐皮质激素。③由肾上腺皮质的网状带分泌的，作用于性器官的氮皮质激素，如孕激素、雌激性和雄激素。

一、药理作用与作用机制

肾上腺糖皮质激素类药物共同的药理作用具体如下：

1. 抗炎作用；　　2. 免疫抑制作用；　　3. 抗毒素作用；

4. 抗休克作用；　5. 影响代谢；　6. 影响血液和造血系统的作用；
7. 其他。

二、临床用药评价

（一）作用特点

表 8-5　作用特点

要　点	内　容
药动学	常见的糖皮质激素的药代动力学特征及作用时间见表 8-6
糖皮质激素的治疗原则	①在某些感染时，应用糖皮质激素可减轻组织的破坏、减少渗出、减轻感染的中毒症状，但须同用有效的抗菌药物治疗，在短期合用糖皮质激素后，迅速减量或停药 ②能局部使用，不全身应用；能小剂量使用，不选择大剂量；能短期使用，不长期应用。对激素依赖性的哮喘患者，推荐以吸入替代口服给药，并在吸入后常规漱口，避免残留药物所诱发的口腔真菌感染和溃疡
糖皮质激素的临床应用	①急、慢性肾上腺皮质功能减退（包括肾上腺危象）、脑垂体前叶功能减退及肾上腺次全切除术后作替代疗法 ②严重感染并发的毒血症，如中毒性痢疾、中毒性肺炎、暴发型流行性脑脊髓膜炎、暴发型肝炎等 ③自身免疫性疾病，如风湿热、风湿性心肌炎、风湿性关节炎及类风湿关节炎、全身性红斑狼疮、结节性动脉周围炎、皮肌炎、自身免疫性贫血和肾病综合征等，一般采用综合疗法。异体器官移植术后产生的免疫排异反应也可用糖皮质激素 ④过敏性疾病，如荨麻疹、枯草热、血清病、血管神经性水肿、过敏性鼻炎、支气管哮喘和过敏性休克等，通过糖皮质激素抗炎、抗过敏作用缓解症状而达到治疗效果 ⑤缓解急性炎症的各种症状，并可防止某些炎症的后遗症，如组织粘连、瘢痕 ⑥各种原因引起的休克 ⑦血液系统疾病，如白血病、恶性淋巴瘤、再生障碍性贫血、白细胞及血小板减少等 ⑧其他肌肉和关节劳损，严重天疱疮、剥脱性皮炎，溃疡性结肠炎及甲状腺危象等
糖皮质激素的使用方法	①大剂量冲击疗法：用于严重中毒性感染及各种休克，宜短期内用大剂量 ②一般剂量长期疗法：用于结缔组织病、肾病综合征、顽固性支气管哮喘、中心视网膜炎、各种恶性淋巴瘤、淋巴细胞白血病等。对于已用糖皮质激素控制的某些慢性病，可改为隔日给药，即把 48h 用量，在早晨 8 时一次服用，这样对下丘脑、垂体、肾上腺皮质抑制较轻，不良反应较少。隔日服药以泼尼松、泼尼松龙较好 ③小剂量代替疗法：每日给生理需要量。一般上午 8 时给药；或早晨给药 2/3，夜间给药 1/3
注意事项	①开始应用糖皮质激素前，必须权衡利弊。只要合理应先采用局部而非全身用药。应在尽可能短的时间内应用最低有效剂量；只有在危及生命的情况下才可应用大剂量糖皮质激素 ②一般感染不要应用糖皮质激素，因为本类药物抑制炎性反应和免疫反应，降低机体防御功能，反而有可能使潜在的感染灶活动和扩散。急性细菌感染中毒时，必须与足量的有效抗菌药物配合应用，对重度结核病应合并使用足量的抗结核药，并应掌握病情，及时减量和停药

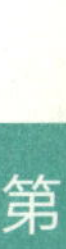

（续表 8-5）

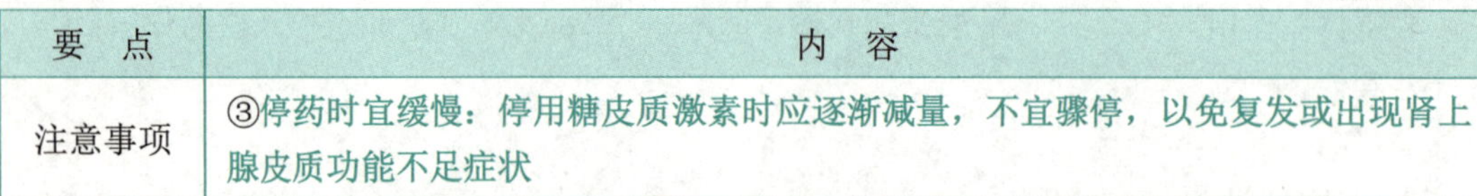

要　点	内　容
注意事项	③停药时宜缓慢：停用糖皮质激素时应逐渐减量，不宜骤停，以免复发或出现肾上腺皮质功能不足症状

表 8-6　常见的糖皮质激素的药代动力学特征及作用时间

类别	药　物	对糖皮质激素受体的亲和力	水盐代谢（比值）	糖代谢（比值）	抗炎作用（比值）	等效剂量（mg）	血浆半衰期（min）	作用持续时间（h）
短效	氢化可的松	1	1	1	1	20	90	8 ～ 12
	可的松	0.01	0.8	0.8	0.8	25	30	8 ～ 12
中效	泼尼松	0.05	0.8	4	3.5	5	60	12 ～ 36
	泼尼松龙	2.2	0.8	4	4	5	200	12 ～ 36
	甲泼尼龙	11.9	0.5	5	5	4	180	12 ～ 36
	曲安西龙	1.9	0	5	5	4	＞ 200	12 ～ 36
长效	地塞米松	7.1	0	20	30	0.75	100 ～ 300	36 ～ 54
	倍他米松	5.4	0	20	25	0.6	100 ～ 300	36 ～ 54

（二）药物相互作用

1. 苯巴比妥、苯妥英钠、卡马西平、利福平等肝药酶诱导剂可加快糖皮质激素代谢，合用这些药物应适当增加糖皮质激素的剂量。**利福平诱导 CYP3A4 活性而影响地塞米松抑制实验结果，因此进行地塞米松抑制实验时应避免合用利福平。**

2. 克拉霉素、奈法唑酮、地尔硫䓬、酮康唑和伊曲康唑能够抑制 CYP3A4 活性，从而升高甲泼尼龙的血浆浓度，增强其肾上腺抑制作用，合用时注意减少激素用量；伊曲康唑对吸入的布地奈德也有类似影响，要提高。

3. 糖皮质激素与噻嗪类利尿剂或两性霉素 B 合用时注意发生低血钾。

4. 糖皮质激素与水杨酸盐合用更易致消化性溃疡。

5. 泼尼松龙可能加快口服避孕药和西罗莫司的代谢而降低其疗效，合用需谨慎。

6. 甘草制剂中的甘草甜素和甘草次酸都能抑 5α- 还原酶、5β- 还原酶和 11β- 羟化类固醇脱氢酶，影响泼尼松等激素的代谢。

（三）典型不良反应和禁忌

1. 激素能刺激胃酸、胃液分泌，并抑制胃黏膜保护物质（胃黏液）的分泌，故可诱发或加剧胃、十二指肠溃疡，甚至造成消化道出血或穿孔。由于钠、水潴留和血脂升高可引发高血压和动脉粥样硬化等心血管系统并发症。骨质疏松、肌肉萎缩、伤口愈合迟缓等与激素促蛋白质分解、抑制蛋白质合成以及增加钙磷排泄有关。糖皮质激素治疗的不良反应和常见并发症见表 8-7。

表 8-7　糖皮质激素治疗的不良反应和常见并发症

要　点	内　容
早期治疗常见的不良反应	失眠；情绪不稳定；食欲亢进、体重增加或二者兼有；潜在危险因素或其他药物毒性；高血压；糖尿病；消化性溃疡；寻常痤疮
持续大剂量应用糖皮质激素引起的不良反应	Cushing 综合征体型、HPA 轴抑制、感染、骨坏死、肌病、伤口愈合不良
隐匿的或延迟的不良反应与并发症	骨质疏松症、皮肤萎缩、白内障、动脉粥样硬化、生长迟滞、脂肪肝
少见及不可预测的并发症	精神病、假性脑瘤、青光眼、硬膜外脂肪过多症、胰腺炎、过敏性休克、脑静脉血栓形成、纵隔脂肪沉积症

2. 禁忌

（1）严重精神病或癫痫病史者、活动性消化性溃疡病或新近胃肠吻合术者、骨折患者、创伤修复期患者、角膜溃疡者、肾上腺皮质功能亢进者、严重高血压、糖尿病患者。

（2）妊娠早期妇女。

（3）抗菌药物不能控制的水痘、真菌感染者。

（4）未能控制的结核、细菌和病毒感染者。

（四）特殊人群用药

1. 儿童长期使用可能使儿童生长迟缓和肾上腺皮质功能受抑制。儿童应定期监测生长和发育情况。

2. 老年人长期使用需要预防消化道溃疡、感染、骨质疏松症和高血压等；有精神病史的患者避免使用。

3. 可的松和泼尼松为前药，需在肝内分别转化为氢化可的松和泼尼松龙而生效，故严重肝功能不全者宜选择氢化可的松或泼尼松龙。

4. 长期使用须定期监测血糖和尿糖；注意白内障、青光眼或眼部感染、血清电解质紊乱、大便隐血、血压变化及骨质疏松等情况。

三、代表药品

表 8-8　代表药品

药　品	内　容
泼尼松 Prednisone	【适应证】用于治疗结缔组织病、系统性红斑狼疮、严重的支气管哮喘、皮肌炎、血管炎等过敏性疾病，以及急性白血病、恶性淋巴瘤等病症
甲泼尼龙 Methylprednisolone	【适应证】血管炎、哮喘发作、严重急性感染、防止癌症化疗引起的呕吐、危重型系统性红斑狼疮、重症多肌炎、皮肌炎；用于器官移植的抗排异反应
地塞米松 Dexamethasone	【适应证】①主要用于过敏性与自身免疫性炎症性疾病，如严重的支气管哮喘、皮炎等过敏性疾病，以及结缔组织病、溃疡性结肠炎、急性白血病、恶性淋巴瘤等。②用于诊断肾上腺皮质疾病的地塞米松抑制试验

第三节 甲状腺激素类药和抗甲状腺药

在临床中最常见到的甲状腺疾病是甲状腺功能减退症（甲减）和甲状腺功能亢进症（甲亢）。

第一亚类 甲状腺激素类药

表 8-9 甲状腺激素类药

要 点	内 容	
药理作用与作用机制	（1）甲状腺内囊状小泡分泌的甲状腺激素包括甲状腺素（四碘甲状腺原氨酸，T_4）和碘甲腺氨酸（三碘甲状腺原氨酸，T_3） （2）甲状腺素主要作用如下。 ①维持正常生长发育 ②促进代谢和增加产热 ③提高交感肾上腺系统的感受性	
临床用药评价	作用特点	碘塞罗宁为人工合成的三碘甲状腺原氨酸钠，作用与甲状腺素相似，经胃肠道吸收完全，口服吸收 90% ～ 95%，蛋白结合率为 99% 以上。半衰期为 33h
	药物相互作用	①左甲状腺素可能降低降糖药的降血糖效应 ②左甲状腺素能够取代抗凝药与血浆蛋白的结合，从而增强香豆素衍生物作用。应定期监测凝血指标，必要时应调整抗凝药的剂量 ③丙硫氧嘧啶、糖皮质激素、β- 拟交感神经药、胺碘酮和含碘造影剂抑制外周 T_4 向 T_3 的转化 ④含铝药物、铁剂和碳酸钙降低左甲状腺素的作用 ⑤舍曲林能够降低左甲状腺素的作用，升高血清 TSH 的水平 ⑥含大豆物质、高纤维素和高蛋白的食物可能会降低本品在肠道中的吸收量。口服甲状腺素制剂时，空腹服药后至少 30min 后才能进食
	典型不良反应和禁忌	使用甲状腺素治疗开始时可能出现心动过速、心悸、心律不齐、心绞痛、头痛、肌肉无力和痉挛、潮红、发热、呕吐、月经紊乱、震颤、坐立不安、失眠、多汗、体重下降和腹泻。对部分超敏患者，可能会出现过敏反应；也可能会出现暂时性低血压、月经紊乱、体重减轻、骨骼肌痉挛、肌无力；偶见骨质疏松症。过量给药可出现甲状腺功能亢进症、甲状腺肿大，重复给药可引起抗体形成、促甲状腺素假性升高或对以后给予的促甲状腺素产生抗药性 甲状腺激素类药物禁用于冠心病、动脉粥样硬化、高血压、垂体功能不足、肾上腺功能不足和自主性高功能性甲状腺腺瘤。患非甲状腺功能减退性心力衰竭和快速型心律失常者、对甲状腺激素过敏者禁用。对合并冠心病、心功能不全或者心动过速性心律失常的患者必须注意避免应用左甲状腺素引起的甲亢症状。应该经常对这些患者进行甲状腺激素水平的监测

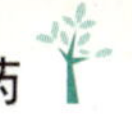

（续表 8-9）

<table>
<tr><th>要　点</th><th colspan="2">内　容</th></tr>
<tr><td rowspan="3">代表药品</td><td colspan="2">左甲状腺素（Levothyroxine Sodium）</td></tr>
<tr><td>适应证</td><td>①治疗非毒性的甲状腺肿（甲状腺功能正常）
②甲状腺肿切除术后服用，以预防甲状腺肿复发
③治疗各种原因引起的甲状腺功能减退
④甲状腺功能亢进症患者，药物治疗甲状腺功能正常时联合应用本药
⑤甲状腺癌甲状腺切除术后
⑥用于甲状腺抑制实验</td></tr>
<tr><td>临床应用注意</td><td>（1）妊娠期需要监测甲状腺功能评估使用；由乳汁分泌甚微，故哺乳期妇女服用适量甲状腺素对婴儿无不良影响
（2）老年患者对甲状腺激素较敏感，超过 60 岁者甲状腺激素替代需要量比年轻人约低 25%
（3）下列情况慎用
①心血管疾病，包括心绞痛、动脉粥样硬化、冠心病、高血压、心肌梗死等
②病程长、病情重的甲状腺功能减退或黏液性水肿患者使用本类药应谨慎，开始用小剂量，以后缓慢增加直至生理替代剂量
③伴有腺垂体功能减退或肾上腺皮质功能不全者应先用皮质类固醇，待肾上腺皮质功能恢复正常后再用本类药
④本品服用后起效较慢，几周后才能达到最高疗效。停药后药物作用仍能存在几周</td></tr>
</table>

第二亚类　抗甲状腺药

表 8-10　抗甲状腺药

<table>
<tr><th>要　点</th><th colspan="3">内　容</th></tr>
<tr><td>药理作用与作用机制</td><td colspan="3">抗甲状腺药的作用机制相同，都可抑制 TH 合成，抑制甲状腺过氧化物酶活性，抑制碘化物形成活性碘，影响酪氨酸残基碘化。抑制单碘酪氨酸碘化为双碘酪氨酸及碘化酪氨酸偶联形成各种碘甲腺原氨酸
①丙硫氧嘧啶，不能直接对抗甲状腺激素，待已生成的甲状腺激素耗竭后才能产生疗效，故作用较慢。本品在甲状腺外能抑制 T_4 转化为 T_3
②甲巯咪唑通过抑制甲状腺素激素的合成来治疗甲状腺功能亢进症，甲巯咪唑并不阻断甲状腺和血液循环中已有的甲状腺素（T_4）和三碘甲状腺原氨酸（T_3）的作用
③卡比马唑在体内逐渐水解，游离出甲巯咪唑而发挥作用，故作用开始较慢、维持时间较长。在疗效与不良反应方面优于其他硫脲类药，但不适用于甲状腺危象
④大剂量的碘有抗甲状腺的作用，在甲亢患者表现尤为明显。但由于其作用时间短暂（最多维持 2 周），且服用时间过长时，不仅作用消失，且可使病情加重，因此不能作为常规的抗甲状腺药</td></tr>
<tr><td>临床用药评价</td><td>作用特点</td><td>优　点</td><td>①疗效较肯定
②不会导致永久性甲减
③方便、经济、使用较安全</td></tr>
</table>

第八章

（续表 8-10）

要点	内容		
临床用药评价	作用特点	缺点	①疗程长，一般需 1 ～ 2 年，有时长达数年 ②停药后复发率较高，并存在原发性或继发性失败可能 ③可伴发肝损害或粒细胞减少症等
	药物相互作用		①抗甲状腺药与口服抗凝药合用可致后者疗效增加 ②磺胺类、对氨基水杨酸、保泰松、巴比妥类、酚妥拉明、妥拉唑林、维生素 B_{12}、磺酰脲类等都有抑制甲状腺功能和致甲状腺肿大的作用 ③高碘食物或药物的摄入可使甲亢病情加重，使抗甲状腺药需要量增加或用药时间延长 ④由于抗甲状腺药可能诱发白细胞减少症，丙硫氧嘧啶、甲巯咪唑和卡比马唑均可引起粒细胞减少症，合用能减少粒细胞的药物可增加粒细胞缺乏症的危险
	典型不良反应和禁忌	丙硫氧嘧啶	①常见不良反应有头痛、眩晕、关节痛、唾液腺和淋巴结肿大以及胃肠道反应；也有皮疹、药热等过敏反应，有的皮疹可发展为剥落性皮炎 ②**最严重的不良反应为粒细胞缺乏症**，故用药期间应定期监测血常规 ③丙硫氧嘧啶可引起中性粒细胞胞浆抗体相关性血管炎，发病机制为中性粒细胞聚集，诱导中性粒细胞胞浆抗体 ④丙硫氧嘧啶在体内活性代谢物具有肝细胞毒性，应注意监测肝功能，个别患者可致黄疸和中毒性肝炎
		甲巯咪唑	①常见不良反应为皮疹或皮肤瘙痒及白细胞减少 ②少见严重的粒细胞缺乏症；可能出现再生障碍性贫血；致味觉减退、恶心、呕吐、上腹部不适、关节痛、头晕头痛、脉管炎、红斑狼疮样综合征 ③罕见肝炎、间质性肺炎、肾炎和累及肾脏的血管炎，少见致血小板减少、凝血酶原减少或因子Ⅶ减少 ④**甲巯咪唑可引起胰岛素自身免疫综合征，抗甲状腺药禁用于对硫脲类药过敏者；严重肝功能损害者；白细胞严重缺乏者；结节性甲状腺肿伴甲状腺功能亢进者；甲状腺癌患者**
代表药品	丙硫氧嘧啶 Propyl-thiouracil	适应证	①适用于轻症和不适宜手术或放射性碘治疗者。如儿童、青少年及手术后复发而不适于放射性碘治疗者，也可作为放射性碘治疗时的辅助治疗 ②用于甲状腺危象的治疗，除应用大剂量碘剂和采取其他综合措施外，大剂量本品可作为辅助治疗以阻断 T_4 转化为 T_3 ③用于术前准备，为减少麻醉和术后并发症，防止术后发生甲状腺危象。术前应先服用本品使甲状腺功能恢复到正常或接近正常，然后术前 2 周左右加服碘剂
		临床应用注意	①妊娠期妇女慎用；哺乳期妇女禁用 ②儿童用药应根据病情调节用量，老年人尤其肾功能减退者，用药量应减少

（续表 8-10）

要　点	内　容		
代表药品	丙硫氧嘧啶 Propyl-thiouracil	临床应用注意	③结节性甲状腺肿合并甲状腺功能亢进症者、甲状腺癌患者忌用。外周血白细胞数偏低、对硫脲类药物过敏者慎用。如出现粒细胞缺乏或肝炎的症状和体征，应停止用药 ④治疗中应监测甲状腺激素水平。出现甲状腺功能减退或甲状腺明显增大时可酌情加用左甲状腺素或甲状腺片
	甲巯咪唑 Thiama-zole	适应证	①用于轻症和不适宜手术或放射性碘治疗者 ②用于甲状腺危象的治疗 ③用于术前准备，为减少麻醉和术后并发症，防止术后发生甲状腺危象
		临床应用注意	①妊娠期妇女慎用，哺乳期妇女禁用 ②服药期间应避免摄入高碘食物或含碘药物 ③治疗开始或在其后数周或数月突然出现咽喉痛、吞咽困难、发热、口腔黏膜炎症或疖肿，应谨慎 ④硫脲类抗甲状腺药物之间存在交叉过敏现象

第四节　降血糖药物

胰岛素和胰岛素类似物

1. 根据胰岛素来源分类：分为人胰岛素、牛胰岛素和猪胰岛素。
2. 根据制备工艺分类：分为由动物胰腺提取半合成或全合成胰岛素类似物。
3. 根据胰岛素作用时间分类：分为速效胰岛素、短效胰岛素、长效胰岛素和预混胰岛素。

一、药理作用与作用机制

胰岛素可增加葡萄糖的利用，能加速葡萄糖的无氧酵解和有氧氧化，促进肝糖原和肌糖原的合成和贮存，抑制糖原分解和糖异生，因而能使血糖降低。此外，还能促进脂肪的合成，抑制脂肪分解，使酮体生成减少，纠正酮症酸血症的各种症状。能促进蛋白质的合成，抑制蛋白质分解。胰岛素和葡萄糖合用时，还可促使钾从细胞外液进入组织细胞内。胰岛素主要用于糖尿病，特别是 1 型糖尿病的治疗，可用于纠正细胞内缺钾。

二、临床用药评价

（一）作用特点

1. 短效胰岛素，外观为无色透明溶液，可在病情紧急情况下静脉输注，又称为“普通胰岛素”“常规胰岛素”“中性胰岛素”。

2. 速效胰岛素类似物，目前已经用于临床的有门冬胰岛素、赖脯胰岛素，其优点是和常规胰岛素相比，皮下注射吸收较人胰岛素快，起效迅速，持续时间短，能更加有效地控制餐后血糖。此外，用药时间较短效胰岛素灵活，即便是临近餐前或餐后立刻给药也可以迅速达到有效的降血糖效果。

3. 长效胰岛素，常见的有低精蛋白锌胰岛素、精蛋白锌胰岛素。甘精胰岛素和地特胰岛素利用重组 DNA 技术，延长了胰岛素的治疗时效。

4. 预混胰岛素，即“双时相胰岛素”，是指含有两种不同时效的胰岛素混合物，可同时具有短效和长效胰岛素的作用。混悬型胰岛素注射液（低精蛋白锌胰岛素 30R、50R、70R 等）禁止静脉注射，只有可溶性胰岛素如短效胰岛素、门冬胰岛素、赖脯胰岛素等可以静脉给药。

5. 其他注意

（1）精蛋白锌胰岛素是在低精蛋白锌的基础上加大鱼精蛋白的比例，使更接近人的体液 pH，溶解度更低，释放更加缓慢，作用持续时间更长。长效胰岛素的用法一般为日注射 1 次，满足糖尿病患者的基础胰岛素需要量。皮下注射后 3 ～ 4h 起效，12 ～ 24h 达峰，作用维持 24 ～ 36h。

（2）胰岛素治疗需要重点关注患者的胰岛功能，不同患者的胰岛功能差异决定了胰岛素治疗的需求量，因此胰岛素的治疗剂量因人而异，需要根据血糖反应进行调整。表 8-11 列出了常用胰岛素制剂的种类及其特点。

表 8-11　胰岛素的制剂种类及其特点

类　别	胰岛素制剂	给药途径	起效时间	峰值时间	作用持续时间	给药方法
短　效	短效胰岛素（RI）#	皮下	15 ～ 60min	2 ～ 4h	5 ～ 8h	餐前 30min（皮下）
		静脉	10 ～ 30min	15 ～ 30min	0.5 ～ 1h	抢救糖尿病酮症酸中毒和高血糖高渗性昏迷
速　效	门冬胰岛素 #	皮下	10 ～ 15min	1 ～ 2h	4 ～ 6h	餐前 5 ～ 10min
	赖脯胰岛素 #	皮下	10 ～ 15min	1.0 ～ 1.5h	4 ～ 5h	餐前 10 ～ 15min
	谷赖胰岛素 #	皮下	10 ～ 15min	1 ～ 2h	4 ～ 6h	餐前 0 ～ 15min 或餐后立即给药
中长效	中效胰岛素（NPH）	皮下	2.5 ～ 3.0h	5 ～ 7h	13 ～ 16h	一日次固定时间给药
	长效胰岛素（PZI）	皮下	3 ～ 4h	8 ～ 10h	长达 20h	一日次固定时间给药
	长效胰岛素类似物（甘精胰岛素）	皮下	2 ～ 3h	无峰	长达 30h	一日次固定时间给药
	长效胰岛素类似物（地特胰岛素）	皮下	3 ～ 4h	3 ～ 14h	长达 24h	一日次固定时间给药
	长效胰岛素类似物（德谷胰岛素）	皮下	1h	无峰	长达 42h	一日次固定时间给药

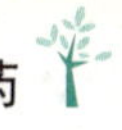

（续表 8-11）

类　别	胰岛素制剂	给药途径	起效时间	峰值时间	作用持续时间	给药方法
预混胰岛素*	预混胰岛素（HI 30R，HI 70/30）	皮下	0.5h	2 ～ 12h	14 ～ 24h	个体化给药，注射后 30min 内必须进食
	预混胰岛素（50R）	皮下	0.5h	2 ～ 3h	10 ～ 24h	个体化给药，注射后 30min 内必须进食
	预混胰岛素类似物（预混门冬胰岛素 30）	皮下	0.17 ～ 0.33h	1 ～ 4h	14 ～ 24h	个体化给药，注射后 30min 内必须进食
	预混胰岛素类似物（预混赖脯胰岛素 25）	皮下	0.25h	0.50 ～ 1.17h	16 ～ 24h	个体化给药，注射后 30min 内必须进食
	预混胰岛素类似物（预混赖脯胰岛素 50，预混门冬胰岛素 50）	皮下	0.25h	0.50 ～ 1.17h	16 ～ 24h	个体化给药，注射后 30min 内必须进食

注：* 精蛋白生物合成人胰岛素（预混 30R）的组成为 30% 短效胰岛素加 70% 低精蛋白锌胰岛素，精蛋白生物合成人胰岛素（预混 50R）的组成为 50% 短效胰岛素加 50% 低精蛋白锌胰岛素；

可以静脉注射。

（3）低血糖可分为：①严重低血糖：需要有人帮助，常有意识障碍，低血糖纠正后神经系统症状明显改善或消失；②症状性低血糖：血糖≤ 3.9mmol/L，且有低血糖症状；③无症状性低血糖：血糖≤ 3.9mmol/L，但无低血糖症状。

（4）**未开瓶使用胰岛素应在 2℃～ 8℃冷处保存。已开始使用的胰岛素注射液一般可在室温（最高 25℃）保存 4 周。冷冻后的胰岛素不可使用。**

（二）药物相互作用

1. 口服抗凝血药、水杨酸盐、磺胺类药、甲氨蝶呤可与胰岛素竞争血浆蛋白，使血中游离胰岛素升高，增强胰岛素的作用。

2. 口服降血糖药与胰岛素有协同作用。

3. 蛋白同化激素能减低葡萄糖耐量，增强胰岛素的作用。

4. 肾上腺皮质激素、甲状腺素、生长激素能升高血糖，合用时能对抗胰岛素的降血糖作用。

5. β 受体阻断剂可阻断肾上腺素的升高血糖反应，干扰机体调节血糖功能，与胰岛素合用时，要注意调整剂量，否则易引起低血糖。

6. **酒精能直接导致低血糖，应避免酗酒和空腹饮酒。**

（三）典型不良反应和禁忌

具体内容见表 8-12。

表 8-12　典型不良反应和禁忌

要　点	内　容
胰岛素的不良反应	①低血糖反应，一般于注射后发生，首先出现心慌、出汗，并有面色苍白、饥饿感、虚弱、反应迟钝、视力或听力异常、意识障碍、头痛、眩晕、抑郁、心悸、言语障碍、运动失调甚至昏迷 ②过敏反应表现有荨麻疹、紫癜、低血压、血管神经性水肿支气管痉挛甚至过敏性休克或死亡；局部反应表现为注射部位红肿、灼热、瘙痒、皮疹、水疱或皮下硬结 ③使用纯度不高的动物胰岛素易出现注射部位皮下脂肪萎缩，可能是由于胰岛素中的大分子物质产生的免疫刺激引起的一种过敏反应。改用高纯度人胰岛素后可使局部脂肪萎缩恢复正常
胰岛素的禁忌证	①对胰岛素过敏者和低血糖者 ②肝硬化、溶血性黄疸，胰腺炎、肾炎等患者禁用精蛋白锌胰岛素、门冬胰岛素等 ③对鱼精蛋白过敏者禁用，精蛋白锌胰岛素和低精蛋白锌胰岛素含有鱼精蛋白

口服降糖药

2 型糖尿病药物治疗的首选药是二甲双胍。如没有禁忌证，二甲双胍应一直保留在糖尿病的治疗方案中。不适合二甲双胍治疗者可选择促胰岛素分泌剂或 α- 葡萄糖苷酶抑制剂。如单独使用二甲双胍治疗而血糖仍未达标，则可加用促胰岛素分泌剂或 α- 葡萄糖苷酶抑制剂。不适合使用促胰岛素分泌剂或 α- 葡萄糖苷酶抑制剂者可选用胰岛素增敏剂或二肽基肽酶 -4（DPP-4）抑制剂。两种口服药联合治疗而血糖仍不达标者，可加用胰岛素治疗（一日 1 次基础胰岛素或日 1 ～ 2 次预混胰岛素）或采用 3 种口服药联合治疗，或加用胰高血糖素样肽 -1（GLP-1）受体激动剂。如基础胰岛素或预混胰岛素与口服药联合治疗控制血糖仍不达标，则应将治疗方案调整为多次胰岛素治疗（基础胰岛素加餐时胰岛素或一日 3 次预混胰岛素类似物）。采用预混胰岛素治疗和多次胰岛素治疗时应停用胰岛素促分泌剂。

第一亚类　磺酰脲类促胰岛素分泌药

一、药理作用与作用机制

磺酰脲类药的受体是胰岛 B 细胞上 ATP 敏感的钾离子通道（K-ATP 通道）的一部分。K-ATP 通道调控胰岛 B 细胞释放胰岛素。磺酰脲类药物 - 受体结合使此类通道受到抑制，从而改变细胞的静息电位，使钙离子内流，刺激胰岛素分泌。增加组织对胰岛素的敏感性，但这些作用的临床价值有限。

二、临床用药评价

表 8-13　临床用药评价

要　点	内　容
作用特点	（1）第一代磺酰脲类药物并不常用，发生低血糖及低钠血症和双硫仑样反应等其他不良反应的风险较高。格列吡嗪、格列本脲、格列齐特及格列美脲是第二代磺酰脲类药物

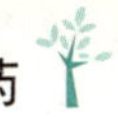

（续表 8-13）

要　点		内　容
作用特点		（2）磺酰脲类促胰岛素分泌药存在“继发失效”的问题 （3）注意磺酰脲类药的心血管安全性格列本脲不但和胰岛细胞的磺酰脲受体（SUR）1 亲和力高，和心肌、血管平滑肌细胞的 SUR2A 和 SUR2B 等受体也有较高的亲和力。当磺酰脲类药和心肌细胞的 SUR2A 相结合，关闭心肌细胞 K^+-ATP 通道，可削弱心肌缺血预适应的作用，对缺血的心肌可能有害。而格列齐特和格列喹酮对心肌 SUR2A 的结合力低，对心肌可能无影响或影响很小 （4）注意用药监护和管理 ①对空腹血糖较高者宜选用长效的格列齐特和格列美脲；餐后血糖升高者宜选用格列吡嗪、格列喹酮；格列吡嗪可增强第一时相胰岛素分泌；病程较长，且空腹血糖较高者可选用格列本脲、格列美脲、格列齐特或上述药的控、缓释制剂 ②对轻、中度肾功能不全者，宜选用格列喹酮 ③对既往发生心肌梗死或存在心血管疾病高危因素者，宜选用格列美脲、格列吡嗪，不宜选择格列本脲；对急性心肌梗死者，急性期可使用胰岛素，急性期后再选择磺酰脲类药 ④格列本脲降糖作用强，持续时间长，一旦出现低血糖，纠正起来很困难，需要持续几天的对症处置。因此，在使用格列本脲时一定要注意不可过量，防止出现持久低血糖危及患者 ⑤应激状态如发热、昏迷、感染和外科手术时，口服降糖药必须换成胰岛素治疗 ⑥促胰岛素分泌药须在进餐前即刻或餐中服用，因为服药后不进餐会引起低血糖
药物相互作用	格列本脲	①慎与环丙沙星、依那普利、克拉霉素、华法林、复方磺胺甲基异噁唑、西咪替丁、雷尼替丁、利福平等药物合用 ②与酒精同服时，可以引起腹部绞痛、恶心、呕吐、头痛、面部潮红和低血糖 ③与β受体阻断剂合用，可增加低血糖的危险，而且可掩盖低血糖的症状，如脉率增快、血压升高 ④与氯霉素、胍乙啶、胰岛素、单胺氧化酶抑制剂、水杨酸盐、磺胺类同时用，可加强本药降血糖作用 ⑤肾上腺皮质激素、肾上腺素、苯妥英钠、噻嗪类利尿剂、甲状腺素可增加血糖水平
	格列吡嗪	应慎与磺胺药、碳酸氢钠，氢氧化镁、西咪替丁、雷尼替丁合用，这些药物可影响格列吡嗪的降糖作用
	格列齐特	应慎与西咪替丁、咪康唑、利福平和圣约翰草提取物合用，这些药物能影响格列齐特的降糖作用
典型不良反应和禁忌	不良反应	①磺酰脲类药物最常见的不良反应为低血糖 ②磺酰脲类药物常见口腔金属味、食欲减退或食欲增强，与食物同服可减少这些反应；血液系统常见粒细胞计数减少、血小板减少症等。其他不常见不良反应包括：恶心、皮肤反应及肝功能检测结果异常，偶见碱性磷酸酶暂时性升高
	禁忌证	① 1 型糖尿病、糖尿病低血糖昏迷、酮症酸中毒者

（续表 8-13）

要　点	内　容	
典型 不良反应 和禁忌	禁忌证	②严重的肾或肝功能不全者、晚期尿毒症者 ③严重烧伤、感染、外伤和大手术、肝肾功能不全者、白细胞减少者 ④妊娠及哺乳期妇女 ⑤对磺酰脲类、磺胺类或赋形剂过敏者 ⑥格列齐特禁用于应用咪康唑治疗者

三、代表药品

表 8-14　代表药品

药　品	内　容	
格列本脲 Glibencla- mide	【适应证】用于轻、中度 2 型糖尿病的治疗	
格列美脲 Glimepiride	适应证	用于控制饮食、运动疗法及减轻体重均不能满意控制血糖的 2 型糖尿病。格列美脲片不适用于 1 型糖尿病，糖尿病酮症酸中毒或糖尿病前驱昏迷或昏迷的治疗
	用法 用量	口服：起始剂量一次 1mg，一日 1 次顿服；建议早餐前或早餐中服用，若不进早餐则于第一次正餐前或餐中服用；以适量的水整片吞服；如漏服一次，不能以加大下次剂量来纠正。如血糖控制不满意，可每隔 1 ～ 2 周逐步增加剂量至一日 2mg、3mg、4mg，最大推荐剂量为一日 8mg

第二亚类　非磺酰脲类促胰岛素分泌药

作为胰岛素促泌药，非磺酰脲类胰岛素促泌药与磺酰脲类相比，具有吸收快、起效快和作用时间短的特点，可降低 HbAlc 0.3% ～ 1.5%。此类药需在餐前即刻服用，可单独使用或与除磺酰脲类外的其他降糖药联合应用。

表 8-15　非磺酰脲类促胰岛素分泌药

要　点	内　容	
药理作用 与 作用机制	与磺酰脲类相比，非磺酰脲类胰岛素促泌药具有下列特点： ①与磺酰脲受体的结合与解离的速度均较迅速，促进胰岛素分泌的作用快而短，降糖起效迅速，口服吸收快，那格列奈和瑞格列奈服药后起效时间分别为 15min 和 30min ②快进快出，吸收快、起效快，作用时间短，有效地模拟生理性胰岛素分泌；既可降低空腹血糖，又可降低餐后血糖，可降低 HbAlc 0.3% ～ 1.5%，降糖速度亦快，无需餐前 0.5h 服用，因而又称为“餐时血糖调节剂” ③瑞格列奈无肾脏功能不全者使用的禁忌，在体内无蓄积，适用于老年和糖尿病肾病者	
临床用药 评价	作用特点	格列奈类胰岛素促泌药可以作为初始治疗，用于不能耐受二甲双胍或磺酰脲类药物或存在使用这些药物的禁忌证的患者，尤其是有低血糖

第八章

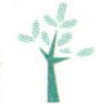

（续表 8-15）

要　点		内　容
临床用药评价	作用特点	风险的慢性肾脏病患者。格列奈类药物可以作为使用二甲双胍后没有达到血糖目标值患者的辅助治疗，尤其是在磺酰脲类药物有禁忌时或患者不适宜使用胰岛素时，格列奈类药物具有一定的选择优势。用于慢性肾脏病患者。那格列奈由肝脏代谢，活性代谢产物由肾排泄。但考虑到严重的慢性肝肾疾病患者血糖波动风险高，出现低血糖反应的几率增加，因此本类药物在治疗中仍应谨慎
	药物相互作用	①瑞格列奈应避免与吉非贝齐合用 ②与环孢素、甲氧苄啶、伊曲康唑、克拉霉素、利福平合用时应谨慎，及时调整瑞格列奈的剂量 ③与二甲双胍或α- 葡萄糖苷酶抑制剂合用则有协同作用，易出现低血糖，即服糖果或饮用葡萄糖水可缓解 ④对磺酰脲类敏感性差或效果不佳者不推荐使用，另与磺酰脲类不可联合应用 ⑤乙醇可加重或延迟低血糖症状，服用期间不宜嗜酒 ⑥瑞格列奈和那格列奈降糖作用呈血糖依赖性，较少引起低血糖，建议餐前 10 ～ 15min 给药，可显著降低血浆峰浓度，减少低血糖风险
典型不良反应和禁忌	非磺酰脲类胰岛素促泌药的常见不良反应是低血糖和体重增加，但低血糖的风险和程度较磺酰脲类药轻。也常见呼吸道感染、类流感样症状、咳嗽，一般较为轻微；心血管不良反应发生率大约为 4%，如心肌缺血；少见肝酶升高。偶见皮疹、瘙痒、皮肤过敏反应。罕见心肌梗死、猝死。由于格列奈类药在结构上与磺酰脲类药不同，可用于对磺酰脲类药过敏的患者 格列奈类药禁用于：1 型糖尿病、糖尿病酮症酸中毒者；严重肝、肾功能不全者；12 岁以下儿童；已知对本品过敏者	
代表药品	瑞格列奈（Repaglinide）	
	适应证	用于 2 型糖尿病，与二甲双胍合用协同作用更好
	临床应用注意	①妊娠期、哺乳期禁用 ②服用本品可引起低血糖，与二甲双胍合用会增加发生低血糖的危险性 ③患者可能出现由低血糖引起的注意力不集中和意识降低。这可能导致在驾驶或操作机械时发生危险 ④肾功能不全的糖尿病患者对胰岛素敏感性增强，增加剂量时应谨慎

第三亚类　双胍类药

目前临床上使用的双胍类药主要是二甲双胍。在临床应用中二甲双胍由于具有血糖改善明显、有利于减轻体重、单药不显著增加低血糖风险、具有明确的心血管保护作用等优势，被许多国家和国际组织制定的糖尿病诊治指南中作为 2 型糖尿病患者控制高血糖的一线用药和药物联合中的基本用药。

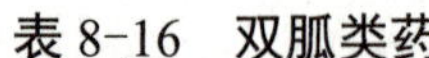

表 8-16 双胍类药

要点		内容
药理作用与作用机制		盐酸二甲双胍类主要机制包括： ①作用于肝脏，抑制糖异生，减少肝糖输出 ②作用于外周组织（肌肉、脂肪），改善肌肉糖原合成，降低游离脂肪酸水平，提高胰岛素的敏感性，增加对葡萄糖的摄取和利用 ③作用于肠道，抑制肠壁细胞摄取葡萄糖，提高胰高血糖素样肽 -1（GLP-1）水平
临床用药评价	作用特点	二甲双胍可以使 HbAlc 下降 1% ～ 2%，并可使体重下降。**二甲双胍可减少 2 型糖尿病肥胖患者心血管事件和死亡。**单独使用二甲双胍不导致低血糖，但二甲双胍与胰岛素或促胰岛素分泌药联合使用时可增加低血糖发生的危险性
	药物相互作用	①二甲双胍要避免与含碘造影剂、甲氧氯普胺、罗非昔布合用 ②经肾小管排泌的阳离子药物，如氨氯地平、地高辛、吗啡、普鲁卡因胺、雷尼替丁、氨苯蝶啶、甲氧苄啶和万古霉素，可能与二甲双胍竞争肾小管转运系统，发生相互作用 ③二甲双胍与引起血糖升高的药物，如噻嗪类药物或其他利尿剂、糖皮质激素、吩噻嗪、甲状腺制剂、雌激素、口服避孕药、钙离子通道阻滞剂和异烟肼等合用时要密切监测血糖，而在这些药物停用后，要密切注意低血糖的发生 ④二甲双胍有增加华法林的抗凝血倾向 ⑤树脂类药物与本品同服，可减少二甲双胍吸收
	典型不良反应和禁忌	（1）常见腹泻、腹痛、食欲减退、厌食、胃胀、乏力、口苦、金属味、腹部不适；少见味觉异常、大便异常、低血糖反应，少见胸部不适、类流感样症状、心悸、体重减轻等。由于**双胍类药增强糖的无氧酵解，抑制肝糖原生成，极罕见乳酸性血症。二甲双胍本身对肾脏没有损害，肝、肾功能正常者长期应用并不增加乳酸酸中毒风险** （2）双胍类药物二甲双胍的禁忌证如下 ①对本药及其他双胍类药物过敏者 ②禁用于严重肾功能不全者 ③ 2 型糖尿病伴有酮症酸中毒、肝肾功能不全、心力衰竭、急性心肌梗死、严重感染或外伤、重大手术以及临床有低血压和缺氧情况者 ④酗酒者 ⑤严重心、肺疾病患者 ⑥维生素 B_{12}、叶酸和铁缺乏者 ⑦营养不良、脱水等全身情况较差者
代表药品		二甲双胍（Metformin）
	适应证	**首选用于单纯饮食控制及体育锻炼治疗无效的 2 型糖尿病，特别是肥胖的 2 型糖尿病**。对磺酰脲类药疗效较差的糖尿病患者与磺酰脲类口服降血糖药合用

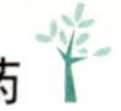

（续表 8-16）

要　点		内　容
代表药品	临床应用注意	①既往有乳酸酸中毒史者慎用 ② 65 岁以上患者用药时应谨慎；80 岁以上者只有在其肌酐清除率正常时，方可用药 ③妊娠糖尿病患者，为控制血糖，主张使用胰岛素，不推荐使用本药 ④用药前后及用药时应当检查或监测：用药期间应定期检查空腹血糖、尿糖、尿酮体及肝、肾功能；对有维生素 B_{12} 摄入或吸收不足倾向的患者，应每 2 ～ 3 年监测一次血清维生素 B_{12} 水平 ⑤单独接受本品治疗的患者在正常情况下不会产生低血糖，但与其他降糖药联合使用、饮酒等情况下会出现低血糖

第四亚类　α- 葡萄糖苷酶抑制剂

国内上市的 α- 葡萄糖苷酶抑制剂有阿卡波糖、伏格列波糖和米格列醇。可与磺酰脲类、双胍类、胰岛素增敏剂或胰岛素合用。

表 8-17　α- 葡萄糖苷酶抑制剂

要　点		内　容
药理作用与作用机制		α- 葡萄糖苷酶抑制剂可在小肠上部通过竞争性抑制双糖类水解酶 α- 葡萄糖苷酶的活性而减慢淀粉等多糖分解为双糖（如蔗糖）和单糖（如葡萄糖），延缓单糖的吸收，降低餐后血糖峰值。适用于以碳水化合物为主要食物成分和餐后血糖升高的患者
临床用药评价	作用特点	α- 葡萄糖苷酶抑制剂具有下列优势： ①在缓解糖尿病患者餐后高血糖方面优于磺酰脲类药，使血糖高峰与低谷间距缩短，适用于糖耐量（IGT）异常阶段、早期、以碳水化合物为主要食物成分和餐后血糖升高为主的糖尿病患者 ②对糖苷酶有高度亲和性，延缓肠内的双糖、低聚糖和多糖的释放，使餐后的血糖水平上升被延迟或减弱，拉平昼夜的血糖曲线，适用于老年人 ③适合中国及亚洲人群以碳水化合物为主的饮食谱
	药物相互作用	①服用 α- 葡萄糖苷酶抑制剂期间，应避免同时服用抗酸剂、消胆胺、肠道吸附剂和消化酶类制剂，以免影响本品的作用 ②由于结肠内碳水化合物酵解增加，蔗糖或含有蔗糖的食物常会引起腹部不适，甚至导致腹泻 ③ α- 葡萄糖苷酶抑制剂具有抗高血糖的作用，但它本身不会引起低血糖。如果本品与磺酰脲类药物、二甲双胍或胰岛素一起使用时，可能会出现低血糖，需减少其他药物剂量 ④阿卡波糖可影响地高辛的生物利用度，因此需调整地高辛的剂量 ⑤同时服用新霉素可使餐后血糖更为降低，并使本品胃肠反应加剧
	典型不良反应和禁忌	① α- 葡萄糖苷酶抑制剂的常见不良反应为胃肠道反应，最常见胃胀、腹胀、排气增加、腹痛、胃肠痉挛性疼痛、肠鸣响；少见肝酶升高；偶见腹泻、便秘、肠梗阻、肠鸣音亢进；α- 葡萄糖苷酶抑制剂服后使未消化的碳水化合物停滞于肠道，由于肠道细菌的酵解，使气体产生

（续表 8-16）

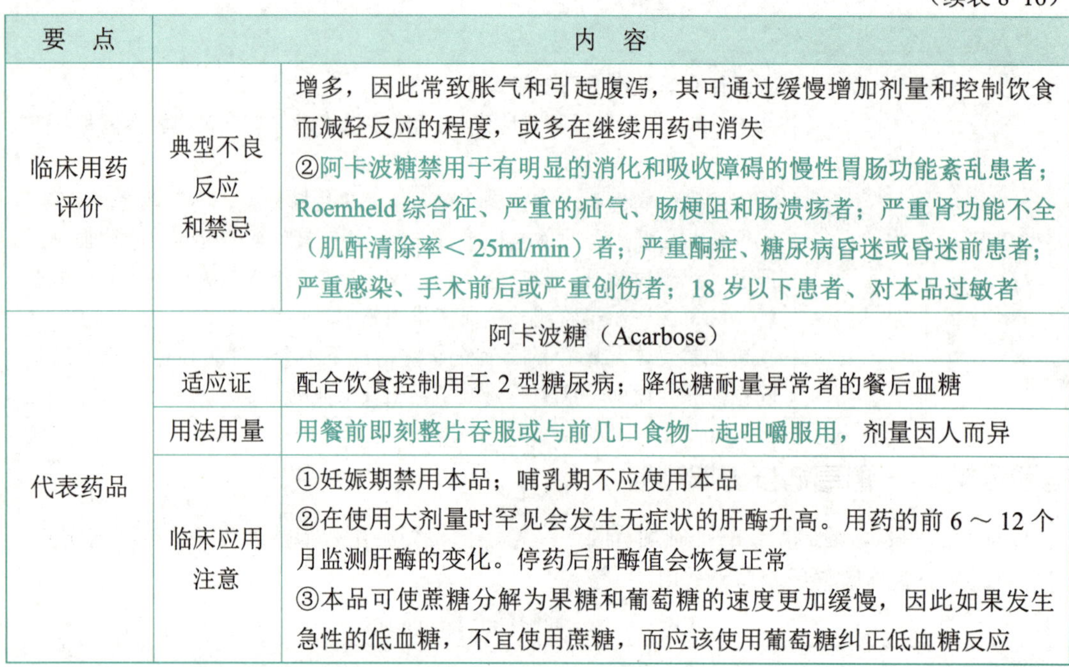

要 点	内 容	
临床用药评价	典型不良反应和禁忌	增多，因此常致胀气和引起腹泻，其可通过缓慢增加剂量和控制饮食而减轻反应的程度，或多在继续用药中消失 ②阿卡波糖禁用于有明显的消化和吸收障碍的慢性胃肠功能紊乱患者；Roemheld 综合征、严重的疝气、肠梗阻和肠溃疡者；严重肾功能不全（肌酐清除率＜ 25ml/min）者；严重酮症、糖尿病昏迷或昏迷前患者；严重感染、手术前后或严重创伤者；18 岁以下患者、对本品过敏者
代表药品	阿卡波糖（Acarbose）	
	适应证	配合饮食控制用于 2 型糖尿病；降低糖耐量异常者的餐后血糖
	用法用量	用餐前即刻整片吞服或与前几口食物一起咀嚼服用，剂量因人而异
	临床应用注意	①妊娠期禁用本品；哺乳期不应使用本品 ②在使用大剂量时罕见会发生无症状的肝酶升高。用药的前 6 ～ 12 个月监测肝酶的变化。停药后肝酶值会恢复正常 ③本品可使蔗糖分解为果糖和葡萄糖的速度更加缓慢，因此如果发生急性的低血糖，不宜使用蔗糖，而应该使用葡萄糖纠正低血糖反应

第五亚类　噻唑烷二酮类胰岛素增敏剂

目前在我国上市的噻唑烷二酮类（TZDs）药物有吡格列酮和罗格列酮。

表 8-18　噻唑烷二酮类胰岛素增敏剂

要 点	内 容	
药理作用与作用机制	①噻唑烷二酮类药物通过作用于脂肪、肌肉及肝脏来增加胰岛素敏感性，从而增加葡萄糖利用和减少葡萄糖生成 ② PPAR-γ 主要存在于脂肪组织、胰岛 B 细胞、血管内皮、巨噬细胞和中枢神经系统（CNS）中：而 PPAR-α 主要表达于肝脏、心脏、骨骼肌和血管壁。不同的噻唑烷二酮类药物对 PPAR-γ 和 PPAR-α 的作用不同	
临床用药评价	作用特点	罗格列酮是单纯的 PPAR-γ 受体激动剂，而吡格列酮同时发挥一定的 PPAR-α 激动剂作用。噻唑烷二酮类药物可能是通过促进葡萄糖的转运，从而增加肌糖原合成率和葡萄糖氧化率，来改善骨骼肌的胰岛素反应性。由于噻唑烷二酮类药物提高细胞对葡萄糖的利用而发挥降低血糖的疗效，可明显降低空腹血糖及胰岛素和 C 肽水平，对餐后血糖和胰岛素亦有降低作用。噻唑烷二酮类药物作为单药治疗时有效性与二甲双胍相似，噻唑烷二酮类药物可使 HbAlc 下降 0.7% ～ 1.0%。TZD 可单独使用，也可与二甲双胍或磺酰脲类药联合应用
	药物相互作用	①罗格列酮应慎与吉非贝齐、非诺贝特、甲氧苄啶、利福平合用 ②吡格列酮应慎与吉非贝齐和利福平合用，及时调整剂量
	典型不良反应和禁忌	①噻唑烷二酮类药物的使用因其不良反应而受限，常见贫血、血红蛋白降低、血容量增加、血细胞比容降低、血红蛋白降低，在开始治疗后 4 ～ 12 周更为明显。不良反应还包括液体滞留、体重增加、心力衰竭。与胰岛素、促胰岛素分泌剂联合应用，可增加低血糖发生的风险

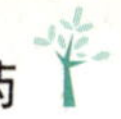

（续表 8-18）

要　点	内　容	
临床用药评价	典型不良反应和禁忌	②骨关节系统中常见背痛、肌痛、肌酸激酶增高；并可增加女性骨折的风险。TZD 单独使用时不导致低血糖，但与胰岛素或促胰岛素分泌剂联合使用时可增加低血糖发生的风险。体重增加和水肿是 TZD 的常见不良反应，这种不良反应在与胰岛素联合使用时表现更加明显 ③噻唑烷二酮类药物禁用于：心功能Ⅲ级和Ⅳ级的心力衰竭者，或有心力衰竭史者；严重肾功能障碍、感染者；儿童和未满 18 岁的青少年；2 型糖尿病有活动性肝脏疾患的临床表现或 AST 及 ALT 升高大于正常上限 2.5 倍时；对本品过敏者
代表药品	吡格列酮（Pioglitazone）	
	适应证	用于 2 型糖尿病。也可与磺酰脲类或双胍类药合用治疗单用时血糖控制不佳者
	临床应用注意	①妊娠期应权衡利弊使用；哺乳期不宜使用 ②胰岛素增敏剂仅在有胰岛素存在的情况下才发挥抗高血糖的作用，不适用于 1 型糖尿病或糖尿病酮酸中毒患者 ③建议治疗前、治疗后定期监测肝功能，如出现恶心、呕吐、腹部疼痛、疲乏、黑尿应立即就医；如出现黄疸则停药 ④服药与进食无关。定期测定空腹血糖和 HbA1c 以监测对本品的反应

第六亚类　二肽基肽酶 -4 抑制剂

目前在国内上市的二肽基肽酶 -4（DPP-4）抑制剂为西格列汀、沙格列汀、维格列汀、利格列汀和阿格列汀。

表 8-19　二肽基肽酶 -4 抑制剂

要　点	内　容	
药理作用与作用机制	DPP-4 抑制剂通过抑制 DPP-4 而减少 GLP-1 在体内的失活，使内源性 GLP-1 的水平升高。而 DPP-4 抑制剂可高选择性抑制 DPP-4，减少 GLP-1 的降解，延长其活性，GLP-1 以葡萄糖浓度依赖的方式增强胰岛素分泌，抑制胰高糖素分泌，并能减少肝葡萄糖的合成，单药或联合应用可控制对胰岛素敏感的糖尿病患者的血糖水平	
临床用药评价	作用特点	（1）DPP-4 抑制剂可作为单药治疗，用于不能耐受或禁用二甲双胍、磺酰脲类和噻唑烷二酮类药物的患者，例如合并慢性肾脏病或低血糖风险特别高的患者 （2）DPP-4 抑制剂作用强度中等，具有下列特点： ①可中效、稳定地降低糖化血红蛋白，其可降低 HbAlc 水平 0.8% ～ 1%，尤其对临床应用双胍、磺酰脲类促胰岛素分泌药治疗后的空腹、餐后血糖下降不明显者，可有效降低血糖和糖化血红蛋白 ②在联合用药上更加随机、方便，既可单药治疗亦可联合应用，能与双胍类、磺酰脲类、非磺酰脲类、噻唑烷二酮类、胰岛素类药任意搭配 ③刺激胰岛素分泌具有血糖依赖性，发生低血糖反应较少，对体重、血压几乎无影响

（续表 8-19）

要 点		内 容
临床用药评价	药物相互作用	①西格列汀和阿托伐他汀、洛伐他汀、依那普利等应谨慎联用，及时调整剂量 ②阿格列汀与血管紧张素转化酶抑制剂合用，可增加发生水肿的风险和几率 ③阿格列汀与磺酰脲类促胰岛素分泌药联合应用，可增加低血糖反应的发生风险
	典型不良反应和禁忌	（1）DPP-4 抑制剂总的耐受性良好，不良反应如下 ①常见咽炎、鼻炎、上呼吸道感染、泌尿道感染。另可常见腹泻、肌痛、关节痛、高血压 ②偶见轻度肝酶升高、碱性磷酸酶降低、急性胰腺炎 ③单独使用 DPP-4 抑制剂不增加低血糖发生的风险 ④ DPP-4 抑制剂对体重的作用为中性或轻度增加 ⑤在有肾功能不全的患者中使用西格列汀、沙格列汀、阿格列汀和维格列汀时，应注意按照药物说明书来减少药物剂量 ⑥ AST 或 ALT 持续≥正常上限的 3 倍，则应停药 ⑦严重超敏反应包括全身性过敏反应、血管性水肿和皮肤水疱性病变、剥脱性皮炎以及 Stevens-Johnson 综合征，在临床治疗中需要加以关注 ⑧在使用 DPP-4 抑制剂时发生重度持续性关节痛，应停药评估患者的症状是否和 DPP-4 抑制剂存在关联性，如果症状消退，则应该给予其他类型的降糖药物 ⑨注意 DPP-4 抑制剂可能诱发急性坏死性胰腺炎 （2）DPP-4 抑制剂禁用于：1 型糖尿病患者、糖尿病酮症酸中毒者；对本品任何成分过敏者
代表药品	西格列汀（Sitagliptin）	
	适应证	用于经生活方式干预无法达标的 2 型糖尿病患者。可采用单药治疗或与其他口服降糖药联合治疗
	临床应用注意	①妊娠期不建议使用；哺乳期不宜应用 ②本品与磺酰脲类药联用时，为减少发生低血糖风险可考虑酌减磺酰脲类药的剂量 ③本品通过肾脏排泄，肾功能不全患者应调整剂量并密切监测

第八章

第七亚类　钠 - 葡萄糖协同转运蛋白 2 抑制剂

目前在我国被批准临床使用的 SGLT-2 抑制剂为达格列净、恩格列净和卡格列净。

表 8-20　钠 - 葡萄糖协同转运蛋白 2 抑制剂

要 点	内 容
药理作用与作用机制	钠 - 葡萄糖协同转运蛋白 2SGLT-2 表达于肾近端小管，介导近 90% 滤过葡萄糖负荷的重吸收。SGLT-2 抑制剂促进肾脏对葡萄糖的排泄，因此可轻度降低 2 型糖尿病患者升高的血糖水平

（续表 8-20）

要　点		内　容
临床用药评价	作用特点	SGLT-2 抑制剂降低血糖和糖化血红蛋白的能力受滤过的葡萄糖负荷和这类药物引起的渗透性利尿的限制。SGLT-2 抑制剂的降糖作用不依赖于胰岛 B 细胞功能及胰岛素敏感性。联合胰岛素或磺酰脲类药物时，可增加低血糖发生风险。SGLT-2 抑制剂在中度肾功能不全的患者可以减量使用。在重度肾功能不全患者中因降糖效果显著下降不建议使用
	药物相互作用	① SGLT-2 抑制剂类药物和利尿剂联合治疗可能引发尿量过度增加和尿频，增加了血容量不足的风险 ② SGLT-2 抑制剂类药物和降压药物联合使用可能加强降压作用，引发低血压风险 ③ SGLT-2 抑制剂类药物与胰岛素或胰岛素促泌剂联合给药可增加低血糖风险 ④ SGLT-2 抑制剂可造成轻度脱水，应谨慎联合使用其他易引起急性肾损伤的药物，如非甾体类抗炎药、血管紧张素转化酶抑制剂 / 血管紧张素 II 受体阻滞剂、利尿剂
	典型不良反应和禁忌	① SGLT-2 抑制剂的常见不良反应为生殖泌尿道感染。罕见的不良反应包括酮症酸中毒，主要发生在 1 型糖尿病患者；以及急性肾损伤、骨折风险和足趾截肢。SGLT-2 抑制剂单独使用时不增加低血糖发生的风险，SGLT-2 抑制剂可降低血压、减轻体重 ② SGLT-2 抑制剂禁用于对本品有严重超敏反应史者；1 型糖尿病患者；有酮症倾向的 2 型糖尿病患者；重度肾损害 eGFR 低于 30ml/（min · 1.73m^2）、终末期肾病（ESRD）或需要透析的患者
代表药品	达格列净（Dapagliflozin）	
	适应证	在饮食和运动基础上，本品可作为单药治疗，用于 2 型糖尿病成人患者改善血糖控制。本品不适用于治疗 1 型糖尿病或糖尿病酮症酸中毒
	临床应用注意	①妊娠期权衡利弊慎用；哺乳期应权衡利弊终止哺乳或停用本品 ②如果任何接受 SGLT-2 抑制剂的患者出现恶心、呕吐或不适，应监测其血清酮类浓度，确诊为酮症酸中毒后应停用 SGLT-2 抑制剂

胰高血糖素样肽 -1 受体激动剂

目前国内上市的 GLP-1 受体激动剂为艾塞那肽、利拉鲁肽和贝那鲁肽，均需皮下注射。

表 8-21　胰高血糖素样肽 -1 受体激动剂

要　点		内　容
药理作用与作用机制	胰高血糖素样肽 -1（GLP-1）受体激动剂以葡萄糖浓度依赖的方式增强胰岛素分泌、抑制胰高血糖素分泌，并能延缓胃排空，通过中枢性的食欲抑制来减少进食量。GLP-1 对延缓胃排空和对大脑食欲中枢的作用可以延缓胃排空，抑制不适当的餐后胰高血糖素释放并减少食物摄入	
临床用药评价	作用特点	（1）胰高血糖素样肽 -1 受体激动剂的作用优势有： ①增加葡萄糖依赖性胰岛素分泌，增强外周组织对胰岛素的敏感性，降低餐后血糖和体重；降低 HbAlc 幅度在 0.77% ～ 1.62%

第八章

（续表 8-21）

要　点	内　容		
临床用药评价	作用特点		②可抑制 2 型糖尿病者不适当的胰高血糖素的分泌 ③增加胰岛素分泌主基因的表达，进而增加胰岛素的生物合成，一日注射 1 次即能起到良好降糖作用 ④尚可控制患者收缩压，改善心血管功能和降低患者伴随的心血管事件的风险 ⑤有显著的降低体重作用，单独使用增加低血糖发生的风险不明显 （2）艾塞那肽、利拉鲁肽的氨基酸序列与人类 GLP-1 部分重叠，是 GLP-1 受体激动剂，与受体结合后发挥多种抗高血糖作用。艾塞那肽在血糖水平较低时不抑制胰高血糖素的分泌
	药物相互作用		①艾塞那肽和 ARB、炔雌醇 / 左炔诺孕酮、胰岛素要谨慎合用，及时调整药物剂量 ②由于对降低血糖似乎没有叠加作用，GLP-1 受体激动剂一般不应与 DPP-4 抑制剂联用 ③本类药物延缓胃排空作用，可减少口服药物的吸收程度和速度。对正在口服需快速通过胃肠道吸收药物的患者，使用本品时应该谨慎。对疗效依赖于阈浓度的口服药物，如抗生素，建议患者在注射本品前至少 1h 服用这些药物
	典型不良反应和禁忌		① GLP-1 受体激动剂的副作用主要发生于胃肠道，特别是恶心、呕吐和腹泻，胃肠道不适、呕吐、消化不良、腹泻、胰腺炎、体重减轻和过敏性反应常见，不良反应可随治疗时间延长逐渐减轻。如怀疑发生胰腺炎，应停用本品和其他潜在的可疑药 ② GLP-1 受体激动剂禁用于：1 型糖尿病；糖尿病酮症酸中毒患者；胰腺炎患者；有个人及家族甲状腺髓样癌病史的患者；多发性内分泌腺肿瘤综合征 2 型的患者以及已知对艾塞那肽或本品其他成分高度敏感的患者
代表药品	艾塞那肽 Exenatide	适应证	用于服用二甲双胍、磺酰脲类、噻唑烷二酮类、二甲双胍和磺酰脲类联用、二甲双胍和噻唑烷二酮类联用不能有效控制血糖的 2 型糖尿病患者的辅助治疗或用于 2 型糖尿病患者的单药治疗
		临床应用注意	①妊娠期权衡利弊慎用；哺乳期慎用本品 ②对于胰岛素依赖型患者本品不可以替代胰岛素。本品不适用于 1 型糖尿病患者或糖尿病酮症酸中毒的治疗 ③本品可引起胃肠道不良反应，包括恶心、呕吐和腹泻。不推荐本品用于严重胃肠道疾病患者 ④罕见有肾功能改变，包括血清肌酐升高，肾功能损伤，慢性肾功能衰竭恶化和急性肾功能衰竭，有些需要血液透析
	利拉鲁肽 Liraglutide	适应证	用于成人 2 型糖尿病患者控制血糖；单用二甲双胍或磺酰脲类药物可耐受剂量治疗后血糖仍控制不佳的患者，与二甲双胍或磺酰脲类药物联合应用

第八章

（续表 8-21）

要　点	内　容		
代表药品	利拉鲁肽 Liraglutide	临床应用注意	①妊娠期禁用；哺乳期慎用 ②应注意是否有过敏性反应症状和体征 ③终末期肾脏病、透析或严重肾功能不全患者慎用

第五节　抗骨质疏松药物

防治骨质疏松症的药物可分为：①钙剂（如碳酸钙）、维生素 D 及其活性代谢物（如骨化三醇、阿法骨化醇）可促进骨的矿化，对抑制骨的吸收、促进骨的形成也起作用。②抑制骨吸收药：包括双膦酸盐类、替勃龙、雌激素类、依普黄酮、雷洛昔芬、降钙素等。③刺激骨形成药：包括氟制剂、甲状旁腺激素、生长激素、骨生长因子等。

第一亚类　钙剂和维生素 D 及其活性代谢物

一、药理作用与作用机制

对于老年人建议一日补充 600 ～ 800U 维生素 D。

骨化三醇是食物或药物中的钙在肠道中被主动吸收的调节剂。骨化三醇通过与肠壁细胞内的胞浆受体结合，可促进细胞大量合成钙结合蛋白，从而促进肠细胞的钙转运，使肠钙吸收入血，纠正低血钙，缓解肌肉骨骼疼痛，并有助于恢复或降低过高的血清碱性磷酸酶和甲状旁腺激素的水平。阿法骨化醇，即 $1\alpha\text{-OH-}D_3$，作用同骨化三醇，在骨代谢中的作用：①增加小肠和肾小管对钙的重吸收，抑制甲状旁腺增生，减少甲状旁腺激素合成与释放，抑制骨吸收。②增加转化生长因子 -β 和胰岛素样生长因子 -I 合成，促进胶原和骨基质蛋白合成。③调节肌肉钙代谢，促进肌细胞分化，增强肌力，增加神经肌肉协调性，减少跌倒倾向。

二、临床用药评价

表 8-22　临床用药评价

要　点	内　容	
作用特点	对于手术后甲状旁腺功能低下和假性甲状旁腺功能低下，骨化三醇可缓解低血钙及其临床症状。对于绝经后及老年性骨质疏松症，维生素 D 依赖性佝偻病患者，血中骨化三醇水平降低或缺失，由肾脏合成的内源性骨化三醇不足，使用骨化三醇作为替代治疗	
药物相互作用	钙　剂	①与维生素 D、避孕药、雌激素合用能增加钙的吸收 ②钙剂与含铝抗酸药同服，使铝的吸收增多 ③碳酸钙使苯妥英钠以及四环素的吸收均减少 ④钙剂与肾上腺皮质激素、异烟肼、四环素或含铝抗酸药合用，会减少钙的吸收，同时也影响异烟肼、四环素的吸收 ⑤与铁合用时，可使铁剂的吸收减少 ⑥与氧化镁等有轻泻作用的抗酸剂合用或交叉应用，可减少嗳气、便秘等副作用

第八章

（续表 8-22）

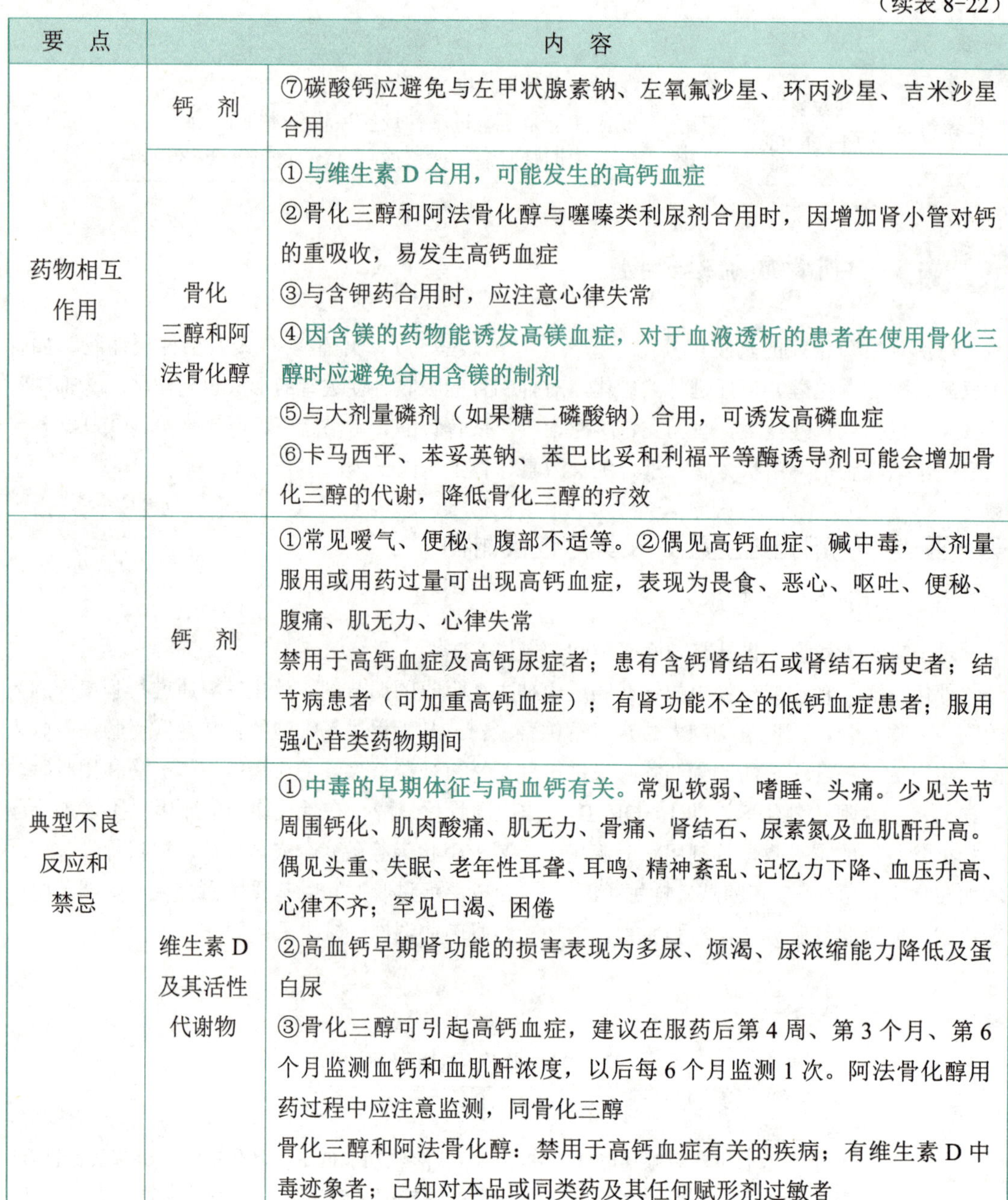

要点	内容	
药物相互作用	钙剂	⑦碳酸钙应避免与左甲状腺素钠、左氧氟沙星、环丙沙星、吉米沙星合用
	骨化三醇和阿法骨化醇	①与维生素 D 合用，可能发生的高钙血症 ②骨化三醇和阿法骨化醇与噻嗪类利尿剂合用时，因增加肾小管对钙的重吸收，易发生高钙血症 ③与含钾药合用时，应注意心律失常 ④因含镁的药物能诱发高镁血症，对于血液透析的患者在使用骨化三醇时应避免合用含镁的制剂 ⑤与大剂量磷剂（如果糖二磷酸钠）合用，可诱发高磷血症 ⑥卡马西平、苯妥英钠、苯巴比妥和利福平等酶诱导剂可能会增加骨化三醇的代谢，降低骨化三醇的疗效
典型不良反应和禁忌	钙剂	①常见嗳气、便秘、腹部不适等。②偶见高钙血症、碱中毒，大剂量服用或用药过量可出现高钙血症，表现为畏食、恶心、呕吐、便秘、腹痛、肌无力、心律失常 禁用于高钙血症及高钙尿症者；患有含钙肾结石或肾结石病史者；结节病患者（可加重高钙血症）；有肾功能不全的低钙血症患者；服用强心苷类药物期间
	维生素 D 及其活性代谢物	①中毒的早期体征与高血钙有关。常见软弱、嗜睡、头痛。少见关节周围钙化、肌肉酸痛、肌无力、骨痛、肾结石、尿素氮及血肌酐升高。偶见头重、失眠、老年性耳聋、耳鸣、精神紊乱、记忆力下降、血压升高、心律不齐；罕见口渴、困倦 ②高血钙早期肾功能的损害表现为多尿、烦渴、尿浓缩能力降低及蛋白尿 ③骨化三醇可引起高钙血症，建议在服药后第 4 周、第 3 个月、第 6 个月监测血钙和血肌酐浓度，以后每 6 个月监测 1 次。阿法骨化醇用药过程中应注意监测，同骨化三醇 骨化三醇和阿法骨化醇：禁用于高钙血症有关的疾病；有维生素 D 中毒迹象者；已知对本品或同类药及其任何赋形剂过敏者

三、代表药品

表 8-23　代表药品

药品	内容	
碳酸钙 Calcium Carbonate	适应证	用于预防和治疗钙缺乏症，如骨质疏松、手足抽搐症、骨发育不全、佝偻病，以及妊娠和哺乳期妇女、绝经期妇女钙的补充
	临床应用注意	①妊娠期及哺乳期可按需使用 ②服用洋地黄类药物期间禁用

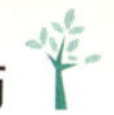

（续表 8-23）

药　品		内　容
骨化三醇 Calcitriol	适应证	①绝经后及老年性骨质疏松 ②慢性肾衰竭尤其是接受血液透析患者的肾性骨营养不良症 ③术后甲状旁腺功能减退 ④特发性甲状旁腺功能减退 ⑤假性甲状旁腺功能减退 ⑥维生素 D 依赖性佝偻病 ⑦低血磷性维生素 D 抵抗型佝偻病等
	临床应用注意	①妊娠期应权衡利弊；哺乳期妇女用药期间可哺乳 ②肾功能正常者应用本品，应保证充足的液体摄入，预防脱水 ④儿童应避免使用 ④青年患者仅限于特发性和糖皮质激素过多引起的骨质疏松症

第二亚类　抑制骨吸收的药

一、药理作用与作用机制

双膦酸盐类是常用的骨吸收抑制剂。其对抗骨吸收的作用机制包括 3 个方面：①直接改变破骨细胞的形态学，从而抑制其功能，首先阻止破骨细胞的前体细胞黏附于骨组织，进而对破骨细胞的数量和活性产生直接的影响。②与骨基质理化结合，直接干扰骨骼吸收。③直接抑制骨细胞介导的细胞因子如白介素 -6（IL-6）、肿瘤坏死因子（TNF）的产生。

降钙素调节钙代谢，具有以下作用：①直接抑制破骨细胞的活性，从而抑制骨盐溶解，阻止钙由骨释出，而骨骼对钙的摄取仍在进行，因而可降低血钙。可对抗甲状旁腺素促进骨吸收的作用并使血磷降低。②抑制肾小管对钙和磷的重吸收，使尿中钙和磷的排泄增加，血钙也随之下降。③可抑制肠道转运钙。④有明显的镇痛作用，对肿瘤骨转移、骨质疏松所致骨痛有明显治疗效果。

雌激素受体调节剂可以与雌激素受体结合，但不具有雌激素对生殖系统的影响，能增加雌激素的活性对骨代谢产生激动效应，产生抗骨质疏松作用。

二、临床用药评价

（一）作用特点

表 8-24　作用特点

要　点	内　容
双膦酸盐类	①阿仑膦酸钠是第三代氨基双膦酸盐类骨代谢调节剂，其抗骨吸收作用较依替膦酸二钠强 1000 倍，并且没有骨矿化抑制作用。为便于吸收，避免对食管的刺激，口服阿仑膦酸钠宜在早餐前空腹用 200ml 温开水送服，服后 30min 内不宜进食和卧床，持续活动 30min 后才可以躺卧，不宜喝牛奶、咖啡、茶、矿泉水、果汁和含钙的饮料。如在治疗中发生咽痛、进食困难、吞咽疼痛和胸骨后疼痛，应及时治疗 ②唑来膦酸主要作用为抑制骨吸收，诱导破骨细胞凋亡，还可通过与骨的结合阻断破骨细胞对矿化骨和软骨的吸收。本药主要以原型经肾脏排泄。用于治疗骨质疏松

（续表 8-24）

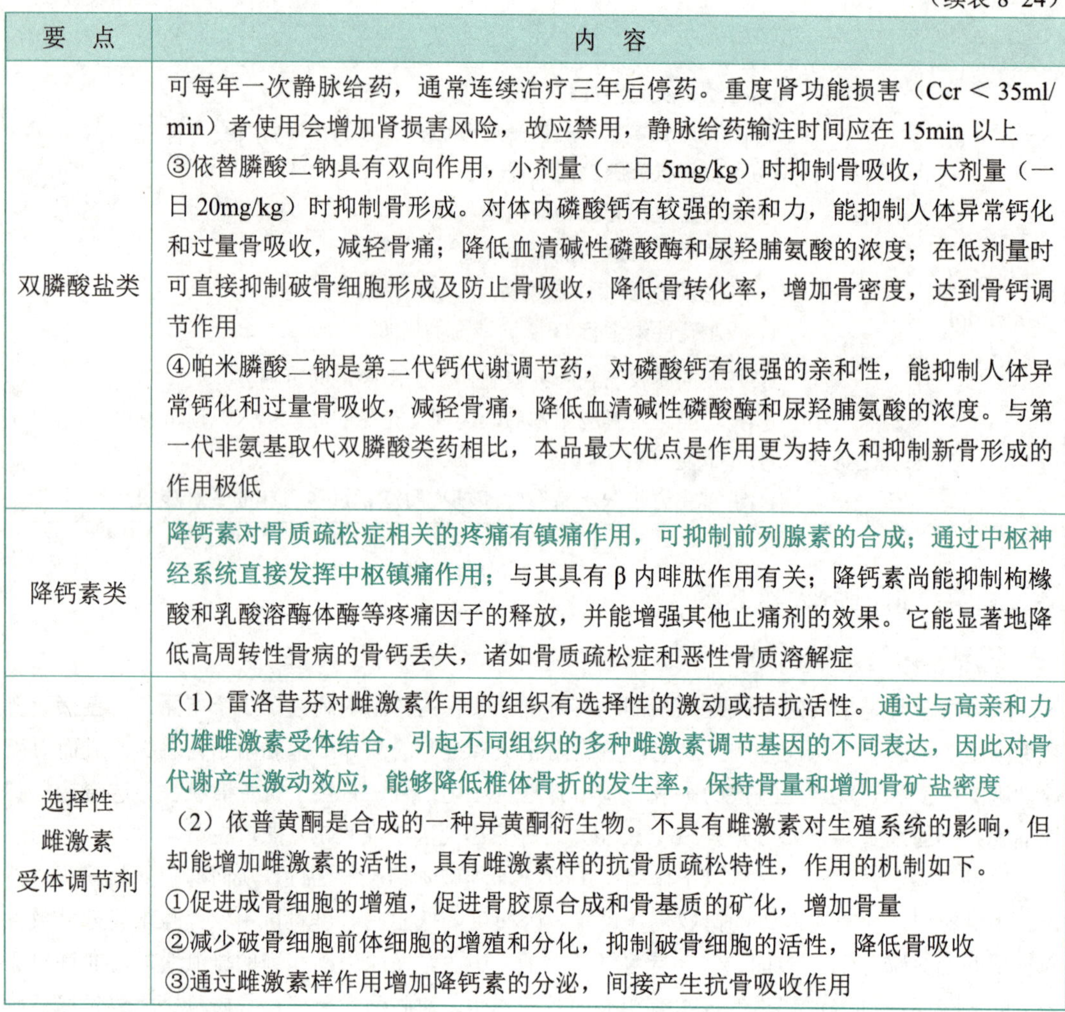

要　点	内　容
双膦酸盐类	可每年一次静脉给药，通常连续治疗三年后停药。重度肾功能损害（Ccr ＜ 35ml/min）者使用会增加肾损害风险，故应禁用，静脉给药输注时间应在 15min 以上 ③依替膦酸二钠具有双向作用，小剂量（一日 5mg/kg）时抑制骨吸收，大剂量（一日 20mg/kg）时抑制骨形成。对体内磷酸钙有较强的亲和力，能抑制人体异常钙化和过量骨吸收，减轻骨痛；降低血清碱性磷酸酶和尿羟脯氨酸的浓度；在低剂量时可直接抑制破骨细胞形成及防止骨吸收，降低骨转化率，增加骨密度，达到骨钙调节作用 ④帕米膦酸二钠是第二代钙代谢调节药，对磷酸钙有很强的亲和性，能抑制人体异常钙化和过量骨吸收，减轻骨痛，降低血清碱性磷酸酶和尿羟脯氨酸的浓度。与第一代非氨基取代双膦酸类药相比，本品最大优点是作用更为持久和抑制新骨形成的作用极低
降钙素类	降钙素对骨质疏松症相关的疼痛有镇痛作用，可抑制前列腺素的合成；通过中枢神经系统直接发挥中枢镇痛作用；与其具有 β 内啡肽作用有关；降钙素尚能抑制枸橼酸和乳酸溶酶体酶等疼痛因子的释放，并能增强其他止痛剂的效果。它能显著地降低高周转性骨病的骨钙丢失，诸如骨质疏松症和恶性骨质溶解症
选择性雌激素受体调节剂	（1）雷洛昔芬对雌激素作用的组织有选择性的激动或拮抗活性。通过与高亲和力的雄雌激素受体结合，引起不同组织的多种雌激素调节基因的不同表达，因此对骨代谢产生激动效应，能够降低椎体骨折的发生率，保持骨量和增加骨矿盐密度 （2）依普黄酮是合成的一种异黄酮衍生物。不具有雌激素对生殖系统的影响，但却能增加雌激素的活性，具有雌激素样的抗骨质疏松特性，作用的机制如下。 ①促进成骨细胞的增殖，促进骨胶原合成和骨基质的矿化，增加骨量 ②减少破骨细胞前体细胞的增殖和分化，抑制破骨细胞的活性，降低骨吸收 ③通过雌激素样作用增加降钙素的分泌，间接产生抗骨吸收作用

（二）药物相互作用

表 8-25　药物相互作用

要　点	内　容
双膦酸盐类	①钙剂可使双膦酸盐的吸收下降，服用双膦酸盐后 2h 内避免食用高钙食品（牛奶或奶制品）及含矿物质的维生素或抗酸剂 ②氯屈膦酸二钠等双膦酸盐类可与二价金属阳离子形成复合物，故与牛奶、抗酸剂及含二价阳离子药合用时，会显著降低其生物利用度 ③与非甾体类抗炎镇痛药同时使用，有引起肾功能不全的报道，故禁止与萘普生合用 ④由于有增加低钙血症的危险，双膦酸盐与氨基糖苷类抗菌药物同时使用时应谨慎 ⑤唑来膦酸与沙利度胺合用可增加多发性骨髓瘤患者发生肾功能不全的风险 ⑥唑来膦酸与抗血管生成药合用可使颌骨坏死的发生率升高
鲑降钙素	①与含铝、镁、铁剂合用，可影响降钙素的吸收。降钙素与维生素 D 同用可抵消降钙素对高钙血症的疗效 ②与氨基糖苷类抗菌药物合用可诱发低血钙症

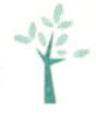

（续表 8-25）

要　点	内　容
鲑降钙素	③对骨质疏松症进行治疗期间需要补充钙剂以防继发性甲状旁腺功能亢进，但给药时宜间隔 4h ④与双膦酸盐类骨吸收抑制剂合用，有可能急速降血钙，出现严重低钙血症
选择性雌激素受体调节剂	①同时服用雷洛昔芬和华法林能轻度减少凝血酶原时间，所以当雷洛昔芬与华法林或其他香豆素类衍生物合用时需要监测凝血酶原时间 ②雷洛昔芬不宜与消胆胺同时服用，它可显著减少雷洛昔芬的吸收和肠肝循环 ③雷洛昔芬可轻度增加激素结合球蛋白的浓度，包括性激素结合球蛋白（SHBG）、甲状腺素结合球蛋白（TBG）和皮质激素结合球蛋白（CBG），使相应的总的激素浓度增高，但并不影响自由激素的浓度

（三）典型不良反应和禁忌

表 8-26　典型不良反应和禁忌

要　点	内　容
双膦酸盐类	①口服双膦酸盐常见腹痛、腹泻、便秘、消化不良、腹部不适、食管炎、有症状的胃食管反流病、食管溃疡，应采用坐位服药 ②静脉注射或注射后可引起短暂味觉改变或丧失；快速静脉注射依替膦酸二钠和氯屈膦酸二钠时，可见急性肾衰竭，后者还可引起白血病。注射用唑来膦酸钠可致“类流感样”反应，表现为高热、肌肉酸痛等症状，可以给予对乙酰氨基酚以解热镇痛治疗。双膦酸盐用于治疗高钙血症时，应注意补充液体，使一日尿量达 2000ml 以上 ③注射大剂量双膦酸盐时，由于高浓度快速注入，在血液中可能与钙螯合形成复合物，导致肾衰竭。若缓慢注射 2 ～ 4h，可避免上述反应 ④禁用于中重度肾衰竭者；骨软化症患者；口服制剂禁用于存在食管排空延迟的食管异常，如食管弛缓不能，食管狭窄者和不能站立或坐直至少 30min 者；低钙血症者；食管孔疝、消化性溃疡、皮疹者不宜应用，长期卧床者不能服用
降钙素	①常见面部及手部潮红；偶见面部发热感、胸部压迫感、心悸、视物模糊、咽喉部薄荷样爽快感、低钠血症、全身乏力、指端麻木、手足搐搦、尿频、水肿、哮喘发作 ②长期使用鲑降钙素处理骨质疏松症会导致癌症发病率增加 ③鲑降钙素禁用于妊娠期及哺乳期妇女；对降钙素过敏者。应用前应作皮肤敏感试验，对蛋白质过敏者可能对降钙素过敏，应用前宜作皮肤敏感试验
选择性雌激素受体调节剂	①常见外周水肿、潮热、出汗、下肢痛性痉挛；罕见头痛、皮疹、类流感样综合征、血压升高 ②雷洛昔芬禁用于妊娠期妇女；对本品过敏者；正在或既往患有静脉血栓栓塞性疾病者；肝功能不全包括胆汁淤积性黄疸者；严重肾功能不全者；难以解释的子宫出血者和有子宫内膜癌症状和体征者 ③依普黄酮禁用于对该药过敏者、低钙血症者；妊娠及哺乳期妇女、儿童及青少年。临床应用中需要注意：雌激素受体调节剂可能增加静脉血栓栓塞事件的危险性，对正在或既往患有血栓、静脉血栓栓塞性疾病者，包括深静脉血栓、肺栓塞、视网膜静脉血栓者禁用。对绝经期超过 2 年以上的妇女方可应用。本品不致引起子宫内膜增生，治疗期间如出现任何子宫出血应及时作妇科检查

三、代表药品

表 8-27　代表药品

药　品	内　容	
阿仑膦酸钠 Alendronate Sodium	适应证	用于治疗绝经后妇女的骨质疏松症，以预防髋部和脊柱骨折。治疗男性骨质疏松症以预防髋部和脊椎骨折
	临床应用注意	①妊娠期、哺乳期禁用 ②开始使用本品治疗前，须纠正钙代谢和矿物质代谢紊乱、维生素 D 缺乏及低钙血症 ③有消化不良、吞咽困难、胃肠道功能紊乱、胃炎、十二指肠炎、溃疡病患者慎用 ④轻、中度肾功能不全者慎用 ⑤如同时服用钙补充剂、抗酸剂和其他口服药可能会干扰本品的吸收。 ⑥早餐前至少 30min 用 200ml 温开水送服，用药后至少 30min 方可进食。服药后即卧床有可能引起食管刺激或溃疡性食管炎
唑来膦酸 Zoledronic Acid	适应证	①用于治疗恶性肿瘤溶骨性骨转移引起的骨痛 ②用于治疗多发性骨髓瘤引起的骨骼损害 ③用于治疗恶性肿瘤引起的高钙血症 ④用于治疗绝经后妇女骨质疏松症 ⑤用于治疗变形性骨炎（Paget 病）
	临床应用注意	①妊娠期、哺乳期禁用 ②低钙血症患者用药前应口服足量钙和维生素 D ③本药与其他具有肾毒性的药物合用时应谨慎 ④用药前应确保患者处于正常水化状态，有心力衰竭风险的患者应避免过度水化 ⑤无论口服还是静脉用双膦酸盐类，我们还需询问患者接下来是否有进行侵入性牙科操作（拔牙、种植牙）的计划，并讨论发生颌骨坏死的危险因素
鲑降钙素 Calcitonin	适应证	用于绝经后骨质疏松症及老年骨质疏松症，用于乳腺癌、肺或肾癌、骨髓瘤和其他恶性肿瘤骨转移所致的大量的骨溶解和高钙血症，各种骨代谢疾病所致的骨痛，甲状旁腺功能亢进、缺乏活动或维生素 D 中毒导致的变应性骨炎、变形性骨炎、高钙血症和高钙血症危象
	临床应用注意	①在骨质疏松症治疗时，宜同时补钙 ②皮下或肌内注射或静脉滴注后可致面部、手部潮红，多见于 20% ～ 30% 患者。常于注入后几分钟内发生，历时约 1h，少数患者有寒意，偶见有腹泻、尿意频繁。非人类降钙素可发生抗体和过敏性皮疹，尤以肌内注射者多于皮下注入者 ③肌内注射应避开神经走向，左右两侧交替变换注射部位；注射时若有剧痛或血液逆流，应迅速拔针换位注射 ④降钙素和依降钙素可能诱发哮喘发作，由小剂量开始在 2 周内逐渐加量，可减轻对于支气管哮喘病史者的刺激

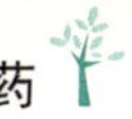

（续表 8-27）

药　品		内　容
鲑降钙素 Calcitonin	临床应用注意	⑤慎用于过敏体质者、有支气管哮喘或病史者、肝功能异常者、有皮疹者、14 岁以下儿童 ⑥长期卧床治疗的患者，每日需检查血液生化指标和肾功能
雷洛昔芬 Raloxifene	适应证	用于预防绝经后妇女的骨质疏松症
	临床应用注意	①仅用于绝经后妇女，不适用于男性患者 ②本品不引起子宫内膜增生。治疗期间的任何子宫出血都属意外并应请专家做全面检查 ③治疗中如发现血清总红素、γ- 谷氨酰转氨酶、碱性磷酸酶、ALT 和 AST 有升高，应严密监测 ④有高三酰甘油血症史者使用本品时应监测血清三酰甘油水平 ⑤乳腺癌患者只有已完成针对其乳腺癌的治疗，包括辅助治疗后再应用本品进行骨质疏松症的预防及治疗 ⑥本品对减少血管扩张（潮热）无作用，对其他与雌激素有关的绝经期症状也无效

第三亚类　促进骨形成的药物

表 8-28　促进骨形成的药物

要　点		内　容
药理作用与作用机制		甲状旁腺激素是一种含 84 个氨基酸的多肽，当血清钙水平发生相对较小的变化时，由甲状旁腺分泌产生用于调节血清钙水平。PTH 的作用在于通过刺激肾小管对钙重吸收和骨吸收，将血清离子型钙浓度波动维持在一个狭窄范围内。长期高血清浓度的 PTH 会导致骨吸收。间断给予重组人 PTH（全长 1 ～ 84 多肽或 1 ～ 34 片段）刺激骨形成的能力强于骨吸收
临床用药评价	药物相互作用	血钙正常的患者注射特立帕肽后发现血钙浓度有一过性的轻微升高。血钙浓度在注射每剂特立帕肽后 4 ～ 6h 之间达到峰值并在 16 ～ 24h 内回到基线水平。高血钙可能导致患者洋地黄中毒。由于特立帕肽能瞬时提高血钙水平，因此使用洋地黄的患者应慎用本品
	典型不良反应和禁忌	①不良反应常见：体重增加、心脏杂音、碱性磷酸酯酶升高、心悸、低血压，贫血、眩晕，头痛、恶心、呕吐、食管裂孔疝，呼吸困难，出汗增加，肌肉痛性痉挛，高胆固醇血症，抑郁，疲乏、胸痛、无力。注射部位一过性轻微反应，包括：疼痛、肿胀、红斑、局部擦伤、瘙痒和注射部位轻微出血。罕见：心动过速，坐骨神经痛，晕厥，肺气肿，痔疮，尿失禁、多尿症、尿频、尿急，肌痛、关节痛，血钙高，高尿酸血症，注射部位红斑、注射部位反应。严重的过敏反应：急性呼吸困难、面部水肿、全身性荨麻疹、外周水肿 ②禁用于高钙血症患者；严重肾功能不全患者；除原发性骨质疏松和糖皮质激素诱导的骨质疏松以外的其他骨骼代谢疾病；不明原因的碱性磷酸酯酶升高；之前接受过外照射或骨骼植入放射性治疗的患者；

（续表 8-28）

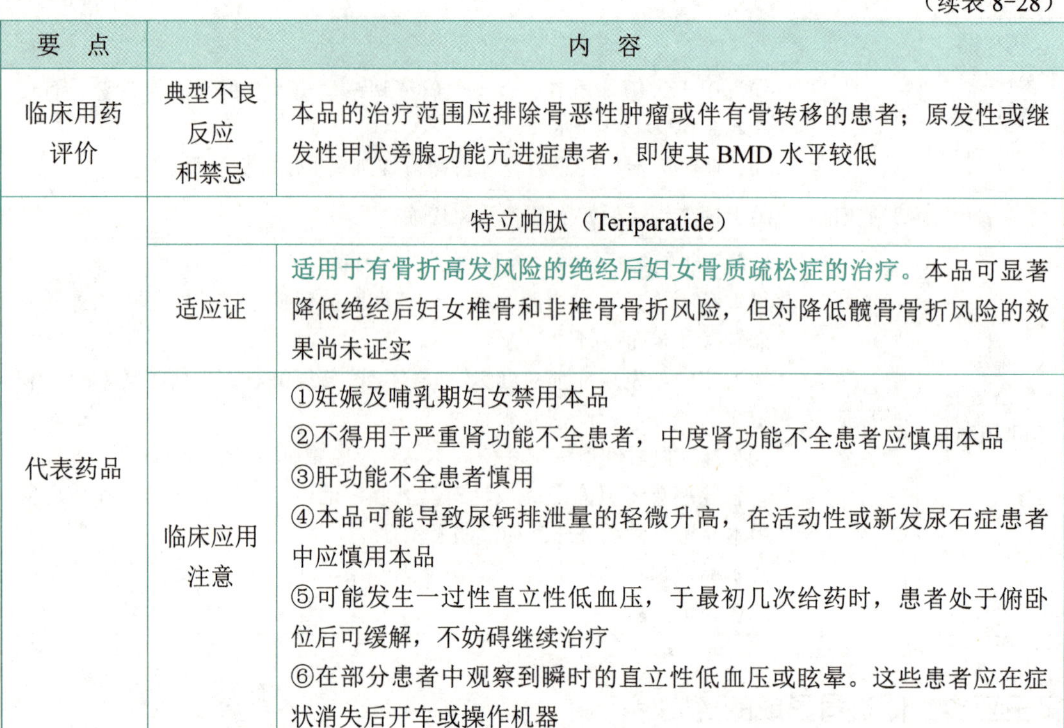

要　点	内　容	
临床用药评价	典型不良反应和禁忌	本品的治疗范围应排除骨恶性肿瘤或伴有骨转移的患者；原发性或继发性甲状旁腺功能亢进症患者，即使其 BMD 水平较低
代表药品	特立帕肽（Teriparatide）	
	适应证	适用于有骨折高发风险的绝经后妇女骨质疏松症的治疗。本品可显著降低绝经后妇女椎骨和非椎骨骨折风险，但对降低髋骨骨折风险的效果尚未证实
	临床应用注意	①妊娠及哺乳期妇女禁用本品 ②不得用于严重肾功能不全患者，中度肾功能不全患者应慎用本品 ③肝功能不全患者慎用 ④本品可能导致尿钙排泄量的轻微升高，在活动性或新发尿石症患者中应慎用本品 ⑤可能发生一过性直立性低血压，于最初几次给药时，患者处于俯卧位后可缓解，不妨碍继续治疗 ⑥在部分患者中观察到瞬时的直立性低血压或眩晕。这些患者应在症状消失后开车或操作机器

第六节　抗肥胖症药

当 BMI 为 25 ～ 28kg/m² 时，定义为超重；当 BMI ≥ 28kg/m² 时，定义为肥胖，由于肥胖会显著增加死亡和许多健康风险，包括 2 型糖尿病、高血压、血脂异常和冠状动脉性心脏病等，肥胖者应减重。

表 8-29　抗肥胖症药

要　点	内　容	
药理作用与作用机制	奥利司他是长效和强效的特异性胃肠道脂肪酶抑制剂，通过与胃和小肠腔内胃脂肪酶和胰脂肪酶的活性丝氨酸部位形成共价键使酶失活而发挥治疗作用，失活的酶不能将食物中的脂肪（主要是三酰甘油）水解为可吸收的游离脂肪酸和单酰基甘油。未消化的三酰甘油不能被身体吸收，从而减少热量摄入，控制体重。该药无需通过全身吸收发挥药效	
临床用药评价	药物相互作用	①本品可使脂溶性维生素的吸收减少。如正在服用含有维生素 A、D 和 E 的制剂（如一些复方维生素类制剂），应在服用本品 2h 后或在睡前服用 ② 2 型糖尿病患者可能需减少口服降糖药（如磺酰脲类药物）的剂量 ③本品与环孢素联合用药时可造成后者血浆浓度的降低 ④本品与胺碘酮合用时，可能导致后者吸收减少而降低疗效 ⑤联合服用奥利司他和抗凝血药时，会产生凝血酶减少，INR 增加

（续表 8-29）

要　点		内　容
临床用药评价	典型不良反应和禁忌	①奥利司他主要引起胃肠道不良反应，常见油性斑点、胃肠排气增多、大便紧急感、脂肪（油）性大便、脂肪泻、大便次数增多和大便失禁 ②少见呼吸道感染、头痛、月经失调、焦虑、疲劳、泌尿道感染、过敏。**主要的临床表现为瘙痒、皮疹、血管神经性水肿和过敏反应。**罕见出现有大疱疹，肝转氨酶 AST 及 ALT 和碱性磷酸酯升高，以及严重肝炎等 ③奥利司他禁用于对药物制剂中任何一种成分过敏的患者；慢性吸收不良综合征、胆汁淤积患者；器质性肥胖患者（如甲状腺功能减退）
代表药品	奥利司他（Orlistat）	
	适应证	奥利司他结合微低热能饮食适用于肥胖和体重超重者，包括那些已经出现与肥胖相关的危险因素的患者的长期治疗
	临床应用注意	①**妊娠期妇女禁用；哺乳期妇女不应服用** ②第一次使用本品前应咨询医师，治疗期间应定期到医院检查。尤其是伴发高血脂、高血压、糖尿病和中度以上脂肪肝的患者 ③不推荐体重指数≤ 24 的人群使用本品 ④服用本品时应尽量减少摄入脂肪含量高的食物 ⑤使用本品同时应注意结合运动和控制饮食，才能达到良好效果 ⑥没有证据证明本品加大用量后能增强疗效，不要擅自增加用量 ⑦ 18 岁以下儿童应在医师指导下使用 ⑧服用奥利司他后出现任何肝功能障碍症状和体征，应立即停用奥利司他和其他可疑药品，并检验肝功能

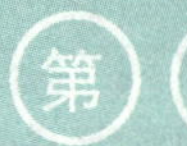

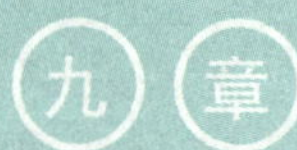

抗菌药物

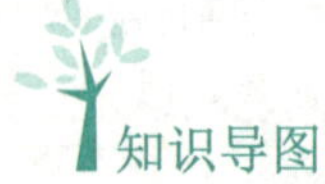

知识导图

章	节	类别		代表药品
抗菌药物	青霉素类	天然青霉素类		青霉素、普鲁卡因青霉素、苄星青霉素
		耐酶青霉素类		苯唑西林、氯唑西林、双氯西林、氟氯西林、萘夫西林
		广谱青霉素类	氨基青霉素类	阿莫西林、氨苄西林
			抗假单胞菌青霉素类	哌拉西林、阿洛西林、美洛西林、羧苄西林、替卡西林
	头孢菌素类	第一代头孢菌素		头孢唑啉、头孢拉定、头孢硫脒、头孢噻吩、头孢氨苄、头孢羟氨苄
		第二代头孢菌素		头孢呋辛、头孢孟多、头孢替安、头孢丙烯、头孢克洛
		第三代头孢菌素		头孢曲松、头孢噻肟、头孢地尼、头孢克肟、头孢他啶、头孢唑肟、头孢哌酮、头孢甲肟、头孢匹胺、头孢泊肟、头孢他美
		第四代头孢菌素		头孢吡肟、头孢匹罗
	β- 内酰胺酶抑制剂和复方制剂	—		舒巴坦、阿莫西林克拉维酸、氨苄西林舒巴坦、哌拉西林舒巴坦、哌拉西林他唑巴坦、替卡西林克拉维酸、头孢哌酮舒巴坦、头孢他啶阿维巴坦
	碳青霉烯类	—		厄他培南、美罗培南、亚胺培南西司他丁、比阿培南
	其他 β- 内酰胺类	头霉素类		头孢美唑、头孢西丁、头孢米诺
		氧头孢烯类		拉氧头孢
		单环 β- 内酰胺类		氨曲南
	氨基糖苷类	—		链霉素、阿米卡星、庆大霉素、大观霉素、奈替米星、妥布霉素、依替米星、异帕米星
	大环内酯类	—		红霉素、琥乙红霉素、环酯红霉素、克拉霉素、阿奇霉素、泰利霉素、罗红霉素
	四环素类	—		四环素、多西环素、米诺环素、美他环素、地美环素
	林可霉素类	—		克林霉素、林可霉素
	糖肽类	—		万古霉素、去甲万古霉素、替考拉宁
	酰胺醇类	—		氯霉素、甲砜霉素
	喹诺酮类	—		环丙沙星、诺氟沙星、左氧氟沙星、莫西沙星、吉米沙星、氟罗沙星、洛美沙星

（续表）

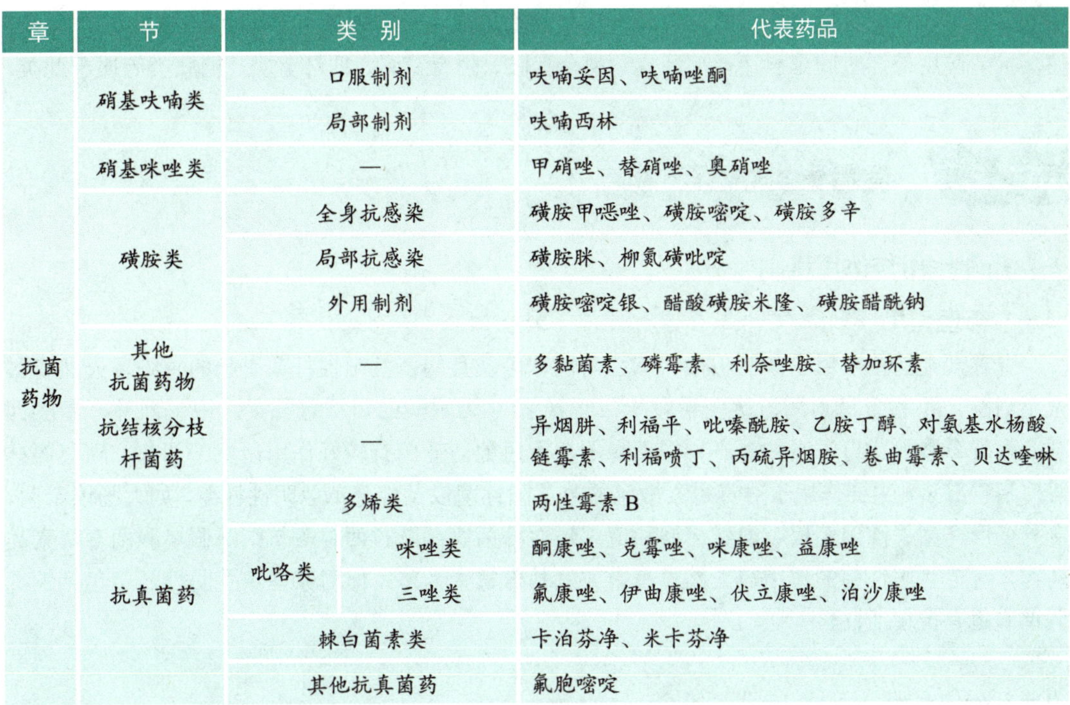

章	节	类别	代表药品
抗菌药物	硝基呋喃类	口服制剂	呋喃妥因、呋喃唑酮
		局部制剂	呋喃西林
	硝基咪唑类	—	甲硝唑、替硝唑、奥硝唑
	磺胺类	全身抗感染	磺胺甲噁唑、磺胺嘧啶、磺胺多辛
		局部抗感染	磺胺脒、柳氮磺吡啶
		外用制剂	磺胺嘧啶银、醋酸磺胺米隆、磺胺醋酰钠
	其他抗菌药物	—	多黏菌素、磷霉素、利奈唑胺、替加环素
	抗结核分枝杆菌药	—	异烟肼、利福平、吡嗪酰胺、乙胺丁醇、对氨基水杨酸、链霉素、利福喷丁、丙硫异烟胺、卷曲霉素、贝达喹啉
	抗真菌药	多烯类	两性霉素B
		吡咯类 咪唑类	酮康唑、克霉唑、咪康唑、益康唑
		吡咯类 三唑类	氟康唑、伊曲康唑、伏立康唑、泊沙康唑
		棘白菌素类	卡泊芬净、米卡芬净
		其他抗真菌药	氟胞嘧啶

第一节 抗菌药物总论

一、抗菌活性

青霉素类、头孢菌素类、氨基糖苷类、多黏菌素类等可称为杀菌药，大环内酯类、四环素类、酰胺醇类等可称为抑菌药。

抗生素后效应（PAE）是指抗菌药物与细菌短暂接触后，细菌受到非致死性损伤，当药物清除后，细菌恢复生长仍然持续受到抑制的效应。

最低抑菌浓度（MIC）。

最低杀菌浓度（MBC）。

二、病原微生物的耐药性

耐药性的发生机制：①钝化酶或灭活酶的形成；②细菌细胞壁通透性改变；③细菌细胞膜上存在的抗感染药物外排系统，使菌体内药物减少而导致细菌耐药；④靶位组成部位的改变。

三、抗菌药物的药动学及药效学

抗菌药物按照PK/PD的特点分为以下3类。

1. 浓度依赖型：氨基糖苷类、氟喹诺酮类、达托霉素、多黏菌素、硝基咪唑类等属于浓度依赖性抗菌药物。

2. 时间依赖型：大多数PAE或 $t_{1/2}$ 较短的β-内酰胺类、林可霉素、部分大环内酯类药物等属于此类。

第九章

3. 时间依赖型且抗菌作用时间较长：该类药物虽然为时间依赖型，但由于 PAE 或 $t_{1/2}$ 较长，使其抗菌作用持续时间延长。替加环素、利奈唑胺、阿奇霉素、四环素类、糖肽类等属于此类。

第二节 青霉素类抗菌药物

一、药理作用与作用机制

（一）药理作用

青霉素类药主要用于革兰阳性、革兰阴性球菌及某些革兰阳性杆菌引起的感染。天然青霉素不耐酸、不耐青霉素酶，抗菌谱较窄；青霉素 V 为耐酸的口服青霉素；甲氧西林、苯唑西林等耐青霉素酶类青霉素，对产青霉素酶的金黄色葡萄球菌有较好作用；氨苄西林、阿莫西林等广谱青霉素，主要作用于对青霉素敏感的革兰阳性菌以及部分革兰阴性杆菌，如大肠埃希菌、奇异变形杆菌、沙门菌属、志贺菌属和流感嗜血杆菌等；哌拉西林等抗铜绿假单胞菌青霉素类药物，对革兰阳性菌的作用较天然青霉素或氨基青霉素为差，但对某些革兰阴性杆菌包括铜绿假单胞菌有抗菌活性。

（二）作用机制

青霉素类抗菌药物作为 PBP 底物的结构类似物，竞争性地与酶活性位点共价结合，从而抑制 PBP，干扰细菌细胞壁合成，达到杀灭细菌的作用。

二、临床用药评价

（一）作用特点

青霉素类抗菌药为时间依赖型抗菌药物，主要缘于：①青霉素类抗菌药对繁殖期细菌作用明显，对静止期细菌影响较小；②血浆药物浓度低于最小抑菌浓度时，细菌很快生长，当血浆药物浓度增加至 4 ～ 5 倍 MIC 时，继续增加药物浓度并不能增加抗菌活性，应延长血浆药物浓度高于 MIC 的持续维持时间；③研究证明，当 %T ＞ MIC 达到 40% ～ 50%，青霉素类抗菌药可显示满意的杀菌效果。

用药前必须先做青霉素皮肤敏感试验，阳性反应者禁用。但皮试阴性者不能排除出现过敏反应的可能。

（二）药物相互作用

1. 丙磺舒、阿司匹林、吲哚美辛、保泰松和磺胺类药可减少青霉素类抗菌药的肾小管分泌而延长其血浆半衰期。

2. 青霉素类抗菌药可增强华法林的抗凝作用。

3. 青霉素类与氨基糖苷类抗菌药物混合后，两者的抗菌活性明显减弱，因此，两药不能置于同一容器内给药。

（三）典型不良反应和禁忌

具体内容见表 9-1。

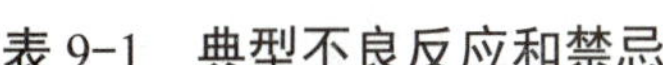

表 9-1　典型不良反应和禁忌

要　点	内　容
典型不良反应	过敏性休克。肌内注射可发生周围神经炎。大剂量应用时可因脑脊液药物浓度过高而引起青霉素脑病。长期、大剂量用药可致菌群失调，出现由念珠菌或耐药菌引起的二重感染。应用青霉素治疗梅毒、钩端螺旋体病等疾病时可由于病原体死亡致症状（寒战、咽痛、心率加快）加剧，称为吉海反应（亦称赫氏反应）
禁　忌	青霉素类抗菌药物，静脉和口服给药，用药前均需做青霉素皮肤敏感试验，阳性反应者禁用。有青霉素类药物过敏史者禁用

（四）特殊人群用药

萘夫西林、苯唑西林、双氯西林都主要经非肾途径清除，即使患者存在严重肾功能衰竭，也不需要调整剂量。氨苄西林、哌拉西林、替卡西林，肾功能不全者需根据肾功能调整给药剂量。

三、代表药品

表 9-2　代表药品

药　品	内　容	
青霉素 penicillin	适应证	适用于 A 组和 B 组溶血性链球菌、肺炎链球菌、对青霉素敏感金黄色葡萄球菌（但目前 90% 以上金黄色葡萄球菌可产生青霉素酶，使青霉素失活）等革兰阳性球菌所导致的各种感染，如血流感染、肺炎、脑膜炎、扁桃体炎、中耳炎、猩红热、丹毒、产褥热等。也用于治疗草绿色链球菌和肠球菌属所导致的心内膜炎（与氨基糖苷类联合应用）；梭状芽孢杆菌所导致的破伤风、气性坏疽、白喉、流行性脑脊髓膜炎、鼠咬热、梅毒、钩端螺旋体病、奋森（Vincent）咽峡炎、放线菌病等
	临床应用注意	（1）妊娠、哺乳和生育期安全性 ①妊娠期：妊娠期妇女应仅在确有必要时使用本品 ②哺乳期：哺乳期妇女用药时宜暂停哺乳 ③生育期：人类（对男性），一项研究显示不育风险增加 （2）注意事项 ①青霉素钾或钠与重金属，特别是铜、锌和汞呈配伍禁忌，因后者可破坏青霉素的氧化噻唑环。由锌化合物制造的橡皮管或瓶塞也可影响青霉素活力。呈酸性的葡萄糖注射液或四环素注射液皆可破坏青霉素的活性 ②青霉素静脉输液加入头孢噻吩、林可霉素、四环素、万古霉素、琥乙红霉素、两性霉素 B、去甲肾上腺素、间羟胺、苯妥英钠、异丙嗪、维生素 B 族、维生素 C 等后将出现浑浊。故本品不宜与其他药物同瓶滴注 ③有哮喘、湿疹、枯草热、荨麻疹等过敏性疾病史者慎用 ④对诊断的干扰：应用青霉素期间，以硫酸铜法进行尿糖测定时可出现假阳性反应，用葡萄糖酶法者则不受影响；大剂量青霉素钾和青霉素钠做注射给药可分别出现高钾血症和高钠血症；多数青霉素类抗菌药的应用可使肝转氨酶 ALT 和 AST 升高

（续表 9-2）

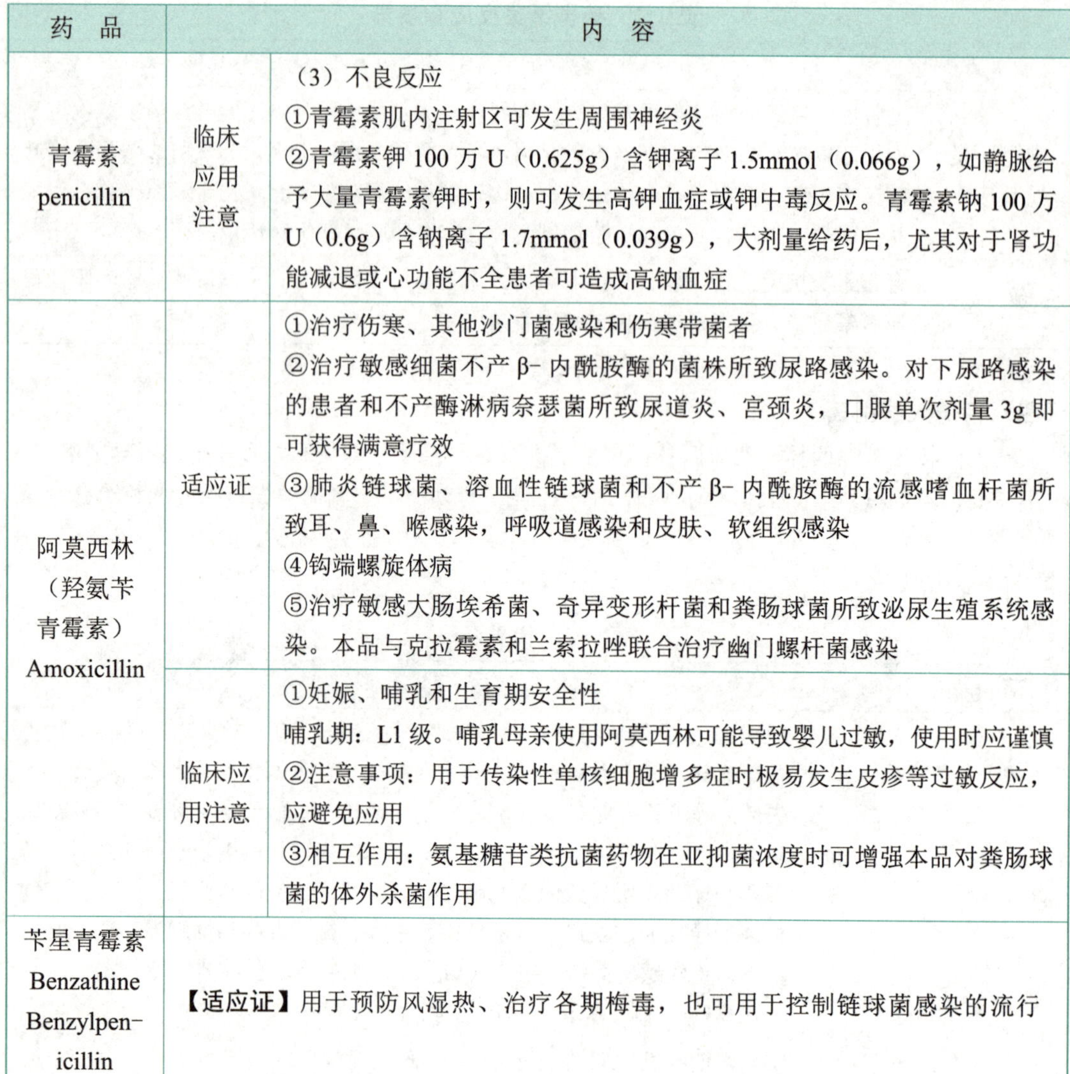

药品	内容	
青霉素 penicillin	临床应用注意	（3）不良反应 ①青霉素肌内注射区可发生周围神经炎 ②青霉素钾 100 万 U（0.625g）含钾离子 1.5mmol（0.066g），如静脉给予大量青霉素钾时，则可发生高钾血症或钾中毒反应。青霉素钠 100 万 U（0.6g）含钠离子 1.7mmol（0.039g），大剂量给药后，尤其对于肾功能减退或心功能不全患者可造成高钠血症
阿莫西林（羟氨苄青霉素） Amoxicillin	适应证	①治疗伤寒、其他沙门菌感染和伤寒带菌者 ②治疗敏感细菌不产 β- 内酰胺酶的菌株所致尿路感染。对下尿路感染的患者和不产酶淋病奈瑟菌所致尿道炎、宫颈炎，口服单次剂量 3g 即可获得满意疗效 ③肺炎链球菌、溶血性链球菌和不产 β- 内酰胺酶的流感嗜血杆菌所致耳、鼻、喉感染，呼吸道感染和皮肤、软组织感染 ④钩端螺旋体病 ⑤治疗敏感大肠埃希菌、奇异变形杆菌和粪肠球菌所致泌尿生殖系统感染。本品与克拉霉素和兰索拉唑联合治疗幽门螺杆菌感染
	临床应用注意	①妊娠、哺乳和生育期安全性 哺乳期：L1 级。哺乳母亲使用阿莫西林可能导致婴儿过敏，使用时应谨慎 ②注意事项：用于传染性单核细胞增多症时极易发生皮疹等过敏反应，应避免应用 ③相互作用：氨基糖苷类抗菌药物在亚抑菌浓度时可增强本品对粪肠球菌的体外杀菌作用
苄星青霉素 Benzathine Benzylpenicillin	【适应证】用于预防风湿热、治疗各期梅毒，也可用于控制链球菌感染的流行	

第三节 头孢菌素类抗菌药物

一、药理作用与作用机制

（一）药理作用

第一代头孢菌素对革兰阳性菌包括耐青霉素金黄色葡萄球菌的抗菌作用较第二代略强，显著超过第三代，对革兰阴性杆菌较第二、三代弱。虽对青霉素酶稳定，但对各种 β- 内酰胺酶稳定性远较第二、三代差，可被革兰阴性菌产生的 β- 内酰胺酶所破坏，对肾脏有一定的毒性，与氨基糖苷类抗菌药物或强利尿剂合用毒性增加。临床用于轻、中度感染和围手术期的预防性使用。

第二代头孢菌素对革兰阳性菌的抗菌活性较第一代略差或相仿，对革兰阴性菌的抗菌活性较第一代强，较第三代弱，对多数肠杆菌有相当活性，对厌氧菌有一定作用，但对铜绿假单胞菌无效，对多种β-内酰胺酶较稳定，对肾脏毒性较第一代小。临床用于革兰阴性和阳性敏感细菌的各种感染和围手术期的预防性使用。

第三代头孢菌素对革兰阳性菌虽有一定的抗菌活性，但较第一、二代弱，对革兰阴性菌包括肠杆菌、铜绿假单胞菌（部分品种）及厌氧菌，如脆弱拟杆菌均有较强的抗菌作用，对流感嗜血杆菌、淋球菌具有良好的抗菌活性，对β-内酰胺酶高度稳定，对肾脏基本无毒性。临床用于严重革兰阴性及敏感阳性菌的感染、病原未明感染的经验性治疗及院内感染。

第四代头孢菌素对革兰阳性菌、革兰阴性菌、厌氧菌显示广谱抗菌活性，与第三代相比，增强了抗革兰阳性菌活性，特别是对链球菌、肺炎链球菌有很强的活性；抗铜绿假单胞菌、肠杆菌属的作用增强，对β-内酰胺酶稳定，无肾脏毒性。第四代头孢菌素临床应用与第三代相似，可用于敏感菌引起的菌血症、肺炎、皮肤和软组织感染及尿路感染。头孢吡肟也常用于治疗中性粒细胞减少伴发热。

（二）作用机制

头孢菌素类药的抗菌作用机制与青霉素类药相同，与细菌细胞内膜上主要的青霉素结合蛋白（PBP）结合，使细菌细胞壁合成过程中的交叉连接不能形成，导致细菌细胞壁合成障碍，细菌溶菌死亡。

二、临床用药评价

（一）药物相互作用

1. 头孢菌素类与氨基糖苷类抗菌药物可相互灭活，当两类药联合应用时，应在不同部位给药，两类药不能混入同一注射容器内。

2. 本类药可产生低凝血酶原血症、血小板减少症，与抗凝血药、溶栓药、非甾体抗炎药等联合应用时，可使出血风险增加。

3. 头孢曲松与多种药物存在配伍禁忌，如红霉素、四环素、氟康唑、万古霉素、两性霉素B、环丙沙星、苯妥英钠、氯丙嗪、氨茶碱、维生素B、维生素C，并可与金属形成络合物，故一般应单独给药。

（二）典型不良反应和禁忌

1. 典型不良反应

（1）常见皮疹、瘙痒、斑丘疹、荨麻疹、过敏性休克，可发生可逆性中性粒细胞减少症、一过性嗜酸性粒细胞增多和血小板减少症、低凝血酶原血症、凝血酶原时间延长。

（2）交叉过敏反应：患者对一种头孢菌素或头霉素过敏者，对其他头孢菌素或头霉素也可能过敏；患者对青霉素类、青霉素衍生物或青霉胺过敏者，也可能对头孢菌素或头霉素过敏。

（3）双硫仑样反应：药物有头孢孟多、头孢替安、头孢尼西、头孢哌酮、头孢甲肟、头孢匹胺等，头孢曲松不具有甲硫四氮唑侧链，但含甲硫三嗪侧链，也可引起此类反应。

2. 禁忌：对头孢菌素类药过敏者、有青霉素过敏性休克或即刻反应史者禁用。

（三）特殊人群用药

对于重度肾衰竭患者，除了头孢曲松，所有头孢菌素类药物的剂量均需要调整。哺乳期妇女用药期间应暂停哺乳。

三、代表药品

表 9-3　代表药品

药　品	内　容	
头孢唑林 Cefazolin	用法用量	肾功能不全：维持剂量根据表 9-4 调整
	临床应用注意	（1）妊娠、哺乳和生育期安全性 妊娠期：妊娠期妇女应仅在确有必要时使用本品 哺乳期：L1 级。本品乳汁中含量极低，乳汁渗透率约为 2.3%，但哺乳期妇女用药时仍宜暂停哺乳 （2）注意事项 ①对诊断的干扰：1% 应用头孢唑林的患者可出现直接或间接 Coombs 试验阳性及尿糖假阳性反应（硫酸铜法）。少数患者的碱性磷酸酶、血清氨基转移酶可升高 ②氨基糖苷类与本品合用易产生肾毒性 ③不推荐本品用于早产儿和新生儿患者 （3）相互作用：头孢唑林与庆大霉素或阿米卡星联合应用，在体外能增强抗菌作用 （4）不良反应：常见药物疹、嗜酸性粒细胞增高。严重：Stevens-Johnson 综合征、假膜性肠炎、癫痫发作
头孢呋辛 Cefuroxime	用法用量	肾功能不全者：维持剂量根据表 9-5 调整，成人每次血液透析后给予 750mg
	临床应用注意	（1）注意事项 ①本品可导致高铁氰化物法血糖试验呈假阴性，故应用本品期间，应以葡萄糖酶法或抗坏血酸氧化酶试验测定血糖浓度 ②本品可使硫酸铜法尿糖试验呈假阳性，但葡萄糖酶法则不受影响 ③本品不能用碳酸氢钠溶液溶解 （2）不良反应：常见为皮疹、血清氨基转移酶升高、嗜酸性粒细胞增多、血红蛋白降低，偶见 Coombs 试验阳性。肌内注射区疼痛。严重的不良反应有多形性红斑、Stevens-Johnson 综合征、中毒性表皮剥脱性坏死、血小板减少症、间质性肾炎、过敏样反应等
头孢克洛 Cefaclor	用法用量	口服。肾功能不全者：肾功能中度和重度不全患者的剂量分别减为正常剂量的 1/2 和 1/4
	临床应用注意	①注意事项：本品可使硫酸铜法尿糖试验呈假阳性，但葡萄糖酶试验法则不受影响 ②不良反应：常见为排软便、腹泻、胃部不适、恶心、食欲缺乏、嗳气等胃肠道反应。血清病样反应较其他口服抗生素多见，儿童患者中尤其常见，典型症状包括皮肤反应和关节痛

（续表 9-3）

药品	内容	
头孢克肟 Cefixime	适应证	用于对本品敏感的大肠埃希菌、肺炎克雷伯菌等克雷伯菌属、变形杆菌属、流感嗜血杆菌、肺炎链球菌等链球菌属、卡他莫拉菌等所致下列轻、中度感染： ①急性细菌性支气管炎、慢性支气管炎伴急性细菌感染性加重、支气管扩张症伴细菌感染、肺炎 ②肾盂肾炎、膀胱炎 ③胆道感染 ④急性中耳炎、鼻窦炎 此外，也可用于淋病奈瑟菌所致尿道炎
	用法用量	肾功能不全者：维持剂量根据表 9-6 调整
	临床应用注意	（1）注意事项 ①有胃肠疾病史，尤其是结肠炎患者慎用 ②不推荐本品用于 6 个月以下儿童患者 ③服用相同剂量混悬液与片剂后血药浓度以前者为高 ④中耳炎患者宜用混悬液治疗 ⑤应用本品后，尿糖、尿酮体、直接 Coombs 试验可出现假阳性 （2）**相互作用：本品可引起卡马西平血药浓度升高，必须合用时应监测血浆中卡马西平浓度** （3）不良反应 常见为腹泻、排便次数增多、腹痛。实验室检查表现为一过性血清氨基转移酶、碱性磷酸酶、乳酸脱氢酶、胆红素、尿素氮、肌酐值升高，血小板和白细胞计数一过性减少及嗜酸性粒细胞增多，直接 Coombs 试验阳性等
头孢噻肟 Cefotaxime	**【临床应用注意】** （1）注意事项 ①**本品快速静脉注射（< 60s）可能引起致命性心律紊乱** ②有胃肠道疾病者，特别是结肠炎者应慎用本品 ③应用本品治疗可能发生中性粒细胞减少及罕见的中性粒细胞缺乏症，尤其是疗程长者。因此，疗程超过 10 日者应监测血常规 ④本品对局部组织有刺激作用。在绝大多数病例中，改变注射部位即可解决血管周围外渗所致不良后果。极个别情况下可能发生广泛血管周围外渗，并导致组织坏死，可能需要外科治疗 （2）不良反应 常见注射部位疼痛、静脉炎、皮疹和药物热，腹泻、恶心、呕吐、食欲缺乏，碱性磷酸酶或血清氨基转移酶轻度升高。严重的不良反应有心律紊乱、多形性红斑、Stevens-Johnson 综合征、中毒性表皮剥脱性坏死、过敏反应等	
头孢曲松 Ceftriaxone	**【临床应用注意】** （1）注意事项 ①为避免在肺或肾中头孢曲松－钙盐沉淀，造成致命性危害，禁止本品与含钙的药	

（续表 9-3）

<table>
<tr><th>药 品</th><th colspan="2">内 容</th></tr>
<tr><td>头孢曲松
Ceftriaxone</td><td colspan="2">品（包括胃肠外营养液）同时进行静脉给药。如前后使用，两者之间应有其他静脉输液间隔，新生儿应有 48h 以上的时间间隔
②有胆汁淤积危险因素（疾病严重、全胃肠外营养）者使用本品，继发于胆道阻塞的胰腺炎发生风险增加
③已有致溶血性贫血的报道，并有病例致死。一旦出现溶血性贫血应立即停药
④维生素 K 合成障碍的患者使用本品，凝血酶原时间改变的风险增加
⑤有胃肠道疾病史，尤其是结肠炎病史者，慎用本品
⑥胆囊中的头孢曲松 - 钙盐沉淀有可能因超声异常而被误诊为胆囊结石
⑦对诊断的干扰：应用本品的患者以硫酸铜法测尿糖时可获得假阳性反应，以葡萄糖酶法则不受影响；血尿素氮和肌酐值可有暂时性升高；血清胆红素、碱性磷酸酶、ALT 和 AST 皆可升高
（2）不良反应：常见静脉炎、皮疹、瘙痒、发热、支气管痉挛和血清病等过敏反应，腹泻、恶心、呕吐、腹痛、结肠炎、黄疸、胀气、味觉障碍和消化不良等消化道反应，嗜酸性粒细胞增多、血小板增多或减少和白细胞减少，肝、肾功能异常
严重：多形性红斑、Stevens-Johnson 综合征、中毒性表皮剥脱性坏死、变态反应、溶血性贫血、新生儿胆红素脑病、肺和肾的钙盐沉淀等
（3）禁忌：新生儿高胆红素血症患者禁用</td></tr>
<tr><td rowspan="2">头孢他啶
Ceftazidime</td><td>用法用量</td><td>肾功能不全者：维持剂量根据表 9-7 调整。血液透析患者一日剂量 1g，每次透析后补给 1g。肌内注射或静脉滴注</td></tr>
<tr><td>临床应用注意</td><td>（1）注意事项
①血药浓度升高可导致惊厥、脑病、震颤、神经 - 肌肉兴奋和肌阵挛
②本品可诱导肠杆菌属、假单胞菌属和沙雷菌属产 I 型 β- 内酰胺酶，治疗过程中病原菌可产生耐药性，导致抗感染治疗失败
③慎用于有胃肠道疾病史者，尤其是结肠炎患者
④本品可导致硫酸铜测定法尿糖检验呈假阳性，推荐应用葡萄糖酶氧化反应测定法
（2）相互作用
与氨基糖苷类抗生素联用对部分铜绿假单胞菌和大肠埃希菌有累加作用；与妥布霉素和阿米卡星联用对多重耐药性铜绿假单胞菌则出现明显协同抗菌作用
（3）不良反应
常见：皮疹、静脉炎、注射部位疼痛、嗜酸性粒细胞增多、血清氨基转移酶升高、Coombs 试验阳性、二重感染
严重：神经 - 肌肉阻滞、脑病以及癫痫发作</td></tr>
<tr><td>头孢吡肟
Cefepime</td><td>用法用量</td><td>肾功能不全者：肾功能不全患者应调整头孢吡肟给药剂量。首次负荷剂量与肾功能正常患者相同，维持量见表 9-8。血透患者首剂 1g，以后每 24h 1g；透析日本品应在透析结束后使用；血液透析 3h 可清除 68% 的头孢吡肟，透析后应追加 1 次剂量。持续性腹膜透析患者，每 48h 给予 1 次常规剂量</td></tr>
</table>

（续表 9-3）

药　品	内　容	
头孢吡肟 Cefepime	临床应用注意	（1）注意事项 ①应用头孢吡肟期间，出现腹泻应考虑发生抗生素相关性腹泻的可能性。对轻症肠炎患者，仅停用头孢吡肟即可缓解；中、重度患者还需要予以甲硝唑口服，无效时考虑用万古霉素或去甲万古霉素口服 ②治疗期间发生二重感染时，应采取相应措施 ③不推荐本品用于 2 个月以下儿童患者 ④本品可导致硫酸铜还原法尿糖试验呈假阳性 （2）不良反应 **常见：恶心、腹泻、结肠炎、呕吐、消化不良、便秘、腹痛等胃肠道反应，皮疹和瘙痒等过敏反应及头痛。**较少见的不良反应有发热、口腔及阴道念珠菌感染、假膜性肠炎、注射部位局部疼痛或静脉炎等。实验室检查异常有一过性肝功能异常，如血清氨基转移酶（ALT、AST）、碱性磷酸酶、胆红素升高；嗜酸性粒细胞增多、贫血、血小板减少症、Coombs 试验阳性 严重：肌阵挛、癫痫发作、脑病、肾脏损害

表 9-4　头孢唑林肾功能不全剂量参照表

肌酐清除率（ml/min）	剂　量
＞ 50	1 ～ 2g，q8h
10 ～ 50	1 ～ 2g，q12h
＜ 10	1 ～ 2g，q24h

表 9-5　头孢呋辛肾功能不全剂量参照表

肌酐清除率（ml/min）	剂　量
＞ 20	0.75 ～ 1.5g，q8h
10 ～ 20	0.75g，q12h
＜ 10	0.75g，q24h

表 9-6　头孢克肟肾功能不全剂量参照表

肌酐清除率（ml/min）	肾功能损害程度	非严重感染	严重感染
79 ～ 50	轻度	0.5g，q8h	0.75 ～ 1.5g，q8h
49 ～ 5	中至重度	0.25 ～ 0.5g，q12h	0.5 ～ 1g，q12h
＜ 4	透析患者	0.5g，q48h 或 0.25g，q24h	0.5 ～ 1g，q24h 或 0.5g，q24h

表 9-7　头孢他啶肾功能不全剂量参照表

肌酐清除率（ml/min）	剂　量
＞ 50	正常剂量
31 ～ 50	1g，12h
16 ～ 30	1g，q24h
6 ～ 15	0.5g，q24h
＜ 5	0.5g，q48h

表 9-8　头孢吡肟肾功能不全剂量参照表

肌酐清除率（ml/min）	推荐给药方案			
＞ 60，常规剂量	0.5g，q12h	1g，q12h	2g，q12h	2g，q8h
30 ～ 60	0.5g，q24h	1g，q24h	2g，q24h	2g，q12h
11 ～ 29	0.5g，q24h	0.5g，q24h	1g，q24h	2g，q24h
＜ 11	0.25g，q24h	0.25g，q24h	0.5g，q24h	1g，q24h

第四节　β- 内酰胺酶抑制剂及其与 β- 内酰胺类抗生素配伍的复方制剂

一、药理作用与作用机制

（一）药理作用

β- 内酰胺酶抑制剂复方制剂通常用于需要抗菌药物广覆盖的感染，例如肺炎和腹腔感染。哌拉西林他唑巴坦可用于中性粒细胞减少伴发热。

（二）作用机制

克拉维酸、舒巴坦、他唑巴坦、阿维巴坦和万巴巴坦（vaborbactam）均为β- 内酰胺酶抑制剂，其内在抗菌活性极弱（舒巴坦对鲍曼不动杆菌具有活性），但能抑制多种质粒介导 β- 内酰胺酶的活性包括 ESBLs。这些酶抑制剂均不能抑制 B 类金属碳青霉烯酶。

二、代表药品

表 9-9　代表药品

药　品	内　容	
阿莫西林克拉维酸钾 Amoxicillin and Clavulannate Potassium	适应证	阿莫西林克拉维酸钾有口服和静脉制剂 口服给药适用于下列产 β- 内酰胺酶的细菌所致各种感染： ①流感嗜血杆菌和卡他莫拉菌所致鼻窦炎、中耳炎和下呼吸道感染 ②大肠埃希菌、克雷伯菌属和肠杆菌属所致尿路、生殖系统感染（体外药敏试验中，肠杆菌属细菌对阿莫西林 - 克拉维酸耐药，但本品在尿液中的药物浓度非常高，因此，产酶肠杆菌属细菌所致尿路、生殖系统感染仍可用阿莫西林 - 克拉维酸治疗）

（续表 9-9）

药　品		内　容
阿莫西林克拉维酸钾 Amoxicillin and Clavulannate Potassium	适应证	③金黄色葡萄球菌、大肠埃希菌和克雷伯菌属所致皮肤、软组织感染 静脉给药除上述适应证外，还可用于上述细菌所致腹腔感染、血流感染以及骨、关节感染
	用法用量	维持剂量根据表 9-10 调整，本品可经血液透析清除，血液透析患者应在透析后补充 600mg
	临床应用注意	（1）注意事项 ①有其他 β- 内酰胺类，如头孢菌素过敏史者；有与本品或青霉素类药物相关的胆汁淤积性黄疸或肝功能不全病史患者；单核细胞增多症患者（应用本品易发生皮疹）应避免或谨慎应用本品 ②每 5ml 本品混悬液含有 12.5mg 阿斯巴甜（天门冬酰苯丙氨酸甲酯）因此在苯丙酮尿症患者中应慎用本品 （2）相互作用 **①本品与口服避孕药合用时，可能降低后者的作用** **②克拉维酸可与 IgG 和白蛋白在红细胞表面发生非特异性结合，造成 Coombs 试验假阳性** （3）不良反应 常见：腹泻、消化不良、恶心、皮疹、静脉炎和阴道炎。胃肠道反应多发生于应用高剂量本品时。亦可导致患者 ALT、AST 增高；少数情况下可发生肝炎和胆汁淤积性黄疸，这类不良反应可发生于疗程中或停药后的 6 周内，症状可能严重并持续数月，多见于成年人及中老年人；肝功能异常通常是可逆的，但在极个别情况下（存在严重基础疾病或合并用药）可导致死亡 严重：多形性红斑、Stevens-Johnson 综合征、剥脱性皮炎、中毒性表皮坏死松解症、过敏性休克、间质性肾炎、白细胞减少、血小板减少症、溶血性贫血以及兴奋、焦虑、失眠、头晕等中枢神经系统症状 （4）禁忌 对本品中任一成分或青霉素类过敏以及有 β- 内酰胺类过敏性休克史者禁用
氨苄西林舒巴坦 Ampicillin and Sulbactam	适应证	①甲氧西林敏感葡萄球菌属、大肠埃希菌、克雷伯菌属、奇异变形杆菌、不动杆菌属和脆弱拟杆菌等产 β- 内酰胺酶菌株所致皮肤、软组织感染和呼吸道感染 ②产 β- 内酰胺酶大肠埃希菌、克雷伯菌属、脆弱拟杆菌和肠球菌属所致腹腔感染 ③产 β- 内酰胺酶大肠埃希菌和脆弱拟杆菌所致盆腔感染
	用法用量	肾功能不全者：维持剂量根据表 9-11 调整
	临床应用注意	（1）注意事项 ①氨苄西林舒巴坦偶可致过敏性休克，应用本品前需详细询问药物过敏史并进行青霉素皮肤敏感试验，既往有青霉素类药物过敏史或青霉素皮肤敏感试验阳性者禁用本品；应用本品时一旦发生过敏反应，需立即停

第九章

（续表 9-9）

药　品	内　容	
氨苄西林舒巴坦 Ampicillin and Sulbactam	临床应用注意	药，并立即就地抢救，保持呼吸道通畅，吸氧，并给予肾上腺素、糖皮质激素及抗组胺药等紧急救治措施 ②有头孢菌素类和其他变态反应原过敏史患者使用本品，发生严重和致死性过敏反应的风险增加 ③不推荐本品用于早产儿与新生儿患者。不推荐儿科患者肌内注射本品 ④单核细胞增多症患者应用本品时易发生皮疹，宜避免使用 （2）相互作用 ①氨苄西林、舒巴坦均可导致直接 Coombs 试验阳性 ②本品与氨基糖苷类药物联合应用具有协同作用 ③本品与别嘌醇合用可使痛风患者皮疹发生率上升 ④丙磺舒与本品合用可延长本品中两种成分的消除半衰期 （3）不良反应 ①注射部位疼痛、血栓性静脉炎等局部症状 ②恶心、呕吐、腹泻、假膜性小肠结肠炎等胃肠道反应 ③皮疹等过敏反应 ④实验室检查异常：血清 AST、ALT、LDH、ALP、BUN 和肌酐增高，中性粒细胞、淋巴细胞和血小板减少，嗜酸性粒细胞增多等 （4）禁忌：对本品中任一成分或青霉素类过敏者禁用
头孢哌酮舒巴坦 Cefoperazone and Sulbactam	适应证	用于对头孢哌酮耐药但对本品敏感的大肠埃希菌、柠檬酸杆菌属、克雷伯菌属、肠杆菌属、沙雷菌属、变形杆菌属、摩氏摩根菌、普罗威登菌属、铜绿假单胞菌、不动杆菌属、流感嗜血杆菌、葡萄球菌属和拟杆菌属所致下列感染： ①支气管扩张症合并细菌感染、肺炎、肺脓肿、脓胸等下呼吸道感染 ②肾盂肾炎及复杂性尿路感染 ③胆囊炎、胆管炎、肝脓肿和腹膜炎（包括盆腔腹膜炎、直肠子宫陷凹脓肿）等腹腔感染 ④血流感染、感染性心内膜炎 ⑤烧伤、创伤或外科切口感染等皮肤及软组织感染 ⑥骨、关节感染 ⑦盆腔炎、子宫内膜炎等生殖道感染
	临床应用注意	（1）注意事项 ①应用头孢哌酮舒巴坦前必须详细询问患者既往有否对本品、其他头孢菌素类与青霉素类或其他药物的过敏史，因为在青霉素类和头孢菌素类等 β- 内酰胺类抗生素之间可能存在交叉过敏反应。在青霉素类抗生素过敏患者中有 5% ～ 10% 可对头孢菌素类出现交叉过敏反应。因此有青霉素类过敏史的患者，当有指征应用本品时，必须充分权衡利弊后在严密观察下慎用。应用本品时一旦发生过敏性休克，需立即停药，并立即就地抢救，保持呼吸道通畅，吸氧，注射肾上腺素并给予升压药、激素及抗组胺药等紧急救治措施 ②头孢哌酮大部分经肝胆系统排泄，因此肝功能严重减退的患者，使用本品时需调整给药方案

（续表 9-9）

药品		内容
头孢哌酮舒巴坦 Cefoperazone and Sulbactam	临床应用注意	③肾功能不全患者舒巴坦排泄减缓，使用头孢哌酮舒巴坦时需调整用药剂量与给药间期 ④不推荐本品用于早产儿和新生儿患者 ⑤少数患者在使用头孢哌酮舒巴坦治疗后出现维生素 K 缺乏，其机制可能与肠道菌群受到抑制有关。应用本品时宜补充维生素 K，并监测凝血酶原时间 ⑥头孢哌酮舒巴坦可导致直接 Coombs 试验阳性，用 Benedict 试剂或 Fehling 试剂检查尿糖可出现假阳性反应 （2）相互作用 ①本品与氨基糖苷类药物联合应用具有协同作用 ②使用本品期间饮酒可发生“双硫仑样”反应。故治疗期间及治疗结束后 1 周宜戒酒 ③本品与肝素、华法林合用，引起出血的风险增加 （3）不良反应 常见：腹泻、稀便，ALT、AST、ALP、血胆红素和血尿素氮一过性升高 严重：过敏性休克、Stevens-Johnson 综合征 （4）禁忌：对本品中任何组分或其他头孢菌素类过敏者禁用本品。有青霉素过敏性休克史的患者不宜用本品
哌拉西林他唑巴坦 Piperacillin and Tazobatam	适应证	用于因产 β- 内酰胺酶而对哌拉西林耐药但对本品敏感的细菌所致下列中、重度感染： ①肺炎克雷伯菌、鲍曼不动杆菌、铜绿假单胞菌、流感嗜血杆菌、金黄色葡萄球菌等所致肺炎等下呼吸道感染；本品用于医院获得性铜绿假单胞菌肺炎时，应联合氨基糖苷类或其他抗铜绿假单胞菌活性药物 ②金黄色葡萄球菌等所致蜂窝织炎、脓肿、糖尿病足感染等单纯性或复杂性皮肤、软组织感染 ③大肠埃希菌、拟杆菌属等所致阑尾炎（合并破裂或脓肿）、腹膜炎等腹腔感染 ④大肠埃希菌等所致盆腔炎、子宫内膜炎等盆腔感染
	用法用量	肾功能不全者：维持剂量根据表 9-12 调整，血液透析和连续性腹膜透析患者，一次 2.25g，每 12h 给药 1 次。血液透析后应补充 0.75g，连续性腹膜透析患者在透析后不需要补充给药
	临床应用注意	（1）注意事项 ①用本品前必须详细询问患者既往有无对本品、青霉素类或其他药物的过敏史 ②肝功能严重减退的患者，使用本品时需调整用药剂量与给药间期 ③不推荐本品用于 2 个月以下婴儿患者 ④哌拉西林使用过程中可出现出血倾向，凝血功能降低、凝血酶原时间延长、血小板聚集力下降，多见于合并肾功能减退的患者。用药过程中出现出血倾向时需停药

（续表 9-9）

药　品	内　容	
哌拉西林他唑巴坦 Piperacillin and Tazobatam	临床应用注意	⑤本品可能导致艰难梭菌性腹泻。如怀疑或证实为艰难梭菌性腹泻，应停用本品并予以甲硝唑治疗 ⑥每 1g 哌拉西林他唑巴坦含钠 54mg，在需要限制钠盐摄入的患者中需注意 ⑦肺囊性纤维化患者使用本品时的发热、皮疹发生率上升 （2）相互作用 ①本品与丙磺舒合用可使哌拉西林和他唑巴坦的消除半衰期分别上升 21% 和 71% ②本品与肝素合用时应注意监测出血与凝血功能 ③**本品与维库溴铵合用可增强后者对神经－肌肉接头的阻滞作用** ④使用本品时用 Benedict 试剂或 Fehling 试剂检查尿糖时，可出现假阳性反应 ⑤应用本品可导致半乳甘露聚糖抗原检测（GM 试验）假阳性 （3）不良反应 ①常见的不良反应有恶心、呕吐、腹泻、眩晕、头痛、焦虑、消化不良、口腔念珠菌感染等，偶可发生过敏性休克 ②实验室检查异常：可见一过性 AST、ALT、胆红素升高，血红蛋白降低，血小板升高，白细胞减少，尿素氮、肌酐升高，血尿、蛋白尿等 ③禁忌：对本品中任一成分或对青霉素类过敏以及对 β 内酰胺类药物有过敏性休克史者禁用

表 9-10　阿莫西林克拉维酸钾肾功能不全剂量参照表

肌酐清除率（ml/min）	口服剂量	静脉滴注剂量
＞ 30	正常剂量	正常剂量
10 ～ 30	375mg 或 625mg（2∶1），q12h	首剂 1200mg，继以 600mg，q12h
＜ 10	375mg，q12 ～ 24h	首剂 1200mg，继以 600mg，q24h

表 9-11　氨苄西林舒巴坦肾功能不全剂量参照表

肌酐清除率（ml/min）	剂　量
≥ 30	1.5 ～ 3g，q6 ～ 8h
15 ～ 29	1.5 ～ 3g，q12h
5 ～ 14	1.5 ～ 3g，q24h

表 9-12　哌拉西林他唑巴坦肾功能不全剂量参照表

肌酐清除率（ml/min）	剂　量
＞ 40	正常剂量
20 ～ 40	2.25g，q6h
＜ 20	2.25g，q8h

第五节　碳青霉烯类抗菌药物

一、药理作用与作用机制

（一）药理作用

碳青霉烯类通常不会被大多数质粒和染色体介导的β-内酰胺酶所分解，该类药物临床适应证广，在多重耐药菌感染、需氧菌与厌氧菌混合感染、重症感染及免疫缺陷患者感染等的抗菌治疗中发挥着重要作用。

（二）作用机制

碳青霉烯类为β-内酰胺类抗菌药物，作用机制与青霉素和头孢菌素相同，主要与细菌细胞内膜上的青霉素结合蛋白（PBPs）结合，使细菌细胞壁合成过程中的交叉连接不能形成，导致细菌细胞壁合成障碍，细菌溶菌死亡。

二、临床用药评价

表 9-13　临床用药评价

要　点	内　容	
作用特点	碳青霉烯类为时间依赖型抗菌药物，有一定的抗生素后效应，抗菌活性与细菌接触药物的时间长短密切相关，当 %T ＞ MIC 达到 40% ～ 50% 时，可显示满意的杀菌效果，延长输注时间可增加药物疗效	
药物相互作用	①碳青霉烯类药与丙戊酸钠合用时，可促进丙戊酸代谢，导致其血浆药物浓度降低至有效浓度以下，甚至引发癫痫发作 ②亚胺培南与更昔洛韦合用时，有发生抽搐的报道 ③美罗培南、厄他培南等与丙磺舒合用时可延缓前者排泄，导致血浆药物浓度改变	
典型不良反应和禁忌	典型不良反应	皮疹、瘙痒、荨麻疹、多形红斑，少见嗜酸粒细胞增多、中性粒细胞减少、肝脏氨基转移酶 ALT 及 AST 升高等，出现血尿素氮、血清肌酐升高。长时间使用可出现抗生素相关性腹泻。亚胺培南西司他丁可引起中枢神经系统严重不良反应，如肌阵挛、精神障碍，包括幻觉、错乱状态或癫痫发作等，但这些不良反应多发生在已有中枢神经系统疾患的患者（如脑损害或有癫痫病史）或肾功能不全者
	禁　忌	对碳青霉烯类药物过敏者和对其他β-内酰胺类药物有过敏性休克史者禁用
特殊人群用药	对于肾功能不全患者，所有碳青霉烯类药物均应减量。老年患者应根据内生肌酐清除率调整剂量。碳青霉烯类在青霉素过敏患者中发生交叉反应的概率很低	

三、代表药品

具体内容见表 9-14。

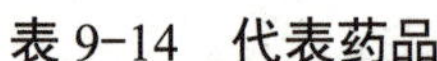
表 9-14　代表药品

药　品	内　容	
亚胺培南西司他丁 Imipenem and Cilastatin	用法用量	静脉滴注： 肾功能不全者：维持剂量根据表 9-15 调整，由于本品在肾功能不全患者惊厥发生率增高，血液透析患者仅在充分权衡利弊后方可应用本品，剂量为一次 0.25g，每 12h 1 次，透析结束时补充 0.25g。**连续性非卧床腹膜透析（CAPD）患者剂量与内生肌酐清除率＜ 10ml/min 者相同**
	临床应用注意	（1）注意事项 ①对青霉素类及头孢菌素类过敏者可能对亚胺培南产生交叉过敏反应，因此在应用本品前须仔细询问患者对青霉素类、头孢菌素类及其他 β-内酰胺类药物的过敏史，有过敏性休克史者禁用本品；如过敏反应不属过敏性休克，而患者又有明确指征需用本品时，可在严密观察下慎用 ②由于本品可致抽搐、肌阵挛等中枢神经系统不良反应，在使用剂量超过推荐剂量、有癫痫等中枢神经系统基础疾病、原有肾功能损害但未减量应用的情况下尤易发生。因此，原有中枢神经系统疾病患者宜避免应用；确有指征需要使用时，应在严密观察下慎用。肾功能减退者需根据其内生肌酐清除率减量应用 ③不推荐本品用于体重＜ 30kg 的肾功能不全儿童患者 ④本品用作肌内注射时，以利多卡因稀释（见“给药说明”），此不可用作静脉滴注，亦不可用于对利多卡因过敏者，或合并休克、房室传导阻滞等其他利多卡因禁忌证的患者 （2）不良反应 ①本品静脉滴注过快可出现头晕、出汗、全身乏力、恶心、呕吐等反应，此时需减慢滴注速度，如减慢滴注速度后症状仍不消失，则需停用本品 ②中枢神经系统不良反应如头晕、抽搐、肌阵挛及精神症状。据报道抽搐的发生率为 1.5% ～ 2%，主要发生于亚胺培南一日用量 2g 以上，既往有抽搐病史及肾功能减退者。当出现抽搐等中枢神经系统症状时需停用亚胺培南并给予抗惊厥药物如苯妥英或地西泮治疗 ③二重感染如假膜性肠炎、口腔白色念珠菌感染。假膜性结肠炎患者可出现严重腹痛、腹部痉挛、严重腹泻伴水样便或血便及发热 ④其他：如皮疹、皮肤瘙痒、发热等过敏反应；血栓性静脉炎，注射部位疼痛；恶心、呕吐、腹泻等胃肠道反应亦较多见 ⑤血清丙氨酸氨基转移酶（ALT）、天门冬氨酸氨基转移酶（AST）、碱性磷酸酶、乳酸脱氢酶、胆红素、尿素氮、肌酐等一过性上升
美罗培南 Meropenem	适应证	可用于敏感细菌所致脑膜炎。本品主要用于多重耐药革兰阴性杆菌感染、严重需氧菌与厌氧菌混合性感染，以及病原未查明严重感染患者的经验性治疗。**美罗培南治疗严重铜绿假单胞菌感染时宜与其他抗铜绿假单胞菌药物联合应用**
	用法用量	静脉滴注： 肾功能不全者：维持剂量根据表 9-16 调整，血液透析患者剂量为每 24h 给药 0.5g，一次透析结束后应补充 0.5g。连续性腹膜透析患者剂量与内生肌酐清除率＜ 10ml/min 者相同

（续表 9-14）

药　品	内　容	
美罗培南 Meropenem	临床应用注意	（1）妊娠、哺乳和生育期安全性 （2）注意事项 ①本品应慎用于对其他 β- 内酰胺类药物过敏的患者 ②有中枢神经系统基础疾病、精神异常、癫痫史或合并应用其他可能导致癫痫药物患者，应慎用本品 ③细菌性脑膜炎患者、其他中枢神经系统疾病患者或肾功能损害患者使用本品，癫痫发作以及其他中枢神经系统不良反应的风险增加 ④肝功能损害患者应用本品时不需调整剂量 ⑤ 3 个月以下婴儿使用本品的安全性和有效性尚未确定 （3）不良反应 ①**常见：注射部位疼痛和静脉炎等局部反应；**恶心、呕吐、腹泻、便秘等胃肠道反应；皮疹、瘙痒等过敏反应；头痛、眩晕、失眠等神经系统症状 ②严重：Stevens-Johnson 综合征、多形性红斑、中毒性表皮剥脱性坏死、血管性水肿、嗜睡、意识障碍、癫痫、出血 ③实验室异常：ALT、AST、ALP 升高，白细胞减少、中性粒细胞减少、血小板减少、嗜酸性粒细胞增多等 本品与中枢神经系统 γ- 氨基丁酸受体亲和力较亚胺培南低，故癫痫等中枢神经系统不良反应发生率亦比后者显著为低，在非脑膜炎患者癫痫发生率仅 0.08%。本品所致肾功能损害和恶心、呕吐等胃肠道反应亦较亚胺培南少
厄他培南 Ertapenem	适应证	适用于以下敏感菌所致中度感染： ①大肠埃希菌等肠杆菌科细菌、拟杆菌属、梭菌属、消化链球菌等细菌所致腹腔感染 ②甲氧西林敏感金黄色葡萄球菌、化脓性链球菌、大肠埃希菌、消化链球菌所致复杂性皮肤及软组织感染 ③肺炎链球菌、流感嗜血杆菌、卡他莫拉菌所致社区获得性肺炎 ④大肠埃希菌、肺炎克雷伯菌所致复杂性尿路感染 ⑤无乳链球菌、大肠埃希菌、拟杆菌属、消化链球菌等所致盆腔感染
	用法用量	肾功能不全者：维持剂量根据表 9-17 调整，如在给药后 6h 内血液透析，透析后需补充给药 0.15g
	临床应用注意	（1）注意事项 ①本品肌内注射剂由利多卡因溶液稀释，不得改用于静脉给药，亦不得用于对利多卡因过敏者或合并严重休克、房室传导阻滞等其他利多卡因禁忌证患者 ②不推荐本品用于 3 个月以下婴儿患者 ③肾功能损害、癫痫或其他中枢神经系统疾病患者使用本品，癫病发作以及其他中枢神经系统不良反应的风险增加 ④本品在脑脊液中浓度较低，不推荐用于中枢神经系统感染 （2）不良反应：常见腹痛、便秘、腹泻、恶心、呕吐等胃肠道反应，注射部位疼痛、静脉炎，头痛，以及女性阴道炎等。实验室检查异常主要为血中 ALT、AST、ALP 和肌酐值等升高

表 9-15　亚胺培南西司他丁肾功能不全剂量参照表

肌酐清除率（ml/min）	剂　量
50 ～ 90	0.25 ～ 0.5g，q6 ～ 8h
10 ～ 50	0.25g，q6 ～ 12h
6 ～ 10	0.25 ～ 0.5g，q12h
＜ 5	仅在预期 48h 内进行血液透析时方可使用

表 9-16　美罗培南肾功能不全剂量参照表

肌酐清除率（ml/min）	剂　量
50 ～ 90	1g，q8h
25 ～ 50	1g，gl2h
10 ～ 25	0.5g，q12h
＜ 10	0.5g，q24h

表 9-17　厄他培南肾功能不全剂量参照表

肌酐清除率（ml/min）	剂　量
＞ 30	正常剂量
≤ 30	0.5g，qd

第六节　其他 β- 内酰胺类抗菌药物

一、药理作用与作用机制

（一）药理作用

霉素类抗菌药物抗菌谱与第二代头孢菌素类相似，但对大多数超广谱 β- 内酰胺酶稳定，且对拟杆菌属等厌氧菌具有抗菌活性。

氨曲南通过与敏感需氧革兰阴性菌细胞膜上 PBP3 的高度亲和而发挥杀菌作用，仅对需氧革兰阴性菌包括铜绿假单胞菌具有良好抗菌活性，对革兰阳性菌和厌氧菌作用差。氨曲南具有低毒、与青霉素类及头孢菌素类无交叉过敏等优点，故可用于对青霉素类、头孢菌素类过敏的患者。

氧头孢烯类药的抗菌活性与第三代头孢菌素中的头孢噻肟相似，对多种革兰阴性菌及厌氧菌有较强作用，葡萄球菌属、肺炎链球菌的等革兰阳性球菌的抗菌活性差，对 β- 内酰胺酶稳定。

（二）作用机制

本类药物的抗菌作用机制与青霉素类、头孢菌素类药相同，为与细菌细胞内膜上主要的青霉素结合蛋白（PBPs）结合，使细菌细胞壁合成过程中的交叉连接不能形成，导致细菌细胞壁合成障碍，细菌溶菌死亡。

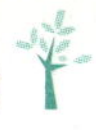

二、临床用药评价

表 9-18 临床用药评价

<table>
<tr><th>要 点</th><th colspan="2">内 容</th></tr>
<tr><td>作用特点</td><td colspan="2">头霉素类、氨曲南、氧头孢烯类均为时间依赖型抗菌药物，血浆半衰期较短，几乎无抗生素后效应，抗菌活性与细菌接触药物的时间长短密切相关</td></tr>
<tr><td>药物相互作用</td><td colspan="2">①头孢美唑、头孢米诺、拉氧头孢等与利尿剂如呋塞米合用时，可加重肾功能损害
②头孢西丁、氨曲南等与丙磺舒合用时可延缓前者排泄，导致血浆药物浓度改变</td></tr>
<tr><td rowspan="2">典型不良反应和禁忌</td><td>典型不良反应</td><td>常见皮疹、荨麻疹、瘙痒、过敏性休克。少见嗜酸粒细胞增多、中性粒细胞减少、肝脏氨基转移酶 ALT 及 AST 升高等。可出现血尿素氮、血清肌酐升高。长时间应用可出现维生素 K 缺乏症（低凝血酶原血症，出血倾向等）、维生素 B 族缺乏症状（舌炎、口腔黏膜炎、食欲减退、神经炎等）以及抗生素相关性腹泻。头霉素类药头孢美唑、头孢替坦、头孢米诺或氧头孢烯类药物拉氧头孢、氟氧头孢使用期间或之后 5 ～ 7 日内饮酒，服用含有乙醇药物、食物以及外用乙醇可发生“双硫仑样”反应</td></tr>
<tr><td>禁 忌</td><td>①头霉素类、氧头孢烯类药：对本类或头孢菌素类过敏者禁用
②氨曲南：对本药过敏者禁用</td></tr>
<tr><td>特殊人群用药</td><td colspan="2">对于肾功能不全患者，本类药物应减量。氨曲南是唯一的与青霉素类没有交叉反应的 β- 内酰胺类，可用于青霉素和头孢菌素类过敏者</td></tr>
</table>

三、代表药品

表 9-19 代表药品

<table>
<tr><th>药 品</th><th colspan="2">内 容</th></tr>
<tr><td rowspan="2">头孢西丁
Cefoxitin</td><td>用法用量</td><td>肾功能不全者：维持剂量根据表 9-20 调整</td></tr>
<tr><td>临床应用注意</td><td>（1）注意事项
①头孢西丁应慎用于有青霉素过敏史者。有青霉素过敏性休克史者不宜用本品。一旦发生过敏性休克，需立即停药、就地抢救，保持呼吸道通畅，吸氧，给予肾上腺素、糖皮质激素及静脉输液等紧急救治措施
②肾功能减退和老年患者，需根据内生肌酐清除率调整给药剂量
③长期应用本品可引起肠道菌群失调，有胃肠道疾病史，尤其是结肠炎患者应慎用
④本品不宜用于＜ 3 个月的婴儿患者
⑤高浓度头孢西丁（＞ 100mg/L）可使 Jaffe 法检测的血及尿肌酐值假性增高和 Poter-Sliber 法检测尿 17- 羟皮质类固醇水平出现假性升高，硫酸铜还原法尿糖检测出现假阳性
（2）相互作用：本品具有较强的 β- 内酰胺酶诱导作用，与羧苄西林等对 β- 内酰胺酶不稳定的 β- 内酰胺类药物合用可能发生拮抗</td></tr>
</table>

（续表 9-19）

<table>
<tr><th>药　品</th><th colspan="2">内　容</th></tr>
<tr><td>头孢西丁
Cefoxitin</td><td>临床应用注意</td><td>（3）不良反应
常见：注射局部反应，静脉注射后可发生血栓性静脉炎，肌内注射局部疼痛、硬结。皮疹、荨麻疹、瘙痒、嗜酸性粒细胞增多、药物热、呼吸困难、间质性肾炎、血管神经性水肿等
严重：过敏性休克；可能使重症肌无力患者症状加重等
实验室异常：中性粒细胞减少、贫血、血小板减少、直接 Coombs 试验阳性，一过性 ALT、AST、LDH、ALP、BIL、BUN、Cr 升高</td></tr>
<tr><td rowspan="3">拉氧头孢
Latamoxef</td><td>适应证</td><td>用于大肠埃希菌、克雷伯菌属、变形杆菌属、柠檬酸菌属、肠杆菌属、沙雷菌属、流感嗜血杆菌以及拟杆菌属等敏感菌引起的下列感染：①血流感染；②细菌性脑膜炎；③肺炎、肺脓肿、脓胸等下呼吸道感染；④腹膜炎、肝脓肿、胆道感染等腹腔感染；⑤盆腔感染；⑥肾盂肾炎等尿路感染
本品可导致凝血酶原缺乏、血小板减少和功能障碍而引起严重凝血功能障碍和出血倾向，且对葡萄球菌属、肺炎链球菌等革兰阳性球菌的抗菌活性差，因此限制了本品的临床应用</td></tr>
<tr><td>用法用量</td><td>肾功能不全者：患者应减少剂量或延长给药间隔时间</td></tr>
<tr><td>临床意义注意</td><td>（1）注意事项：应用本品期间应每日补充维生素 K
（2）相互作用：与阿司匹林合用会增加出血风险
（3）不良反应：常见：皮疹、药物热、肝功能异常、肾功能损害、中性粒细胞减少和嗜酸性粒细胞增多等。凝血功能障碍，导致出血倾向，其机制可能为：
①本品的 N- 甲基硫化四氮唑侧链与谷氨酸结构相似，干扰维生素 K 参与的羧化反应，导致凝血酶原合成减少
②本品可抑制肠道中参与合成维生素 K 的细菌
③通过免疫机制引起血小板减少。合用维生素 K 可避免大部分病例出现出血倾向</td></tr>
<tr><td rowspan="3">氨曲南
Aztreonam</td><td>适应证</td><td>本品具有肾毒性低、免疫原性弱以及与青霉素类、头孢菌素类交叉过敏反应少等特点，因此可用于替代氨基糖苷类药物。作为联合用药之一治疗肾功能损害患者的需氧革兰阴性菌感染；并可在密切观察下用于对青霉素、头孢菌素过敏的患者</td></tr>
<tr><td>用法用量</td><td>肾功能不全者：维持剂量根据表 9-21 调整，血液透析患者每次透析后补充首次剂量的 1/8</td></tr>
<tr><td>临床应用注意</td><td>不良反应：常见：静脉炎，注射部位肿胀、疼痛或不适，腹泻、恶心、呕吐，皮疹，以及血清氨基转移酶升高、肝功能损害等</td></tr>
</table>

表 9-20　头孢西丁肾功能不全剂量参照表

肌酐清除率（ml/min）	剂　量
30 ～ 50	1 ～ 2g，q8 ～ 12h
10 ～ 29	1 ～ 2g，q12 ～ 24h

（续表 9-20）

肌酐清除率（ml/min）	剂 量
5～9	0.5～1g，q12～24h
＜5	0.5～1g，q24～48h

表 9-21 氨曲南肾功能不全剂量参照表

肌酐清除率（ml/min）	剂 量
＞30	正常剂量
10～30	1/2
＜10	1/4

第七节 氨基糖苷类抗菌药物

一、作用机制

氨基糖苷类药的抗菌作用机制主要是抑制细菌蛋白质的合成，还可影响细菌细胞膜屏障功能，导致细胞死亡。氨基糖苷类能与细菌的 30S 核糖体结合，影响蛋白质合成过程的多个环节，使细菌蛋白质的合成受阻，包括：①在起始阶段，氨基糖苷类能与细菌核糖体 30S 亚基结合，抑制始动复合物的形成。②在肽链延伸阶段。可使 mRNA 上的密码被错译，导致合成异常的或无功能的蛋白质。③在终止阶段，可阻碍已合成的肽链释放，还可阻止 70S 核糖体解离。

二、临床用药评价

表 9-22 临床用药评价

要 点	内 容
作用特点	氨基糖苷类药为浓度依赖型速效杀菌剂，对繁殖期和静止期的细菌均有杀菌作用。 在碱性环境中抗菌作用增强，对革兰阳性球菌和革兰阴性杆菌均有明显的抗生素后效应（PAE），0.5～7.5h 氨基糖苷类药给药方法以静脉滴注 20～30min 最为常用 ①疗效与 C_{max}/MIC 呈正比 ②氨基糖苷类药具有抗生素后效应 ③具有首剂现象，细菌与药物首次接触时，能迅速被药物杀死，当细菌再次或多次接触同一种药物时，抗菌效果明显下降 ④每日剂量一次性给药的方案可降低氨基糖苷类药所致的肾毒性
药物相互作用	①与 β- 内酰胺类混合时可致相互灭活，故联合用药时应在不同部位给药，两类药不能混入同一容器内 ②本类药之间联合应用时，可增加其产生耳毒性、肾毒性及神经肌肉阻滞作用的可能性

（续表 9-22）

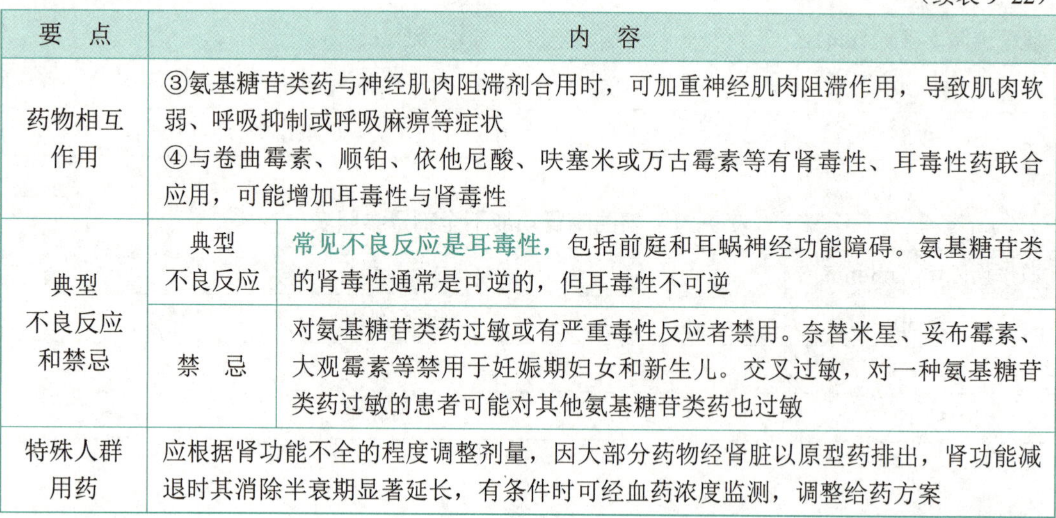

要 点		内 容
药物相互作用		③氨基糖苷类药与神经肌肉阻滞剂合用时，可加重神经肌肉阻滞作用，导致肌肉软弱、呼吸抑制或呼吸麻痹等症状 ④与卷曲霉素、顺铂、依他尼酸、呋塞米或万古霉素等有肾毒性、耳毒性药联合应用，可能增加耳毒性与肾毒性
典型不良反应和禁忌	典型不良反应	**常见不良反应是耳毒性，**包括前庭和耳蜗神经功能障碍。氨基糖苷类的肾毒性通常是可逆的，但耳毒性不可逆
	禁 忌	对氨基糖苷类药过敏或有严重毒性反应者禁用。奈替米星、妥布霉素、大观霉素等禁用于妊娠期妇女和新生儿。交叉过敏，对一种氨基糖苷类药过敏的患者可能对其他氨基糖苷类药也过敏
特殊人群用药		应根据肾功能不全的程度调整剂量，因大部分药物经肾脏以原型药排出，肾功能减退时其消除半衰期显著延长，有条件时可经血药浓度监测，调整给药方案

三、代表药品

表 9-23 代表药品

药 品		内 容
庆大霉素 Gentamicin	适应证	①用于敏感铜绿假单胞菌、变形杆菌（吲哚阳性和阴性）属、大肠埃希菌、克雷伯菌属、肠杆菌属、沙雷菌属、枸橼酸杆菌属以及葡萄球菌属（不包括耐甲氧西林菌株）所致严重感染。临床上本品常与β-内酰胺类或其他抗感染药物联合应用。本品与青霉素（或氨苄西林）联合可用于治疗草绿色链球菌性心内膜炎或肠球菌属感染 ②用于铜绿假单胞菌或葡萄球菌属所致严重中枢神经系统感染（脑膜炎、脑室炎）时，可同时用本品鞘内注射作为辅助治疗 ③不适用于单纯性尿路感染初治。本品对链球菌属中的多数菌种（尤其是D组链球菌）、肺炎链球菌和厌氧菌（如拟杆菌属或梭状芽孢杆菌属）无效 ④口服可用于肠道感染或结肠手术前准备，也可用本品肌内注射合并克林霉素或甲硝唑以减少结肠手术后感染发生率
	用法用量	**肾功能不全者：血液透析后，可根据感染严重程度，成人按体重补给一次剂量1～1.7mg/kg；儿童补给2～2.5mg/kg。鞘内或脑室内注射，成人一次4～8mg，2～3日1次**
	临床应用注意	（1）妊娠，哺乳和生育期安全性 妊娠期：应告知妊娠期妇女或准备妊娠的妇女，庆大霉素对胎儿的潜在危害 哺乳期：L2级。哺乳期妇女使用该类药物时应暂停授乳 （2）注意事项 ①治疗疗程一般不宜大于2周 ②肾功能不全，或肾功能正常者使用剂量过大、疗程过长者易发生前庭功能或听力损害，也易出现肾毒性 ③在使用本品过程中应定期检查尿常规、血尿素氮、血肌酐，注意患者听力变化或听力损害先兆（耳鸣，耳部胀满感、高频听力损害）

（续表 9-23）

药品	内容	
庆大霉素 Gentamicin	临床应用注意	④避免联合应用肾、耳毒性药物及强效利尿药 ⑤庆大霉素等氨基糖苷类不可静脉快速注射给药，以避免神经 - 肌肉接头阻滞作用的发生，引起呼吸抑制 ⑥早产儿、新生儿、婴幼儿应尽量避免用氨基糖苷类，临床有明确指征需应用时，则应坚持个体化给药 ⑦氨基糖苷类不可用于眼内或结膜下给药，因可能引起黄斑坏死 ⑧氨基糖苷类避免使用于重症肌无力患者，慎用于帕金森病和其他肌无力的患者 ⑨庆大霉素注射剂含亚硫酸钠，在某些敏感人群中可能引起过敏性休克或其他严重过敏反应 ⑩ 药物逾量或引起毒性反应时，主要是对症疗法和支持疗法
阿米卡星 Amikacin	**【临床应用注意】** （1）注意事项 ①在用药过程中应注意进行下列检查：尿常规和肾功能测定，以防止出现严重肾毒性反应。听力检查或听电图检查，尤其注意高频听力损害，这对老年患者尤为重要 ②疗程中有条件时应监测血药浓度，尤其新生儿、老年和肾功能减退患者。每 12h 给药 7.5mg/kg 者血药峰浓度应保持在 15 ～ 30μg/ml，谷浓度 5 ～ 10μg/ml；一日 1 次给药 15mg/kg 者血药峰浓度应维持在 56 ～ 64μg/ml，谷浓度应＜ 1μg/ml ③对诊断的干扰：本品可使丙氨酸氨基转移酶（ALT）、门冬氨酸氨基转氨酶（AST）、血清胆红素浓度及乳酸脱氢酶浓度的测定值增高；血钙、镁、钾、钠浓度的测定值可能降低 ④应给予患者足够的水分，以减少肾小管损害 ⑤配置静脉用药时，每 500mg 加入 0.9% 氯化钠注射液或 5% 葡萄糖注射液或其他灭菌稀释液 100 ～ 200ml 中。成人应在 30 ～ 60min 内缓慢滴注，婴儿患者稀释的液量相应减少 （2）相互作用 ①与头孢噻吩或头孢唑林局部或全身合用可能增加肾毒性 ②不宜与两性霉素 B、头孢噻吩、磺胺嘧啶和四环素等注射剂配伍，不在同一瓶中滴注 ③与多黏菌素类注射剂合用或先后连续局部或全身应用，可增加肾毒性和神经肌肉阻滞作用	

第八节 大环内酯类抗菌药物

一、药理作用与作用机制

（一）药理作用

本类药物在低浓度时为抑菌剂，高浓度时可有杀菌作用。第二代大环内酯类与第一代相比，增强对流感嗜血杆菌、卡他莫拉菌等革兰阴性杆菌的作用，同时对厌氧菌、空肠弯曲菌、军团菌、肺炎支原体、衣原体、分枝杆菌及弓形虫等的作用也有所增强。第二代大环内酯类除抗菌作用外，还具有胃动素作用、免疫修饰作用、抗炎作用等。

（二）作用机制

大环内酯类药的抗菌作用机制为抑制细菌蛋白质的合成。本类药物与细菌核糖体的50S亚基结合，结合位点在核糖体的肽基供位（P位），该位点是蛋白质合成过程中肽链延伸阶段所必需的，正在延伸中的肽链和与肽链相连的tRNA在受位（A位）接受新的氨基酸后需移位至供位，大环内酯类抗菌药物与50S核糖体亚基的供位相结合，竞争性阻断了肽链延伸过程中的肽基转移作用与（或）移位作用，从而终止了蛋白质的合成。红霉素等大环内酯类也可能同时促进肽基-tRNA从核糖体的解离作用。

二、临床用药评价

表9-24 临床用药评价

要点		内容
作用特点		新品种有一定交叉耐药，敏感率略高于红霉素，泰利霉素对一、二代大环内酯耐药菌尤其是肺炎链球菌具有较强作用 红霉素易被胃酸破坏，口服吸收少，故临床一般服用其肠衣片或酯化物。克拉霉素、阿奇霉素和泰利霉素的口服吸收更好、在胃pH环境中均稳定，它们的生物利用度高于红霉素，不需要肠溶包衣。但阿奇霉素缓释混悬液应空腹服用，克拉霉素缓释片剂应与食物同服。大环内酯类药物属于时间依赖型
药物相互作用		①与氯霉素或林可霉素合用，因竞争药物的结合位点，产生拮抗作用 ②与其他肝毒性药合用可能增强肝毒性，大剂量应用或与耳毒性药合用，尤其肾功能不全者，可能增加耳毒性 ③红霉素、红霉素酯化物、克拉霉素可抑制肝药酶，与卡马西平、丙戊酸、芬太尼、阿司咪唑、特非那定、西沙必利、环孢素、地高辛、华法林、茶碱类、洛伐他汀、咪达唑仑、三唑仑、麦角胺、双氢麦角胺等合用，可增加上述药的血浆浓度 ④阿奇霉素可能增强抗凝血药的作用，合并使用时，应严密监测凝血酶原时间
典型不良反应和禁忌	典型不良反应	**胃肠道反应；肝毒性；**引起Q-T间期延长和其他**心血管事件；耳毒性；**这类药物中耐受性最好的通常是阿奇霉素，其次是克拉霉素和红霉素
	禁忌	①对本类药过敏者 ②部分心脏病（包括心律失常、心动过缓、Q-T间期延长、缺血性心脏病、充血性心力衰竭等）患者
特殊人群用药		阿奇霉素不需要因肌酐清除率降低而调整剂量。若患者的肌酐清除率＜30ml/min，则克拉霉素的剂量减半或者给药间隔时间加倍。泰利霉素不需要因轻至中度肾损害（肌酐清除率≥30ml/min）而调整剂量。尚不确定重度肾损害患者的给药方案，但肾功能下降时药物会蓄积。因此，应考虑对这类患者调整剂量。红霉素、阿奇霉素是妊娠期使用经验较丰富的大环内酯类药物

三、代表药品

表9-25 代表药品

药品		内容
红霉素 Erythromycin	适应证	①感染的替代选用药：溶血性链球菌、肺炎链球菌等所致急性扁桃体炎、急性咽炎、鼻窦炎；溶血性链球菌所致猩红热、蜂窝织炎；白喉

（续表 9-25）

药品	内容	
红霉素 Erythromycin	适应证	及白喉带菌者；气性坏疽、炭疽、破伤风；放线菌病；梅毒；李斯特菌病等。也可用于风湿热的预防 ②军团菌病 ③肺炎支原体肺炎及其他支原体感染 ④肺炎衣原体感染及其他衣原体感染 ⑤化脓性链球菌、金黄色葡萄球菌青霉素敏感菌株所致皮肤及软组织感染 ⑥厌氧菌所致口腔感染　⑦空肠弯曲菌肠炎　⑧百日咳 上述感染中如**军团菌病、支原体肺炎、空肠弯曲菌肠炎等，红霉素为首选用药**
	临床应用注意	（1）注意事项 ①红霉素主要由肝脏代谢、胆管排出，肝功能损害者使用本品，发生不良反应的风险增加。肝病患者和妊娠期妇女不宜使用红霉素酯化物 ②老年人使用本品，发生尖端扭转型室性心动过速的风险增加 ③有重症肌无力病史的患者使用本品，有病情加重的风险 （2）相互作用 ①红霉素可抑制 CYP1A2、CYP3A4，与许多经此酶代谢的药物可发生相互作用，导致严重不良反应，如与阿司咪唑、特非那定和西沙必利合用可引起室性心律失常 ②本品可抑制卡马西平、苯妥英钠和丙戊酸钠等抗癫痫药的代谢，使后者的血药浓度增高而发生毒性反应。与阿芬太尼合用可抑制后者的代谢，延长其作用时间。与环孢素，他克莫司合用可使后者血药浓度增加。与其他经 CYP3A4 代谢的抗帕金森病药溴隐亭、抗心律失常药丙吡胺合用时，可减少后者的代谢 ③长期服用抗凝药的患者应用红霉素时可导致凝血酶原时间延长，从而增加出血的危险性，老年患者尤应注意 **④红霉素与茶碱类药物合用，可使茶碱的肝清除减少，导致茶碱血药浓度升高和（或）毒性反应增加。因此两者合用时，茶碱类药物的剂量应予调整** ⑤红霉素与其他肝毒性药物合用可能增强肝脏毒性反应 ⑥大剂量红霉素与耳毒性药物合用，尤其对肾功能减退患者可能增加耳毒性 ⑦本品与洛伐他汀合用时可抑制后者的代谢，引起横纹肌溶解症；与咪达唑仑或三唑仑合用时可减少二者的清除而增强其作用 ⑧与地高辛合用，可使后者的血药浓度升高 ⑨与麦角胺、双氢麦角胺合用，个别患者可出现麦角中毒，表现为外周血管痉挛、皮肤感觉迟钝 （3）不良反应 ①大剂量（≥ 4g/d）应用于肝、肾疾病患者或老年患者，可引起听力减退，主要与血药浓度过高（> 12mg/L）有关，停药后大多可恢复

（续表 9-25）

药 品		内 容
红霉素 Erythromycin	临床应用注意	②过敏反应表现为药物热、皮疹、嗜酸性粒细胞增多等，发生率为 0.5% ～ 1% ③偶见心律不齐、尖端扭转型室性心动过速、口腔或阴道念珠菌感染、幽门狭窄、溶血性贫血、间质性肾炎和急性肾功能衰竭、可逆性 X 因子缺乏和急性肝功能衰竭的个例报道 （4）禁忌 ①对红霉素及药品中的任何成分过敏，以及对任何其他大环内酯类药物过敏者禁用 ②本品禁止与特非那定、阿司咪唑、西沙必利、匹莫齐特合用
克拉霉素 Clarithromycin	用法用量	肾功能不全者：维持剂量根据表 9-26 调整
	临床应用注意	（1）注意事项 ①克拉霉素混悬液用于 6 个月～ 12 岁儿童耐受性良好，老年人的耐受性与年轻人相仿。不推荐本品用于 6 个月以下的婴儿患者 ②肌酐清除率＜ 25ml/min 者，或有急性血卟啉症者，不推荐本品与雷尼替丁、枸橼酸铋合用 （2）不良反应 常见：味觉障碍、腹痛、腹泻、恶心、呕吐、消化不良等胃肠道反应以及头痛 严重：重症多形性红斑、中毒性表皮剥脱性坏死、严重过敏反应、肝毒性、肝功能衰竭或艰难梭菌引起的假膜性肠炎 （3）禁忌 ①对本品或其他大环内酯类过敏者禁用 ②禁止本品与西沙必利、匹莫齐特、阿司咪唑、特非那定、麦角胺或双氢麦角胺同用
阿奇霉素 Azithromycin	用法用量	儿童： ①治疗中耳炎、肺炎，第 1 日 10mg/kg 顿服（一日最大量不超过 500mg）；第 2 ～ 5 日，一日 5mg/kg 顿服（一日最大量不超过 250mg）；或按表 9-27 中的方法给药 ②治疗咽炎、扁桃体炎，第 1 日，10mg/kg 顿服，第 2 ～ 5 日，一日 5mg/kg 顿服
	临床应用注意	（1）注意事项 ①由于阿奇霉素主要经肝脏清除，故肝功能不全的患者应慎用阿奇霉素。曾有肝功能异常、肝炎、胆汁淤积性黄疸、肝坏死和肝衰竭的报道，其中某些病例可能致死。如果出现肝炎的体征和症状，应立即停用阿奇霉素 ②阿奇霉素治疗的患者中曾有重症肌无力症状加重或新发肌无力综合征的报告 ③肝或肾功能损害者、Q-T 间期延长者慎用 （2）相互作用 ①避免本品与含铝或镁的抗酸药同时服用，因可降低本品的血药峰浓度；必须合用时，阿奇霉素应在服用上述药物前 1h 或后 2h 给予

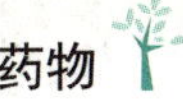

（续表 9-25）

药　品	内　容	
阿奇霉素 Azithromycin	临床应用注意	②本品与其他药物的相互作用少，但与氨茶碱合用时，应注意监测后者的血药浓度；与华法林合用时，应严密监测凝血酶原时间；与卡马西平、地高辛、环孢素、苯妥英、麦角胺、三唑仑及经肝脏细胞色素P450酶系统代谢的药物合用时，应注意观察有无不良反应发生 （3）不良反应：**常见服药后可出现腹痛、腹泻、恶心、呕吐等胃肠道反应，其发生率较红霉素低。**可出现头晕、头痛及发热、皮疹，关节痛等过敏反应，但极为少见。少数患者可出现一过性中性粒细胞减少、血清氨基转移酶升高 严重：角膜糜烂、重症多形性红斑、中毒性表皮剥脱性坏死、血管性水肿、过敏性休克和重症肌无力，均少见 （4）禁忌：对本品或其他大环内酯类抗生素过敏者禁用

表 9-26　克拉霉素肾功能不全剂量参照表

肌酐清除率（ml/min）	剂　量
＞ 30	250 ～ 500mg，q12h
＜ 30	250mg，q12 ～ 24h

表 9-27　阿奇霉素治疗儿童中耳炎、肺炎的用量表

体重（kg）	首　日	第 2 ～ 5 日
15 ～ 25	200mg 顿服	100mg 顿服
26 ～ 35	300mg 顿服	150mg 顿服
36 ～ 45	400mg 顿服	200mg 顿服

第九节　四环素类抗菌药物

一、药理作用与作用机制

（一）药理作用

本类药为快速抑菌剂，常规浓度时有抑菌作用，高浓度时对某些细菌呈杀菌作用。可用于治疗多种感染性疾病，尤其适用于立克次体、支原体、衣原体感染。

（二）作用机制

四环素类药物的抗菌作用机制为抑制细菌蛋白质合成。本类药物进入细胞后，**与细菌核糖体的 30S 亚基结合，阻止蛋白质合成始动复合物，从而抑制肽链延长和细菌蛋白质的合成。**另外，四环素类也能引起细菌细胞膜通透性增加，使细菌细胞内核苷酸和其他重要物质外漏，从而抑制细菌 DNA 的复制。

二、临床用药评价

具体内容见表 9-28。

表 9-28　临床用药评价

<table>
<tr><th>要　点</th><th colspan="2">内　容</th></tr>
<tr><td>作用特点</td><td colspan="2">四环素类主要经小肠近端和胃吸收。四环素如果与食物同服，生物利用度会降低 50%。四环素类（多西环素除外）与多价阳离子（铝离子、钙离子、铁离子和镁离子）同时使用时，会与这些阳离子螯合，吸收降低
四环素类能很好地渗透进入组织与体液中，组织渗透程度与脂溶性有关：米诺环素＞多西环素＞四环素
所有四环素类都可透过胎盘，在胎儿的骨骼和牙齿蓄积。四环素类也可随乳汁排泄，但会与乳汁中的钙络合，限制了进入母乳喂养婴儿体内的量
四环素类药属于长 PAE 的时间依赖型抗菌药物，对金黄色葡萄球菌的 PAE 约 3h</td></tr>
<tr><td>药物相互作用</td><td colspan="2">①四环素类药与抗酸剂如碳酸氢钠合用时，可使前者吸收减少，活性减低。与钙剂、镁剂或铁剂合用，可形成不溶性络合物，使口服吸收率减少。两种药物服用时间至少间隔 2h
②四环素类药与其他肝毒性药（抗肿瘤药）合用时可加重肝损害
③麦角生物碱或其衍生物与四环素类同时给药时，会增加麦角中毒的风险
④因四环素类药可降低血浆凝血酶原活性，故接受抗凝血药治疗者需要调整抗凝血药的剂量</td></tr>
<tr><td rowspan="2">典型不良反应和禁忌</td><td>典型不良反应</td><td>可致肠道菌群失调。大剂量或长期使用均可能发生肝毒性。四环素类与钙离子形成的螯合物在体内呈黄色
部分四环素类（多西环素、米诺环素、美他环素、地美环素）使用后，患者可能在日晒时有光敏现象</td></tr>
<tr><td>禁　忌</td><td>①有四环素类药过敏史者禁用
②四环素类药可透过胎盘屏障进入胎儿体内，沉积在牙齿和骨的钙质区中，引起胎儿牙釉质发育不良，并抑制胎儿骨骼生长；在动物实验中有致畸胎作用，妊娠期和准备妊娠的妇女禁用
③本类药可引起牙齿永久性变色，牙釉质发育不良，并抑制骨骼发育，8 岁以下儿童禁用</td></tr>
<tr><td>特殊人群用药</td><td colspan="2">肾功能不全患者，四环素需调整剂量，多西环素、米诺环素不必调整剂量。只有重度肝功能不全的患者需要调整多西环素的剂量</td></tr>
</table>

三、代表药品

表 9-29　代表药品

药　品	内　容
米诺环素 Minocycline	**【临床应用注意】** （1）注意事项 ①本品可引起眩晕等前庭功能紊乱，用药期间禁止从事高空作业、驾车及操作具有危险性的机械 ②使用盐酸米诺环素中发生的其他非常罕见的严重事件包括 Stevens-Johnson 综合征和中毒性表皮坏死松解症 ③急性淋病奈瑟菌性尿道炎患者疑有初期或二期梅毒时，通常应进行暗视野检查，疑有其他类型梅毒时，每月应进行血清学检查，并至少进行 4 个月

（续表 9-29）

<table>
<tr><th>药　品</th><th colspan="2">内　容</th></tr>
<tr><td>米诺环素
Minocycline</td><td colspan="2">④严重肾功能不全患者的剂量应低于常用剂量，需长期治疗，应监测血药浓度
⑤用药期间应定期检查肝、肾功能
⑥本品有可能引起光敏性皮炎，应告知患者在服用四环素类药物期间可引起较重的晒斑反应，故用药期间应避免日晒
⑦对实验室检查指标的干扰：测定尿邻苯二酚胺（Hingerty 法）浓度时，由于本品对荧光的干扰，可能使测定结果偏高。可能使碱性磷酸酶、血清淀粉酶、血清胆红素、血清氨基转移酶（AST、ALT）的测定值升高
（2）不良反应
①本品可引起眩晕、耳鸣、共济失调伴恶心、呕吐等前庭功能紊乱，常发生于用药 3 日后，女性多于男性。部分病例需停药，停药后 1 ～ 2 日症状消失
②可引起皮肤色素沉着
③婴幼儿及年轻人在使用米诺环素后偶可出现良性颅内压增高</td></tr>
<tr><td rowspan="2">多西环素
Doxycycline</td><td>适应证</td><td>①治疗下列疾病：立克次体病，如流行性斑疹伤寒、地方性斑疹伤寒、洛矶山热、恙虫病和 Q 热；支原体属感染；衣原体属感染，包括鹦鹉热、性病、淋巴肉芽肿、非特异性尿道炎、输卵管炎、宫颈炎及沙眼；回归热；布鲁菌病；霍乱；兔热病；鼠疫；软下疳；治疗布鲁菌病和鼠疫时需与氨基糖苷类联合应用
②对青霉素类过敏患者的破伤风、气性坏疽、雅司、梅毒、淋病和钩端螺旋体病以及放线菌属、李斯特菌感染
③可用于中、重度痤疮患者作为辅助治疗</td></tr>
<tr><td>临床应用
注意</td><td>（1）注意事项
①应用本品时可能发生耐药菌的过度繁殖。一旦发生二重感染，即停用本品并予以相应治疗
②治疗性病时，如怀疑同时合并梅毒螺旋体感染，用药前须行暗视野显微镜检查及血清学检查，后者每月 1 次，至少 4 次
（2）相互作用
①本品可抑制血浆凝血酶原的活性，所以接受抗凝治疗的患者需要调整抗凝药的剂量
②巴比妥类、苯妥英或卡马西平与本品同用时，上述药物可由于诱导微粒体酶的活性致多西环素血药浓度降低，因此须调整多西环素的剂量
（3）不良反应：肝功能损害罕见；肠道菌群失调较四环素少见；药物在牙齿、骨骼的沉积较四环素轻。与血卟啉症急性发作相关，血卟啉症患者使用不安全。不良反应发生率比米诺环素低</td></tr>
</table>

第十节　林可霉素类抗菌药物

一、药理作用与作用机制

（一）药理作用

本类药物是**治疗金黄色葡萄球菌引起的急慢性骨髓炎及关节感染的首选药**。克林霉素与杀菌剂（青霉素或万古霉素）联合用于治疗因链球菌或葡萄球菌释放毒素导致的中毒性休克综合征。

（二）作用机制

林可霉素类抗菌药物的作用机制与大环内酯类药相同，即与细菌核糖体的50S亚基结合，从而抑制细菌蛋白质的合成。

二、临床用药评价

表9-30　临床用药评价

<table>
<tr><th>要　点</th><th colspan="2">内　容</th></tr>
<tr><td>作用特点</td><td colspan="2">林可霉素类药属于时间依赖型抗菌药物，林可霉素与克林霉素可呈完全交叉耐药，本类药与大环内酯类药也存在交叉耐药性</td></tr>
<tr><td>药物相互作用</td><td colspan="2">①本类药具神经－肌肉阻断作用，与抗肌无力药合用时将导致后者对骨骼肌的效果减弱，为控制重症肌无力的症状，在合用时抗肌无力药的剂量应予调整
②与氯霉素、大环内酯类药竞争细菌核糖体的结合部位而相互抵抗，不宜合用
③与麻醉性镇痛药合用，本类药的呼吸抑制作用与阿片类的中枢呼吸抑制作用可因累加现象而有导致呼吸抑制延长或引起呼吸麻痹（呼吸暂停）的可能，故必须对患者进行密切观察或监护
④与氨苄西林、卡那霉素、苯妥英钠、巴比妥盐酸盐、氨茶碱、葡萄糖酸钙及硫酸镁可产生配伍禁忌</td></tr>
<tr><td rowspan="2">典型不良反应和禁忌</td><td>典型不良反应</td><td>少见过敏反应、皮疹、瘙痒等，偶见荨麻疹、血管神经性水肿和血清病反应、肠道菌群失调和抗生素相关性腹泻、肝脏氨基转移酶ALT及AST升高等，罕见表皮脱落、大疱型表皮坏死松解症、多形性红斑和Stevens-Johnson综合征。林可霉素大剂量静脉快速滴注可引起血压下降、心电图变化，甚至心跳、呼吸停止</td></tr>
<tr><td>禁　忌</td><td>对林可霉素或克林霉素有过敏史者</td></tr>
<tr><td>特殊人群用药</td><td colspan="2">克林霉素在肝功能或肾功能不全患者，无特殊的剂量调整推荐</td></tr>
</table>

三、代表药品

克林霉素 Clindamycin

表9-31　克林霉素（Clindamycin）

要　点	内　容
适应证	用于链球菌属、葡萄球菌属及厌氧菌（包括脆弱拟杆菌、产气荚膜杆菌、放线菌等）所致的中、重度感染，如吸入性肺炎、脓胸、肺脓肿、骨髓炎、腹腔感染、盆腔感染及败血症等
临床应用注意	（1）妊娠、哺乳和生育期安全性：①妊娠期：只有在明确需要的情况下，妊娠期患者才可使用。②哺乳期：L2级。哺乳期妇女应停止哺乳。生育期：动物试验显示克林霉素对生育能力没有影响 （2）相互作用：本品与抗蠕动止泻药、含白陶土止泻药合用，在疗程中甚至在疗程后数周有引起伴严重水样腹泻的假膜性肠炎的可能。因可使结肠内毒素延迟排出，从而导致腹泻延长和加剧，故本品不宜与抗蠕动止泻药合用。与含白陶土止泻药合用时，本品的吸收将显著减少，故两者不宜同时服用，需间隔一定时间（至少2h）

第十一节　糖肽类抗菌药物

一、药理作用与作用机制

（一）药理作用

临床主要用于耐药金黄色葡萄球菌或对β-内酰胺类抗菌药物过敏的严重感染，如葡萄球菌所致的败血症、心内膜炎、骨髓炎、肺部感染等，以及肠球菌或草绿色链球菌所致的心内膜炎。口服也可应用于由难辨梭状芽孢杆菌及其毒素引起的伪膜性肠炎。

（二）作用机制

糖肽类抗菌药物与细菌细胞壁前体肽聚糖末端的丙氨酰丙氨酸形成复合物，干扰甘氨酸五肽的连接，从而抑制细菌细胞壁的合成。同时对胞浆中RNA的合成也具有抑制作用。

二、临床用药评价

表9-32　临床用药评价

<table>
<tr><th colspan="2">要　点</th><th>内　容</th></tr>
<tr><td colspan="2">作用特点</td><td>糖肽类药为具有长PAE的时间依赖型杀菌剂，对于MRSA感染，指南建议万古霉素的谷浓度为15～20μg/ml，以确保AUC/MIC > 400。当万古霉素谷浓度>20μg/ml时，肾毒性风险增加。当与其他肾毒性药物（如氨基糖苷类）联合使用时，万古霉素的肾毒性风险也会增加
万古霉素可广泛分布于各种组织和体液中，主要经肾脏以原型药形式排泄</td></tr>
<tr><td colspan="2">药物相互作用</td><td>①与氨基糖苷类、两性霉素B、阿司匹林及其他水杨酸盐类、注射用杆菌肽及布美他尼、卷曲霉素、卡氮芥、顺铂、环孢素、依他尼酸、巴龙霉素及多黏菌素类药物等合用或先后应用，可增加耳毒性及肾毒性，如必须合用，应监测听力及肾功能并给予剂量调整
②与抗组胺药、布克利嗪、赛克力嗪、吩噻嗪类、噻吨类及曲美苄胺等合用时，可能掩盖耳鸣、头昏、眩晕等耳毒性症状</td></tr>
<tr><td rowspan="2">典型不良反应与禁忌</td><td>典型不良反应</td><td>偶见急性肾功能不全，肾衰竭，间质性肾炎，肾小管损伤，一过性血肌酐，尿素氮升高，过敏反应及过敏样症状（皮疹、瘙痒），抗生素相关性腹泻。万古霉素和去甲万古霉素快速滴注时可出现血压降低，甚至心跳骤停，以及喘鸣、呼吸困难、上部躯体发红（红人综合征，用苯海拉明和减慢万古霉素输注速度可以避免该反应的发生）
替考拉宁引起的“红人综合征”明显较万古霉素少见；而血小板减少的发生率则在替考拉宁组较为常见，尤其常见于应用高剂量者</td></tr>
<tr><td>禁　忌</td><td>①万古霉素与替考拉宁有交叉过敏反应，对万古霉素、去甲万古霉素和替考拉宁过敏者禁用
②妊娠期妇女应避免使用，哺乳期妇女使用期间应暂停哺乳</td></tr>
</table>

（续表 9-32）

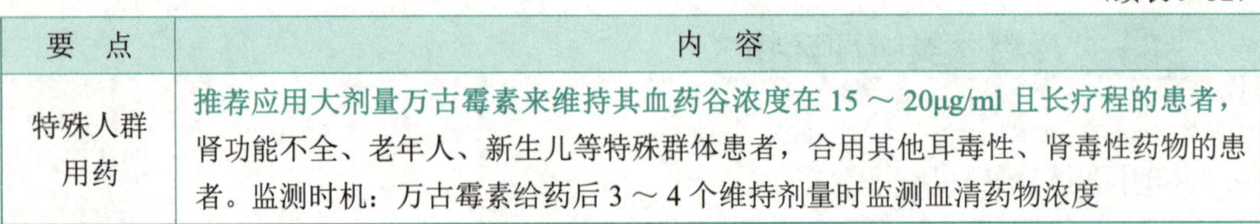

要　点	内　容
特殊人群用药	**推荐应用大剂量万古霉素来维持其血药谷浓度在 15 ～ 20μg/ml 且长疗程的患者，**肾功能不全、老年人、新生儿等特殊群体患者，合用其他耳毒性、肾毒性药物的患者。监测时机：万古霉素给药后 3 ～ 4 个维持剂量时监测血清药物浓度

三、代表药品

表 9-33　代表药品

药　品	内　容	
万古霉素 Vancomycin	适应证	①耐药革兰阳性菌所致严重感染，特别是甲氧西林耐药葡萄球菌属（MRSA 及 MRCNS）、肠球菌属及青霉素耐药肺炎链球菌所致败血症、心内膜炎、脑膜炎、肺炎、骨髓炎等 ②中性粒细胞减少或缺乏症合并革兰阳性菌感染患者 ③青霉素过敏或经其他抗生素治疗无效的严重革兰阳性菌感染患者 ④口服万古霉素可用于经甲硝唑治疗无效的艰难梭菌所致假膜性肠炎患者
	用法用量	肾功能不全者：根据表 9-34 调整维持剂量，有条件时应根据血药浓度静脉滴注或口服。监测结果调整剂量
	临床应用注意	相互作用： ①氨基糖苷类、两性霉素 B 注射剂、阿司匹林、其他水杨酸盐、杆菌肽注射剂、布美他尼注射剂、卷曲霉素、卡氮芥、顺铂、环孢素、依他尼酸注射剂、呋塞米注射剂、链佐星、巴龙霉素及多黏菌素类等药物与万古霉素合用或先后应用，有增加耳毒性和（或）肾毒性的潜在可能；可能发生听力减退，即使停药后仍可能继续进展至耳聋。反应可呈可逆性，但往后会发展至永久性。**万古霉素与氨基糖苷类联合应用时需进行肾功能测定及血药浓度监测，以调整给药剂量或给药间期** ②布克力嗪和赛克力嗪等抗组胺药、吩噻嗪类和噻吨类抗精神病药以及曲美苄胺等与本品合用时，可能掩盖耳鸣、头晕、眩晕等耳毒性症状 ③万古霉素与碱性溶液有配伍禁忌，遇重金属可发生沉淀 ④与二甲双胍合用，可减少二甲双胍的清除，从而使二甲双胍的血药浓度升高 ⑤与琥珀酰胆碱合用，可增强琥珀酰胆碱的神经 - 肌肉阻滞作用 ⑥**不宜肌内注射，静脉滴注时应尽量避免药液外漏，且应经常更换注射部位，滴注速度应缓慢，滴注时间至少在 60min 以上**
替考拉宁 Teicoplanin	适应证	①甲氧西林耐药葡萄球菌属、肠球菌属等以及对本品敏感革兰阳性菌所致中、重度感染，如血流感染、骨髓炎、肺炎及下呼吸道感染、皮肤与软组织感染以及透析相关性腹膜炎 ②用于青霉素过敏患者的肠球菌属或链球菌属所致严重感染的治疗 ③中性粒细胞缺乏症患者的革兰阳性球菌感染
	用法用量	静脉注射或肌内注射。肾功能正常的成人和老年患者剂量见表 9-35

表 9-34　万古霉素肾功能不全剂量参照表

肌酐清除率（ml/min）	静脉滴注剂量
＞80	成人常用量
50～80	1g，q12h
10～50	1g，q1～4d
＜10	1g，q4～7d

表 9-35　替考拉宁肾功能正常的成人和老年患者剂量参照表

适应证	负荷剂量	维持剂量	建议谷浓度
复杂性皮肤和软组织感染，肺炎，复杂尿路感染	400mg（6mg/kg），q12h，给药 3 次	按 6mg/kg 进行静脉注射或肌内注射，一日 1 次	＞15mg/L
骨和关节感染	800mg（12mg/kg），q12h，给药 3～5 次	按 12mg/kg 进行静脉注射或肌内注射，一日 1 次	＞20mg/L
感染性心内膜炎	800mg（12mg/kg），q12h，给药 3～5 次	按 12mg/kg 进行静脉注射或肌内注射，一日 1 次	＞30mg/L

第十二节　酰胺醇类抗菌药物

一、药理作用与作用机制

（一）药理作用

此类包括氯霉素、甲砜霉素及无味氯霉素等。

（二）作用机制

酰胺醇类为广谱抗菌药物，机制为通过脂溶性可弥散进入细菌细胞内，主要作用于细菌 70S 核糖体的 50S 亚基，抑制转肽酶，使肽链的增长受阻，抑制了肽链的形成，从而阻止蛋白质的合成。

二、临床应用评价

表 9-36　临床应用评价

要　点	内　容
作用特点	临床主要用于治疗某些严重感染，是敏感菌株所致伤寒、副伤寒的选用药物，可用于治疗敏感菌引起的脑膜炎和眼部感染，与青霉素合用治疗需氧菌与厌氧菌混合感染的脑脓肿
药物相互作用	配伍时注意，本品注射剂，遇强碱性及强酸性溶液，易被破坏失效 ①与氯霉素的抗菌作用机制相似的大环内酯类和林可霉素类抗生素，可替代或阻止氯霉素与细菌核糖体的 50S 亚基相结合，故两者同用可发生拮抗，不宜联用

（续表 9-36）

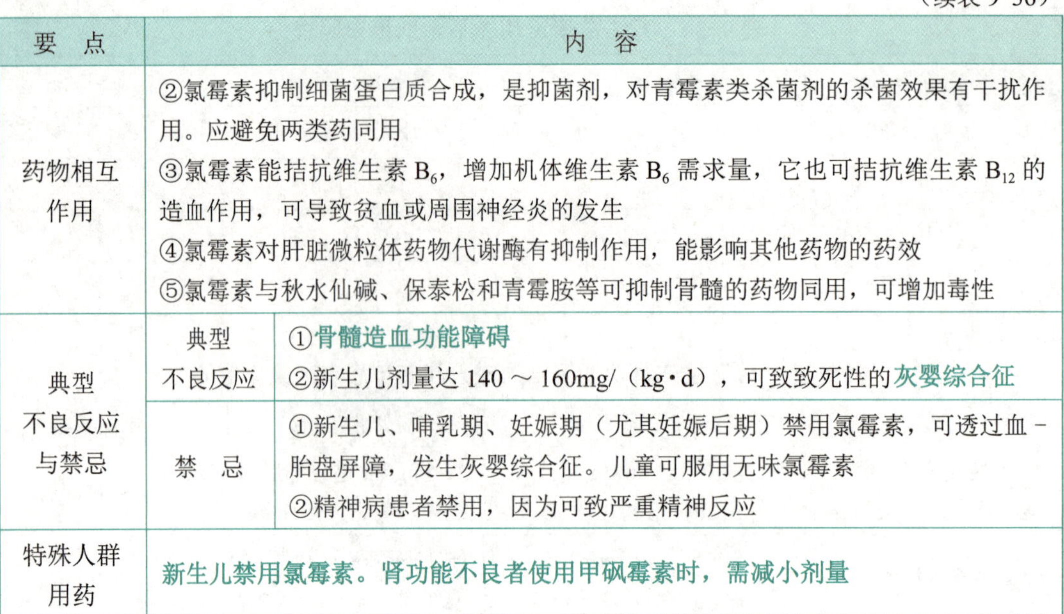

要点		内容
药物相互作用		②氯霉素抑制细菌蛋白质合成，是抑菌剂，对青霉素类杀菌剂的杀菌效果有干扰作用。应避免两类药同用 ③氯霉素能拮抗维生素 B_6，增加机体维生素 B_6 需求量，它也可拮抗维生素 B_{12} 的造血作用，可导致贫血或周围神经炎的发生 ④氯霉素对肝脏微粒体药物代谢酶有抑制作用，能影响其他药物的药效 ⑤氯霉素与秋水仙碱、保泰松和青霉胺等可抑制骨髓的药物同用，可增加毒性
典型不良反应与禁忌	典型不良反应	①骨髓造血功能障碍 ②新生儿剂量达 140 ～ 160mg/（kg·d），可致致死性的灰婴综合征
	禁忌	①新生儿、哺乳期、妊娠期（尤其妊娠后期）禁用氯霉素，可透过血 - 胎盘屏障，发生灰婴综合征。儿童可服用无味氯霉素 ②精神病患者禁用，因为可致严重精神反应
特殊人群用药		新生儿禁用氯霉素。肾功能不良者使用甲砜霉素时，需减小剂量

三、代表药品

氯霉素 Chloramphenicol

表 9-37　氯霉素（Chloramphenicol）

要点	内容
适应证	全身用于：①伤寒和副伤寒。②严重沙门菌属感染合并败血症。③耐氨苄西林的 B 型流感嗜血杆菌脑膜炎或对青霉素过敏患者的肺炎链球菌脑膜炎、奈瑟菌脑膜炎、敏感的革兰阴性杆菌脑膜炎。④需氧菌和厌氧菌混合感染的脑脓肿。⑤严重厌氧菌感染，如脆弱拟杆菌所致感染，累及中枢神经系统者，与氨基糖苷类抗生素或其他抗需氧菌药合用治疗腹腔感染或盆腔感染，以控制需氧菌和厌氧菌感染。⑥立克次体感染，氯霉素可用于 Q 热、洛矶山斑点热、地方性斑疹伤寒等
临床应用注意	（1）注意事项 ①老年患者组织器官退化，功能减退，自身免疫功能降低，氯霉素可致严重不良反应，故应慎用 ②对肝功能不全者，氯霉素与葡萄糖醛酸的结合作用受损，致使未代谢的氯霉素浓度升高，易致血液系统毒性反应。有肝损害或肝肾均损害的患者，应避免用本品 ③新生儿、肝功能或肾功能损害者，同时接受经肝代谢的其他药物的患者，如有指征需应用氯霉素时，需权衡利弊，并在血药浓度监测下减量应用，以控制其峰浓度在 25mg/L 以下，谷浓度在 5mg/L 以下 ④可干扰尿糖检验诊断。采用硫酸铜法测定尿糖时，氯霉素可使其出现假阳性反应 ⑤用药中应定期检查血常规 ⑥不宜肌内注射用药 （2）相互作用 ①氯霉素可抑制肝微粒体酶的活性，导致乙内酰脲类抗癫痫药的代谢降低，或氯霉素置换其血浆蛋白结合部位，使其作用增强或毒性增加，故合用或先后应用时均需调整此类药物剂量

（续表 9-37）

药　品	内　容
临床应用注意	②氯霉素与降血糖药甲苯磺丁脲或口服抗凝药双香豆素、华法林合用时，由于蛋白结合部位被置换，可增强其降糖或抗凝作用，需调整剂量。格列吡嗪和格列本脲的非离子结合特点虽受影响较其他口服降糖药小，但合用时也需谨慎 ③长期口服含雌激素避孕药期间，应用氯霉素可降低避孕效果，增加经期外出血 ④用氯霉素，同时行放射治疗时，氯霉素可加重骨髓抑制，需调整放射治疗剂量或骨髓抑制药的用量 ⑤氯霉素有抑制肝微粒体酶作用，可降低诱导麻醉药阿芬他尼的清除而延长其作用时间 ⑥苯巴比妥、利福平等药酶诱导药与氯霉素合用时，可增加氯霉素代谢，降低其血药浓度 （3）不良反应 常见不良反应：①胃肠道反应；②过敏反应；③神经系统：长期用药可山现周围神经炎和视神经炎；④二重感染；⑤其他：先天性葡萄糖 -6- 磷酸脱氢酶不足的患者可发生溶血性贫血；长期服药可抑制肠道菌群而使维生素 K 合成受阻而出血 严重的不良反应：①骨髓抑制；②再生障碍性贫血；③灰婴综合征；④肝毒性

第十三节　喹诺酮类抗菌药物

一、药理作用与作用机制

（一）药理作用

喹诺酮类除了选择性干扰细菌 DNA 回旋酶或拓扑异构酶Ⅳ，抑制 DNA 的合成和复制而导致细菌死亡，干扰细菌 DNA 复制而杀菌，它还能使细菌菌体肿胀破裂，致细胞重要内容物外漏而杀菌。

（二）作用机制

喹诺酮类作用于细菌的 DNA 回旋酶。该酶可将细菌的双股 DNA 扭曲成超螺旋状。喹诺酮类阻碍此酶，造成细菌 DNA 不可逆损害，使细菌细胞不再分裂，该作用为高选择性。

二、临床用药评价

表 9-38　临床用药评价

要　点	内　容
药物相互作用	①碱性药物、抗胆碱药、H_2 受体阻断剂均可降低胃液酸度而使本类药物的吸收减少，应避免同服 ②利福平（RNA 合成抑制药）、氯霉素（蛋白质合成抑制药）均可使本类药物的作用降低，使萘啶酸和氟哌酸的作用消失，使氟嗪酸和环丙沙星的作用部分抵消 ③喹诺酮类抑制茶碱代谢，与茶碱合用时，使茶碱血药浓度升高，出现毒性反应

（续表 9-38）

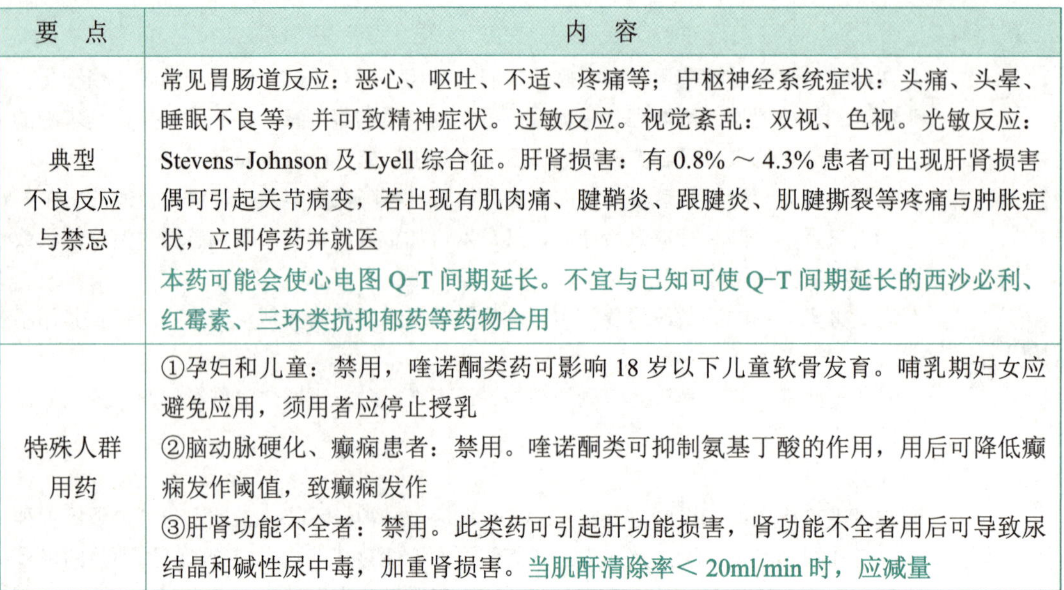

要　点	内　容
典型不良反应与禁忌	常见胃肠道反应：恶心、呕吐、不适、疼痛等；中枢神经系统症状：头痛、头晕、睡眠不良等，并可致精神症状。过敏反应。视觉紊乱：双视、色视。光敏反应：Stevens-Johnson 及 Lyell 综合征。肝肾损害：有 0.8% ～ 4.3% 患者可出现肝肾损害偶可引起关节病变，若出现有肌肉痛、腱鞘炎、跟腱炎、肌腱撕裂等疼痛与肿胀症状，立即停药并就医 本药可能会使心电图 Q-T 间期延长。不宜与已知可使 Q-T 间期延长的西沙必利、红霉素、三环类抗抑郁药等药物合用
特殊人群用药	①孕妇和儿童：禁用，喹诺酮类药可影响 18 岁以下儿童软骨发育。哺乳期妇女应避免应用，须用者应停止授乳 ②脑动脉硬化、癫痫患者：禁用。喹诺酮类可抑制氨基丁酸的作用，用后可降低癫痫发作阈值，致癫痫发作 ③肝肾功能不全者：禁用。此类药可引起肝功能损害，肾功能不全者用后可导致尿结晶和碱性尿中毒，加重肾损害。当肌酐清除率< 20ml/min 时，应减量

三、代表药品

表 9-39　代表药品

<table>
<tr><th>药　品</th><th colspan="2">内　容</th></tr>
<tr><td>环丙沙星
Ciprofloxa-cin</td><td colspan="2">【临床应用注意】
①肾功能不全者未调整剂量应用时，易发生抽搐、癫痫样发作等中枢神经系统反应。肾功能衰竭者使用时，增加肌腱断裂风险
②偶可引起过敏性休克、中毒性表皮松解症、渗出性多形性红斑，一旦发生需停药，并立即急救处理
③偶见光敏反应发生，用药时应避免过度日光或人工紫外线照射
④若发生假膜性肠炎，病情可轻度至危及生命，一旦确诊应立即处理，轻者停药可恢复，中、重度患者应予以抗艰难梭菌治疗（如甲硝唑）及其他对症处理
⑤由于大肠埃希菌对喹诺酮类耐药严重，因此尿路、腹腔感染等患者需在给药前留取相应标本进行培养，根据细菌药敏结果及临床情况调整用药
⑥氢氧化铝、乳酸钙等与此类药物配伍后，会与喹诺酮类发生螯合，致使后者吸收量降低。如需连用，可先用喹诺酮药物，2h 后再服用前述的阳离子制剂
⑦维生素 C、氯化铵等酸性药物，可减弱喹诺酮类抗菌作用，不宜合用</td></tr>
<tr><td rowspan="2">左氧氟沙星
Levoflaxa-cin</td><td>适应证</td><td>用于敏感菌所致的下列感染：慢性支气管炎急性细菌感染、社区获得性肺炎和医院获得性肺炎、急性鼻窦炎、急性单纯性下尿路感染、复杂性尿路感染、急性肾盂肾炎、复杂性和非复杂性皮肤及皮肤结构感染</td></tr>
<tr><td>临床应用注意</td><td>①应避免在有脑动脉硬化、癫痫等中枢神经系统疾病中应用，以减少严重中枢神经系统反应的发生
②有肝毒性，65 岁以上患者风险增大，如出现肝炎体征，应立即停药
③Q-T 间期延长作用叠加，出现 Q-T 间期延长、尖端扭转型室性心动过速、心脏停搏等心脏毒性增加，应禁用</td></tr>
</table>

第九章

（续表 9-39）

药　品	内　容	
左氧氟沙星 Levofloxacin	临床应用注意	④不可与含镁、铝的抗酸药、含铁制剂和含锌的多种维生素制剂等合用，否则可干扰本品口服吸收 ⑤左氧氟沙星等喹诺酮类药与茶碱合用时，应严密监测茶碱浓度，必要时调整剂量 ⑥左氧氟沙星有增强华法林作用的报道，两者合用应监测凝血试验和出血情况 ⑦非甾体抗炎药与左氧氟沙星等喹诺酮类药合用，γ-氨基丁酸受抑，导致中枢神经系统兴奋，增加癫痫发作风险
莫西沙星 Moxifloxacin	【临床应用注意】 ①服用铁剂和抗酸药明显降低莫西沙星的生物利用度 ②健康志愿者同用莫西沙星与单剂量华法林，合用时应监测凝血试验和出血情况 ③常见不良反应：发生率≥ 3% 的有恶心、腹泻、头晕、干眼、视力敏锐度减退 ④严重不良反应：主动脉瘤或夹层、Q-T 间期延长（0.1% ～ 1%）、尖端扭转型室性心动过速	

第十四节　硝基呋喃类抗菌药物

硝基呋喃类药物是硝基环类药物的一种，其抗菌谱广，包括呋喃妥因、呋喃唑酮、呋喃西林等，其中呋喃唑酮仅用于治疗难以根除的幽门螺杆菌感染。

本类药物的共同特点为：①对许多需氧革兰阳性球菌和革兰阴性杆菌均具有一定抗菌作用，但对铜绿假单胞菌无活性。②细菌对之不易产生耐药性。③口服吸收差，血药浓度低，且药物的组织渗透性差。④局部用药时，药物接触脓液后仍保持抗菌功能。

呋喃妥因 Nitrofurantoin

【药理作用与作用机制】呋喃妥因可被细菌的黄素蛋白还原，其产生的活性产物可抑制乙酰辅酶 A 等多种酶，从而改变细菌的核糖体蛋白及其他大分子蛋白，导致细菌代谢紊乱并损伤其 DNA。

【适应证】用于对其敏感的大肠埃希菌、肠球菌属、葡萄球菌属以及克雷伯菌属、肠杆菌属等细菌所致的急性单纯性下尿路感染，也可用于反复发作性尿路感染的预防。

【临床应用注意】

1. 禁忌：禁用于对呋喃类药物过敏者。无尿、少尿或肾功能明显受损者禁用。

2. 不良反应：以消化道反应最为常见，表现为恶心、呕吐、纳差和腹泻等。偶见伴随急性肺部症状的高敏反应：发热、咳嗽，伴有浸润和嗜酸粒细胞增多的呼吸困难。可在服药后几小时内或几周内发生；狼疮样反应；皮疹。长期使用导致肺纤维化。

3. 注意事项

（1）长期应用本品 6 个月或以上者可发生弥漫性间质性肺炎或肺纤维化，故不宜用于长期预防用药。

（2）本品可诱发伯氨喹敏感性溶血性贫血，如发生溶血应立即停用本品。

（3）**应用本品可发生假膜性肠炎，**程度自轻度至危及生命不等。因此应用本品的患者如发生腹泻应考虑假膜性肠炎的可能，须立即停用本品，并予以甲硝唑口服。

（4）**呋喃妥因宜与食物同服，以增强耐受性并改善肠道吸收。**

4. 药物相互作用：避免与可引起外周神经痛的药物（如甲硝唑、司他夫定、去羟肌苷、利奈唑胺）同时使用。

第十五节　硝基咪唑类抗菌药物

一、药理作用与作用机制

本类药物被还原后的代谢物可抑制细菌的DNA代谢过程，促使细菌死亡。本类药物抗阿米巴原虫的机制为抑制其氧化还原反应，使原虫的氮链发生断裂。

二、临床用药评价

表9-40　临床用药评价

要　点	内　容	
作用特点	本类药物对厌氧菌具有强大的抗菌活性，对原虫包括滴虫、阿米巴和兰氏贾第鞭毛虫也具有强大抗原虫作用	
药物相互作用	①本类药物可增强华法林的作用，导致凝血酶原时间延长 ②同时应用苯妥英、苯巴比妥等诱导肝微粒体酶的药物，可加速本类药物清除，使血药浓度下降 ③同时应用西咪替丁等抑制肝微粒体酶活性的药物，可减缓本类药物在肝内的代谢及其排泄，使血清半衰期延长，应根据血药浓度监测结果调整剂量 ④**甲硝唑、替硝唑与酒精合用可发生双硫仑样反应，奥硝唑对乙醛脱氢酶无抑制作用**	
典型不良反应与禁忌	不良反应	常见：以胃肠道反应最为常见，表现为恶心、呕吐、食欲缺乏、腹部不适和腹泻等；口腔金属味；头痛；深色尿（对人体无害）。偶见：外周神经痛（长期使用时，通常是可逆的），注射部位静脉炎，失眠，口炎。罕见：癫痫
	禁　忌	禁用于对本品和硝基咪唑类药物有过敏史者。有活动性中枢神经系统疾病患者慎用，用药后出现神经系统反应时应及时停药

三、代表药品

表9-41　代表药品

药　品	内　容	
甲硝唑 Metronidazole	适应证	①各种厌氧菌感染，包括腹腔感染、盆腔感染、脑脓肿、肺脓肿等，但需与其他抗需氧菌药物联合使用 ②肠道及肠外阿米巴病、阴道滴虫病、贾第虫病、结肠小袋纤毛虫等寄生虫病的治疗

（续表 9-41）

药品		内容
甲硝唑 Metronida- zole	适应证	③口服可用于艰难梭菌所致的伪膜性肠炎 ④与其他药物联合用于幽门螺杆菌所致的胃炎和十二指肠溃疡的治疗 ⑤预防用药：择期结直肠手术、腹腔手术
	用法用量	①严重肝功能不全者：应降低剂量 ②肾功能不全者：eGFR 50 ～ 90ml/min，常规剂量；eGFR 10 ～ 50ml/min，常规剂量；eGFR ＜ 10ml/min，7.5mg/kg，q12h
	临床应用注意	①妊娠、哺乳期用药：妊娠期妇女有明确指征方可选用，但妊娠前 3 个月内禁用。可通过乳汁分泌。美国儿科学会建议慎用甲硝唑，建议服药后停止喂养 12 ～ 24h，以便药物排出体外 ②注意事项：本品可干扰丙氨酸氨基转移酶、乳酸脱氢酶、三酰甘油、己糖激酶等的检测结果，使其测定值降至零
替硝唑 Tinidazole	适应证	同甲硝唑
	用法用量	①肝功能不全者：肝功能减退患者本品的血浆清除率减低，需监测血药浓度，以调整给药剂量。 ②肾功能不全者：肾功能不全患者本品药动学参数无改变，因此不需调整剂量
	临床应用注意	①妊娠、哺乳期用药：如确有指征应用时，应权衡利弊后决定，但妊娠前 3 个月内禁用。可通过乳汁分泌。哺乳期妇女如确有指征应用，需停止哺乳，并需在停药 3 日后方可重新哺乳 ②注意事项：本品可干扰丙氨酸氨基转移酶、乳酸脱氢酶、三酰甘油、己糖激酶等的检测结果，使其测定值降至零
奥硝唑 Ornidzole	适应证	同甲硝唑和替硝唑
	临床应用注意	不推荐用于 3 个月以下婴儿

第十六节 磺胺类抗菌药

一、药理作用与作用机制

复方磺胺甲噁唑为磺胺甲噁唑（SMZ）与甲氧苄啶（TMP）的复合制剂。磺胺甲噁唑与甲氧苄啶具有协同抑菌和杀菌作用，磺胺甲噁唑作用于二氢叶酸合成酶，干扰叶酸合成的第一步，而甲氧苄啶作用于叶酸合成的第二步，选择性抑制二氢叶酸还原酶的作用，因此二者合用，可使细菌的叶酸代谢受到双重阻断，从而干扰细菌的蛋白合成。

二、临床用药评价

（一）作用特点

根据磺胺药的临床用途和吸收特点分为：①口服易吸收者可用于治疗全身各系统感染的磺

胺药，如磺胺甲噁唑、磺胺嘧啶、磺胺异噁唑、磺胺多辛等；②口服不易吸收者仅用于肠道感染，如柳氮磺吡啶；③局部外用于皮肤黏膜感染者，如磺胺嘧啶银、磺胺米隆、磺胺醋酰钠等。

（二）药物相互作用

1. 可增强华法林的作用，导致凝血酶原时间延长。

2. 与对氨基苯甲酸（PABA）及衍生物（例如苯佐卡因、普鲁卡因、丁卡因）理论上具有拮抗作用，避免同时使用。

3. 可增加苯妥因血清药物浓度，同时使用时，监测苯妥英游离药物浓度。

4. 可增加磺酰脲类促胰岛素分泌药所致低血糖风险，同时使用时应密切监测。

（三）典型不良反应和禁忌

表 9-42　典型不良反应和禁忌

要　点	内　容
不良反应	①常见：胃肠道不适，如恶心、呕吐；皮疹和瘙痒；血肌酐假性升高。偶见：骨髓抑制；血清病；药物热；肝损伤；光过敏；高铁血红蛋白血症（在严重葡萄糖 -6-磷酸脱氢酶缺乏时）。罕见：尿结晶导致氮质血症、尿石症和少尿；Steven-Johnson 综合征（重症多形性红斑）或中毒性表皮坏死松解症；无菌性脑膜炎；胰腺炎；神经毒性；间质性肾炎 ②应用磺胺药期间应多饮水，保持正常尿量，以防结晶尿和结石的发生，必要时亦可服碱化尿液的药物 ③用药期间应注意检查血常规，如任何一种血细胞显著降低时。应停用本品，对接受较长疗程的患者尤为重要。用药期间应定期进行尿常规和肾功能检查，尤其是肾功能不全患者
禁　忌	①禁用于对磺胺类药物过敏者以及对呋塞米、砜类、噻嗪类利尿药、磺脲类、碳酸酐酶抑制剂过敏的患者。葡萄糖 -6- 磷酸脱氢酶缺乏者应用本品可发生溶血，该反应通常为剂量依赖性；②该类药物在新生儿及 2 个月以下婴儿的应用属禁忌

（四）特殊人群用药

磺胺药可穿过胎盘屏障至胎儿体内，妊娠期妇女宜避免应用。哺乳期妇女不宜应用。

三、代表药品

表 9-43　代表药品

药　品	内　容
复方磺胺甲噁唑 Compound Sulfame-thoxazole	【适应证】 （1）肺孢子菌肺炎：为目前治疗肺孢子菌病的首选药物 （2）诺卡菌病 （3）李斯特菌属感染（青霉素过敏患者的二线治疗） （4）嗜麦芽窄食单胞菌、洋葱伯克霍尔德菌、溶血葡萄球菌感染及耶尔森结肠炎等 （5）敏感菌株所致的尿路感染、呼吸道感染、小儿急性中耳炎、伤寒和其他沙门菌属感染、肠道感染等 （6）下类情况不宜应用本品：①中耳炎的预防或长程治疗；② A 组溶血性链球菌所致的扁桃体炎和咽炎，因不易清除细菌

（续表 9-43）

药　品	内　容
磺胺嘧啶 Sulfadia- zine	**【适应证】**本品临床适应证同磺胺甲噁唑。由于中国奈瑟球菌脑膜炎的病原菌多为A组，大多对本品敏感，脑脊液内药物浓度又高，故可作为治疗普通型奈瑟球菌脑膜炎的选用药物，也可作为易感者的预防用药。本品在尿液中溶解度低，出现结晶尿机会增多，故不推荐用于尿路感染的治疗

第十七节　其他抗菌药

表 9-44　其他抗菌药

药　品	内　容	
多黏菌素 Polymyxin	常用的有多黏菌素 B 和多黏菌素 E	
	药理作用与作用机制	目前认为多黏菌素的抗菌作用机制为：**①其分子中的聚阳离子环与革兰阴性杆菌细胞膜上的磷酸基结合，致细胞膜通透性增加，细胞内的嘌呤、嘧啶等小分子物质外漏，细菌膨胀、溶解死亡；②可经囊泡接触途径，使细胞内外膜之间的成分交叉，引起渗透不平衡，导致细菌膨胀、溶解；③氧化应激反应导致羟自由基的积累，破坏细菌的DNA；④具有中和内毒素作用**
	适应证	不建议多黏菌素单独应用，根据不同感染部位、不同病原菌及药敏情况联合其他抗菌药物
	用法用量	①肾功能不全患者：多黏菌素 B 不需调整给药剂量，多黏菌素 E 肾功能不全患者的建议剂量，见表 9-45 ②肝功能不全：通常给予正常剂量
	临床应用注意	（1）妊娠、哺乳期用药：孕妇避免应用 （2）禁忌：禁用于对多黏菌素或本品含有的其他成分过敏者 （3）不良反应：多黏菌素的主要不良反应是肾毒性和神经毒性 （4）注意事项 ①避免与筒箭毒碱肌肉松弛剂和其他神经毒性药物合用 ②避免与氨基糖苷类、万古霉素等其他肾毒性药物合用 （5）药物相互作用 ①与氨基糖苷类合用，可能增加神经肌肉阻滞风险 ②与肾毒性药物（如两性霉素 B、氨基糖苷类抗生素、西多福韦、膦甲酸）合用，可能增加肾毒性风险 ③与非去极化肌松药（阿曲库铵、维库溴铵等）合用，神经 - 肌肉阻滞作用可能会被增强
磷霉素 Fosfomycin	药理作用与作用机制	**磷霉素可与催化肽聚糖合成的磷酸烯醇丙酮酸转移酶不可逆性结合，使该酶灭活，阻断细菌细胞壁的合成，从而导致细菌死亡**
	适应证	磷霉素口服可用于治疗敏感菌所致急性单纯性下尿路感染和肠道感染（包括细菌性痢疾）。单剂口服磷霉素氨丁三醇用于单纯性下尿路感染的治疗

（续表 9-44）

药　品		内　容
磷霉素 Fosfomycin	临床应用注意	（1）妊娠、哺乳期用药：磷霉素的低分子量，其极可能自乳汁中分泌 （2）禁忌：5 岁以下儿童禁用本品 （3）不良反应：较常见者为轻度胃肠道反应，如恶心、纳差、中上腹不适、稀便或轻度腹泻，一般不影响继续用药。静脉给药可引起静脉炎 （4）注意事项 ①注意保持体内钠离子的平衡 ②快速静脉滴注易出现静脉炎。故磷霉素钠静脉滴注时，每 4g 宜溶于 250ml 以上液体中，滴速不宜过快，以减少静脉炎。不推荐作静脉注射用 ③与其他抗生素如氨基糖苷类或β- 内酰胺类合用，可具协同抗菌作用。用于甲氧西林耐药葡萄球菌（MRS）所致重症感染时与万古霉素联合应用 （5）药物相互作用 ①抗酸药（碳酸钙）、食物可减少磷霉素的吸收 ②与甲氧氯普胺同用时，可使口服磷霉素血药浓度降低，与其他胃肠动力药同用亦有可能发生类似情况，因此不宜与上述药物同用
利奈唑胺 Linezolid	药理作用与作用机制	**利奈唑胺与细菌核糖体 50S 亚单位结合，抑制 mRNA 与核糖体连接，阻止 70S 起始复合物的形成，从而抑制细菌蛋白质的合成。利奈唑胺为抑菌剂，但对肺炎链球菌等链球菌属可呈现杀菌作用**
	适应证	①院内获得性肺炎 ②社区获得性肺炎 ③复杂性皮肤和皮肤软组织感染，包括未并发骨髓炎的糖尿病足部感染，由金黄色葡萄球菌（甲氧西林敏感和耐药的菌株）、化脓性链球菌或无乳链球菌引起的复杂性皮肤和皮肤软组织感染 ④非复杂性皮肤和皮肤软组织感染，由金黄色葡萄球菌或化脓性链球菌引起的非复杂性皮肤和皮肤软组织感染 ⑤万古霉素耐药的屎肠球菌感染。包括伴发的菌血症
	用法用量	口服或静脉滴注。本品治疗感染的推荐剂量见表 9-46 ①肝功能不全：轻度及中度肝功能损害者，无需调整利奈唑胺剂量，在重度肝功能损害者缺乏临床资料 ②肾功能不全：无需调整利奈唑胺剂量
	临床应用注意	（1）妊娠、哺乳期用药：妊娠期妇女用药前应充分权衡利弊。哺乳期妇女应用本品时宜停止哺乳。 （2）禁忌：因本药有与 5- 羟色胺类药物潜在的相互作用，禁用于类癌综合征的患者和（或）使用任何以下药物的患者：5- 羟色胺再摄取抑制剂、三环类抗抑郁药、5- 羟色胺（5-HT_1）受体阻断剂（阿米替林）、哌替啶或丁螺环酮 （3）不良反应：①在应用利奈唑胺的患者中可出现骨髓抑制（包括血小板减少、贫血、白细胞减少和全血细胞减少），风险与疗程相关。②周围神经病和视神经病变，有时进展至视觉丧失。③乳酸性酸中毒

（续表 9-44）

<table>
<tr><th>药　品</th><th colspan="2">内　容</th></tr>
<tr><td>利奈唑胺
Linezolid</td><td>临床应用注意</td><td>（4）注意事项
①由于本品具有单胺氧化酶抑制剂作用，在应用利奈唑胺过程中，应避免食用含有大量酪氨酸的食品，包括腌渍、泡制、烟熏、发酵的食品
②由于本品有引起血压升高的潜在相互作用
③应每周进行血小板和全血细胞计数的检查
④应用利奈唑胺过程中，有乳酸性酸中毒的报道
⑤疗程超过 28 日者发生周围神经病和视神经病变的可能性增加
⑥静脉滴注速度变慢，控制滴注时间在 30 ～ 120min
（5）药物相互作用
利奈唑胺与肾上腺素能或 5- 羟色胺类药物合用有产生相互作用的可能
①肾上腺素能药物：与拟交感活性药物、血管收缩药、多巴胺活性药物联合应用可使部分患者血压上升，与苯丙醇胺、伪麻黄碱合用亦可使血压上升。因此，使用多巴胺、肾上腺素时需监测血压。与苯丙醇胺、伪麻黄碱的联合需慎用
② 5- 羟色胺类药物：合用 5- 羟色胺类药物，包括抗抑郁药，如选择性 5- 羟色胺再摄取抑制剂（SSRIs），有 5- 羟色胺综合征的自发性报告
③用药期间应避免服用（食用）大量富含酪胺的食物或饮料，避免服用含盐酸伪麻黄碱的制剂</td></tr>
<tr><td rowspan="3">替加环素
Tigecycline</td><td>药理作用与作用机制</td><td>替加环素通过与核糖体 30S 亚单位结合、阻止氨酰化 tRNA 分子进入核糖体 A 位而抑制细菌蛋白质合成。替加环素受四环素类两大耐药机制（核糖体保护和外排机制）的影响较小。替加环素对下列细菌的大多数菌株具有抗菌活性
①革兰阳性菌
②革兰阴性菌
③厌氧菌：脆弱拟杆菌、多形似杆菌，消化链球菌属等
④其他细菌：脓肿分枝杆菌、偶发分枝杆菌</td></tr>
<tr><td>适应证</td><td>①成人及 18 岁以上患者：由特定细菌的敏感菌株所致的感染，包括：复杂性腹腔感染、复杂性皮肤和皮肤软组织感染、社区获得性细菌性肺炎
② 8 岁以上儿童患者：由特定细菌的敏感菌株所致的感染，包括：复杂性腹腔感染、复杂性皮肤和皮肤软组织感染</td></tr>
<tr><td>用法用量</td><td>① 8 岁及以上儿童用药：替加环素仅限于治疗其他抗生素不适用的复杂感染。建议参考以下剂量：8 ～ 11 岁儿童患者应每隔 12h 静脉输注 1.2mg/kg 替加环素，最大剂量为每 12h 输注 50mg 替加环素。12 ～ 17 岁儿童患者应每 12h 输注 50mg 替加环素
②轻至中度肝功能不全（Child Pugh 分级 A 和 B 级）患者：无需调整剂量。根据重度肝功能损害患者包括儿童（Child Pugh 分级 C 级）的药代动力学特征，替加环素的剂量应降低 50%。成人调整为起始剂量 100mg，然后维持剂量降低为 25mg/12h
③其他：肾功能不全或接受血液透析患者无需对替加环素进行剂量调整。8 岁以下儿童禁用替加环素</td></tr>
</table>

（续表 9-44）

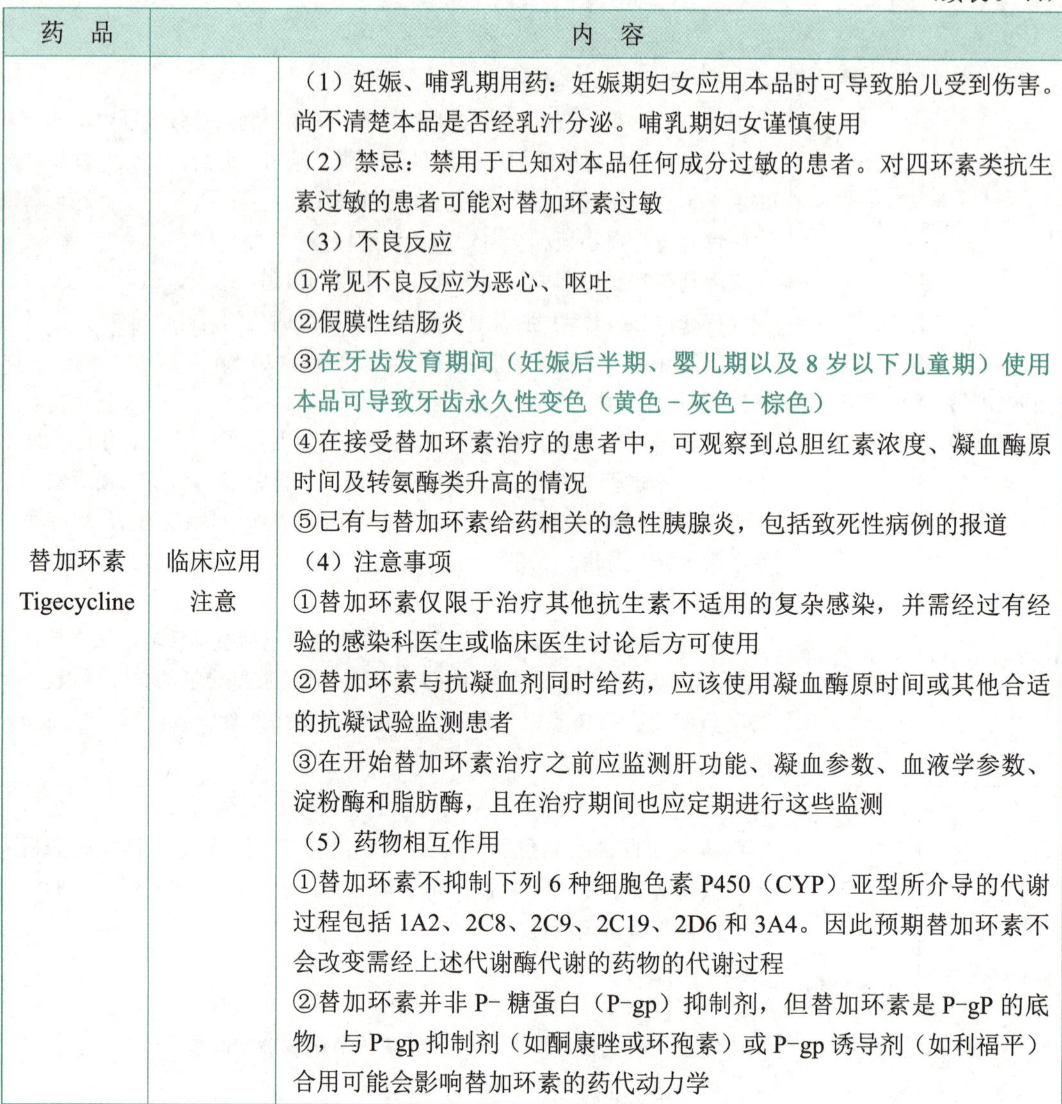

药　品	内　容	
替加环素 Tigecycline	临床应用注意	（1）妊娠、哺乳期用药：妊娠期妇女应用本品时可导致胎儿受到伤害。尚不清楚本品是否经乳汁分泌。哺乳期妇女谨慎使用 （2）禁忌：禁用于已知对本品任何成分过敏的患者。对四环素类抗生素过敏的患者可能对替加环素过敏 （3）不良反应 ①常见不良反应为恶心、呕吐 ②假膜性结肠炎 ③在牙齿发育期间（妊娠后半期、婴儿期以及 8 岁以下儿童期）使用本品可导致牙齿永久性变色（黄色 - 灰色 - 棕色） ④在接受替加环素治疗的患者中，可观察到总胆红素浓度、凝血酶原时间及转氨酶类升高的情况 ⑤已有与替加环素给药相关的急性胰腺炎，包括致死性病例的报道 （4）注意事项 ①替加环素仅限于治疗其他抗生素不适用的复杂感染，并需经过有经验的感染科医生或临床医生讨论后方可使用 ②替加环素与抗凝血剂同时给药，应该使用凝血酶原时间或其他合适的抗凝试验监测患者 ③在开始替加环素治疗之前应监测肝功能、凝血参数、血液学参数、淀粉酶和脂肪酶，且在治疗期间也应定期进行这些监测 （5）药物相互作用 ①替加环素不抑制下列 6 种细胞色素 P450（CYP）亚型所介导的代谢过程包括 1A2、2C8、2C9、2C19、2D6 和 3A4。因此预期替加环素不会改变需经上述代谢酶代谢的药物的代谢过程 ②替加环素并非 P- 糖蛋白（P-gp）抑制剂，但替加环素是 P-gP 的底物，与 P-gp 抑制剂（如酮康唑或环孢素）或 P-gp 诱导剂（如利福平）合用可能会影响替加环素的药代动力学

表 9-45　多黏菌素 E 肾功能不全患者的建议剂量

肌酐清除率（Ccr ml/min）	多黏菌素 E 平均稳态血浆浓度为 2mg/L 的每日 CMS 剂量	
	mg CBA/d	百万 U/d
0	130	3.95
5 ≤ Ccr < 10	145	4.40
10 ≤ Ccr < 20	160	4.85
20 ≤ Ccr < 30	175	5.30
30 ≤ Ccr < 40	195	5.90
40 ≤ Ccr < 50	220	6.65
50 ≤ Ccr < 60	245	7.40

（续表 9-45）

肌酐清除率（Ccr ml/min）	多黏菌素 E 平均稳态血浆浓度为 2mg/L 的每日 CMS 剂量	
	mgCBA/d	百万 U/d
60 ≤ Ccr < 70	275	8.35
70 ≤ Ccr < 80	300	9.00
80 ≤ Ccr < 90	340	10.3
Ccr ≥ 90	360	10.9

表 9-46　利奈唑胺治疗感染的推荐剂量表

感　染	剂量、给药途径和频率		建议疗程（连续治疗天数）
	儿童患者（出生至 11 岁）	成人和青少年（12 岁及以上）	
医院获得性肺炎	每隔 8h，10mg/kg 静脉滴注或口服	每隔 12h，600mg 静脉滴注或口服	10 ～ 14
社区获得性肺炎，包括伴发的菌血症	每隔 8h，10mg/kg 静脉滴注或口服	每隔 12h，600mg 静脉滴注或口服	10 ～ 14
复杂性皮肤和皮肤软组织感染	每隔 8h，10mg/kg 静脉滴注或口服	每隔 12h，600mg 静脉滴注或口服	10 ～ 14
万古霉素耐药的屎肠球菌感染，包括伴发的菌血症	每隔 8h，10mg/kg 静脉滴注或口服	每隔 12h，600mg 静脉滴注或口服	14 ～ 28
非复杂性皮肤和皮肤软组织感染	5 岁以下：每隔 8h，10mg/kg 口服 5 ～ 11 岁：每隔 12h，10mg/kg 口服	每隔 12h，600mg 口服	10 ～ 14

第十八节　抗结核分枝杆菌药

一线药物主要包括：异烟肼、利福平、吡嗪酰胺、乙胺丁醇。

表 9-47　抗结核分枝杆菌药

药　品	内　容	
异烟肼 Isoniazid	异烟肼（INH）又名雷米封（Rimifon）	
	药理作用与作用机制	杀菌作用可能通过多种方式进行： ①阻碍结核菌细胞壁中磷脂和分枝菌酸的合成，致细胞壁通透性增加，细菌失去抗酸性而死亡 ②异烟肼在菌体内被氧化为异烟酸，从而取代烟酰胺，形成烟酰胺腺核苷酸（NAD）的同系物，干扰酶的活性，使之失去递氢作用，结果氢自身氧化成过氧化氢，因而抑制结核菌的生长 ③异烟肼可使 NAD 降解而影响脱氧核糖核酸（DNA）的合成。异烟肼与结核菌的某些酶所需的铜离子结合，使酶失去活性而发挥抗菌作用

（续表 9-47）

药　品	内　容	
异烟肼 Isoniazid	适应证	（1）结核病的预防：预防应用适用于：①人类免疫缺陷病毒（HIV）感染者；②与新诊断传染性肺结核病人有密切接触的结核菌素阳性幼儿和青少年；③未接种卡介苗 5 岁以下儿童结核菌素试验阳性者；④结核菌素皮试阳性者 （2）结核病的治疗：不可单独用药，需与其他抗结核药物组成不同的化疗方案，治疗不同类型的结核病。异烟肼是治疗结核病的一线药物，适用于各种类型结核病 （3）非结核分枝杆菌病的治疗：异烟肼对部分非结核分枝杆菌病有一定的治疗效果，如由堪萨斯分枝杆菌引起的疾病，但需联合用药
	用法用量	①肾功能不全但血肌酐值低于 6mg/100ml 者，异烟肼的用量不需减少。肾功能严重减退者则需减量，以异烟肼服用后 24h 的血药浓度不超过 1mg/L 为宜 ②肝功能不全：血清氨基转移酶正常值上限≥ 3 倍以上者应考虑停药
	临床应用注意	（1）妊娠、哺乳期用药：尽可能在妊娠 3 个月后立即开始治疗。美国儿科学会推荐本品可用于哺乳期妇女 （2）禁忌：精神病患者和癫痫患者禁用 （3）不良反应 ①**肝脏毒性：**异烟肼可引起肝损伤，服药期间饮酒可使肝损伤的发生率增加 ②**神经系统毒性：**周围神经炎较多见于慢乙酰化型者，并与剂量有明显关系 ③**变态反应** ④**胃肠道症状：**包括食欲不振、恶心，呕吐、腹痛、便秘等 （4）注意事项：新生儿肝脏乙酰化能力较差，本品的 $t_{1/2}$ 可能延长，新生儿用药时应密切观察不良反应 （5）药物相互作用 ①应劝告患者服药期间避免食用含乙醇饮料 ②含铝剂抗酸药可延缓并减少异烟肼口服后的吸收，故应避免两者同时服用，或在口服抗酸剂前至少 1h 服用异烟肼 ③与肾上腺皮质激素（尤其泼尼松龙）合用时，应适当调整剂量 ④香豆素类抗凝药与异烟肼同时应用时，由于异烟肼可抑制酶代谢，使抗凝作用增强 ⑤异烟肼为维生素 B_6 的拮抗剂，易致周围神经炎的发生 ⑥与乙硫异烟胺、吡嗪酰胺、利福平等其他有肝毒性的抗结核药物药合用时，可增加本品的肝毒性 ⑦异烟肼可抑制卡马西平的代谢，使其血药浓度增高，引起毒性反应；卡马西平则可诱导异烟肼的微粒体代谢，形成具有肝毒性的中间代谢物增加 ⑧与对乙酰氨基酚合用时，可增加肝毒性及肾毒性

（续表 9-47）

药品		内容
异烟肼 Isoniazid	临床应用注意	⑨与苯妥英钠或氨茶碱合用时可抑制二者在肝脏中的代谢，而导致苯妥英钠或氨茶碱血药浓度增高，合用时，苯妥英钠或氨茶碱的剂量应适当调整 ⑩本品不可与麻黄碱、颠茄同时服用，以免发生或增加不良反应
利福平 Rifampicin	利福平（RFP）是抗结核化疗中最为主要的两种药物（异烟肼和利福平）之一	
	药理作用与作用机制	利福平对革兰阳性和阴性细菌，部分非结核分枝杆菌、麻风杆菌和某些病毒均有抑制作用。利福平在低浓度时抑菌，高浓度时杀菌。其作用原理是利福平与依赖于 DNA 的 RNA 多聚酶的 β 亚单位牢固结合，抑制细菌 RNA 的合成，但对哺乳动物的酶无影响。除利福霉素类药物外，本品与其他抗结核药物无交叉耐药性
	适应证	用于治疗结核病时本品是短程化疗方案的重要组成部分，常与其他抗结核药联合用于各种类型结核病的治疗
	用法用量	口服：①肝功能不全者常需要减少剂量，一日不超过 8mg/kg。②肾功能不全者给予常规剂量
	临床应用注意	（1）妊娠、哺乳期用药：若临床需要，推荐联合使用利福平、异烟肼和乙胺丁醇。可经乳汁分泌 （2）禁忌：对本品过敏患者禁用 （3）不良反应 ①**消化道反应最为多见，**口服后可出现厌食，恶心、呕吐、上腹部不适、腹泻等胃肠道反应 ②**肝毒性为主要不良反应，**表现为转氨酶升高，肝大，严重时伴有黄疸，胆道梗阻者更易发生 ③间歇用药较每日连续用药更易发生**过敏反应** ④**类流感样综合征**发生率较少但应引起注意 ⑤**尿、唾液、粪便、痰、汗液及泪液呈橘红或红棕色** （4）注意事项 ①因服用利福平后可使尿液呈橘红色或红棕色。服用利福平可使血清尿素氮、血清碱性磷酸酶、血清丙氨酸氨基转移酶、门冬氨酸氨基转移酶、血清胆红素及血清尿酸浓度测定值增高 ②利福平可能引起白细胞和血小板计数减少，并导致齿龈出血和感染、伤口愈合延迟等 ③用药期间应定期检查血常规及肝功能 （5）药物相互作用 ①**服药期间不宜饮酒** ②对氨水杨酸盐可影响利福平的吸收，导致利福平血药浓度减低；患者服用对氨水杨酸盐和利福平时，两药之间至少相隔 6h ③与异烟肼合用可增加肝毒性发生的危险，尤其是原有肝功能损害者和异烟肼快乙酰化患者 ④利福平与乙硫异烟胺合用可加重其肝脏不良反应

（续表 9-47）

药　品	内　容	
利福平 Rifampicin	临床应用注意	⑤患者服用利福平时，应改用其他避孕方法 ⑥利福平可诱导肝微粒体酶 ⑦利福平与地西泮合用可增加后者的消除，使其血药浓度减低，故后者需调整剂量 ⑧利福平可增加苯妥英钠在肝脏中的代谢，故二者合用时应测定苯妥英钠血药浓度并调整用量 ⑨利福平可增加左甲状腺素在肝脏中的降解，因此两者合用时左甲状腺素剂量应增加 ⑩利福平亦可增加美沙酮、美西律在肝脏中的代谢，引起美沙酮撤药症状和美西律血药浓度减低，故合用时后两者需调整剂量
吡嗪酰胺 Pyrazina-mide	吡嗪酰胺（PZA）为烟酰胺的衍生物	
	药理作用与作用机制	吡嗪酰胺的作用机制可能与吡嗪酸有关，吡嗪酰胺渗入吞噬细胞后并进入结核菌菌体内，菌体内的酰胺酶使其脱去酰胺基，转化为吡嗪酸而发挥抗菌作用。另因吡嗪酰胺在化学结构上与烟酰胺相似，通过取代烟酰胺而干扰脱氢酶并阻止脱氢作用，妨碍结核菌对氧的利用而影响细菌的正常代谢造成死亡
	用法用量	①肝功能不全：考虑减量 ②肾功能不全：肾小球滤过率≥10ml/min 常用剂量；肾小球滤过率＜10ml/ml 者可用 12～20mg/（kg·d），高尿酸血症的风险可能会增加
	临床应用注意	（1）妊娠、哺乳期用药，药物可从母乳中分泌 （2）禁忌：对本品有过敏史者禁用 （3）不良反应：最常见者为肝脏损害，如血清转氨酶升高，甚或出现黄疸，均应停药并进行积极保肝治疗 （4）注意事项 ①服用吡嗪酰胺的病人应避免皮肤暴晒日光。一旦发生过敏反应，宜停药，并进行抗过敏治疗 ②糖尿病患者服用本品后血糖较难控制，应注意监测血糖，及时调整糖尿病药物的用量 ③不宜用于肝功能不全者，有肝脏病、营养不良和痛风病史者慎用。若痛风发作，可加用别嘌呤醇或停药观察 （5）药物相互作用：吡嗪酰胺与利福平同服时，吡嗪酰胺引起关节痛者明显减少，可能系利福平抑制肾小管对尿酸的重吸收，减少了尿酸在关节中沉积
乙胺丁醇 Ethambutol	乙胺丁醇（EMB）是人工合成抗结核药，有左旋、右旋，消旋异构体三种，其中以右旋异构体的抗结核作用最强	
	药理作用与作用机制	乙胺丁醇与二价离子锌络合，干扰多胺和金属离子的功能，以及影响戊糖代谢和脱氧核糖核酸、核苷酸的合成，从而阻碍核糖核酸的合成，抑制结核菌的生长

第九章

（续表 9-47）

药　品		内　容
乙胺丁醇 Ethambutol	适应证	与其他抗结核药联合治疗结核分枝杆菌所致的肺结核和肺外结核，亦可用于非结核分枝杆菌病的治疗。多数患者对乙胺丁醇较对氨水杨酸及链霉素易于接受，现已成为取代对氨水杨酸、链霉素作为治疗结核病的一线药物
	临床应用注意	（1）禁忌：由于在幼儿中不易监测视力变化，故本品不推荐用于13岁以下儿童 （2）不良反应 ①球后视神经炎：发生率较高，每日剂量25mg/kg以上时易发生。表现为视物模糊、眼痛、红绿色盲或视力减退、视野缩小。视力变化可为单侧或双侧的 ②胃肠道反应：恶心、呕吐、腹泻等，一般较轻，病人多能耐受 ③过敏反应：发生率较少，表现为畏寒、关节肿痛（尤其大趾、髁、膝关节）、病变关节表面皮肤发热拉紧感（急性痛风、高尿酸血症）；少见皮疹、发热、关节痛，或麻木、针刺感、烧灼痛或手足软弱无力（周围神经炎） （3）注意事项 ①一旦出现视力障碍或下降，应立即停药观察 ②治疗期间应监测眼部，视野、视力，红绿鉴别力等，在用药前、疗程中每日检查一次，尤其是疗程长、每日剂量超过15mg/kg的患者；由于本品可使血清尿酸浓度增高，引起痛风发作，因此在疗程中应定期测定血清尿酸 ③如发生胃肠道刺激症状，乙胺丁醇可与食物同服。一日剂量分次服用可能达不到有效血药浓度，因此本品一日剂量宜顿服 ④老年人往往伴有生理性肾功能减退，故应按肾功能调整用量 （4）药物相互作用： ①与乙硫异烟胺合用可增加不良反应 ②与氢氧化铝同用能减少乙胺丁醇的吸收 ③与神经毒性药物合用可增加本品神经毒性，如视神经炎或周围神经炎

第十九节　抗真菌药

第一亚类　多烯类

两性霉素 B 去氧胆酸盐 Amphotericin B deoxycholate

表 9-48　两性霉素 B 去氧胆酸盐（Amphotericin B deoxycholate）

要　点	内　容
药理作用与作用机制	具抑菌或杀菌作用，取决于药物浓度和真菌的敏感性。通过与敏感真菌细胞膜上的甾醇（主要为麦角固醇）相结合，引起细胞膜的通透性改变，导致细胞内重要物质如钾离子、核苷酸和氨基酸等外漏，从而破坏细胞的正常代谢抑制其生长

（续表 9-48）

要　点	内　容
适应证	适用于真菌感染的治疗 由于两性霉素 B 的明显毒性，故本品主要用于诊断已经确立的深部真菌病，不宜用于皮肤、黏膜真菌感染，如免疫功能正常者的口腔念珠菌病、阴道念珠菌病和食道念珠菌病
用法用量	①肝功能不全：可致肝毒性，肝功能不全患者避免应用本品 ②肾功能不全：肾功能轻、中度损害的患者如病情需要仍可选用本品，重度肾功能损害者则需延长给药间期或减量应用，应用其最小有效量：当治疗累积剂量大于 4g 时可引起不可逆性肾功能损害
临床应用注意	（1）妊娠、哺乳期用药：哺乳期妇女应用本品时宜停止哺乳 （2）禁忌：禁用于对本品过敏的患者 （3）不良反应 ①**输注相关不良反应：通常发生在给药后 15 ～ 20min，**亦可发生在静滴过程中或静滴结束后，表现为寒战、高热、严重头痛、全身不适，有时可出现血压下降、眩晕等 ②肾功能损害　③低钾血症 ④血液系统毒性反应　⑤消化系统反应 ⑥心血管系统反应　⑦骨骼肌肉系统：全身疼痛，包括肌肉和关节 ⑧神经系统毒性反应　⑨变态反应：过敏性休克、皮疹等变态反应偶有发生 （4）注意事项 ①本品快速静脉滴注可导致低血压、低血钾、心律失常和休克，因此应避免快速静脉滴注。**本品需缓慢避光静脉滴注，每次滴注时间需 6h 或更长** ②本品治疗如中断 7 日以上者，需重新自小剂量（0.25mg/kg）开始逐渐增加至所需量 ③治疗期间定期严密随访血、尿常规，肝、肾功能，血镁、血钾、心电图等 ④为减少本品的不良反应，给药前可给解热镇痛药或抗组胺药 ⑤药物过量可能引起呼吸循环衰竭，应立即中止给药 （5）药物相互作用 ①肾上腺皮质激素在控制两性霉素 B 的药物不良反应时可合用，但一般不推荐两者同时应用，因可加重两性霉素 B 诱发的低钾血症 ②本品所致的低钾血症可增强潜在的洋地黄毒性。两者同用时应严密监测血钾浓度和心脏功能 ③本品与吡咯类抗真菌药如酮康唑、咪康唑、克霉唑、氟康唑、伊曲康唑等在体外具拮抗作用 ④氨基糖苷类、环孢素、卷曲霉素、多黏菌素、万古霉素等肾毒性药物与本品同用时可增强其肾毒性 ⑤本品诱发的低钾血症可加强神经肌肉阻断药的作用，两者同用时需监测血钾浓度 ⑥应用尿液碱化药可增强本品的排泄，并防止或减少肾小管酸中毒发生的可能

第二亚类　吡咯类

吡咯类抗真菌药包括咪唑类（Imidaziole）和三唑类（Triazole）。**氟康唑主要作用于念珠菌属和隐球菌属，伏立康唑主要用于曲霉属，**泊沙康唑和艾沙康唑尚可覆盖毛霉属等结合菌。

吡咯类药物作用机制是抑制真菌中由细胞色素 P450 介导的 14α- 甾醇去甲基化，从而抑制真菌细胞膜主要固醇类——麦角固醇的生物合成，损伤真菌细胞膜并改变其通透性，以致细胞内重要物质摄取受影响或流失而使真菌死亡。

氟康唑 Fluconazole

【药理作用与作用机制】氟康唑具广谱抗菌作用，通常对念珠菌属中的白念珠菌、热带念珠菌和近平滑念珠菌具抗菌作用，对吉列蒙念珠菌作用较弱，光滑念珠菌对本品呈剂量依赖性敏感，克柔念珠菌通常耐药；曲霉属对本品耐药。

【用法用量】口服或静脉滴注

1. 成人给药剂量与方法见表 9-49。

2. 肝功能不全：肝功能受损患者用药的数据有限，因此肝功能不全患者应慎用氟康唑。

3. 肾功能不全：肌酐清除率＞ 50ml/min 给予常规推荐剂量；肌酐清除率≤ 50ml/min（未进行血液透析）给予常规推荐剂量的 50%；进行血液透析的患者每次血液透析后应接受 100% 推荐剂量治疗；非透析日患者可根据肌酐清除率降低剂量。

表 9-49 氟康唑成人给药剂量与方法

适应证		用量	疗程
隐球菌病	隐球菌性脑膜炎的治疗	负荷剂量：第 1 日 400mg，一日 1 次 维持剂量：200 ～ 400mg，一日 1 次	通常至少为 6 ～ 8 周，危及生命感染的每日剂量可增至 800mg
	复发风险高的患者预防隐球菌性脑膜炎复发的维持治疗	200mg 一日 1 次	200mg 一日 1 次持续用药
球孢子菌病		200 ～ 400mg，一日 1 次	11 个月直至 24 个月或更长，取决于患者情况，部分感染可考虑每天 800mg，特别是脑膜炎
侵袭性念珠菌病		负荷剂量：第 1 日 800mg，一日 1 次 维持剂量：400mg，一日 1 次	通常念珠菌血症的推荐疗程为首次血液培养阴性且念珠菌血症体征和症状消退后 2 周
黏膜念珠菌病治疗	口咽念珠菌病	负荷剂量：第 1 日 200 ～ 400mg，一日 1 次 维持剂量：100 ～ 200mg，一日 1 次	7 ～ 21 日（直至口咽念珠菌病缓解）重度免疫功能受损患者可能需要更长时间
	食管念珠菌病	负荷剂量：第 1 日 200 ～ 400mg，一日 1 次 维持剂量：100 ～ 200mg，一日 1 次	14 ～ 30 日（直至食管念珠菌病缓解）重度免疫功能受损患者可能需要更长时间

（续表 9-49）

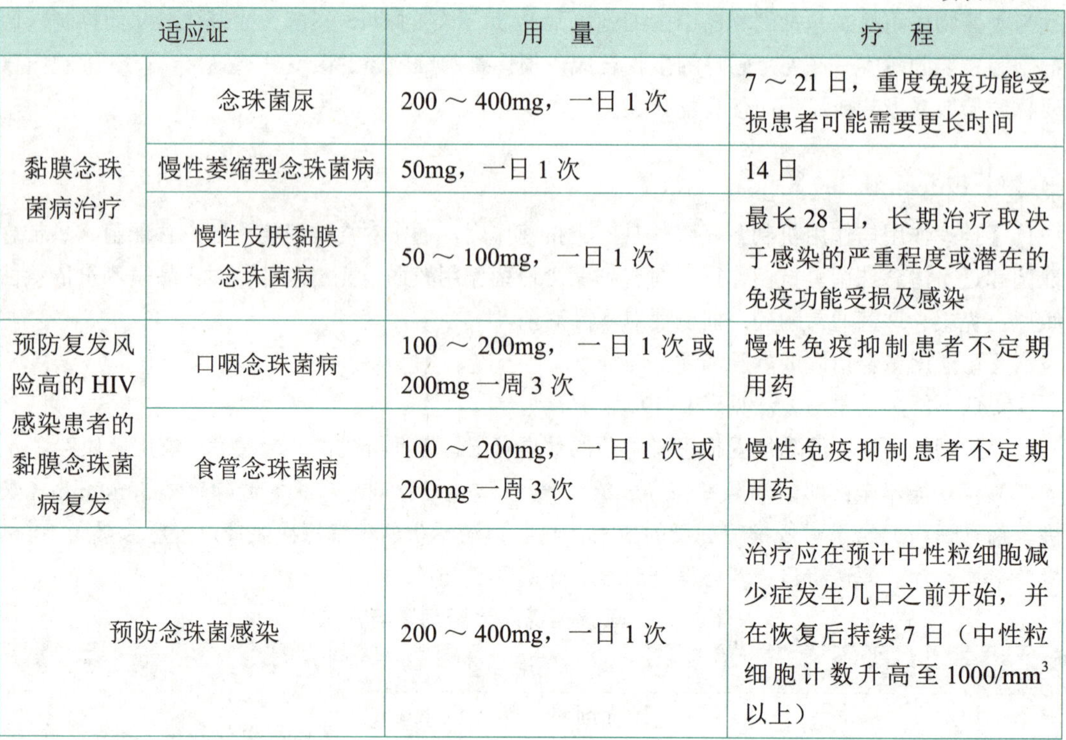

适应证		用量	疗程
黏膜念珠菌病治疗	念珠菌尿	200～400mg，一日 1 次	7～21 日，重度免疫功能受损患者可能需要更长时间
	慢性萎缩型念珠菌病	50mg，一日 1 次	14 日
	慢性皮肤黏膜念珠菌病	50～100mg，一日 1 次	最长 28 日，长期治疗取决于感染的严重程度或潜在的免疫功能受损及感染
预防复发风险高的 HIV 感染患者的黏膜念珠菌病复发	口咽念珠菌病	100～200mg，一日 1 次或 200mg 一周 3 次	慢性免疫抑制患者不定期用药
	食管念珠菌病	100～200mg，一日 1 次或 200mg 一周 3 次	慢性免疫抑制患者不定期用药
预防念珠菌感染		200～400mg，一日 1 次	治疗应在预计中性粒细胞减少症发生几日之前开始，并在恢复后持续 7 日（中性粒细胞计数升高至 $1000/mm^3$ 以上）

【临床应用注意】

1. 妊娠、哺乳期用药：妊娠期应避免氟康唑大剂量和（或）长期治疗，哺乳期患者建议停止哺乳。

2. 禁忌：禁用于对本品及其赋形剂过敏的患者。

3. 不良反应：主要为胃肠道反应。一般反应轻微，通常耐受良好。

（1）过敏反应：可表现为皮疹、血管神经性水肿、面部浮肿、瘙痒症等，偶可发生严重的剥脱性皮肤病、渗出性多形性红斑。

（2）胃肠道症状：恶心、呕吐、腹痛、腹泻、胃肠胀气、消化不良等。

4. 药物相互作用

（1）抗凝血药：本品可增强华法林的抗凝作用，致凝血酶原时间延长，可发生出血性不良反应（皮下淤血、鼻衄、胃肠道出血、血尿和黑便等）。应严密监测患者的凝血酶原时间。

（2）苯二氮䓬类：两者如需同时应用，应减少苯二氮䓬类药物的剂量，并对患者进行适当监测。

（3）免疫抑制剂：两者共用时需监测环孢素的血药浓度，并据以调整剂量。

（4）氢氯噻嗪：与本品共用时可使本品的血药浓度升高 40%，可能与氢氯噻嗪使本品肾清除减少有关。

（5）口服避孕药：本品可使乙炔雌二醇和左炔诺酮的药时曲线下面积分别增加 40% 和 24%。

（6）苯妥英钠：与本品共用时，可使苯妥英钠血药浓度升高，并具临床意义。

（7）利福平：两者共用时应考虑增加本品的剂量。

（8）磺酰脲类药物：本品可延长磺酰脲类药物的半衰期，应警惕发生低血糖症状。

（9）茶碱：本品与茶碱共用时可致后者血浆清除率降低 18%

（10）齐多夫定：两者共用时应仔细观察与齐多夫定有关的不良反应发生。

伊曲康唑 Itraconazole

【药理作用与作用机制】伊曲康唑对皮炎芽生菌、荚膜组织胞浆菌、黄曲霉、烟曲霉、白念珠菌和新型隐球菌均具抗菌活性。

【用法用量】

1. 对适应症的用法用量见表 9-50。
2. 肝功能不全：用药需谨慎，考虑监测血药浓度。
3. 肾功能不全：肌酐清除率＜ 30ml/min 的患者不宜应用本品静脉制剂。

表 9-50　伊曲康唑对适应症的用法用量

适应证	剂　量	疗　程
妇科 外阴阴道念珠菌病	0.2g（2 粒）一日 1 次或 0.2g（2 粒）一日 2 次	3 日或 1 日
皮（肤）科 / 眼科 花斑癣	0.2g（2 粒）一日 1 次	7 日
皮肤真菌病	0.2g（2 粒）或 0.1g（1 粒）一日 1 次	7 日或 15 日
口腔念珠菌病	0.1g（1 粒）一日 1 次	15 日
真菌性角膜炎	0.2g（2 粒）一日 1 次	21 日，疗程应根据疗效进行调整

【临床应用注意】

1. 妊娠、哺乳期用药：通常不推荐妊娠期妇女使用。哺乳期妇女应避免使用伊曲康唑。

2. 禁忌

（1）禁用于对本品过敏者；禁用于孕妇甲癣患者。本品与其他吡咯类交叉过敏的资料缺乏，但对其他吡咯类过敏者应慎用本品。

（2）本品禁止与某些经肝细胞色素 P450 酶系代谢的药物共用，因可使其血药浓度增高，导致严重的、危及生命的心律失常。

3. 不良反应

（1）十分常见的不良反应包括恶心、呕吐、高甘油三酯血症、低钾血症和肝转氨酶水平的升高。

（2）负性肌力改变不常见，但可能对心室功能不全的患者非常重要。

4. 注意事项

（1）本品不宜用于充血性心力衰竭（CHF）患者，除非利大于弊。

（2）极个别患者可出现严重肝毒性。包括肝衰竭和死亡。

（3）胃酸降低时可影响本品的吸收。接受碱性药物（如氢氧化铝）治疗的患者服用本品时，两者至少间隔 2h。

（4）当发生与本品相关的神经病变时应终止治疗。

5. 药物相互作用

（1）本品及其主要代谢产物羟基伊曲康唑为 CYP3A4 酶系统的抑制剂。

（2）由于本品主要经 CYP3A4 代谢，所以 CYP3A4 抑制剂可使本品的药物浓度增高。

（3）抗分枝杆菌药如异烟肼、利福平、利福布汀，抗惊厥药如苯妥英钠、苯巴比妥、卡马西平及反转录酶抑制剂奈韦拉平可明显降低本品的血药浓度。

伏立康唑 Voriconazole

【药理作用与作用机制】伏立康唑具广谱的抗真菌作用，对黄曲霉、烟曲霉，土曲霉、黑曲霉，构巢曲霉具杀菌作用。

【适应证】本品是一种广谱的三唑类抗真菌药。适用于成人和 2 岁及以上儿童患者。

（1）侵袭性曲霉病。

（2）非中性粒细胞减少患者的念珠菌血症。

（3）对氟康唑耐药的念珠菌引起的严重侵袭性感染（包括克柔念珠菌）。

（4）由足放线病菌属和镰刀菌属引起的严重感染。

本品主要用于进展性、可能威胁生命的真菌感染患者的治疗。

预防接受异基因造血干细胞移植（HSCT）的高危患者的侵袭性真菌感染。

【用法用量】

口服或静脉滴注。片剂应在餐前或餐后 1h 服用。

1. 成人及青少年：无论是静脉滴注或是口服给药，第 1 日均应给予负荷剂量，使其血浓度尽快达稳态浓度。由于口服片剂的生物利用度很高（96%），所以可根据临床需要口服和静脉滴注两种给药方法相互切换。详细剂量见表 9-51。

表 9-51　成人及青少年伏立康唑口服和静脉滴注详细剂量表

	静脉滴注	口服	
		患者体重≥ 40kg	患者体重＜ 40kg
负荷剂量（第 1 日）	每隔 12h 给药 1 次，一次 6mg/kg	每隔 12h 给药 1 次，一次 400mg	每 12h 给药 1 次，一次 200mg
维持剂量（第 1 日以后）	每隔 12h 给药 1 次，一次 4mg/kg	每隔 12h 给药 1 次，一次 200mg	每 12h 给药 1 次，一次 100mg

2. 2 ～ 12 岁儿童及低体重青少年（12 ～ 14 岁且体重＜ 50kg 者）用法用量见表 9-52。

表 9-52　伏立康唑 2 ～ 12 岁儿童及低体重青少年（12 ～ 14 岁且体重＜ 50kg 者）用法用量

	静脉滴注	口服
负荷剂量（第 1 日）	每 12h 给药 1 次，一次 9mg/kg	未建议
维持剂量（第 1 日以后）	每 12h 给药 1 次，一次 8mg/kg	每 12h 给药 1 次，一次 9mg/kg（最大单次剂量 350mg）

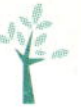

3. 肝功能不全：轻中度肝功能不全（Child-Pugh A 或 B 级）：6mg/kg 每 12h 给药 1 次（负荷剂量），其后 2mg/kg 每 12h 给药 1 次，监测血药浓度。

4. 肾功能不全：肌酐清除率＜ 50ml/min 的患者应用伏立康唑注射剂时出现赋形剂（SB-ECD）的蓄积，应选用口服制剂。

【临床应用注意】

1. 妊娠、哺乳期用药：避免在妊娠期妇女使用。哺乳期妇女不推荐使用。

2. 禁忌

（1）禁用于对伏立康唑或任何赋形剂有过敏史者。有其他吡咯类过敏史者慎用。

（2）**禁止与 CYP3A4 底物，特非那丁、阿司咪唑、西沙必利、匹莫齐特或奎尼丁合用，因为本品可增加上述药物的血药浓度，导致 Q-T 间期延长，尖端扭转性室性心动过速极少见。**

（3）本品禁止与利福平、利福布汀、卡马西平和长效巴比妥类合用，这些药物可以显著降低本品的血药浓度。

（4）本品禁与麦角生物碱类药物（麦角胺、双氢麦角胺）合用。麦角生物碱类为 CYP3A4 的作用底物，二者合用会使麦角类药物的血浓度增高导致麦角中毒。

（5）伏立康唑可以使西罗莫司的血浓度显著增加，禁止同时服用这两种药物。

3. 不良反应

（1）视觉改变或视觉障碍。

（2）皮肤和附件：皮疹、瘙痒、斑丘疹常见。

（3）肝毒性。

（4）心血管事件包括出现快速型心律失常和 Q-T 间期延长，患者通常合并多个危险因素，如低钾血症、合并用药（如喹诺酮类药物）。

4. 注意事项

（1）用药期间应注意监测肝、肾功能，尤其是肝功能、胆红素和血肌酐值。

（2）**本品片剂含乳糖，不应用于罕见的遗传性半乳糖不耐受、乳糖酶缺乏或葡萄糖－半乳糖吸收障碍的患者。**

（3）部分吡咯类，包括本品与心电图 Q-T 间期延长有关。

5. 药物相互作用：伏立康唑不但是 CYP2C9、CYP2C19 和 CYP3A4 酶的底物，也是其抑制剂，可和多种药物发生相互作用。方案调整策略见表 9-53。

表 9-53　伏立康唑与其他药物的相互作用

类　别	药　品
不可与伏立康唑联用的药品	依非韦伦（400mg，一日 1 次）、利托那韦（400mg，每隔 12h 给药 1 次）、圣约翰草、利福平、苯巴比妥、司可巴比妥、异戊巴比妥
增加伏立康唑给药剂量的药品	与依非韦伦（300mg，一日 1 次）、苯妥英钠合用，剂量调整为 400mg，每隔 12h 给药 1 次 与利福布汀合用剂量调整为 350mg，每隔 12h 给药一次；与卡马西平、奈韦拉平合用，增加剂量
需密切监测伏立康唑有效性及安全性的药品	糖皮质激素、西咪替丁、HIV 蛋白酶抑制剂、质子泵抑制剂（奥美拉唑、艾司奥美拉唑、兰索拉唑、泮托拉唑、雷贝拉唑）、大环内酯类、口服避孕药等

第三亚类　棘白菌素类

棘白菌素类抗真菌药如卡泊芬净、米卡芬净、阿尼芬净，具广谱抗其菌活性，对耐氟康唑及两性霉素B的念珠菌属、曲霉属、组织胞浆菌属、芽生菌属、球孢子菌属等均具较好的活性，但对隐球菌作用差。

卡泊芬净 Caspofungin

表9-54　卡泊芬净（Caspofungin）

要　点	内　容
药理作用与作用机制	卡泊芬净为杀菌剂，在体外具有广谱抗真菌活性 作用机制：葡萄糖多聚物β-（1，3）-D-葡聚糖是念珠菌属和曲霉细胞壁的基本组分，其使得细胞壁结构完整，不易被药物渗透，卡泊芬净是半合成的棘白菌素，通过非竞争性抑制β-（1，3）-D-糖苷合成酶，从而破坏真菌细胞壁糖苷的合成
适应证	本品适用于治疗： ①念珠菌血流感染和下列念珠菌感染：腹腔脓肿、腹膜炎和胸腔感染 ②食道念珠菌病 ③难治性或不能耐受其他抗真菌药物治疗的侵袭性曲霉病 ④中性粒细胞缺乏伴发热、经广谱抗菌药物治疗无效，疑为真菌感染患者的经验治疗
用法用量	静脉滴注。本品应静脉缓慢输注1h以上 ①肝功能不全：对轻度肝脏功能不全（Child-Pugh评分5～6）的患者无需调整剂量。但是对中等程度肝脏功能不全（Child-Pugh评分7～9）的患者，推荐在给予首次70mg负荷剂量之后，维持剂量调整为35mg。对严重肝脏功能不全（Child-Pugh评分大于9）的患者，目前尚无用药的临床经验 ②肾功能不全：无需调整给药剂量
临床应用注意	（1）妊娠、哺乳期用药：应首选两性霉素B （2）禁忌：禁用于对本品及其任何组分过敏的患者 （3）不良反应：常见不良反应有发热、恶心、呕吐以及静脉滴注相关反应 （4）注意事项：不宜与环孢素合用，除非利大于弊 （5）药物相互作用 ①他克莫司：本品可致他克莫司血药浓度升高。两者共用时应监测他克莫司的血药浓度，并调整他克莫司的剂量 ②环孢素：两者共用时可发生血清氨基转移酶水平升高。故应避免两者合用 ③利福平：共用依法韦司、奈韦拉平、苯妥英、地塞米松或卡马西平可使本品血药浓度降低

第四亚类　其他抗真菌药

氟胞嘧啶 Flucytosine

具体内容见表9-55。

表 9-55　氟胞嘧啶（Flucytosine）

要　点	内　容
药理作用 与 作用机制	氟胞嘧啶经胞嘧啶透酶系统进入真菌细胞，在真菌细胞内经胞嘧啶脱氨酶作用代谢成为氟尿嘧啶，替代尿嘧啶进入真菌的 RNA，从而抑制 DNA 和 RNA 的合成，导致真菌死亡。本品单用时真菌易对其产生耐药性，与多烯类抗真菌药，尤其是两性霉素 B 具协同作用
适应证	本品适用于敏感念珠菌或（和）隐球菌所致严重感染的治疗，如念珠菌所致的败血症、心内膜炎和尿路感染；隐球菌脑膜炎和肺部感染本品治疗有效。本品治疗播散性真菌病时通常与两性霉素 B 联合应用，因单独应用时易致真菌耐药性的发生
临床应用 注意	（1）妊娠、哺乳期用药：妊娠期妇女如确有应用指征，应仔细权衡利弊后决定是否应用。哺乳期不宜使用或使用时停止哺乳 （2）禁忌：禁用于对本品过敏患者 （3）不良反应 ①消化系统：常见不良反应为恶心及腹泻，与给药剂量有关，亦可有呕吐、腹痛等 ②过敏反应：偶见皮疹、荨麻疹、瘙痒和光敏。艾滋病患者亦可发生过敏性休克 ③造血系统：本品可致骨髓毒性、白细胞减少和血小板减少。偶可发生再生障碍性贫血和嗜酸粒细胞增多 ④肝毒性 ⑤精神异常：偶可发生，呈暂时性，表现为精神错乱、幻觉、定向力障碍等 （4）注意事项 ①用药期间应进行下列检查：造血功能，需定期检查血常规；肝功能，定期检查血清氨基转移酶、碱性磷酸酶和血胆红素等；肾功能，定期检查尿常规、血肌酐和尿素氮；肾功能减退者需监测血药浓度，以 40 ～ 60mg/L 为宜 ②定期进行血液透析治疗的患者，每次透析后应补给 37.5mg/kg 的 1 次剂量。腹膜透析每日补给 0.5 ～ 1.0g ③血药浓度超过 100mg/L 可导致毒性反应发生增多，特别是胃肠道反应（腹泻、恶心、呕吐等）、血液系统毒性（白细胞减少及血小板减少）和肝毒性（肝炎）。药物过量时应予以洗胃、催吐、补充液体加速排泄。必要时予以血液透析 （5）药物相互作用 ①阿糖胞苷可通过竞争抑制灭活本品的抗真菌活性 ②损害肾小球滤过的药物可使本品半衰期延长 ③同时应用骨髓抑制药物可增加毒性反应，尤其是造血系统的不良反应

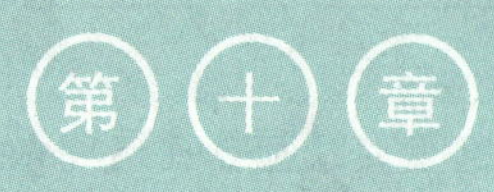

第十章 抗病毒药

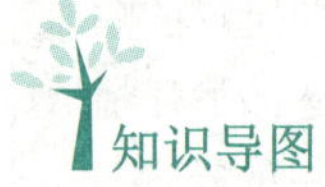

知识导图

章	节	类别	代表药品
抗病毒药	抗疱疹病毒药	核苷类抗疱疹病毒药	阿糖腺苷、阿昔洛韦、更昔洛韦、伐昔洛韦、泛昔洛韦、喷昔洛韦、缬更昔洛韦、伐更昔洛韦、昔多福韦
		非核苷类抗疱疹病毒药	膦甲酸钠、福米韦生、多可沙诺
	抗流感病毒药	神经氨酸酶抑制剂	奥司他韦、扎那米韦、帕拉米韦、拉尼米韦
		非糖基化基质蛋白抑制剂	金刚乙胺、金刚烷胺
		RNA 聚合酶抑制剂	法匹拉韦、博洛昔韦
		细胞血凝素抑制剂	阿比多尔
	抗逆转录病毒药	核苷类逆转录酶抑制药	去羟肌苷、司他夫定、阿巴卡韦、齐多夫定、扎西他滨、司他夫定、拉米夫定
		非核苷类逆转录酶抑制药	奈韦拉平、地拉韦定、依非韦仑
		蛋白酶抑制药	茚地那韦、利托那韦、达芦那韦、沙奎那韦、洛匹那韦、奈非那韦、安普那韦
		整合酶抑制剂	拉替拉韦、多替拉韦
	抗肝炎病毒药	核苷（酸）类药	恩替卡韦、替诺福韦二吡呋酯、替比夫定
		干扰素	聚乙二醇干扰素 α2a、聚乙二醇干扰素 α2b
		治疗慢性丙肝药	索磷布韦、维帕他韦、利巴韦林

第一节 抗疱疹病毒药

一、药理作用与作用机制

治疗疱疹病毒感染的抗病毒药物主要是病毒聚合酶抑制剂类药物，**其抗病毒机制主要为抑制或干扰裂解期病毒 DNA 的合成。**

核苷类抗疱疹病毒药物在感染细胞内经酶作用转化为核苷类似物，可竞争性抑制病毒 DNA 聚合酶，阻断病毒 DNA 合成、复制。非核苷类抗疱疹病毒药物，此类药物具有各不相同的抗病毒机制。

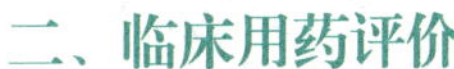

二、临床用药评价

（一）作用特点

伐昔洛韦为阿昔洛韦的L-缬氨酸酯，属前药，口服后在肝脏水解为阿昔洛韦（Acyclovir）。伐昔洛韦对水痘带状疱疹病毒（VZV）、单纯疱疹病毒（HSV）、EBV病毒、巨细胞病毒（CMV）均有较强的抑制作用。喷昔洛韦（Penciclovir，PCV）对1型单纯疱疹病毒（HSV-1），2型单纯疱疹病毒（HSV-2）以及水痘带状疱疹病毒（VZV）有抑制作用。泛昔洛韦（Famciclovir，FCV）主要用于带状疱疹和单纯疱疹。伐更昔洛韦为更昔洛韦的前药，该药主要用于获得性免疫缺陷综合征（acquired im-mune deficiency syndrome，AIDS）患者CMV性视网膜炎。昔多福韦对CMV的DNA聚合酶产生抑制，本品对HSV、VZV等也有抑制作用。

膦甲酸钠对CMV、HSV、EBV、VZV、HHV-8等有较强抑制作用。该药主要用于对核苷类药物耐药或过敏的疱疹病毒感染者，也可用于AIDS患者的疱疹病毒感染。福米韦生是美国FDA批准进入市场的第一个反义寡核苷酸抑制病毒复制药物，主要用于常规治疗无效或不能耐受的AIDS患者CMV性视网膜炎。多可沙诺为C22烷醇，可能通过阻止病毒包膜与细胞膜融合发挥作用，对HSV、VZV、CMV均有抑制作用，与阿昔洛韦等核苷类似物有协同作用，且不增加细胞毒性。

（二）药物相互作用

抗疱疹病毒药物与其他药物存在相互作用，如伐昔洛韦与齐多夫定（Zidovudine）合用可引起肾毒性，表现为深度昏睡和疲劳，与丙磺舒竞争性抑制有机酸的分泌，合用丙磺舒可使阿昔洛韦的排泄减慢，半衰期延长，体内药物蓄积。泛昔洛韦与丙磺舒或其他由肾小管主动排泄的药物合用时，可能导致血浆中喷昔洛韦浓度升高，与其他由醛类氧化酶催化代谢的药物可能发生相互作用。

（三）典型不良反应和禁忌

某些抗疱疹病毒药物常见不良反应是头痛和恶心，此外尚可见下列反应。

1. 神经系统，如头晕、失眠、嗜睡、感觉异常等。
2. 消化系统，如腹泻、腹痛、消化不良、厌食、呕吐、便秘、胀气等。
3. 全身反应，如疲劳、疼痛、发热、寒战等。
4. 其他反应，如皮疹、皮肤瘙痒、鼻窦炎、咽炎等。

还可能有关节痛、口渴、白细胞下降、蛋白尿及尿素氮轻度升高等，长期给药偶见痤疮、失眠、月经紊乱等。

（四）特殊人群用药

本类药物如阿昔洛韦有的能通过胎盘屏障，妊娠期妇女使用本品需充分权衡利弊，哺乳期妇女使用本品应停止哺乳。

三、代表药品

具体内容见表10-1。

表 10-1　代表药品

<table>
<tr><th>药　品</th><th colspan="2">内　容</th></tr>
<tr><td rowspan="2">阿糖腺苷
Vidarabine</td><td>适应证</td><td>用于治疗疱疹病毒感染所致的口炎、皮炎、脑炎及巨细胞病毒感染</td></tr>
<tr><td>临床
应用注意</td><td>（1）妊娠、哺乳和生育安全性：慎用
（2）禁忌：过敏者禁用
（3）不良反应：除抗疱疹病毒药物常见不良反应外，还可见注射部位疼痛，极少情况下，有出现神经肌肉疼痛及关节疼痛，偶见血小板减少或骨髓巨细胞增多现象，停药后可自行恢复，为可逆性
（4）注意事项
①肝、肾功能不全者慎用
②即配即用，配得的输液不可冷藏以免析出结晶
③本品不可静脉推注或快速滴注
④如注射部位疼痛，必要时可加盐酸利多卡因注射液解除疼痛症状
（5）相互作用
①不可与含钙的输液配伍
②不宜与血液、血浆及蛋白质输液剂配伍
③别嘌呤醇可加重本品对神经系统的毒性，不宜与别嘌呤醇合用
④与干扰素同用，可加重不良反应
（6）其他：当剂量超过 10mg/（kg·d）用量时，可见食欲不振、头晕、耳鸣、全身乏力、恶心等反应</td></tr>
<tr><td rowspan="2">阿昔洛韦
Aciclovir</td><td>适应证</td><td>①单纯疱疹病毒感染：用于免疫缺陷者初发和复发性黏膜皮肤感染的治疗以及反复发作病例的预防；也用于单纯疱疹性脑炎治疗
②带状疱疹：用于免疫缺陷者严重带状疱疹患者或免疫功能正常者弥散型带状疱疹的治疗
③免疫缺陷者水痘的治疗
④急性视网膜坏死的治疗</td></tr>
<tr><td>临床
应用注意</td><td>（1）禁忌：过敏者禁用
（2）不良反应：常见注射部位的炎症或静脉炎、皮肤瘙痒或荨麻疹、皮疹、发烧、轻度头痛、蛋白尿、血液尿素氮和血清肌酐值升高、肝功能异常、急性肾衰竭等
（3）注意事项
①对更昔洛韦过敏者也可能对本品过敏
②静脉用药可能引起肾毒性，用药前或用药期间应检查肾功能
③静脉滴注后 2h 后应给患者充足的水分，防止药物沉积于肾小管内
④本品呈碱性应尽量避免配伍使用
⑤应用阿昔洛韦治疗时，需仔细观测有无肾衰竭征兆和症状并监测，一旦出现异常应立即停药
（4）相互作用
①与干扰素或甲氨蝶呤（鞘内）合用，可能引起精神异常，应慎用
②与肾毒性药物合用可加重肾毒性
③合并用丙磺舒可使本品的排泄减慢，体内药物蓄积</td></tr>
</table>

（续表 10-1）

药品		内容
阿昔洛韦 Aciclovir	临床应用注意	（5）其他：**新生儿不宜以含苯甲醇的稀释液配制滴注液**，否则易引起致命性的综合征。老年用药由于生理性肾功能的衰退，本品剂量与用药间期需调整
更昔洛韦 Ganciclovir	适应证	用于预防和治疗危及生命或视觉的受巨细胞病毒感染的免疫缺陷患者，以及预防与巨细胞病毒感染有关的器官移植患者
	用法用量	特殊患者用药 ①肾功能不全患者剂量见表 10-2 ②更昔洛韦的临床毒性包括白细胞减少，因此白细胞减少症，严重中性粒细胞减少症、贫血和血小板减少症的患者，应考虑降低剂量
	临床应用注意	①妊娠、哺乳和生育用药：建议育龄妇女接受治疗时应采用避孕措施，男性患者在接受治疗期间及以后 90 日亦采用避孕套避孕。妊娠期妇女应尽量避免使用更昔洛韦 ②禁忌：对阿昔洛韦过敏的患者禁用，因与阿昔洛韦、缬更昔洛韦的化学结构相似，与这些药物可能存在交叉过敏反应 ③不良反应：本品不良反应较多，除胃肠系统反应如腹泻、腹痛、吞咽困难、食管念珠菌病等外，尚有血液和淋巴系统反应和全身反应，淋巴结病、发热、念珠菌病、注射部位感染、脓毒血症等 ④注意事项：在接受更昔洛韦治疗患者当中可能会出现抽搐、镇静、头晕、共济失调、意识模糊和（或）昏迷。**注射输液浓度建议不超过 10mg/ml，不应快速给药或静脉推注，因为过高的血浆浓度可导致副反应增加** ⑤相互作用：**存在与去羟肌苷的相互作用**，去羟肌苷的血药浓度随着更昔洛韦给药的增加而升高，丙磺舒与口服更昔洛韦并用会导致更昔洛韦的肾脏清除率显著降低。更昔洛韦与其他已知骨髓抑制药品或者会引起肾损伤的药品合用时会增强其毒性
膦甲酸钠 phosphono-formate	适应证	①艾滋病（AIDS）患者巨细胞病毒性视网膜炎 ②免疫功能损害患者耐阿昔洛韦单纯疱疹病毒性皮肤黏膜感染
	临床应用注意	（1）妊娠、哺乳和生育用药：除非必须时，妊娠期妇女一般不宜使用本品，哺乳期妇女使用本品期间应停止哺乳 （2）禁忌：对膦甲酸钠过敏禁用 （3）不良反应：本品不良反应多见，包括局部刺激如注射部位静脉炎，生殖泌尿道刺激症状或溃疡 （4）注意事项 ①使用本品期间必须密切监测肾功能 ②本品不能采用快速或弹丸式静脉推注方式给药。**静脉滴注速度不得大于 1mg/（kg·min）** ③为减低本品的肾毒性，使用以前及使用期间患者应水化，静脉输液（5% 葡萄糖或 0.9% 氯化钠溶液）量为一日 250ml，并可适当使用噻嗪类利尿药 ④避免与皮肤、眼接触，若不慎接触，应立即用清水洗净

（续表 10-1）

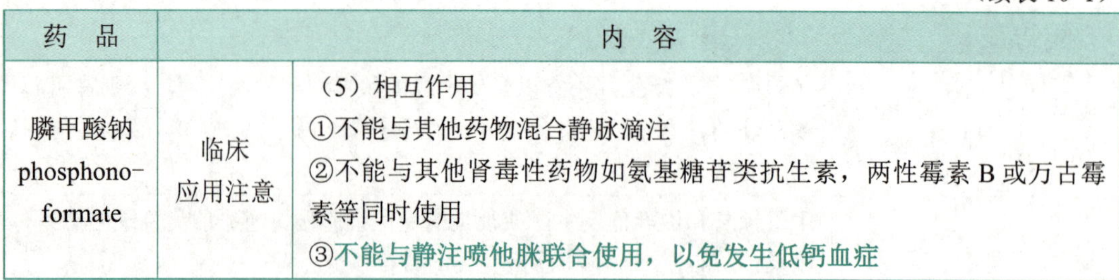

药 品	内 容	
膦甲酸钠 phosphono-formate	临床应用注意	（5）相互作用 ①不能与其他药物混合静脉滴注 ②不能与其他肾毒性药物如氨基糖苷类抗生素，两性霉素 B 或万古霉素等同时使用 ③**不能与静注喷他脒联合使用，以免发生低钙血症**

表 10-2　更昔洛韦肾功能不全患者剂量

血清肌酐清除率（ml/min）	诱导治疗剂量	维持治疗剂量 mg/（kg・d）
≥ 70	5.0mg/（kg・12h）	5.0
50 ～ 69	2.5mg/（kg・12h）	2.5
25 ～ 49	2.5mg/（kg・d）	1.5
10 ～ 24	1.25mg/（kg・d）	0.625
＜ 10	1.25mg/kg，3 次 / 周，血液透析后给药	0.625

第二节　抗流感病毒药

一、药理作用与作用机制

奥司他韦羧酸盐、扎那米韦能够**抑制甲型和乙型流感病毒的神经氨酸酶活性，**药物通过抑制病毒从被感染的细胞中释放、复制，从而减少了甲型或乙型流感病毒的播散，从而起抗病毒作用。

金刚烷胺和金刚乙胺主要是通过**抑制 A 型流感病毒的 M_2 蛋白的离子通道**来抑制病毒脱壳和复制，通过影响血凝素而干扰病毒组装，只对亚洲甲型流感病毒有抑制作用且疗效相似。金刚乙胺的抗病毒作用比金刚烷胺强 4 ～ 10 倍，临床用于亚洲甲型流感病毒感染的预防和治疗。

二、临床用药评价

（一）药物相互作用

1. 奥司他韦或其活性代谢产物都不是主要的细胞色素 P450 同工酶的底物或抑制剂，所以不会因为对这些酶竞争而引发药物间相互作用。

2. 奥司他韦与疫苗两者之间可能存在相互作用，除非临床需要。

3. 金刚烷胺与抗胆碱药合用可增加抗胆碱不良反应的危险。

4. 金刚烷胺和抗精神病药、多潘立酮、甲基多巴、丁苯那嗪、甲氧氯普胺等合用可增加锥体外系不良反应的风险。

5. **金刚烷胺和美金刚合用增加中枢神经系统毒性（建议避免合用）。**

（二）典型不良反应和禁忌

金刚烷胺、金刚乙胺常见腹痛、头晕、高血压或体位性低血压、产后泌乳。神经氨酸酶抑

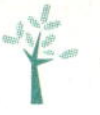

制剂（扎那米韦、奥司他韦）常致疲乏、精神异常、抽搐、鼻塞、咳嗽、鼻窦炎、咽痛、喉头水肿、支气管炎、结膜炎，有极少病例报告出现过敏反应，中毒性表皮坏死，Stevens-Johnson综合征，多形性红斑，皮红（皮疹），皮炎和大疱疹，肝炎和肝酶升高等。

（三）特殊人群用药

哺乳期妇女用药，只有在对母亲的预期利益大于对婴儿的潜在危险时才可服用奥司他韦。妊娠期间不可使用扎那米韦，扎那米韦应慎用于哺乳女性。**金刚乙胺妊娠及哺乳期妇女禁用，**1岁以下婴儿慎用。

三、代表药品

表10-3　代表药品

药　品	内　容	
奥司他韦 Oseltamivir	适应证	①用于成人和1岁及以上儿童的甲型和乙型流感治疗 ②用于成人和13岁及以上青少年的甲型和乙型流感的预防
	临床 应用注意	（1）禁用：对本品过敏者禁用 （2）注意事项 ①在使用该药物治疗期间，应该对患者的自我伤害和谵妄事件等异常行为进行密切监测 ②奥司他韦不能取代流感疫苗 ③**对肌酐清除率在10～30ml/min的患者，用于治疗和预防的推荐剂量应做调整。奥司他韦不推荐用于肌酐清除率小于10ml/min的患者，和严重肾衰竭需定期进行血液透析和持续腹膜透析的患者** （3）相互作用：除非临床需要，在使用减毒活流感疫苗2周内不应服用奥司他韦，在服用奥司他韦后48h内不应使用减毒活流感疫苗
金刚乙胺 Riman- tadine	适应证	可用于成人甲型流感的防治以及儿童甲型流感的预防，临床用于预防亚洲-Ⅱ型流感病毒感染。不推荐用于儿童甲型流感的治疗
	临床 应用注意	（1）禁忌：对本品过敏者禁用；婴儿禁用；患有精神疾病的儿童禁用。癫痫病和充血性心力衰竭、消化道溃疡患者慎用 （2）不良反应：其他尚有出现呕吐、噩梦、焦虑、充血性心力衰竭、共济失调、白细胞减少等 （3）相互作用 ①其他抗帕金森药、抗组胺药、吩噻嗪类或三环类抗抑郁药与本药合用，可增强抗胆碱作用 ②与中枢神经兴奋药合用可增强中枢神经的兴奋作用，严重者可引起惊厥或心律失常等不良反应 ③与氨苯蝶啶合用，本药的肾脏清除率降低，中毒反应的发生率升高 ④颠茄和本药均有抗胆碱作用，合用时可产生过度的抗胆碱作用 ⑤复方磺胺甲噁唑与本药合用，可导致二者经肾小管分泌的量均减少，故可增加中枢毒性，出现失眠、精神错乱等症状

第三节 抗反转录病毒药

一、药理作用与作用机制

抗反转录病毒治疗药物主要包括核苷类反转录酶抑制药，非核苷类反转录酶抑制药、蛋白酶抑制药、整合酶抑制剂、融合抑制剂等。核苷类反转录酶抑制剂是**抑制 HIV 的反转录酶，**而这一过程导致链合成的终止并打断病毒复制的循环。非核苷类反转录酶抑制剂奈韦拉平与 HIV -1 的反转录酶直接结合并通过破坏该酶的催化位点来阻断 RNA 依赖和 DNA 依赖的 DNA 聚合酶的活性。蛋白酶抑制剂抑制纯化的 HIV-1 和 HIV -2 蛋白酶，这种竞争性结合阻碍了病毒颗粒成熟过程中病毒前体多蛋白的裂解过程，由此产生的不成熟的病毒颗粒不具有感染性，无法建立新一轮感染。其他如整合酶抑制剂可抑制 HIV 整合酶的催化活性，这是一种病毒复制所必需的 HIV - 编码酶，抑制整合酶可防止感染早期 HIV 基因组共价插入或整合到宿主细胞基因组上。整合失败的 HIV 基因组无法引导生成新的感染性病毒颗粒，因此抑制整合可预防病毒感染的传播。

二、临床用药评价

（一）药物相互作用

依非韦伦是 CYP3A4 的诱导剂，与该药合并用药时，可能降低 CYP3A4 的底物的其他化合物的血浆浓度。利托那韦对 CYP3A4 具有强力抑制作用，CYP2D6 也能被本品抑制。因此，利托那韦会减慢通过这些酶介导的药物代谢，增加这些药物的血浓度，而增加 CYP3A4 活性的药物可使利托那韦代谢增加，血浓度降低。利福平是 CYP1A2、CYP3A4、CYP2B6 等的强力诱导剂。**达芦那韦 / 利托那韦不应与利福平联合使用，因同服可引起达芦那韦血浆浓度的明显降低，导致达芦那韦疗效丧失。**

（二）典型不良反应和禁忌

常见不良反应主要有不适、乏力；神经系统如头痛、眩晕、注意力不集中、周围神经炎；消化系统如恶心、呕吐、腹痛、腹胀、腹泻、肝损害；血液系统如血细胞减少、贫血，还有口炎、皮疹、药疹和变态反应等，此外尚有肌痛、炎性水肿、肾结石、高胆红素血症等。特殊不良反应主要是代谢障碍，包括脂代谢障碍、糖代谢障碍，其次为骨代谢障碍等。

（三）特殊人群用药

妊娠期妇女应避免服用依非韦伦、拉替拉韦，除非明确是必须的。哺乳期妇女若服用依非韦伦、达芦那韦和利托那韦建议停止母乳喂养。

三、代表药品

具体内容见表 10-4。

表 10-4　代表药品

药　品	内　容	
去羟肌苷 Didanosine	适应证	本品与其他抗病毒药物联合使用，用于治疗 I 型 HIV（人免疫缺陷病毒）感染
	临床应用注意	（1）特殊人群用药：妊娠期间，除非确实需要，不要使用本品 （2）禁忌：对本品过敏者禁用 （3）不良反应：除抗反转录病毒治疗药物常见不良反应外，治疗中可能会产生致命或非致命的胰腺炎、乳酸性酸中毒、脂肪变性重度肝肿大、视网膜改变和视神经炎。全身性反应，如脱发、过敏性样反应、无力、疼痛、寒战和发热、肌肉疼痛、横纹肌溶解、关节痛和肌肉病变等 （4）注意事项 ①注意外周神经病变，待神经中毒症状消退后患者仍能耐受减量的本品治疗。如重复使用后，若再出现此病变应考虑完全停止本品治疗 ②一旦出现胰腺炎的临床征兆和实验室检查异常，确诊是否是胰腺炎，被确诊后应停止使用 ③本品不能治愈 HIV 感染 （5）相互作用：与对胰腺有毒性的药物合用会增加胰腺毒性。有神经病变病史的和同时使用如司他夫定有神经毒性药物的患者，较易发生外周神经病变。服用本品时，同时服用含镁和铝的抗酸药，两者的抗酸成分会加重不良反应。**吸收受胃中酸度影响的药物，诸如酮康唑和伊曲康唑需至少在服用本品前 2h 服用** （6）其他：本品用药过量目前尚无已知的解毒药，去羟肌苷不能通过腹膜透析排出
司他夫定 Stavudine	适应证	本品适用于 HIV （人免疫缺陷病毒）感染者的联合用药
	临床应用注意	①妊娠、哺乳和生育用药：除非特殊需要，妊娠妇女建议不要服用本品 ②禁忌：对本品过敏者禁用 ③不良反应：15% ～ 21% 的患者会出现外周神经症状，另外常出现的不良反应有过敏反应、消化道反应，低于 1% 的病例出现胰腺炎，另有其他抗反转录病毒治疗药物常见不良反应如贫血、白细胞缺乏症等发生 ④注意事项：警惕外周神经痛，乳酸性酸中毒，脂肪变性重度肝大，胰腺炎。剂量调节：患者服药后若出现手足麻木、刺痛，需注意外周神经病变。对肾功能不全者根据肌酐清除率调整剂量 ⑤相互作用：**齐多夫定会竞争性抑制司他夫定的磷酸酰化，因此禁止与齐多夫定联合用药**
阿巴卡韦 Abacavir	适应证	用于与抗反转录病毒药物联合治疗人类免疫缺陷病毒（HIV）的感染
	临床应用注意	①妊娠、哺乳和生育用药：妊娠期妇女使用阿巴卡韦的安全性尚未确定。建议接受阿巴卡韦治疗的哺乳期妇女停止母乳喂养 ②禁忌：对阿巴卡韦过敏的患者禁用本品，并禁用于中度或严重肝功能受损的患者

（续表 10-4）

药　品		内　容
阿巴卡韦 Abacavir	临床应用注意	③不良反应：阿巴卡韦超敏反应（HSR）是阿巴卡韦治疗的常见不良反应，出现超敏反应后再次开始阿巴卡韦治疗，可导致症状在数小时内迅速复发。其他不良反应包括胃肠道、呼吸系统等反应等 ④注意事项：肾功能不全患者服用本品不必调整剂量，但晚期肾病患者应避免服用，中度至重度肝损害的患者禁止使用阿巴卡韦 ⑤相互作用：**阿巴卡韦在体外显示与奈拉韦平和齐多夫定联合应用时有协同作用。与去羟肌苷、扎西他滨、拉米夫定和司他夫定联合应用时有相加作用**
奈韦拉平 Nevirapine	适应证	本品适用于治疗 HIV-1（人类免疫缺陷病毒）感染，应与其他抗 HIV-1 药物联合用药
	临床应用注意	①妊娠、哺乳和生育用药：奈韦拉平能够通过胎盘屏障并存在于乳汁中，建议 HIV 感染哺乳期妇女停止哺乳 ②禁忌：对奈韦拉平过敏者禁用。对由于严重皮疹，皮疹伴全身症状，过敏反应和奈韦拉平引起的肝炎而中断奈韦拉平治疗的患者不能重新服用 ③不良反应：常见皮疹；用奈韦拉平治疗的患者曾报道出现过肝炎、严重或危及生命的肝毒性及急性肝炎等 ④注意事项：应告知患者若出现肝炎的前驱症状，应立即就医；肝、肾功能不全患者用药时要特别注意；对伴有全身症状的高敏反应的皮疹患者，必须永久性停药；女性服用奈韦拉平不能再采用口服避孕药及其他激素法进行避孕 ⑤相互作用：**奈韦拉平不能与酮康唑同时用药。合用奈韦拉平会降低口服避孕药（包括一些激素类避孕品）的血浆浓度，也会增加肝代谢而降低美沙酮的血浆浓度**
茚地那韦 Indinavir	适应证	适用于治疗成人及儿童 HIV-1 感染。本品建议与批准的抗逆转录病毒制剂（如核苷类和非核苷类反转录酶抑制剂）合用治疗成人的 HIV -1 感染。也可单独应用治疗临床上不适宜用核苷或非核苷类反转录酶抑制剂治疗的成年患者
	临床应用注意	①妊娠、哺乳和生育用药：哺乳期妇女正在服用本品，应建议停止哺乳 ②禁忌：对本品过敏者禁用 ③不良反应：与本品有关的不良反应多数是轻微的，且不需停药 ④注意事项：服用本品后有发生过肾结石、急性溶血性贫血、肝炎，包括极少数肝衰竭、新发糖尿病或高血糖，或者原有的糖尿病加重的报道，某些病例较严重且进展迅速。一经诊断明确，应实施相应的治疗，并停止使用本品。**用药期间应保证足够的摄水量，每 24h 至少饮水 1500ml** ⑤相互作用：茚地那韦不能与特非那定、西沙比利、阿司咪唑、三唑仑、咪达唑仑、匹莫齐特或麦角衍生物同时服用。不能与匹莫齐特、利福布汀、利福平、伊曲康唑、钙通道阻滞剂合用，避免产生药物代谢的

第十章

（续表 10-4）

药　品	内　容	
茚地那韦 Indinavir	临床应用注意	相互作用。不推荐本品与辛伐他汀或洛伐他汀合用。当蛋白酶抑制剂包括本品与其他通过CYP3A4途径代谢的HMG- CoA还原酶抑制剂（阿托伐他汀）合用时可使肌病（包括横纹肌溶解）的危险性增加

第四节　抗肝炎病毒药

用于乙型肝炎治疗的药物包括免疫调节剂（如干扰素）和核苷类药物（如拉米夫定、替比夫定、阿德福韦、恩替卡韦、替诺福韦）。蛋白酶抑制剂波普瑞韦和特拉匹韦，标志着直接抗病毒药物（DAA，包括达拉他韦、阿舒瑞韦）治疗丙型肝炎时代的开启。

第一亚类　核苷（酸）类药

核苷（酸）类药物（NAs）是慢性乙型肝炎（CHB）患者抗病毒治疗的主要选择，具有疗效强、总体安全性和耐受性良好、服用方便等优势。已在我国上市的治疗 CHB 的核苷（酸）类药物包括拉米夫定（LAM）、替比夫定（LdT）、恩替卡韦（ETV）、阿德福韦酯（ADV）和替诺福韦酯（TDF），其中 LAM、LdT 和 ETV 属于核苷类药物，而 ADV 和 TDF 则属于核苷酸类药物。

一、药理作用与作用机制

NAs 类药物的药理作用均为通过竞争性抑制脱氧核糖核酸（DNA）聚合酶，阻止 HBVDNA 的复制。

二、临床用药评价

（一）作用特点

核苷（酸）类药物（NAs）不能清除在治疗前已存在的或在治疗过程中因未完全抑制 HBV 复制而新产生的共价闭合环状 DNA（cccDNA）。

（二）药物相互作用

1. 不属于细胞色素 P450 （CYP450） 酶系统的底物、抑制剂或诱导剂，同时服用通过抑制或诱导 CYP450 系统而代谢的药物对 NAs 的药代动力学没有影响。而且，同时服用 NAs 对已知的 CYP 底物的药代动力学也没有影响。

2. 主要通过肾脏清除，服用降低肾功能或竞争性通过主动肾小球分泌的药物，可能增加 NAs 的血药浓度。

3. 尽量避免与其他具有神经损害的药物（如异烟肼、去羟肌苷、呋喃唑酮、阿糖胞苷等）联合应用。

（三）典型不良反应和禁忌

1. NAs 可导致肌酸激酶（CK）升高，其中以 LdT 引起的最为常见，可表现为无症状的 CK 升高，或出现肌痛、肌炎和肌无力等症状。在临床应用过程中，需要对 CK 定期监测。

2. 美国食品药品监督管理局（FDA）要求所有的NAs类药物都以黑框警告的形式，告知因具有线粒体毒性可能导致乳酸酸中毒的潜在风险。

3. ADV或TDF治疗2～9年的肾小管功能障碍累计发生率高达15%。

4. NAs类药物对肾小管的损害引起低磷血症、骨质矿化不足进而发展成为软骨病。

5. CHB患者使用LdT存在周围神经病变风险。LdT禁止与干扰素（IFN）联合治疗。

（四）特殊人群用药

1. 对于妊娠期间首次诊断CHB的患者，可使用TDF抗病毒治疗。

2. 抗病毒治疗期间意外妊娠的患者，若正在服用TDF，建议继续妊娠；若正在服用恩替卡韦，可不终止妊娠，建议更换为TDF继续治疗；若正在接受IFNα治疗，建议向孕妇和家属充分告知风险，由其决定是否继续妊娠，若决定继续妊娠则要换用TDF治疗。

3. 应用TDF时，母乳喂养不是禁忌证。

4. 男性患者抗病毒治疗相关生育问题：应用NAs抗病毒治疗的男性患者，目前尚无证据表明NAs治疗对精子的不良影响，可与患者充分沟通的前提下考虑生育。

5. 我国已批准富马酸丙酚替诺福韦（TAF）用于青少年（≥12岁，且体质量≥35kg）。PegIFNα-2a可应用于≥5岁CHB儿童。

三、代表药品

表10-5　代表药品

药品	内容	
恩替卡韦 Entecavir	适应证	适用于病毒复制活跃，血清丙氨酸氨基转移酶（ALT）持续升高或肝脏组织学显示有活动性病变的慢性成人乙型肝炎的治疗
	用法用量	口服 ①空腹服用（餐前或餐后至少2h） ②肝功能不全患者无需调整用药剂量 ③肾功能不全患者用药见表10-6
替诺福韦酯 Tenofovir	适应证	①治疗慢性乙肝成人和≥12岁的儿童患者 ②与其他抗反转录病毒药物联用，治疗成人HIV感染
	用法用量	口服 ①肝功能不全患者可用常规剂量 ②肾功能不全患者：肌酐清除率≥50ml/min常规剂量；肌酐清除率30～49ml/min，每48h给予300mg；肌酐清除率10～29ml/min每隔72～96h给予300mg
替比夫定 Telbivudine	适应证	用于有病毒复制证据以及有血清转氨酶（ALT或AST）持续升高或肝组织活动性病变证据的慢性乙型肝炎成人患者
	用法用量	口服 ①肝功能不全患者无需调整用药剂量 ②肾功能不全患者，肌酐清除率≥50ml/min常规剂量；肌酐清除率30～49ml/min每隔48h给予600mg；肌酐清除率＜30ml/min每隔72h给予600mg；终末期肾病每隔96h给予600mg

表 10-6　恩替卡韦肾功能不全患者用药

肌酐清除率（ml/min）	通常剂量（0.5mg）	拉米夫定治疗失效（1mg）
≥ 50	一日 1 次，一次 0.5mg	一日 1 次，一次 1mg
30 ～＜ 50	每 48h 给药 1 次，一次 0.5mg	每 48h 给药 1 次，一次 1mg
10 ～＜ 30	每 72h 给药 1 次，一次 0.5mg	每 72h 给药 1 次，一次 1mg
＜ 10 或血液透析或 CAPD	每 5 ～ 7 日给药 1 次，一次 0.5mg	每 5 ～ 7 日给药 1 次，一次 1mg

第二亚类　干扰素

干扰素**具有增强清除病毒的免疫功能和直接抑制病毒的作用。**聚乙二醇干扰素 α2a（PegIFNα）治疗 HBeAg 阳性患者比普通干扰素具有更高的 HBeAg 血清学转换率。

表 10-7　聚乙二醇干扰素 α2a（Peginterferon α2a）

要　点	内　容
药理作用与作用机制	干扰素可与细胞表面的特异性 α 受体结合，触发细胞内复杂的信号传递途径并激活基因转录，调节多种生物效应，包括抑制感染细胞内的病毒复制，抑制细胞增殖，并具有免疫调节作用
适应证	①慢性乙型肝炎 ②慢性丙型肝炎，最好与利巴韦林联合使用
临床应用注意	（1）妊娠、哺乳期用药：妊娠、哺乳期避免使用 （2）禁忌 ①绝对禁忌证：妊娠或短期内有妊娠计划、精神病史（具有精神分裂症或严重抑郁症等病史）、未能控制的癫痫、失代偿期肝硬化、未控制的自身免疫病、严重感染、视网膜疾病、心力衰竭、慢性阻塞性肺病等基础疾病 ②相对禁忌证：甲状腺疾病，既往抑郁症史，未控制的糖尿病、高血压、心脏病 （3）不良反应 ①**流感样证候群：**发热、头痛、肌痛和乏力等 ②**骨髓抑制：**对中性粒细胞计数明显降低者 ③**精神异常：**抑郁、妄想、重度焦虑等 ④**自身免疫病：**严重者应停药 ⑤其他少见不良反应：视网膜病变、间质性肺炎、听力下降、肾脏损伤、心血管并发症等，应停止治疗 （4）注意事项 ①可引起或加重致命性的或危及生命的神经精神、自身免疫性、缺血性和传染性疾病，因此，应定期严密监测患者的临床和实验室评价参数 ②在使用本品治疗前，建议所有患者进行血常规检查和生化检查 （5）药物相互作用 ① CYP3A4、CYP2C9、CYP2C19 和 CYP2D6 等同工酶的体内代谢活性无关 ②可中度抑制 CYP1A2 的活性。如果同时使用本品和茶碱，应监测茶碱血清浓度并适当调整茶碱用量

第十章

第三亚类　治疗慢性丙型肝炎药

第一个核苷类似物索非布韦，全口服、高效（＞95%）、低耐药、耐受性好、疗程短（通常为 12 周）的直接作用抗丙肝病毒药物联合治疗方案。

表 10-8　代表药品

<table>
<tr><th>药　品</th><th colspan="2">内　容</th></tr>
<tr><td rowspan="4">索磷布韦
维帕他韦
Sofosbuvir-Velpatasvir</td><td>药理作用与作用机制</td><td>高效、泛基因型非结构蛋白 5A（NS5A）抑制剂维帕他韦（100mg）与聚合酶抑制剂索磷布韦（400mg）制成的复方制剂，用于初治和复治的非肝硬化及肝硬化患者，不需要联合使用利巴韦林</td></tr>
<tr><td>适应证</td><td>用于治疗成人慢性丙型肝炎病毒（HCV）感染</td></tr>
<tr><td>用法用量</td><td>口服
①由于味苦，建议不要咀嚼或碾碎薄膜衣片
②肝功能不全患者：无需调整给药剂量
③肾功能不全患者：对于轻度或中度肾功能不全患者，无需调整剂量。尚未对重度肾功能不全患者进行评估</td></tr>
<tr><td>临床应用注意</td><td>（1）禁忌：避免与强效 P- 糖蛋白（P-gp）诱导剂或强效细胞色素 P450（CYP）诱导剂类药品（利福平、利福布汀、圣约翰草、卡马西平、苯巴比妥和苯妥英）联合使用。联合用药会显著降低索磷布韦或维帕他韦的血浆浓度
（2）不良反应：头痛、疲劳和恶心是在接受 12 周药物治疗的患者中报告的十分常见（发生率≥ 10%）的不良反应
（3）注意事项
① HCV 和 HBV 合并感染患者中的乙型肝炎病毒再激活风险，在开始 EPCLUSA 治疗前对所有患者进行当前或既往乙型肝炎病毒（HBV）感染迹象检测
②不应与含索磷布韦的其他药品同时给药
（4）药物相互作用
①与胺碘酮合用可出现严重的心动过缓，不建议与胺碘酮合用
② P- 糖蛋白（P-gp）诱导剂和中至强效 CYP3A4 诱导剂可降低索磷布韦维帕他韦的血药浓度</td></tr>
<tr><td rowspan="3">利巴韦林
Ribavirin</td><td>药理作用与作用机制</td><td>利巴韦林为合成的核苷类抗病毒药。利巴韦林对呼吸道合胞病毒（RSV）具有选择性的抑制作用。其体外抗病毒活性可被鸟嘌呤核苷和黄嘌呤核苷逆转的结果提示，利巴韦林可能作为这些细胞的代谢类似物而起作用</td></tr>
<tr><td>适应证</td><td>本品适用于呼吸道合胞病毒引起的病毒性肺炎与支气管炎，皮肤疱疹病毒感染，肝功能代偿期的慢性丙型肝炎患者</td></tr>
<tr><td>临床应用注意</td><td>①妊娠、哺乳和生育安全性：孕妇禁用利巴韦林，不推荐哺乳期妇女服用利巴韦林
②禁忌：对本品中任何成分过敏者禁用，禁用于有自身免疫性肝炎患者
③不良反应：利巴韦林最主要的不良反应是溶血性贫血，其他不良反应有疲倦、头痛、皮疹、瘙痒、味觉异常、听力异常表现等</td></tr>
</table>

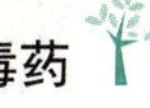

（续表 10-8）

药　品	内　容	
利巴韦林 Ribavirin	临床 应用注意	④注意事项：有胰腺炎症状或明确有胰腺炎患者、心脏病史或明显心脏病症状患者不可使用利巴韦林。利巴韦林对诊断有一定干扰，可引起血胆红素增高（可高达 25%），大剂量可引起血红蛋白降低 ⑤相互作用：利巴韦林与齐多夫定同用时有拮抗作用 ⑥其他：大剂量可致心脏损害，对有呼吸道疾病患者（慢性阻塞性肺疾病或哮喘患者）可导致呼吸困难、胸痛等

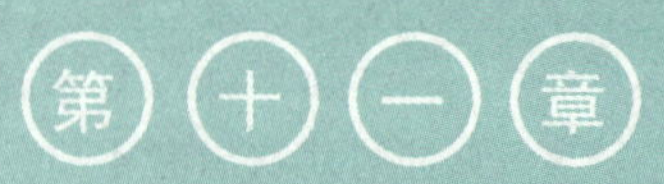

抗寄生虫药

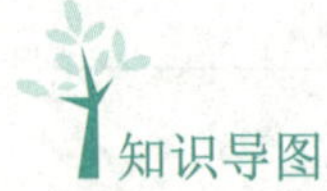

章	节	类 别	代表药品
抗寄生虫药	抗疟药	控制疟疾症状的抗疟药	双氢青蒿素、蒿甲醚、奎宁、氯喹、羟氯喹、哌喹、阿莫地喹、青蒿素
		防止复燃与传播及预防疟疾的药物	伯氨喹、乙胺嘧啶
		与抗疟药联合应用的药物	磺胺多辛，氨苯砜
	抗肠蠕虫药	抗血吸虫药	吡喹酮
		抗肝吸虫药	三氯苯达唑
		抗丝虫药	乙胺嗪、伊维菌素
		驱肠虫药	哌嗪、噻嘧啶
		广谱驱肠虫和杀虫药	阿苯达唑、甲苯咪唑、左旋咪唑
		驱绦虫药	氢硝柳胺
		其他抗蠕虫药	三苯双脒
	抗原虫药	抗阿米巴药	双碘喹啉、甲硝唑、奥硝唑、替硝唑、去氢依米丁
		抗滴虫药	甲硝唑、奥硝唑、替硝唑
		抗利什曼原虫药	葡萄糖酸锑钠

第一节 抗疟药

第一亚类 主要用于控制疟疾症状的抗疟药

一、药理作用与作用机制

青蒿素类药物的作用机制主要是干扰疟原虫的表膜线粒体功能，通过影响疟原虫红内期的超微结构，使其膜系结构发生变化。由于对食物胞膜的作用，阻断了疟原虫的营养摄取，当疟原虫损失大量胞质和营养物质而又得不到补充，因而很快死亡。奎宁是喹啉类衍生物，能与疟原虫的 DNA 结合，形成复合物抑制 DNA 的复制和 RNA 的转录，从而抑制原虫的蛋白合成，还能降低疟原虫氧耗量，抵制疟原虫内的磷酸化酶而干扰其糖代谢。

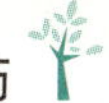

二、临床用药评价

（一）作用特点

青蒿素易透过血－脑屏障进入脑组织，故对脑型疟有效。青蒿素、双氢青蒿素、蒿甲醚对疟原虫红内期有强大且快速的杀灭作用，能迅速控制临床发作及症状。奎宁对红外期无效，长疗程可根治恶性疟，但对恶性疟的配子体亦无直接作用，故不能中断传播。

（二）药物相互作用

1. 抗凝药与奎宁合用后，抗凝作用可增强。
2. 与肌肉松弛药如琥珀胆碱、筒箭毒碱等合用可能会引起呼吸抑制。
3. 奎尼丁与奎宁合用，“金鸡纳”反应可增加。

（三）典型不良反应和禁忌

当奎宁或氯喹日剂量超过 1g/d 时，可致“金鸡纳”反应；葡萄糖－6－磷酸脱氢酶缺乏者服用伯氨喹可发生急性溶血型贫血。

（四）特殊人群用药

双氢青蒿素、蒿甲醚妊娠期妇女慎用；奎宁哺乳期妇女慎用，妊娠期妇女禁用。

三、代表药品

表 11-1　代表药品

药　品	内　容	
双氢青蒿素 Dihydroar-temisinin	适应证	本品为青蒿素的衍生物，适用于各种类型疟疾的症状控制，尤其是对抗氯喹恶性及凶险型疟疾有较好疗效
	用法用量	首次加倍。儿童按年龄递减
蒿甲醚 Artemether	【适应证】蒿甲醚为青蒿素的衍生物，适用于各型疟疾，但主要用于抗氯喹恶性疟治疗和凶险型恶性疟的急救	
奎　宁 Quinine	适应证	用于治疗耐氯喹和耐多种药物虫株所致的恶性疟。也可用于治疗间日疟
	临床应用注意	对于哮喘、心房纤颤及其他严重心脏疾病、葡萄糖－6－磷酸脱氢酶缺乏患者和妇女月经期均应慎用

第二亚类　主要用于防止复燃与传播及预防疟疾的药物

一、药理作用与作用机制

伯氨喹的抗疟机制可能与干扰 DNA 的合成有关，该药能抑制线粒体的氧化作用，使疟原虫摄氧量显著减少。乙胺嘧啶是二氢叶酸还原酶的抑制剂，对某些恶性疟及间日疟原虫的红外期有抑制作用，对红内期的抑制作用仅限于未成熟的裂殖体阶段，能抑制滋养体的分裂。乙胺嘧啶主要作用于进行裂体增殖的疟原虫，对已发育完成的裂殖体则无效。

第十一章

二、临床用药评价

（一）作用特点

伯氨喹可杀灭间日疟、三日疟、恶性疟和卵形疟组织期的虫株，尤以间日疟为著。临床作为控制复发和阻止疟疾传播的首选药。乙胺嘧啶对原发性红细胞外期疟原虫有抑制作用，是较好的病因性预防药。

（二）典型不良反应和禁忌

1. 伯氨喹毒性反应较其他抗疟药为高，易发生疲倦、头晕、恶心等反应。

2. 葡萄糖 -6- 磷酸脱氢酶缺乏者服用伯氨喹可发生急性溶血型贫血，发生急性溶血时立即停药。也可发生高铁血红蛋白过多症，出现紫绀、胸闷等症状。使用乙胺嘧啶大剂量连续服用如 25mg/d 连续 1 个月以上可出现叶酸缺乏的症状。

（三）特殊人群用药

伯氨喹、乙胺嘧啶孕妇禁用，伯氨喹哺乳期妇女慎用，乙胺嘧啶哺乳期妇女禁用。

三、代表药品

表 11-2　代表药品

药　品	内　容	
伯氨喹 Primaquine	适应证	主要用于根治间日疟和控制疟疾传播
	临床 应用注意	①禁忌：葡萄糖 -6- 磷酸脱氢酶缺乏、系统性红斑狼疮及类风湿关节炎患者禁用 ②注意事项：使用前应仔细询问有无蚕豆病及其他溶血性贫血的病史及家族史、有无葡萄糖 -6- 磷酸脱氢酶缺乏及烟酰胺腺嘌呤二核苷酸还原酶（NADH）缺乏等病史
乙胺嘧啶 Pyrimethamine	适应证	本品主要用于疟疾的预防，也可用于治疗弓形虫病
	临床 应用注意	①妊娠、哺乳和生育用药：妊娠期妇女，哺乳期妇女禁用 ②注意事项：大剂量治疗弓形虫病时可引起中枢神经系统毒性反应并可干扰叶酸代谢 ③其他：乙胺嘧啶过量时可引起急性中毒症状，儿童更易发生，重者出现眩晕、视物模糊、阵发性抽搐、惊厥昏迷，可引起死亡

第三亚类　与抗疟药联合应用的药物

一、药理作用与作用机制

磺胺类药物与砜类药物均属于二氢叶酸合成酶的抑制剂，能抑制疟原虫的叶酸代谢，但单独应用效果较差，如与二氢叶酸还原酶抑制剂如乙胺嘧啶、甲氧苄啶联合应用，可使疟原虫的叶酸代谢受到双重抑制，增强抗疟作用，常用药物主要有磺胺多辛、氨苯砜。

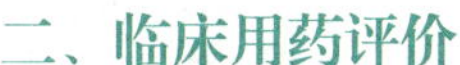

二、临床用药评价

（一）作用特点

磺胺多辛血浓度不应超过 200μg/ml，如超过此浓度，不良反应发生率增高，毒性增强。氨苯砜在肝内经 N- 乙酰转移酶代谢。快乙酰化型患者用药时可能需要调整剂量。

（二）药物相互作用

磺胺多辛不能与对氨基苯甲酸及对氨苯甲酰基的局麻药合用，两者相互拮抗；氨苯砜与丙磺舒合用可减少肾小管分泌砜类，使砜类药物血浓度高而持久，易发生毒性反应。

（三）典型不良反应和禁忌

磺胺多辛过敏反应较为常见，可表现为药疹，严重者可发生渗出性多形红斑、剥脱性皮炎和大疱表皮松解萎缩性皮炎等。使用氨苯砜治疗初期，部分患者可发生药疹，严重者表现为“氨苯砜综合征”。

（四）特殊人群用药

1. 磺胺多辛对孕妇应避免应用，哺乳期妇女不宜应用，在新生儿及 2 个月以下婴儿的禁用。

2. 氨苯砜对妊娠期及哺乳期妇女用药前应充分权衡利弊后决定是否采用，如确有应用指征者应在严密观察下应用。

三、代表药品

表 11-3　代表药品

药　品	内　容	
磺胺多辛 sulfadoxine	适应证	磺胺多辛可与乙胺嘧啶联合，用于预防和治疗耐氯喹的脑型疟疾
	临床 应用注意	①禁忌：对磺胺类药物过敏者、妊娠期及哺乳期妇女、小于 2 个月婴儿、巨幼细胞性贫血患者、重度肝肾功能损害者禁用 ②注意事项：每次服用本品时应饮用足量水分（约 240ml），餐前 1h 或餐后 2h 服用，服用期间也应保持充足进水量，使成人一日尿量至少维持在 1200/1500ml
氨苯砜 dapsone	适应证	本品与其他抑制麻风药联合用于由麻风分枝杆菌引起的各种类型麻风和疱疹样皮炎的治疗，也可与甲氧苄啶联合治疗肺孢三者联合用于预防间日疟
	临床 应用注意	①禁忌：对本品及磺胺类药物过敏者、严重肝功能损害和精神障碍者禁用 ②注意事项：使用时应随访检查血常规计数、葡萄糖 -6- 磷酸脱氢酶（G-6-PD）测定、肝功能试验、肾功能测定

第二节 抗肠蠕虫药

第一亚类 抗血吸虫药

一、药理作用与作用机制

广谱抗吸虫和绦虫药物吡喹酮对虫体的主要药理作用如下。

1. 使虫体肌肉发生强直性收缩而产生痉挛性麻痹。
2. 使虫体皮层损害与影响宿主免疫功能。
3. 使虫体表膜去极化。
4. 可抑制虫体核酸与蛋白质的合成。

二、临床用药评价

（一）典型不良反应和禁忌

吡喹酮常见的不良反应：头昏、头痛、恶心、腹痛、腹泻、乏力、四肢酸痛等。

（二）特殊人群用药

哺乳期妇女于服吡喹酮期间，直至停药后 72h 内不宜哺乳。

三、代表药品

表 11-4 吡喹酮（Praziquantel）

要　点	内　容
适应证	适用于各种血吸虫病、华支睾吸虫病、肺吸虫病、姜片虫病以及绦虫病和囊虫病
临床应用注意	（1）禁忌：眼囊虫病患者禁用 （2）注意事项 ①治疗后由于虫体被杀死后释放出大量的抗原物质，可引起发热，嗜酸粒细胞增多、皮疹等，偶可引起过敏性休克，必须注意观察 ②脑囊虫病患者需住院治疗 ③合并眼囊虫病时，须先手术摘除虫体，而后进行药物治疗 ④治疗期间与停药后 24h 内勿进行驾驶，机械操作等工作

第二亚类 抗肝吸虫药

一、药理作用与作用机制

三氯苯达唑通过转介吸收穿透肝片吸虫，然后抑制寄生虫的运动性，其机制可能与微管结构被破坏导致寄生虫的死亡有关。

二、代表药品

具体内容见表 11-5。

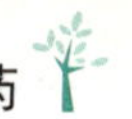

表 11-5　三氯苯达唑（Triclabendazole）

要　点	内　容
适应证	用于 6 岁及以上儿童及成人用于人肝吸虫病的治疗
临床应用注意	（1）禁忌：禁用于已知对三氯苯达唑、其他苯并咪唑衍生物或任何赋形剂过敏的患者 （2）不良反应：服药后可出现腹痛，呕吐、出汗、恶心、食欲减退、头痛、荨麻疹、腹泻、呕吐、肌肉骨骼性胸痛和瘙痒等不良反应，还可致 Q-T 间期延长 （3）注意事项 ①本品为新型咪唑类驱虫药，建议患者在进食时口服。压碎的药片与果酱混合后，可稳定 4h ②监测有 Q－T 间期延长史或有 Q-T 间期延长症状史的患者的心电图

第三亚类　抗丝虫药

一、药理作用与作用机制

治疗药物主要是乙胺嗪、伊维菌素、阿苯达唑。乙胺嗪对两种丝虫均有杀灭作用，对马来丝虫的疗效优于班氏丝虫，对微丝蚴的作用优于成虫。呋喃嘧酮，对微丝蚴与成虫均有杀灭作用，对班氏丝虫病的疗效优于乙胺嗪。

二、临床用药评价

（一）作用特点

伊维菌素对各种生命周期的大部分线虫（但非所有线虫）均有作用；对盘尾丝虫的微丝蚴有效，但对成虫无效；对仅处于肠道的类圆线虫也有效。

（二）典型不良反应和禁忌

重度感染的盘尾丝虫病患者，在接受单剂乙胺嗪、伊维菌素后，可出现急性炎症反应综合征（Mazzotti 反应）。

（三）特殊人群用药

妊娠及哺乳期妇女应暂缓乙胺嗪治疗。伊维菌素孕妇不要使用。

三、代表药品

表 11-6　代表药品

药　品	内　容	
乙胺嗪 Diethylcar-bamazine	适应证	用于治疗班氏丝虫、马来丝虫和罗阿丝虫感染。也用于盘尾丝虫病。对前三者一次或多次治疗后可根治，但对盘尾丝虫病，因本品不能杀死成虫，故不能根治
	用法用量	口服；预防：在丝虫病流行区，有将乙胺嗪掺拌入食盐中，制成药盐全民食用以杀死血液中微丝蚴，防治效果迅速可靠

（续表 11-6）

药　品		内　容
乙胺嗪 Diethylcarbamazine	临床应用注意	（1）禁忌：对有活动性肺结核、严重心脏病、肝脏病、肾脏病、急性传染病应暂缓治疗 （2）注意事项 ①在重度罗阿丝虫感染者采用乙胺嗪治疗后可发生脑病和视网膜出血等 ②对儿童有蛔虫感染者应先驱蛔虫
伊维菌素 Ivermectin	适应证	本品主要用于治疗盘尾丝虫病和类圆线虫病及钩虫、蛔虫、鞭虫、蛲虫感染
	临床应用注意	①注意事项：儿童患者慎用。类圆线虫病患者在使用本品时，必须重复进行粪检以确定类圆线虫感染已得到清除 ②禁忌：严重肝、肾、心功能不全、对本品过敏及精神异常者禁用 ③其他：如发生药物过量，应尽快催吐及洗胃，如需要可再给导泻及进行其他常规抗毒治疗

第四亚类　驱肠虫药

一、药理作用与作用机制

哌嗪具有麻痹蛔虫肌肉的作用，其机制可能为**哌嗪在虫体神经肌肉接头处发挥抗胆碱作用，**阻断乙酰胆碱对蛔虫肌肉的兴奋作用，或改变虫体肌肉细胞膜对离子的通透性，影响神经自发冲动的传递；亦可抑制琥珀酸盐的产生，减少能量的供应，从而阻断神经肌肉接头处，使冲动不能下达，使蛔虫从寄生的部位脱开，随肠蠕动而排出体外。**噻嘧啶是去极化神经肌肉阻滞剂，**具明显的烟碱样作用，使蛔虫产生痉挛，并能**持久抑制胆碱酯酶，使虫体肌张力增加而不能自主活动，安全排出体外。**

二、临床用药评价

作用特点：①**作用于虫体的神经、肌肉系统，**此类药有哌嗪和噻嘧啶等；②**抑制虫体对葡萄糖的摄取，**此类药有阿苯达唑、甲苯达唑等；③**影响虫体内酶的活性，**如恩波吡维胺。

三、代表药品

表 11-7　代表药品

药　品		内　容
哌　嗪 Piperazine	适应证	用于肠蛔虫病，蛔虫所致的不全性肠梗阻和胆道蛔虫症绞痛的缓解期，也可用于蛲虫感染
	临床应用注意	（1）禁用：肝肾功能不全、有神经系统疾病或对本品有过敏史者 （2）不良反应：过敏者可发生流泪、流涕，咳嗽、眩晕、嗜睡、哮喘等 （3）注意事项 ①营养不良或贫血者应先予纠正，然后再服用本品 ②本品可使血清尿酸数值降低而影响检测结果

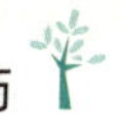

（续表 11-7）

药　品	内　容	
哌　嗪 Piperazine	临床应用注意	（4）相互作用 ①本品与氯丙嗪同用有可能引起抽搐，故应避免合用 ②与噻嘧啶合用有拮抗作用
噻嘧啶 Pyrantel	适应证	用于蛔虫、钩虫、蛲虫或混合感染
	临床应用注意	①注意事项：急性肝炎或肾炎、严重心脏病、发热患者应暂缓给药，妊娠期妇女、冠心病及严重溃疡病患者慎用 ②不良反应：服用后可引起恶心、眩晕、腹痛，偶有呕吐、腹泻、畏寒等

第五亚类　广谱驱肠虫和杀虫药

一、药理作用与作用机制

阿苯达唑为广谱驱虫药，可阻断虫体对多种营养和葡萄糖的摄取，导致虫体糖原耗竭，致使寄生虫无法生存和繁殖。甲苯咪唑可通过与寄生虫肠细胞微管蛋白特异性结合而干扰其细胞微管形成，可使寄生虫肠道超微结构退化，从而破坏寄生虫对葡萄糖的吸收及消化功能，最终导致寄生虫死亡。左旋咪唑为四咪唑的左旋体，可选择性地抑制虫体肌肉中的琥珀酸脱氢酶，使延胡索酸不能还原为琥珀酸，从而影响虫体肌肉的无氧代谢，减少能量产生，同时当虫体与之接触时，能使神经肌肉去极化，肌肉发生持续收缩而致麻痹，有利于虫体的排出。左旋咪唑还有免疫调节和免疫兴奋功能。

二、临床用药评价

（一）作用特点

甲苯咪唑和阿苯达唑是治疗蛔虫病、蛲虫病、钩虫病和鞭虫病的首选药。

（二）药物相互作用

阿苯达唑不宜与西咪替丁、吡喹酮、地塞米松、利托那韦、苯妥英、卡马西平、苯巴比妥类并用。甲苯咪唑不应与甲硝唑合用。左旋咪唑不宜与四氯乙烯合用，以免增加其毒性。

（三）典型不良反应和禁忌

阿苯达唑治疗中常见恶心、口干、乏力、发热、皮疹、头晕等反应。甲苯咪唑发生的不良反应常见有胃肠道反应。左旋咪唑一般轻微，有恶心、呕吐、腹痛等。

（四）特殊人群用药

阿苯达唑对妊娠及哺乳期妇女、准备怀孕的妇女及 2 岁以下儿童禁用，严重肝、肾、心功能不全及活动性溃疡病患者禁用。

三、代表药品

具体内容见表 11-8。

表 11-8　代表药品

药　品	内　容	
阿苯达唑 Albenda-zole	适应证	用于蛔虫病、蛲虫病、钩虫病
	临床应用注意	①禁忌：对本品过敏者禁用，过敏体质者慎用。蛋白尿、化脓性或弥漫性皮炎、各种急性传染病以及癫痫患者不宜使用 ②注意事项：蛲虫病易自身重复感染，故在治疗 2 周后应重复治疗一次；脑囊虫病患者，当治疗时药物导致寄生虫死亡时在脑中发生反应，应立即就医
甲苯咪唑 Mebenda-zole	适应证	用于治疗蛲虫、蛔虫、鞭虫、十二指肠钩虫、粪类圆线虫和绦虫单独感染及混合感染
	临床应用注意	①禁忌：对本品过敏者禁用。肝肾功能不全者慎用 ②注意事项：少数病例特别是蛔虫感染较严重的患者服药后可引起蛔虫游走，造成腹痛或吐蛔虫，甚至引起窒息，此时应立即就医
左旋咪唑 Levamisole	适应证	对蛔虫、钩虫、蛲虫和粪类圆线虫病有较好疗效。由于本品单剂量有效率较高，故适于集体治疗。对班氏丝虫、马来丝虫和盘尾丝虫成虫及微丝蚴的活性较乙胺嗪高，但远期疗效较差
	临床应用注意	禁忌：肝肾功能不全、肝炎活动期、妊娠早期或原有血吸虫病患者禁用

第六亚类　驱绦虫药

一、药理作用与作用机制

驱绦虫药氯硝柳胺能抑制绦虫细胞内线粒体的氧化磷酸化过程，高浓度时可抑制虫体呼吸并阻断对葡萄糖的摄取，从而使之发生变质。本品对虫卵无杀灭作用。

二、代表药品

表 11-9　氯硝柳胺（Niclosamide）

要　点	内　容
适应证	用于人体和动物绦虫感染，为治疗牛带绦虫、短小膜壳绦虫、阔节裂头绦虫等感染的良好药物。对猪带绦虫亦有效，但服药后有增加感染囊虫病的可能性
临床应用注意	①不良反应：偶见乏力、头晕、胸闷、胃肠道功能紊乱、发热、瘙痒等不良反应 ②注意事项：用以治疗猪带绦虫时，在服药前加服镇吐药，服药后 2h，服硫酸镁导泻，以防节片破裂后散出的虫卵倒流入胃及十二指肠内造成自体感染囊虫病的危险

第七亚类　其他抗蠕虫药

一、药理作用与作用机制

三苯双脒对多种肠道寄生虫有驱除作用，对钩虫皮下组织的超微结构破坏严重，导致细胞核消失或破坏、线粒体消失，对其肠管中心层线粒体等结构均有破坏，产生驱虫作用。

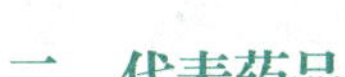

二、代表药品

表 11-10　三苯双脒（tribendimidine）

要　点	内　容
适应证	本品为广谱肠道驱虫药，用于治疗钩虫（尤其是美洲钩虫）、蛔虫感染
临床应用注意	①禁忌：对本品成分过敏者禁用。心脏病患者或心电图异常者不宜使用 ②不良反应：恶心、腹痛、腹泻、头晕、头痛、困倦，程度较轻，无需特殊处理 ③注意事项：伴有严重肝、肾功能不全者慎用，本品不能掰开或嚼碎服用

第三节　抗原虫药

一、药理作用与作用机制

抗阿米巴药**双碘喹啉**具有广谱抗微生物作用。因阿米巴的生长繁殖得益于与肠内细菌共生，而本药抑制了肠内共生细菌，从而使肠内阿米巴的生长繁殖出现障碍。本药只对阿米巴滋养体有作用，对包囊无杀灭作用。**抗利什曼原虫药葡萄糖酸锑钠为五价锑化合物，必须还原成三价锑才能发挥作用，**对利什曼原虫产生抑制作用，然后单核－吞噬细胞系统将其消灭。甲硝唑、替硝唑有抗滴虫和抗阿米巴原虫作用，也广泛地应用于抗厌氧菌感染，为治疗阴道滴虫病的首选药物。

二、代表药品

表 11-11　代表药品

药　品	内　容	
双碘喹啉 Diiodohydroxyquinoline	适应证	①用于治疗轻型或无明显症状的阿米巴痢疾，治愈率约为 80% ②与依米丁、甲硝唑联用，对急性阿米巴痢疾及较顽固病例可达根治效果。**本品临床只适用于轻症慢性阿米巴痢疾或无症状的带包囊者。因此对肠内阿米巴、无症状的肠阿米巴（带包囊状态）可为首选**
	临床应用注意	①禁用：对碘过敏患者，甲状腺肿大患者，严重肝肾疾病患者 ②不良反应：本药在治疗剂量上是较安全的。最主要的不良反应为腹泻，但不常见，一般在治疗第 2、3 日开始，不需停药，数日后即可自动消失。还可出现恶心、呕吐 ③注意事项：治疗期间可使蛋白结合碘的水平增高，故能干扰某些甲状腺功能试验
葡萄糖酸锑钠 Sodium Stibogluconate	适应证	用于治疗黑热病病因治疗
	临床应用注意	①禁忌：肺炎、肺结核及严重心、肝、肾功能不全患者 ②不良反应：用药后期可出现心电图改变 ③注意事项：过期药物有变成三价锑的可能，不宜使用

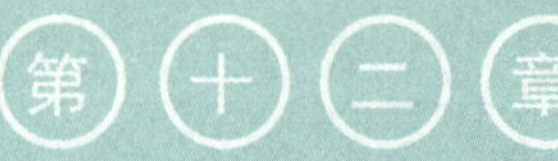

第十二章 抗肿瘤药

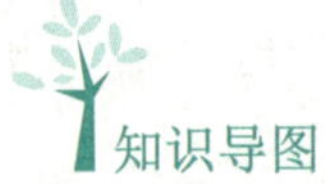

知识导图

章	节	类别		代表药品
抗肿瘤药物	直接影响 DNA 结构和功能的药物	破坏 DNA 的烷化剂		氮芥、环磷酰胺、噻替哌、白消安、替莫唑胺
		破坏 DNA 的铂类化合物		顺铂、卡铂、奥沙利铂
		破坏 DNA 的抗生素		丝裂霉素、博来霉素
		拓扑异构酶抑制剂		羟喜树碱、拓扑替康，依托泊苷
	干扰核酸生物合成的药物	胸腺核苷酸合成酶抑制剂		氟尿嘧啶、卡培他滨、替吉奥
		嘌呤核苷酸合成酶抑制剂		巯嘌呤、硫鸟嘌呤
		核苷酸还原酶抑制剂		羟基脲
		二氢叶酸还原酶抑制剂		甲氨蝶呤、培美曲塞
		DNA 多聚酶抑制剂		阿糖胞苷、吉西他滨
	干扰转录过程和阻止 RNA 合成的药物	蒽环类抗肿瘤抗生素		多柔比星
	抑制蛋白质合成与功能的药物	微管蛋白活性抑制药	长春碱类	长春新碱、长春碱、长春地辛、长春瑞滨
			紫杉醇类	紫杉醇、紫杉醇酯质体、白蛋白结合型紫杉醇、多西他塞
		干扰核糖体功能的药物	高三尖杉酯碱类	三尖杉酯碱、高三尖杉酯碱
		影响氨基酸供应的药物	门冬酰胺酶	L- 门冬酰胺酶
	调节体内激素平衡的药物	抗雌激素类	雌激素受体拮抗剂	托瑞米芬、他莫昔芬
			芳香氨酶抑制剂	来曲唑、阿那曲唑、依西美坦
			孕激素类	甲羟孕酮、甲地孕酮
		抗雄激素类		氟他胺
		性激素	雌激素类	己烯雌酚、炔雌醇
			雄激素类	丙酸睾酮
		促性腺激素释放激素（GnRH）激动剂 / 抑制剂		亮丙瑞林、戈舍瑞林、布舍瑞林
	靶向抗肿瘤药	酪氨酸激酶抑制剂		吉非替尼、厄洛替尼、阿法替尼、伊马替尼、克唑替尼、奥希替尼、舒尼替尼

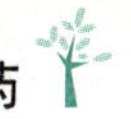

（续表）

章	节	类　别		代表药品
抗肿瘤药物	靶向抗肿瘤药	单克隆抗体		贝伐珠单抗、利妥昔单抗、曲妥珠单抗、西妥昔单抗
	免治疗药物	免疫调节剂（非特异性）		干扰素、白介素、香菇多糖、胸腺肽、酵母多糖
		免疫结合阻断治疗（免疫检查点抑制剂）	程序性细胞死亡蛋白 -1（programmed death-1，PD-1）抑制剂	帕博丽珠单抗、纳武利尤单抗
			程序性细胞死亡蛋白 - 配体 1（programmed death- Ligand1，PD-L1）抑制剂	阿特珠单抗、阿伟鲁单抗

第一节　直接影响 DNA 结构和功能的药物

第一亚类　破坏 DNA 的烷化剂

破坏 DNA 的烷化剂分为氮芥类、塞替派类、亚硝脲类、甲磺酸酯类等，常用药品包括氮芥、环磷酰胺、塞替派、白消安、替莫唑胺等。

一、药理作用与作用机制

烷化剂属于细胞周期非特异性药物，所含烃基能与细胞的 DNA、RNA 或蛋白质中亲核基团起烷化作用，常可形成交叉联结或引起脱嘌呤，使 DNA 链断裂，在下一次复制时可使碱基配对错码，造成 DNA 结构和功能的损害，严重时可致细胞死亡。

二、临床用药评价

（一）药物相互作用

1. 肝药酶诱导剂如巴比妥类、糖皮质激素、别嘌醇及氯霉素等对环磷酰胺的代谢、活性和毒性均有影响，合用时应注意。

2. 选用司莫司汀进行化疗时，应避免同时联合其他对骨髓功能抑制较强的药物。

3. 塞替派可增加血尿酸水平，为控制高尿酸血症可给予别嘌醇。

4. 塞替派与尿激酶同时应用，可增加塞替派治疗膀胱癌的疗效，尿激酶为纤维蛋白溶酶原的活化剂，可增加药物在肿瘤组织中的浓度。

5. 由于服用白消安可增加血尿酸及尿尿酸水平，因此对原合并痛风或服本品后血尿酸增加的患者，可服适量的抗痛风药。若服白消安的同时或曾于短期内用过其他抑制骨髓的药物或放射治疗者，可酌情减量。

6. 免疫缺陷或免疫功能较差的患者如接种活疫苗有引发感染的潜在可能性，故不推荐使用活疫苗进行免疫接种。

（二）典型不良反应和禁忌

1. 不良反应：骨髓功能抑制，表现在白细胞计数、血小板、红细胞计数和血红蛋白下降。

2. 禁忌：对药物过敏者、妊娠及哺乳期妇女、严重肝肾功能不全患者、骨髓功能抑制者、感染患者、肝肾功能不全患者。

（三）特殊人群用药

妊娠及哺乳期妇女禁用。患者有严重肝肾功能损伤和骨髓抑制时需要应检测相关指标。

三、代表药品

表 12-1　代表药品

药　品	内　容	
环磷酰胺 Cyclophosphamide	适应证	主要用于恶性淋巴瘤、急性或慢性淋巴细胞白血病、多发性骨髓瘤、乳腺癌、睾丸肿瘤、卵巢癌、肺癌、头颈部鳞癌、鼻咽癌、神经母细胞瘤、横纹肌肉瘤及骨肉瘤
	临床应用注意	①禁忌：对环磷酰胺及其代谢产物，以及药品中任意组分存在严重超敏反应者，可能发生与其他烷化剂的交叉超敏反应者 ②本品可使血清胆碱酯酶减少，血尿酸及尿尿酸水平增加；当肝肾功能损害、骨髓转移或既往曾接受多程化放疗时，环磷酰胺的剂量应减少至治疗量的 1/3 ～ 1/2；由于本品需在肝内活化，因此腔内给药无法直接作用；**本品水溶液仅能稳定 2 ～ 3h，最好临时配置；大剂量应用时，除密切观察骨髓造血功能外，尤其要注意非血液学毒性如心肌炎、中毒性肝炎及肺纤维化等**
塞替派 Thiotepa	适应证	主要用于乳腺癌、卵巢癌、癌性体腔积液的腔内注射，膀胱癌的局部灌注、胃肠道肿瘤
	临床应用注意	①禁忌：联合使用活疫苗或减毒疫苗，塞替派的免疫抑制作用消退前请勿给药。对塞替派有严重超敏反应者禁用，严重骨髓抑制，严重肝肾功能损害 ②注意：妊娠初始的 3 个月应避免使用，因其有致突变或致畸作用，可增加胎儿死亡及先天性畸形 ③在用药期间，每周均要定期检查白细胞计数、血小板计数及肝肾功能，停药后 3 周内应继续进行相应检查，以防止出现持续的严重骨髓抑制；白血病、淋巴瘤患者中，**为防止尿酸性肾病或高尿酸血症，可给予大量补液或别嘌醇。**尽量减少与其他烷化剂联合使用，或同时接受放射治疗；与放疗同时应用时，应适当调整剂量；本品对酸不稳定，不能口服，且在胃肠道中吸收较差，必须静脉或肌内注射
替莫唑胺 Temozolomide	适应证	主要用于多形性胶质母细胞瘤或间变性星形细胞瘤
	临床应用注意	①禁忌：对替莫唑胺胶囊或达卡巴嗪（DTIC）过敏者、妊娠期妇女、严重骨抑制的患者 ②注意：替莫唑胺可导致疲劳和嗜睡，服药期应避免对驾驶和操作机械能力的影响。**本品含有乳糖，患有罕见的遗传性半乳糖不耐受、乳糖酶缺乏或葡萄糖 - 半乳糖吸收不良问题的患者，不应服用本品**

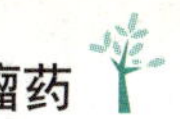

（续表 12-1）

药 品	内 容	
替莫唑胺 Temozolomide	临床应用注意	③替莫唑胺具有遗传毒性，因此在治疗过程及治疗结束后 6 个月之内，男性应避孕 ④接受替莫唑胺治疗的患者可能会出现骨髓抑制，包括持续的全血细胞降低，可能导致再生障碍贫血，且在一些病例中导致了致命的结果

第二亚类 破坏 DNA 的铂类化合物

常用药品包括：顺铂、卡铂、奥沙利铂、奈达伯等。

一、药理作用与作用机制

破坏 DNA 的铂类化合物属于细胞周期非特异性药物，进入肿瘤细胞后能与 DNA 形成 Pt-DNA 加合物，从而介导肿瘤细胞坏死或凋亡，进而产生抗癌效果。

二、临床用药评价

（一）作用特点

奥沙利铂是结直肠癌的首选药之一。奥沙利铂与顺铂、卡铂三种铂类化合物的使用方法、不良反应等对比见表 12-2。

表 12-2 顺铂、卡铂、奥沙利铂三种铂类化合物的使用方法、不良反应等对比

药物通用名	使用方法	胃肠道不良反应	肾毒性	血液毒性	神经毒性	其 他
顺 铂	**用 0.9% 氯化钠注射液或 5% 葡萄糖注射液稀释**	+++	+++	++	+	因显著的肾毒性，需要用药前进行水化利尿，一般应用于身体基础状况较好的患者
卡 铂	先用 5% 葡萄糖注射液 10 ～ 20ml 溶解，再用 5% 葡萄糖注射液稀释至 0.5mg/ml，避光输注	++	++	+++	++	骨髓抑制较重，其他不良反应轻于顺铂，抗肿瘤作用稍弱于顺铂，抗癌谱较窄，对食管、膀胱肿瘤不敏感
奥沙利铂	先用注射用水或 5% 葡萄糖注射液 10 ～ 20ml 溶解，加入 5% 葡萄糖注射液 250 ～ 500ml 静滴 2h	+	+	+	++++	主要应用于消化道和结直肠肿瘤效果显著，神经毒性为主

（二）药物相互作用

1. **顺铂与氨基糖苷类抗菌药物、两性霉素 B 或头孢噻吩等合用，有肾毒性叠加作用。**

2. 甲氨蝶呤及博来霉素主要由肾脏排泄，顺铂所致的肾损害会延缓上述两种药物的排泄，导致肾毒性增加。

3. 顺铂与丙磺舒合用，可致高尿酸血症。

4. 顺铂与氯霉素、呋塞米或依他尼酸合用，可增加本品的耳毒性。

5. 抗组胺药可掩盖顺铂所致的耳鸣、眩晕等症状。

6. 尽量避免卡铂与可能损害肾功能的药物如氨基糖苷类抗菌药物同时使用。

7. 卡铂与其他抗肿瘤药联合应用时应注意适当降低剂量。

8. 因与氯化钠和碱性溶液（特别是氟尿嘧啶）之间存在配伍禁忌，所以奥沙利铂一定不能与上述制剂混合或通过同一静脉途径给药。

9. 在动物和人体内研究中显示，奥沙利铂与氟尿嘧啶联合应用具有协同抗肿瘤作用。

（三）典型不良反应和禁忌

1. 典型不良反应：消化道反应（恶心、呕吐、腹泻）、肾毒性、耳毒性、神经毒性、低镁血症等，也可出现骨髓功能抑制、过敏反应。顺铂典型不良反应为恶心、呕吐、肾毒性和耳毒性，骨髓功能抑制相对较轻；卡铂引起的恶心和呕吐的严重程度比顺铂轻，引起肾毒性和耳毒性不良反应比顺铂少，但骨髓抑制比顺铂严重；奥沙利铂引起恶心、呕吐、肾毒性、耳毒性、骨髓抑制均较轻，但神经毒性强。

2. 禁忌：对铂类化合物有过敏史者，有严重骨髓抑制、出血性肿瘤、严重肾功能不全者及妊娠期及哺乳期妇女。

（四）特殊人群用药

1. 既往有肾病史、造血系统功能不全、听神经功能障碍，用药前曾接受其他化疗或放射治疗及非本药引起的外周神经炎等患者应特别慎重。

2. 治疗前后，治疗期间和每一疗程之前，应作如下检查：肝、肾功能、全血细胞计数、血钙以及听神经功能、神经系统功能等。此外，在治疗期间，每周应检查全血细胞计数。通常需待器官功能恢复正常后，才可重复下一疗程。

3. 化疗期间与化疗后，男性和女性患者均需严格避孕。治疗后若想怀孕，需事先进行遗传学咨询。

4. 顺铂可能影响注意力集中、驾驶和机械操作能力。

5. 应避免接触铝金属（如铝金属注射针器等）。

6. 在化疗期间与化疗后，患者必需饮用足够的水分。

三、代表药品

表 12-3　代表药品

药　品	内　容	
顺　铂 Cisplatin	适应证	主要用于小细胞与非小细胞癌、睾丸癌、卵巢癌、宫颈癌、子宫内膜癌、前列腺癌、膀胱癌、黑色素瘤、肉瘤、头颈部肿瘤及各种鳞状上皮癌和恶性淋巴瘤

（续表 12-3）

药品	内容	
顺　铂 Cisplatin	临床 应用注意	①禁用：对顺铂和其他含铂制剂过敏者、妊娠、哺乳期、骨髓功能减退、严重肾功能不全、失水过多、水痘、带状疱疹、痛风、高尿酸血症、近期感染及因顺铂而引起的外周神经病等患者 ②治疗期间可服用别嘌醇，以降低血尿酸水平
奥沙利铂 Oxaliplatin	适应证	用于经过氟尿嘧啶治疗失败后的结、直肠癌转移的患者，可单独或联合氟尿嘧啶使用
	临床 用药注意	①妊娠期及哺乳期妇女禁用 ②禁忌：对奥沙利铂或其他铂类化合物过敏者 ③当出现白细胞计数≤ 2×10^9/L 或血小板≤ 50×10^9/L，应推迟下一周期用药，直到恢复正常；应给予预防性或治疗性的止吐用药；静脉滴注期间不可食用冷食和饮用冷水，并避免接触冰冷的物体。为减低神经毒性可口服维生素 B_1、B_6 和烟酰胺等
卡　铂 Carboplatin	适应证	主要用于卵巢癌、小细胞癌、非小细胞肺癌、头颈部磷癌、食管癌、精原细胞瘤、膀胱癌、间皮瘤等
	临床 应用注意	①不推荐妊娠和哺乳期妇女使用本品 ②禁忌：对含铂的化合物、甘露醇，或包含甘露醇的制剂过敏者，严重的骨髓功能抑制者，严重出血的患者 ③预防性给予止吐药可以减轻恶心、呕吐发生的频度和严重程度；用药期间应监测听力、神经功能、肾功能、血常规，血清钙、镁、钾，钠的含量；一旦发生严重的骨髓功能抑制，可进行输血治疗

第三亚类　破坏 DNA 的抗生素

常用药物包括：丝裂霉素、博来霉素。

一、药理作用与作用机制

通过直接嵌入 DNA 分子，改变 DNA 模板性质，阻止其转录过程，从而抑制 DNA 及 RNA 的合成。抗肿瘤抗生素类药物属于周期非特异性药物，但对 S 期细胞有更强的杀灭作用。

二、临床用药评价

（一）药物相互作用

1. 丝裂霉素与利血平、氯丙嗪合用，均使后者作用加强或延长。
2. 丝裂霉素与维生素 C、维生素 B_6 等配伍后静脉应用时，可使本品疗效显著下降。
3. 丝裂霉素与他莫昔芬合用，可增加溶血性尿毒症的发生危险。
4. 丝裂霉素与多柔比星合用可增加心脏毒性。
5. 博来霉素与顺铂合用应谨慎。
6. 对于非霍奇金淋巴瘤用博来霉素与其他细胞毒药物（甲氨蝶呤、多柔比星、环磷酰胺，长春新碱和地塞米松）联合使用可发生急性可逆性肺部反应风险增大，故应谨慎和严密监测。
7. 博来霉素与长春新碱合用时，应注意观察其交叉抗药性。

（二）典型不良反应和禁忌

1. 典型不良反应：骨髓功能抑制，可致白细胞及血小板计数减少。

2. 禁忌：有过敏史、严重肺部疾患、严重弥漫性肺纤维化、严重肾功能不全、严重心脏疾病、胸部及其周围接受放射治疗者、水痘或带状疱疹、妊娠及哺乳期妇女。

（三）特殊人群用药

1. 70 岁以上老年患者、肺功能不全、肝肾功能不全。发热患者及白细胞计数低于 2.5×10^9/L 者不宜应用。

2. 用药期间应密切随访血常规及血小板计数、血尿素氮、血肌酐。

3. 本品局部刺激严重，若药液漏出血管外，可致局部红肿疼痛，以致坏死溃疡。

三、代表药品

表 12-4　代表药品

药　品	内　容	
丝裂霉素 Mitomycin	适应证	主要用于胃癌、结肠及直肠癌、肺癌、胰腺癌、肝癌、宫颈癌、宫体癌、乳腺癌、头颈区肿瘤、膀胱肿瘤
	临床应用注意	①妊娠及哺乳期妇女禁用 ②禁忌：水痘或带状疱疹患者禁用；用药期间禁用活病毒疫苗接种和避免口服脊髓灰质炎疫苗 ③长期应用本品可抑制卵巢及睾丸功能，造成闭经或精子缺乏 ④不良反应：骨髓抑制、恶心、呕吐、肝肾衰竭
博来霉素 Bleomycin	适应证	主要用于皮肤恶性肿瘤、头颈部肿瘤（颌癌、舌癌、唇癌、咽部癌、口腔癌等）、肺癌（尤其是原发和转移性鳞癌）、食管癌、恶性淋巴瘤（网状细胞肉瘤、淋巴肉瘤、霍奇金淋巴瘤）、子宫颈癌、神经胶质瘤、甲状腺癌
	临床应用注意	①禁忌：对本品过敏者，水痘患者，白细胞计数低于 2.5×10^9/L 者 ②在老年患者及总用药剂量超过 400U 的患者中发生肺毒性的风险增加；推荐进行监护。对于存在显著肺功能减退的患者应慎用

第四亚类　拓扑异构酶抑制剂

一、药理作用与作用机制

本类药物抑制处于增殖期的肿瘤细胞，属于细胞周期特异性药物。通过抑制拓扑异构酶而发挥细胞毒作用，使 DNA 不能复制，造成不可逆的 DNA 链破坏，从而导致肿瘤细胞凋亡。

二、临床用药评价

（一）作用特点

依托泊苷，对小细胞肺癌有显著疗效，为小细胞肺癌化疗首选药。替尼泊苷脂溶性高，可以透过血－脑屏障，为脑瘤的首选药。

（二）药物相互作用

1. 伊立替康与洛莫司汀、多柔比星、顺铂、依托泊苷、氟尿嘧啶等并用，可增强抗肿瘤作用。

2. 伊立替康与神经－肌肉阻滞剂之间存在相互作用。

3. 依托泊苷与阿糖胞苷、环磷酰胺、卡莫司汀有协同作用。

4. 依托泊苷有明显的骨髓功能抑制作用，与其他抗肿瘤药联合应用，可能加重骨髓抑制的不良反应。

5. 依托泊苷可抑制机体免疫防御机制，禁止同时接种活疫苗。

6. 依托泊苷与血浆蛋白结合率高，因此，与其他血浆蛋白结合的药物合用可影响本品排泄。

7. 依托泊苷与大剂量环孢素（血药浓度超过 2000ng/ml）合用，可增加本品的分布容积并降低其清除率。

（三）典型不良反应和禁忌

1. 不良反应：呕吐、食欲减退、骨髓功能抑制、尿急、尿痛、血尿、蛋白尿及脱发。

2. 禁忌：伊立替康禁用于对本品过敏者、慢性肠炎或肠梗阻者、胆红素超过正常值上限 1.5 倍者、严重骨髓功能衰竭者、妊娠及哺乳期妇女。依托泊苷禁用于骨髓功能抑制者，白细胞计数和血小板明显减少者，心、肝、肾功能不全严重者，妊娠期妇女。**本品含苯甲醇，禁用于儿童肌内注射。**

（四）特殊人群用药

1. 治疗前及每周期化疗前均应检测肝功能，本品禁用于胆红素超过正常值上限 1.5 倍的患者。

2. 每次用药前应预防性使用止吐药。有呕吐合并迟发性腹泻的患者应尽快住院治疗。

3. 治疗期间及治疗结束后 3 个月应采取避孕措施。

4. 对驾驶和操作机器能力的影响：患者应注意，在使用本品 24h 内，有可能出现头晕及视力障碍，因此建议当这些症状出现时请勿驾车或操作机器。

三、代表药品

表 12-5　代表药品

药　品	内　容	
羟喜树碱 Hydroxy-campto-thecin	适应证	主用于原发性肝癌、胃癌、膀胱癌、直肠癌、头颈部上皮癌及白血病
	临床应用注意	①禁忌：对本品过敏者 ②用药期间严格监测血常规；静脉给药时外渗会引起局部疼痛及炎症；本品仅限应用 0.9% 氯化钠注射液稀释，不宜用葡萄糖等酸性溶液溶解和稀释
拓扑替康 Topotecan	适应证	主要用于小细胞肺癌。晚期转移性卵巢癌经一线化疗失败者
	临床应用注意	①妊娠和哺乳期妇女禁用 ②对喜树碱类药物或其任何成分过敏者禁用，严重骨髓抑制，中性粒细胞＜ 1.5×10^9/L 者禁用 **③本品存避光包装内，温度 20℃～ 25℃时保持稳定，由于药内无抗菌成分，故开瓶后须立即使用，稀释后在 20℃～ 25℃可保存 24h**

（续表 12-5）

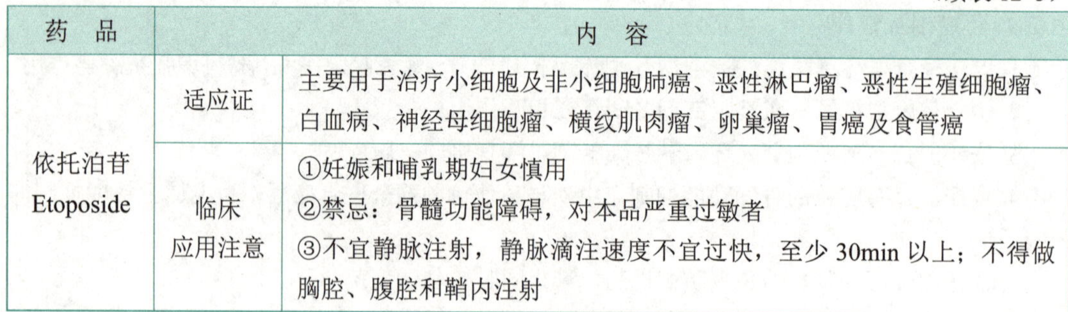

药　品	内　容	
依托泊苷 Etoposide	适应证	主要用于治疗小细胞及非小细胞肺癌、恶性淋巴瘤、恶性生殖细胞瘤、白血病、神经母细胞瘤、横纹肌肉瘤、卵巢瘤、胃癌及食管癌
	临床应用注意	①妊娠和哺乳期妇女慎用 ②禁忌：骨髓功能障碍，对本品严重过敏者 ③不宜静脉注射，静脉滴注速度不宜过快，至少 30min 以上；不得做胸腔、腹腔和鞘内注射

第二节　干扰核酸生物合成的药物（抗代谢药）

一、药理作用与作用机制

本类药物又称抗代谢药，这类药物与机体内有关代谢物质发生特异性的拮抗作用，从而干扰核酸，尤其是 DNA 的生物合成，从而阻止肿瘤细胞的分裂繁殖。

二、临床用药评价

（一）作用特点

根据药物主要干扰的生化步骤或所抑制的靶酶的不同进行分类。

1. 二氢叶酸还原酶抑制剂：甲氨蝶呤、培美曲塞。
2. 胸腺核苷合成酶抑制剂：氟尿嘧啶、卡培他滨。
3. 嘌呤核苷合成酶抑制剂：巯嘌呤、硫鸟嘌呤。
4. 核苷酸还原酶抑制剂：羟基脲。
5. DNA 多聚酶抑制剂：阿糖胞苷、吉西他滨。

抗代谢药主要用于治疗急性白血病和恶性淋巴瘤，也用于治疗一些实体瘤如乳腺癌、胃肠道癌、绒毛膜上皮癌、骨肉瘤等。

（二）药物相互作用

1. 氟尿嘧啶与甲氨蝶呤合用，两者可产生协同作用。
2. 氟尿嘧啶与四氢叶酸合用时，可降低氟尿嘧啶毒性，提高氟尿嘧啶疗效。
3. 别嘌醇可以减轻氟尿嘧啶所引起的骨髓功能抑制，并可能改进治疗指数。
4. 氟尿嘧啶与西咪替丁合用，本品的首关效应降低。
5. 氟尿嘧啶用药期间不宜饮酒或同用阿司匹林类药，以减少消化道出血的可能。
6. 巯嘌呤与别嘌醇同时服用时，应仔细观察药物的不良反应，并适当减少巯嘌呤的剂量。
7. 巯嘌呤与其他对骨髓有功能抑制的抗肿瘤药或放疗合并应用时，会增强巯嘌呤的效应须考虑调节本品的剂量与疗程。
8. 甲氨蝶呤与血浆蛋白结合率较高的药物如水杨酸类、保泰松、磺胺类、苯妥英钠、四环素、氯霉素等药合并应用，可使甲氨蝶呤的血浆蛋白结合率下降，游离型药物增加，而使其血浆药物浓度增高。

9. 甲氨蝶呤属弱酸性药，主要由肾小球滤过和肾小管分泌排泄。弱酸性药如丙磺舒易致中毒。碳酸氢钠等碱性药物可碱化尿液，减少毒性作用。

10. 降低肾血流的药物，如非甾体抗炎药和具有肾毒性药如顺铂等，易导致严重的骨髓抑制。

11. 氨基糖苷类药使甲氨蝶呤的血药消除率下降，产生明显的肾毒性。

12. **甲氨蝶呤为抗叶酸类抗肿瘤药，与具有抗叶酸作用的氨苯蝶啶、乙胺嘧啶等药物同用，可使甲氨蝶呤的毒副作用增加。**

13. 甲氨蝶呤与氟尿嘧啶同时使用会产生拮抗作用，甲氨蝶呤预先治疗有助于氟尿嘧啶的活化，从而增进其抗肿瘤作用。

14. 应用甲氨蝶呤高剂量者，与某些非甾体抗炎药合用，常见的不良反应为腹泻及溃疡性口腔炎，此时需终止治疗。

15. 糖皮质激素可升高甲氨蝶呤血浆浓度而加重毒性反应，两药联用应减少甲氨蝶呤用量。

16. 青霉素类、头孢菌素类、羟基脲、巯嘌呤、卡那霉素、糖皮质激素、博来霉素等可减少细胞摄取甲氨蝶呤，从而增加其血浆药物浓度，与青霉素合用时，可能导致甲氨蝶呤中毒。

17. 门冬酰胺酶能抑制蛋白质的合成，使细胞停止于 G_1 期，不能进入 S 期。从而降低其对甲氨蝶呤的敏感性，限制甲氨蝶呤的骨髓毒性。

18. 阿糖胞苷、柔红霉素可增加细胞摄取甲氨蝶呤，可增加本品的抗癌活性。

19. 长春新碱阻止山甲氨蝶呤向细胞外转运，可降低甲氨蝶呤血浆药物浓度。

20. **甲氨蝶呤与维生素 C 合用，可消除本品化疗引起的恶心。**

（三）典型不良反应和禁忌

1. 不良反应：恶心、呕吐、腹泻、口腔及胃肠溃疡、骨髓功能抑制、脱发。

2. 禁忌：伴水痘或带状疱疹者、衰弱患者、妊娠初期 3 个月内妇女、恶病质或并发感染及心、肺、肝、肾功能不全者。

（四）特殊人群用药

妊娠及哺乳期妇女禁用；治疗前和过程中定期监测血常规。

三、代表药品

表 12-6　代表药品

药　品	内　容	
氟尿嘧啶 Fluorouracil	适应证	主要用于消化道肿瘤、绒毛膜上皮癌、乳腺癌、卵巢癌、肺癌、宫颈癌、膀胱癌及皮肤癌
	临床应用注意	①妊娠初期 3 个月内妇女禁用本药，应用本品期间禁止哺乳 ②禁忌：当伴发水痘或带状疱疹时禁用本品。尿嘧啶禁忌用于衰弱患者 ③除较小剂量作放射增敏剂外，不宜与放疗同用；有下列情况慎用：肝功能明显异常者、白细胞计数低于 3.5×10^9/L、血小板计数低于 50×10^9/L 者、感染、出血（包括皮下和胃肠道）或发热超过 38℃者、明显胃肠道梗阻者、脱水或酸碱和电解质平衡失调者；**用药期间不宜饮酒或服用阿司匹林类药；不能作鞘内注射**

（续表 12-6）

药　品	内　容	
卡培他滨 Capecitabine	适应证	主要用于结肠癌辅助化疗、结直肠癌、乳腺癌、胃癌
	临床应用注意	①在卡培他滨治疗期间以及末次给药后2周应停止哺乳，妊娠期妇女慎用 ②禁忌：已知对卡培他滨或其任何成分过敏者禁用；既往对氟尿嘧啶有严重、非预期的反应或已知对氟嘧啶过敏患者禁用卡培他滨；同其他氟尿嘧啶药物一样，卡培他滨禁用于已知二氢嘧啶脱氢酶（DPD）缺陷的患者；卡培他滨不应与索立夫定或其类似物（如溴夫定）同时给药；**卡培他滨禁用于严重肾功能损伤患者（肌酐清除率低于30ml/min）**；联合化疗时，如存在任一联合药物相关的禁忌证，则应避免使用该药物；对顺铂的禁忌证同样适用于卡培他滨和顺铂联合治疗 ③若正在服用抗凝血剂华法林，须密切注意凝血功能；二氢嘧啶去氢酶缺乏症的患者可能和口腔炎、腹泻、黏膜发炎、嗜中性白细胞低下或神经毒性的发生严重程度相关；心脏毒性包括：心肌梗死、心绞痛、心律不齐或心因性休克，有严重心脏病患者应谨慎使用
阿糖胞苷 Cytarabine	适应证	主要用于治疗急性淋巴细胞及非淋巴细胞白血病的诱导缓解期及维持巩固期，慢性粒细胞白血病的急变期，本品亦适用于恶性淋巴瘤
	临床应用注意	①妊娠及哺乳期妇女慎用 ②禁忌：对阿糖胞苷过敏者禁用 ③用药期间应定期检查血常规、骨髓涂片，肝肾功能及监测血尿酸水平；本品以**苯甲醇作为溶剂，禁用于儿童肌内注射**；鞘内注射不要使用含有苯甲醇的稀释液
甲氨蝶呤 Methotrexzte	适应证	主要用于乳腺癌、绒毛膜癌、恶性葡萄胎、急性白血病、恶性淋巴瘤、非霍奇金淋巴瘤、蕈样肉芽肿、多发性骨髓瘤、卵巢癌、宫颈癌、睾丸癌、头颈部癌、支气管肺癌、软组织肉瘤、骨肉瘤等
	临床应用注意	①禁忌：对甲氨蝶呤或本品中任一成分有已知过敏症的患者；有严重肝肾功能不全的患者；有酒精中毒或酒精性肝病的患者；有明显的或实验室检查证实的免疫缺陷综合征患者；已存在血液系统损伤的患者；有严重急性或慢性感染的患者；有消化性溃疡病或溃疡性结肠炎的银屑病患者；甲氨蝶呤治疗过程中不可接种活疫苗；接受中枢神经系统放疗的患者不应同时接受甲氨蝶呤鞘内注射 ②长期应用可致继发性肿瘤的风险；本品影响生殖功能；有肾病史或发现肾功能异常时，未准备好**解救药亚叶酸钙**，未充分进行液体补充或碱化尿液时，禁用大剂量疗法。大剂量疗法需要住院并随时监测其血浆药物浓度；滴注时间不宜超过6h
吉西他滨 Gemcitabine	适应证	主要用于非小细胞肺癌、胰腺癌、乳腺癌
	临床应用注意	①妊娠和哺乳期妇女禁用 ②禁忌：对吉西他滨或任何辅料高度过敏的患者；吉西他滨与放射治疗同时联合应用（由于辐射敏化和发生严重肺及食道纤维样变性的危险）；在严重肾功能不全的患者中联合应用吉西他滨与顺铂

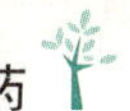

（续表 12-6）

药品	内容	
吉西他滨 Gemcitabine	临床应用注意	③对驾驶和操作机器能力的影响：吉西他滨可引起轻至中度的困倦。患者在此期间必须禁止驾驶和操纵机器
培美曲塞 Pemetrexed	适应证	主要用于非小细胞肺癌，恶性胸膜间皮瘤
	临床应用注意	①妊娠和哺乳期妇女慎用 ②禁忌：对培美曲塞或该制剂中其他任何成分有严重过敏史者禁用；禁忌同时接种黄热病疫苗 ③**第一次给予本品治疗开始前 7 日至少服用 5 次日剂量的叶酸，一直服用整个治疗周期，在最后 1 次本品给药后 21 日可停服**
替吉奥 Tegafur	适应证	主要用于不能切除的局部晚期或转移性胃癌
	临床应用注意	①禁忌：对替吉奥胶囊的组成成分有严重过敏史的患者禁用；重度骨髓抑制的患者禁用（可能会加重骨髓抑制）；重度肾功能异常的患者禁用旧 5-FU 分解代谢酶抑制剂－吉美嘧啶经尿排泄明显降低时可能导致 5-FU 的血药浓度升高，从而加重骨髓抑制等不良反应；重度肝功能异常的患者禁用；正在接受其他氟尿嘧啶类抗肿瘤药治疗（包括联合治疗）的患者禁用；正在接受氟胞嘧啶治疗的患者禁用；正在接受索利夫定及其结构类似物（溴夫定）治疗的患者禁用 ②替吉奥胶囊停药后，如需要服用其他的氟尿嘧啶类抗肿瘤药或氟胞嘧啶抗真菌药，必须有至少 7 日的洗脱期；其他的氟尿嘧啶类抗肿瘤药或氟胞嘧啶抗真菌药停用后，考虑到之前药物的影响，如使用替吉奥胶囊，必须有适当的洗脱期

第三节 干扰转录过程和阻止 RNA 合成的药物（作用于核酸转录药物）

一、药理作用与作用机制

本类药物的作用机制主要包括 3 种：**通过嵌入 DNA 双链的碱基之间，形成稳定复合物，抑制 DNA 复制和 RNA 合成，从而阻碍快速生长的癌细胞的分裂。抑制拓扑异构酶Ⅱ，影响 DNA 超螺旋转化成为松弛状态，从而阻碍 DNA 复制与转录。螯合铁离子后产生自由基而从破坏 DNA、蛋白质及细胞膜结构，这也是导致蒽环类抗肿瘤药产生心脏毒性的主要原因。**

二、临床用药评价

（一）作用特点

蒽环类抗肿瘤抗生素有**柔红霉素（DNR）、多柔比星（ADM）、表柔比星（EPI）、吡柔比星（THP）**等都是临床上有效的蒽环类化合物。蒽环类药物心脏毒性最大累积剂量见表 12-7。

表 12-7 蒽环类药物心脏毒性的累积剂量

药物名称	心脏毒性最大累积剂量	药物间差异
柔红霉素	400 ～ 500mg/m^2	第一代蒽环类抗肿瘤药物，对实体瘤疗效不如多柔比星和表柔比星，主要用于急性白血病

（续表 12-7）

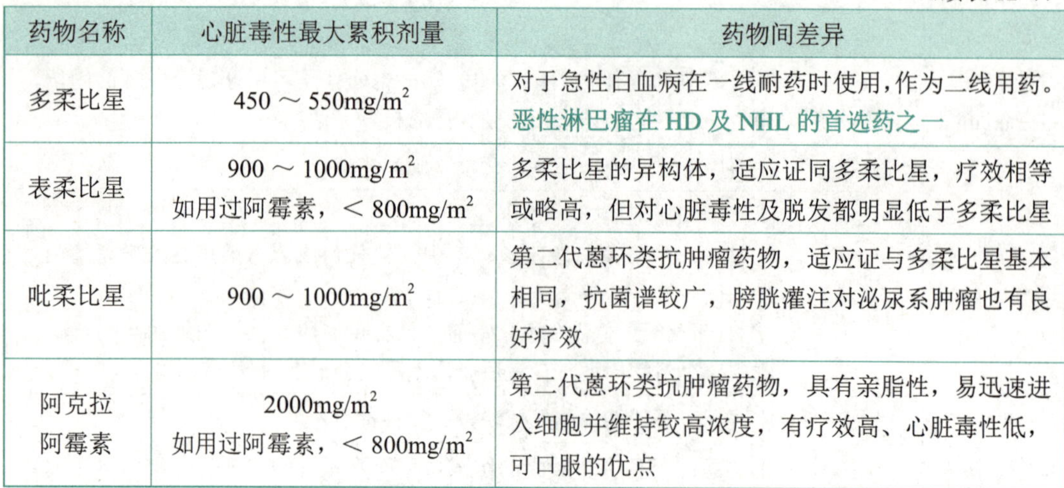

药物名称	心脏毒性最大累积剂量	药物间差异
多柔比星	450 ～ 550mg/m^2	对于急性白血病在一线耐药时使用，作为二线用药。恶性淋巴瘤在 HD 及 NHL 的首选药之一
表柔比星	900 ～ 1000mg/m^2 如用过阿霉素，＜ 800mg/m^2	多柔比星的异构体，适应证同多柔比星，疗效相等或略高，但对心脏毒性及脱发都明显低于多柔比星
吡柔比星	900 ～ 1000mg/m^2	第二代蒽环类抗肿瘤药物，适应证与多柔比星基本相同，抗菌谱较广，膀胱灌注对泌尿系肿瘤也有良好疗效
阿克拉阿霉素	2000mg/m^2 如用过阿霉素，＜ 800mg/m^2	第二代蒽环类抗肿瘤药物，具有亲脂性，易迅速进入细胞并维持较高浓度，有疗效高、心脏毒性低，可口服的优点

（二）药物相互作用

1. 多柔比星与各种骨髓抑制剂，特别是亚硝脲类、大剂量环磷酰胺、甲氨蝶呤、丝裂霉素配伍使用，或用药同时进行放射治疗，一次性剂量与总剂量均应酌减。

2. 多柔比星与β受体阻断剂合用，可能增加心脏毒性。与可能致肝功损害的药物配伍使用，可增加本品的肝毒性。与阿糖胞苷同用可导致坏死性结肠炎。与肝素、头孢菌素等同用易产生沉淀。

3. 多柔比星与柔红霉素、长春新碱和放线菌素 D 呈现交叉耐药性；与甲氨蝶呤、氟尿嘧啶、阿糖胞苷、氮芥、丝裂霉素、博来霉素、环磷酰胺以及亚硝脲等则不呈现交叉耐药性，且与环磷酰胺、氟尿嘧啶、甲氨蝶呤、达卡巴嗪、顺铂、亚硝脲类药物合用，具有良好的协同作用。

4. 柔红霉素与有心脏毒性和作用于心脏的药物如氧烯洛尔合用，可加重心脏毒性，应在治疗过程中特别监测心功能。

5. 使用柔红霉素期间，接种活疫苗将增加活疫苗所致感染的危险。用药期间及化疗停止后的 3 ～ 6 个月内，禁止接种病毒活疫苗。

6. 柔红霉素可能与多柔比星存在交叉耐药性。

第十二章

（三）典型不良反应和禁忌

1. 不良反应：蒽环类抗肿瘤药的急性毒性反应有恶心、呕吐、腹泻、注射部位局部反应、红尿。迟发毒性反应有骨髓抑制、心脏毒性、胃炎、脱发。

2. 禁忌：骨髓功能抑制、心肺功能失代偿、严重心脏病、重症感染、电解质或酸碱平衡失调、胃肠道梗阻、肝功能损害、水痘或带状疱疹，以及妊娠及哺乳期妇女。

（四）特殊人群用药

孕妇及哺乳期妇女禁用。2 岁以下儿童、老年患者慎用。

三、代表药品

具体内容见表 12-8。

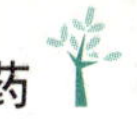

表 12-8　多柔比星（Doxorubicin）

要　点	内　容
适应证	主要用于急性白血病、淋巴瘤、软组织和骨肉瘤、儿童恶性肿瘤及成人实体瘤，尤其用于乳腺癌和肺癌
临床应用注意	①孕妇及哺乳期妇女禁用 ②禁忌：严重器质性心脏病和心功能异常，及对本品及蒽环类过敏；既往细胞毒药物治疗所致持续的骨髓抑制或严重全身性感染，明显的肝功能损害，严重心律失常，心功能不全，既往心肌梗死，既往蒽环类治疗已达药物最大累积剂量，有以上情况的患者禁止静脉给药；侵袭性肿瘤已穿透膀胱壁，泌尿道感染，膀胱炎症，导管插入困难（如由于巨大的膀胱内肿瘤），血尿，有以上情况的患者禁止膀胱内灌注治疗 ③注意事项：少数患者用药后可引起黄疸或其他肝功能损害，有肝功能不全者，用量应予酌减；经肾排泄虽较少，但在用药后 1 ～ 2 日可出现红色尿，一般都在 2 日后消失，肾功能不全者用本品后要警惕高尿酸血症的出现，痛风患者，如应用多柔比星，别嘌醇用量要相应增加；本品可用于浆膜腔内给药和膀胱灌注，但不能用于鞘内注射；外渗后可引起局部组织坏死，需确定静脉通畅后才能给药

第四节　抑制蛋白质合成与功能的药物（干扰有丝分裂）

抑制蛋白质合成与功能的药物包括如下 3 种。

1. 微管蛋白活性抑制药：长春碱类，如长春新碱、长春碱、长春地辛、长春瑞滨；紫杉烷类，如紫杉醇、紫杉醇脂质体、白蛋白结合型紫杉醇、多西他塞。

2. 干扰核糖体功能的药物：高三尖杉酯碱类，如三尖杉酯碱、高三尖杉酯碱。

3. 影响氨基酸供应的药物：L- 门冬酰胺酶。

一、药理作用与作用机制

长春碱类作用机制为与微管蛋白结合，抑制微管聚合，从而使纺锤丝不能形成，细胞有丝分裂停止于中期，属细胞周期特异性药物，主要作用于 M 期细胞。此外这类药还可干扰蛋白质合成和 RNA 多聚酶，对 G_1 期细胞也有作用。

紫杉醇类能促进微管聚合，同时抑制微管的解聚，从而使纺锤体失去正常功能，细胞有丝分裂停止。

三尖杉酯碱（Harringtoninehe）和高三尖杉酯碱，可抑制蛋白质合成的起始阶段，并使核糖体分解，释出新生肽链，但对 mRNA 或 tRNA 与核糖体的结合无抑制作用，属细胞周期非特异性药物，对 S 期细胞作用明显。

L- 门冬酰胺酶（L- asparaginase）可将血清门冬酰胺水解而使肿瘤细胞缺乏门冬酰胺供应，生长受到抑制，而正细胞能合成门冬酰胺，受影响较少。

二、临床用药评价

（一）作用特点

具体内容见表 12-9。

表 12-9　紫杉醇不同剂型的特点比较

	紫杉醇注射液	紫杉醇脂质体	白蛋白结合型紫杉醇
疗　效	为多种肿瘤化疗的一线用药	有效率高于普通剂型，但差异并不显著，无统计学差异，不良反应发生率及患者耐受程度明显优于普通剂型，有统计学差异	临床疗效最优且不良反应发生率在 3 种剂型中最低
溶　剂	0.9% 氯化钠注射液或 5% 葡萄糖注射液作为溶剂，滴注浓度 0.3 ～ 1.2mg/ml，持续静脉 3h	250 ～ 500ml 5% 葡萄糖注射液作为溶剂，常用量为 135 ～ 175mg/m^2，持续静脉 3h	100ml 0.9% 氯化钠注射液作溶剂，推荐 30min 滴完
预处理	需要	需要	无须预防用药
不良反应	骨髓抑制、过敏反应、神经毒性、脱发、心血管毒性、胃肠道反应	骨髓抑制、过敏反应、神经毒性；脱发、心血管毒性、胃肠道反应	过敏反应发生率极低，血液毒性、消化道毒性及神经毒性均低于紫杉醇及紫杉醇脂质体
输液器	非聚氯乙烯（PVC），过滤气微孔膜应＜ 0.22μm	无须特殊输液器	无须特殊输液器

（二）药物相互作用

1. 长春新碱与吡咯系列抗真菌剂（伊曲康唑），增加肌肉神经系统的副作用。伊曲康唑有阻碍肝细胞色素 P450 酶的作用，长春新碱通过肝细胞色素 P4503A 代谢，合用可使长春新碱代谢受抑制。

2. 长春新碱与苯妥英钠合用，降低苯妥英钠吸收。

3. 长春新碱与铂类药物同用，可能增强第 VIII 对脑神经障碍。

4. 长春新碱与 L- 天冬酰胺酶合用，可能增强神经系统及血液系统的障碍。

5. 奎奴普丁 / 达福普汀是细胞色素 CYP3A4 酶抑制剂，与紫杉醇同时给药可增加其血药浓度。

6. 紫杉醇与顺铂同时使用时，顺铂可使其的清除率降低约 1/3，若使用顺铂后再给紫杉醇，可产生更为严重的骨髓抑制。

7. 紫杉醇与多柔比星合用，研究表明先给本药 24h 持续滴注，再给阿霉素 48h 持续滴注，可明显降低阿霉素的清除率，加重中性粒细胞减少和口腔炎。

8. 苯妥英可通过诱导细胞色素 P450 而降低紫杉醇作用。

9. 使用紫杉醇时接种活疫苗（如轮状病毒疫苗），可增加活疫苗感染的风险。

（三）典型不良反应和禁忌

1. 长春碱类的常见不良反应主要包括骨髓抑制、神经毒性、消化道反应、脱发以及注射局部刺激等，长春新碱对外周神经系统毒性较大。

2. 紫杉醇类的常见不良反应主要包括骨髓抑制、神经毒性、心脏毒性和过敏反应，紫杉醇的过敏反应可能与赋形剂聚氧乙基蓖麻油有关，多西他赛不良反应相对较少。

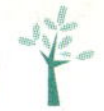

3. 三尖杉酯碱类的常见不良反应主要包括骨髓抑制、消化道反应、脱发等，偶有心脏毒性等。

4. **L- 门冬酰胺酶的常见不良反应有消化道反应等，偶见过敏反应，应作皮试。**

5. 妊娠和哺乳期妇女禁用本类药物。

三、代表药品

表 12-10　代表药品

药　品		内　容
长春新碱 Vincristine	适应证	主要用于急性白血病、急性和慢性淋巴细胞白血病、恶性淋巴瘤、生殖细胞肿瘤、小细胞肺癌、尤文肉瘤、肾母细胞瘤、神经母细胞瘤、乳腺癌、消化道癌、黑色素瘤和多发性骨髓瘤
	临床应用注意	①本药神经毒性表现为如手指、足趾麻木、腱反射迟钝或消失、外周神经炎。其他不良反应包括骨髓抑制、消化道反应、脱发 ②**仅用于静脉注射，**药液外漏可导致组织坏死、蜂窝织炎，一旦漏出或可疑外漏，应立即停止输液，并予相应处理 ③输注时应**避免时日光直接照射。**治疗结束后应定期检查血常规、肝肾功能，注意观察心律、肠鸣音及腱反射等 ④ 2 岁以下儿童的周围神经的髓鞘形成尚不健全，应予慎用；有痛风病史、肝功能损害、感染、白细胞计数减少、神经肌肉疾病、尿酸盐性肾结石病史、近期接受过放疗或化疗者慎用；本品可使血钾、血尿酸及尿尿酸升高
长春瑞滨 Vinorelbine	适应证	主要用于非小细胞肺癌、乳腺癌患者
	临床应用注意	①禁忌：严重肝功能不全者，或同时使用黄热病疫苗者及已知对长春瑞滨、其他长春花生物碱类以及本品中的任何成分过敏者禁用；在进行肝脏的放疗时，忌用本品 ②常见不良反应有骨髓抑制、贫血、恶心、呕吐、腹泻、口腔炎、便秘、乏力、发热、失眠、感觉神经障碍、运动神经障碍、头晕、头痛、视力障碍、脱发、高血压、呼吸困难、皮肤反应、排尿困难 ③注意事项：每次用药前均须检查外周血常规 ④有缺血性心脏病史者或体能状态差者慎用
紫杉醇 Paclitaxel	适应证	主要用于卵巢癌、乳腺癌、非小细胞肺癌、头颈癌、食管癌、精原细胞瘤、复发非霍奇金淋巴瘤及与艾滋病相关性卡波西肉瘤
	临床应用注意	①妊娠、哺乳期妇女禁用 ②禁忌：对聚氧乙烯蓖麻油过敏者、基线中性粒细胞计数小于 $1.5\times10^9/L$ 的实体瘤患者或者基线中性粒细胞计数小于 $1.0\times10^9/L$ 的艾滋病相关性卡波西肉瘤患者禁用 ③不良反应主要为脱发、骨髓抑制、感染、贫血、呼吸困难、皮肤过敏反应、血压下降、神经系统症状、脱水、发热 ④**应在治疗前预防过敏反应。**骨髓抑制是剂量相关性毒性反应，输注期间若出现传导异常，应密切观察，必要时给予治疗 ⑤本品溶液不应接触聚氯乙烯塑料（PVC）装置、导管或器械，滴注时先经 0. 22μm 孔膜滤过。肝功能不全者慎用

（续表 12-10）

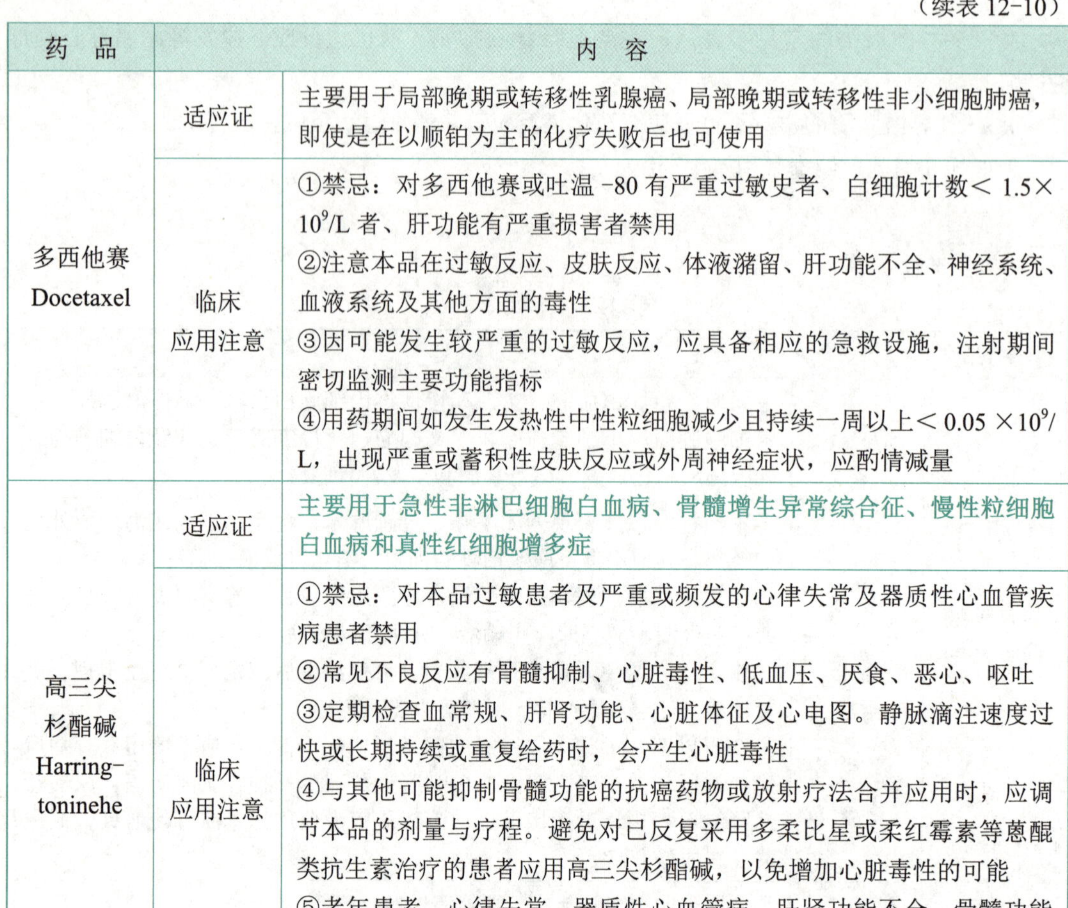

药品	内容	
多西他赛 Docetaxel	适应证	主要用于局部晚期或转移性乳腺癌、局部晚期或转移性非小细胞肺癌，即使是在以顺铂为主的化疗失败后也可使用
	临床应用注意	①禁忌：对多西他赛或吐温 -80 有严重过敏史者、白细胞计数＜ 1.5×10^9/L 者、肝功能有严重损害者禁用 ②注意本品在过敏反应、皮肤反应、体液潴留、肝功能不全、神经系统、血液系统及其他方面的毒性 ③因可能发生较严重的过敏反应，应具备相应的急救设施，注射期间密切监测主要功能指标 ④用药期间如发生发热性中性粒细胞减少且持续一周以上＜ 0.05×10^9/L，出现严重或蓄积性皮肤反应或外周神经症状，应酌情减量
高三尖杉酯碱 Harring-toninehe	适应证	主要用于急性非淋巴细胞白血病、骨髓增生异常综合征、慢性粒细胞白血病和真性红细胞增多症
	临床应用注意	①禁忌：对本品过敏患者及严重或频发的心律失常及器质性心血管疾病患者禁用 ②常见不良反应有骨髓抑制、心脏毒性、低血压、厌食、恶心、呕吐 ③定期检查血常规、肝肾功能、心脏体征及心电图。静脉滴注速度过快或长期持续或重复给药时，会产生心脏毒性 ④与其他可能抑制骨髓功能的抗癌药物或放射疗法合并应用时，应调节本品的剂量与疗程。避免对已反复采用多柔比星或柔红霉素等蒽醌类抗生素治疗的患者应用高三尖杉酯碱，以免增加心脏毒性的可能 ⑤老年患者、心律失常、器质性心血管病、肝肾功能不全、骨髓功能显著抑制、严重粒细胞或血小板减少、痛风或尿酸盐肾结石病史的患者慎用

第五节 调解体内激素平衡的药物

具有抗肿瘤效果的激素类药物主要分为抗雌激素类、抗雄激素类、促黄体激素激动剂，常用药品包括：托瑞米芬、他莫昔芬、来曲唑、阿那曲唑、氟他胺、亮丙瑞林、戈舍瑞林等。

一、药理作用与作用机制

激素类抗肿瘤药的作用机制通常认为是通过特异性与激素受体结合而发挥作用的。

抗雌激素类药分为雌激素受体阻断剂和芳香氨酶抑制剂。雌激素受体阻断剂主要包括他莫昔芬和托瑞米芬。他莫昔芬是目前临床上最常用的内分泌治疗药。他莫昔芬和雌激素均可自由地通过细胞膜，并与雌激素竞争性结合胞质内的雌激素受体，形成他莫昔芬 - 受体蛋白复合物，该复合物进入乳腺癌细胞核内，不能像雌激素与受体结合的复合物一样促使癌细胞的 DNA 与 mRNA 结合，结果抑制了雌激素依赖性蛋白质的结合，并最终抑制了乳腺癌细胞的增殖。芳香氨酶抑制剂主要包括来曲唑和阿那曲唑。芳香氨酶抑制剂通过抑制芳香化酶的活性，阻断卵巢以外的组织雄烯二酮及睾酮经芳香化作用转化成雌激素，达到抑制乳癌细胞生长，治疗肿瘤的目的。由于其不能抑制卵巢功能，故不能用于绝经前乳腺癌患者。

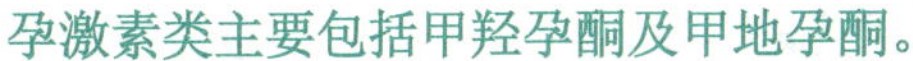
孕激素类主要包括甲羟孕酮及甲地孕酮。

雌激素类药物的作用机制一般认为是利用雌激素对下丘脑－垂体－性腺轴的负反馈作用，常用药物包括已烯雌酚和炔雌醇，雄激素主要用于晚期乳腺癌的治疗。可能是通过抑制垂体分泌促卵泡生成素，使卵巢分泌雌激素减少，并可对抗雌激素的作用，药物包括丙酸睾酮等。

抗雄激素类药的代表药为氟他胺。适用于晚期前列腺癌患者。其作用机制为与雄激素竞争肿瘤部位的雄激素受体，抑制组织细胞对雄激素的摄取，抑制雄激素与靶器官的结合。

合成的促黄体激素释放激素类似物（LHRHa）通过竞争结合垂体 LH－RH 的大部分受体，使得黄体生成素（LH）和卵泡刺激素（FSH）的生成和释放呈一过性增强，但这种刺激的持续，会导致受体的吞噬、降解增多，受体数目减少，垂体细胞的反应下降，LH 和 FSH 的分泌能力降低，从而抑制卵巢雌激素的生成。

二、临床用药评价

（一）典型不良反应和禁忌（常见的和严重的 ADR）

抗雌激素类药物常见的不良反应为面部潮红、多汗、子宫出血、白带增多、疲劳、恶心、皮疹、瘙痒、头晕、抑郁等。

氟他胺的主要不良反应系因治疗过程中雄激素作用减少所致，包括男性乳房女性化，乳房触痛、溢乳等，减少剂量或停药后症状消失。对氟他胺过敏者禁用。

调节体内激素平衡的药物主要不良反应与禁忌证见表 12-11。

表 12-11　调节体内激素平衡的药物主要不良反应与禁忌证

药品分类	药品名称	急性毒性	迟发毒性	禁忌证
雌激素类	己烯雌酚	恶心、呕吐	高钙血症、液体潴留、血栓栓塞、子宫出血	对本品过敏者
抗雌激素类	他莫昔芬	恶心、呕吐	阴道出血、月经不调	妊娠及哺乳期妇女、有眼底疾病者
孕激素类	甲地孕酮	注射部位疼痛	液体潴留、高钙血症、黄疸	妊娠及哺乳期妇女
雄激素类	睾　酮	无	无男性化、液体潴留、高钙血症、黄疸	男性乳腺癌患者、妊娠、哺乳期妇女、前列腺癌患者禁用
抗雄激素类	氟他胺	恶心、呕吐、食欲增加、失眠	男子乳房发育	对本品成分过敏者、妊娠及哺乳期妇女

（二）特殊人群用药

鉴于他莫昔芬可促进排卵，有导致怀孕的可能，对患有乳腺癌的未绝经妇女不宜应用。若绝经前必须使用本品，应同时服用抗促性腺激素类药。治疗期间和停药后 2 个月，患者应严格避孕，并不得使用雌激素类药避孕。对接受他莫昔芬治疗者，如发现子宫异常出血，应立即进行检查。

三、代表药品

具体内容见表 12-12。

第十二章

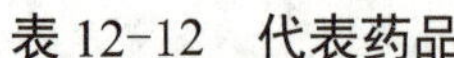
表 12-12　代表药品

药品	内容	
他莫昔芬 Tamoxifen	适应证	主要用于复发转移乳腺癌、乳腺癌术后转移的辅助治疗和子宫内膜癌的治疗
	临床 应用注意	①妊娠及哺乳期妇女禁用 ②应该密切监测有血栓栓塞性事件高风险妇女 ③**雌激素可影响本品治疗效果，不宜与雌激素合用；抑酸剂西咪替丁、法莫替丁、雷尼替丁等可改变胃内的 pH，导致他莫昔芬肠衣片提前崩解，对胃产生刺激作用** ④肝肾功能不全者、运动员、白细胞计数减少和血小板计数减少者应慎用他莫昔芬
来曲唑 Letrozole	适应证	主要用于雌激素或孕激素受体阳性的绝经后早期乳腺癌患者的辅助治疗，或已经接受他莫昔芬辅助治疗 5 年的、绝经后、雌激素或孕激素受体阳性早期乳腺癌患者的辅助治疗，治疗绝经后、雌激素受体阳性、孕激素受体阳性或受体状况不明的晚期乳腺癌患者
	临床 应用注意	①妊娠、哺乳期妇女禁用 ②只有确认绝经后内分泌状态的女性才能接受本品治疗；建议在治疗期间监测全身骨骼健康；在应用本品过程中可观察到用药相关的疲乏和头晕，偶见观察到嗜睡，因此应提醒患者当驾驶车辆或操作机器时应注意 ③ CYP3A4 和 CYP2A6 抑制剂的作用会减少来曲唑的代谢，从而增加来曲唑的血浆浓度 ④运动员慎用
依西美坦 Exemestane	适应证	主要用于经他莫昔芬辅助治疗 2 ～ 3 年后，绝经后雌激素受体阳性的妇女的早期浸润性乳腺癌的辅助治疗，直至完成总共 5 年的辅助内分泌治疗，以及经他莫昔芬治疗后，其病情仍有进展的自然或人工绝经后妇女的晚期乳腺癌
	临床 应用注意	①妊娠、哺乳期妇女禁用 ②禁忌：**对活性药物和（或）任意一种赋形剂过敏者或绝经前内分泌状态者禁用** ③常见不良反应：包括厌食、失眠、抑郁状态、腕管综合征、潮热、恶心、呕吐、便秘、消化不良、腹泻、出汗增多、皮疹、脱发、关节和肌肉骨骼痛、骨质疏松、疲劳、疼痛、外周性水肿等 ④注意事项：依西美坦用于辅助治疗时，患有骨质疏松症或有骨质疏松风险的女性在治疗开始时应采用骨密度测量法对骨矿物质密度进行正规检查 ⑤不应将依西美坦与其他含雌激素的药物联合使用，这将会降低其药理作用；对 CYP3A4 有诱导作用的药物，如利福平、抗惊厥药及某些含有贯叶连翘提取物的中草药制剂，合并用药时，可以显著减少依西美坦的暴露，可能会降低本品的疗效 ⑥运动员、有肝功能或肾功能不全者慎用

（续表 12-12）

药 品	内 容	
氟他胺 Flutamide	适应证	用于以前未经治疗或对激素控制疗法无效或失效的晚期前列腺癌患者，它可被单独使用（睾丸切除或不切除）或与促黄体生成激素释放激素（LHRH）激动剂合用
	临床应用注意	①妊娠、哺乳期妇女禁用 ②本品可能造成肝功能损害，AST 及 ALT 高于正常值上限 2 ～ 3 倍的患者不能服用本品 ③本品与 LHRH 激动剂联合用药治疗时，应了解每个药可能出现的不良反应，没有医生指导，患者不可以随意停药或改变剂量方案 ④促性腺激素释放激素类似物，如醋酸亮丙瑞林等，可抑制睾酮分泌，与本品合用可增加疗效；与抗凝血药如华法林、新双香豆素等联合应用，可见凝血酶原时间延长，增加出血倾向。因此必须监测凝血酶原时间，以此决定抗凝剂的首剂和维持用量。在氟他胺治疗期间，应减少抗凝血药的服用剂量 ⑤本品可引起液体潴留，故心脏病患者慎用
氟维司群 Fulvestrant	适应证	主要用于在抗雌激素辅助治疗后或治疗过程中复发的，或是在抗雌激素治疗中进展的绝经后（包括自然绝经和人工绝经）雌激素受体阳性的局部晚期或转移性乳腺癌
	临床应用注意	①妊娠及哺乳期妇女禁用 ②禁忌：已知对本品活性成分或任何辅料过敏者、严重肝功能不全者禁用；禁止用于儿童肌内注射 **③常见不良反应包括：注射部位反应、无力、恶心和肝脏转氨酶 AST 及 ALT、碱性磷酸酶（ALP）升高** ④晚期乳腺癌妇女中常见血栓栓塞发生，考虑到氟维司群的作用机制，会有发生骨质疏松症的潜在危险；氟维司群可能干扰基于抗体的雌二醇的抗体含量测定，并且可能导致雌二醇水平假性升高 ⑤轻度至中度肝功能不全者、严重肾功能不全者、有出血体质或血小板计数减少症或正接受抗凝剂治疗的患者、运动员应慎用本品；由于接近下面的坐骨神经，在臀部肌肉外上象限注射本品时应谨慎
戈舍瑞林 Goserelin	适应证	主要用于可用激素治疗的前列腺癌，可用激素治疗的绝经前期及围绝经期妇女的乳腺癌以及缓解子宫内膜异位症症状包括减轻疼痛并减少子宫内膜损伤的大小和数目
	临床应用注意	①妊娠、哺乳期妇女禁用 ②可见皮疹，多为轻度，不需要中断治疗。出现皮肤潮红和性欲下降时，男性患者需中断治疗，女性患者无须中断治疗 ③用药初期由于高活性的 LH- RH 衍生物对垂体 - 性腺系统的刺激作用，使得血中睾丸素水平一过性增高，可使前列腺癌患者骨转移灶疼痛加剧，排尿困难或者出现脊髓压迫

第六节 靶向抗肿瘤药

与传统化疗药相比，分子靶向药物具有以下治疗特点：①对肿瘤细胞的选择性杀伤作用；②具有更高的疗效；③对肿瘤相关分子靶点的特异性作用；④对耐药性细胞的杀伤作用。

第一亚类 酪氨酸激酶抑制剂

一、药理作用与作用机制

表皮生长因子受体（EGFR）酪氨酸激酶抑制剂包括吉非替尼、厄洛替尼、奥希替尼、埃克替尼等，作用机制为竞争性抑制 EGFR 酪氨酸激酶活性，起到抑制肿瘤细胞增殖的作用。

Bcr/Abl 酪氨酸激酶抑制剂包括伊马替尼等，作用机制为抑制酪氨酸激酶的磷酸化，阻止其细胞增殖和肿瘤形成，还可以选择性地抑制血小板源性生长因子（PDGF）等酪氨酸激酶下游信号转导通路。

血管内皮生长因子受体（ VEGFR）酪氨酸激酶抑制剂，包括舒尼替尼等，作用机制为抑制多种受体酪氨酸激酶，使酪氨酸残基自身发生磷酸化，阻断其信号转导通路，最终抑制肿瘤的生长。

二、临床用药评价

（一）药物相互作用

多数酪氨酸激酶抑制剂通过肝药酶 CYP3A4 代谢，与 CYP3A4 抑制剂联合应用，可使伊马替尼、厄洛替尼、吉非替尼的药-时曲线下面积增加。与 CYP3A4 诱导剂（利福平、巴比妥类、波生坦、卡马西平、糖皮质激素、莫达非尼、奈韦拉平、奥卡西平、苯妥英钠、苯巴比妥、扑米酮、吡格列酮）联合应用，可使上述药的药-时曲线下面积降低。

伊马替尼在体外还可抑制 CYP2C9 和 CYP2C19 的活性，同时服用华法林后可见到凝血酶原时间延长。因此在甲磺酸伊马替尼治疗的始末或更改剂量时，若同时在用双香豆素，应短期监测凝血酶原时间。

（二）典型不良反应和禁忌

1. 不良反应：酪氨酸激酶抑制剂常见的不良反应主要为皮疹、腹泻、皮肤色泽加深、肝脏转氨酶或胆红素升高等。间质性肺炎、Q-T 间期延长等不良反应发生率低但属于严重不良反应。一旦确诊是间质性肺炎（ILD）， 则应停止治疗，必要时给予适当的对症治疗。

2. 禁忌：对本类药物或药物中的非活性成分严重过敏者禁用，由于本类药物在妊娠，哺乳期妇女及可能对胎儿或新生儿产生的影响缺乏试验数据，因此禁用于妊娠及哺乳期妇女。

酪氨酸激酶抑制剂典型不良反应和禁忌见表 12-13。

表 12-13 酪氨酸激酶抑制剂典型不良反应和禁忌

药物名称	常见不良反应	严重不良反应	禁忌证
吉非替尼	皮疹、腹泻、转氨酶或胆红素升高	间质性肺炎	对本品或药物的非活性成分严重过敏者、妊娠及哺乳期妇女、严重骨髓功能抑制者禁用

（续表 12-13）

药物名称	常见不良反应	严重不良反应	禁忌证
厄洛替尼	皮疹、腹泻	间质性肺炎	对本品或药物的非活性成分严重过敏者、妊娠及哺乳期妇女、严重骨髓功能抑制者禁用
阿法替尼	皮疹、腹泻、转氨酶或胆红素升高	间质性肺炎	对本品或药物的非活性成分严重过敏者、妊娠及哺乳期妇女禁用
奥希替尼	皮疹、皮肤干燥、腹泻、骨髓抑制	间质性肺炎、Q-T 间期延长	对本品或药物的非活性成分严重过敏者、妊娠及哺乳期妇女禁用
克唑替尼	恶心、呕吐、腹泻、视觉异常（闪光、视物模糊、重影）、水肿、骨髓抑制、转氨酶或胆红素升高	间质性肺炎、Q-T间期延长、心动过缓	对本品或药物的非活性成分严重过敏者、妊娠及哺乳期妇女、重度肝功能不全者禁用
伊马替尼	皮疹、恶心、呕吐、腹泻、水肿、体液潴留、肌痛	转氨酶或胆红素升高、出血	对本品或药物的非活性成分严重过敏者、妊娠及哺乳期妇女、严重肝功能不全患者禁用
舒尼替尼	皮疹、手足综合征、腹泻、黏膜炎、高血压、疲劳、转氨酶或胆红素升高、出血	甲状腺功能不全、蛋白尿	对本品或药物的非活性成分严重过敏者、妊娠及哺乳期妇女禁用

三、代表药品

表 12-14　代表药品

药　品	内　容	
吉非替尼 Gefitinib	适应证	主要用于表皮生长因子受体（EGFR）基因具有敏感突变的局部晚期或转移性非小细胞癌（NSCLC）患者的一线治疗和既往接受过化学治疗的局部晚期或转移性非小细胞癌
	临床应用注意	①不推荐用于儿童或青少年 ②注意事项定期监测肝功能 ③服用华法林的患者应定期监测凝血酶原时间或 INR 的值；吉非替尼能显著且持续升高胃液 pH 的药物有可能会降低吉非替尼的血药浓度，从而降低吉非替尼疗效；与长春瑞滨合用，可加剧长春瑞滨的白细胞计数减少
厄洛替尼 Erlotinib	适应证	主要用于表皮生长因子受体（EGFR）基因具有敏感突变的局部晚期或转移性非小细胞肺癌（NSCLC）患者的治疗，包括一线治疗、维持治疗和既往接受过至少一次化疗进展后的二线及以上治疗
	临床应用注意	①与葡萄柚、葡萄柚汁同服时应考虑减量 ②同服华法林或其他双香豆素类抗凝药的患者应定期监测凝血酶原时间。CYP3A4 抑制剂会使其暴露增加，同时 CYP3A4 诱导剂也应避免使用，若使用时可考虑增加厄洛替尼剂量。厄洛替尼应慎用于肝脏功能损伤的患者

（续表 12-14）

药品	内容	
伊马替尼 Imatinib	适应证	主要用于治疗慢性粒细胞白血病（CML）急变期、加速期或干扰素α治疗失败后的慢性期患者，以及不能手术切除或发生转移的恶性胃肠道间质肿瘤（GIST）患者
	临床应用注意	①使用该药治疗前、治疗中，定期检查肝功能，肝功能损害者慎用；使用本品有1%～2%患者发生严重水潴留，应定期监测体重 ②避免与CYP3A4诱导剂合用；警惕与对乙酰氨基酚类药物联合使用；伊马替尼可增加经CYP3A4代谢的其他药物（如苯二氮䓬类、双氢吡啶、钙通道阻滞剂和其他HMG-CoA还原酶抑制剂等）的血浆浓度，当同时服用本药和治疗窗狭窄的CYP3A4底物（如环孢素、匹莫齐特）时应谨慎 ③轻、中度肝功能不全者推荐使用最小剂量400mg/d

第二亚类　单克隆抗体

单克隆抗体类药物常用药品包括贝伐珠单抗、利妥昔单抗、曲妥珠单抗、西妥昔单抗。

一、药理作用与作用机制

单克隆抗体靶向药物是以肿瘤细胞或肿瘤微环境中特定的受体或基因表达产物作为靶点的一类新型药物，药物在癌细胞膜外与生长因子竞争结合受体，阻断信号传递过程，从而阻止癌细胞的生长和扩散。曲妥珠单抗、利妥昔单抗、西妥昔单抗主要通过上述机制发挥作用，而贝伐单抗作用机制较为特殊，主要通过与循环中血管内皮生长因子（VEGF）结合，阻碍VEGF与其受体在内皮细胞表面相互作用，从而阻止内皮细胞增殖和新血管生成。

二、临床用药评价

（一）作用特点

单克隆抗体具有靶向、特效、低毒的特点。与小分子药物相比，抗体药物具有靶点高度特异性，可以准确地攻击靶分子，已成为一类重要的抗肿瘤药。

（二）药物相互作用

利妥昔单抗与顺铂联合应用，可致严重的肾毒性。在应用利妥昔单抗治疗中可能会出现低血压，因此在治疗前12h及治疗过程中应避免应用抗高血压药。接受利妥昔单抗治疗患者，曾有致心绞痛和心律失常的报道。利妥昔单抗用药期间接种活疫苗，可增加活疫苗感染的概率。

（三）典型不良反应和禁忌

1. 典型不良反应：单克隆抗体靶向药为大分子蛋白质，静脉滴注可致患者发生过敏样反应或其他超敏反应。

2. 禁忌：已知有严重超敏反应（3级或4级）者，妊娠及哺乳期妇女禁用。

（四）特殊人群用药

已知免疫球蛋白IgG可透过胎盘屏障，所以除非可能给患者带来的益处大于潜在的危险，否则单抗类药不应用于妊娠期妇女。育龄期妇女在使用单抗的过程中及治疗后的 12 个月，应采取有效的避孕措施。已知母体的 IgG 可由乳汁分泌，建议哺乳期妇女在使用单抗类药治疗期间和最后 1 次用药后 1 个月内不要哺乳。老年患者无需调整剂量。

三、代表药品

表 12-15　代表药品

药　品	内　容	
贝伐珠单抗 Bevacizumab	适应证	主要用于转移性结直肠癌和晚期、转移性或复发性非小细胞肺癌
	临床应用注意	①有严重出血或者近期曾有咯血、肿瘤侵犯大血管的患者则禁止使用 ②出现肠道穿孔、涉及内脏瘘形成、需要干预治疗的伤口裂开以及伤口愈合并发症、重度出血、重度动脉血栓事件、危及生命的静脉血栓栓塞事件包括肺栓塞、高血压危象或高血压脑病、可逆性后部白质脑病综合征（RPLS）、肾病综合征等情况，需要停止使用贝伐珠单抗；择期手术前至少 4 周、药物控制不良的重度高血压、中度到重度的蛋白尿需要进一步评估、重度输液反应等需要暂停使用贝伐珠单抗
利妥昔单抗 Rituximab	适应证	主要用于复发或耐药的滤泡性中央型淋巴瘤、未经治疗的 CD20 阳性Ⅲ～Ⅳ期滤泡性非霍奇金淋巴瘤以及 CD20 阳性弥漫大 B 细胞性非霍奇金淋巴瘤
	临床应用注意	①**对利妥昔单抗的任何组分和鼠蛋白过敏的患者、严重活动性感染或免疫应答严重损害的患者、严重心力衰竭的患者禁用** ②出现严重细胞因子释放综合征的患者应立即停止滴注，并予对症治疗，严密监护至症状和体征消失；注意低血压、呼吸困难、支气管痉挛等输液反应；滴注期间可能出现一过性低血压，滴注前 12h 及滴注期间应考虑停用抗高血压药；有心脏病史的患者在滴注过程中应严密监护；可能导致严重的皮肤黏膜反应；定期检查全血细胞计数，骨髓功能差的患者慎用
曲妥珠单抗 Trastuzumab	适应证	主要用于人表皮生长因子受体 -2 过度表达的转移性乳腺癌，以及已接受过 1 个或多个化疗方案的转移性乳腺癌、联合紫杉烷类药治疗未接受过化疗的转移性乳腺癌
	临床应用注意	①禁用于儿童肌内注射和已知对曲妥珠单抗过敏或者对任何本品其他组分过敏的患者 ②与蒽环类药和环磷酰胺合用时心脏不良反应风险增加，若出现显著的左室功能减退应考虑停药；在灭菌注射用水中，苯甲醇作为防腐剂，它对新生儿和 3 岁以下的儿童有毒性。**用于对苯甲醇过敏的患者，应用注射用水重新配制；不能使用 5% 葡萄糖注射液为溶剂，因其可使蛋白凝固，不可与其他药物混合输注** ③高血压、冠状动脉疾病、CHF、舒张功能不全、老年患者慎用曲妥珠单抗

第十二章

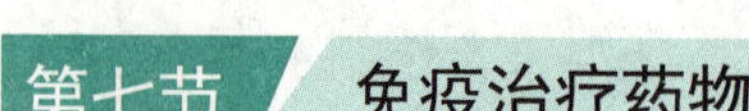

第七节 免疫治疗药物

常用药品包括干扰素、白介素、帕博丽珠单抗、纳武利尤单抗等。

一、药理作用与作用机制

机体的免疫系统对变异细胞具有监视和清除能力，抗肿瘤免疫瓦解被证实是肿瘤细胞繁殖和转移的根本原因。肿瘤免疫学治疗的目的是激发或调动机体的免疫系统，增强肿瘤微环境抗肿瘤免疫力，从而控制和杀伤肿瘤细胞。

二、临床用药评价

（一）药物相互作用

1. 目前尚未有PD-1抑制剂与其他临床常用药物的药代动力学相互作用研究的数据。

2. PD-1抑制剂类单克隆抗体采用与内源性IgG相同的方式通过分解代谢，以小肽和氨基酸的形式从血液循环中清除，不经细胞色素P450（CYP）酶或其他药物代谢酶代谢。因此，合并使用的药物对这些酶的抑制或诱导作用预期不会影响PD-1抑制剂的药代动力学。

（二）典型不良反应和禁忌

免疫治疗相关不良反应（irAEs）。十分常见：皮肤黏膜不良反应、结肠炎和腹泻、肝脏不良反应、内分泌不良反应等。

1. 皮肤：最常见的皮肤不良反应是皮疹、瘙痒及白癜风，白癜风最常见于黑色素瘤患者。

2. 内分泌：免疫相关内分泌疾病主要包括甲状腺疾病、垂体炎、1型糖尿病、肾上腺功能不全等。

3. 肝：对于转氨酶或总胆红素水平中度（2级）升高的患者，需停止使用，并每周检测2次血清转氨酶和总胆红素水平。

4. 肺：临床症状主要包括：呼吸困难（53%）、咳嗽（35%）、发热（12%）或胸痛（7%），偶尔会发生缺氧且会快速恶化以致呼吸衰竭。

5. 类风湿（骨骼肌）：不良反应主要表现为关节的肿胀、疼痛、晨起活动不灵（晨僵持续）约30～60min；其他免疫治疗相关类风湿性不良反应比较少见。

6. 输注反应：PD-1抑制剂相关的输注反应表现出一些固定的症状，如发热、僵硬、瘙痒、低血压、胸部不适、皮疹、荨麻疹、血管性水肿、喘息或心动过速，也包括需要紧急处理的过敏性反应。

三、代表药品

表12-16　代表药品

药　品	内　容	
纳武利尤单抗 Nivolumab	适应证	①主要用于治疗表皮生长因子受体（EGFR）基因突变阴性和间变性淋巴瘤激酶（ALK）阴性、既往接受过含铂方案化疗后疾病进展或不可耐受的局部晚期或转移性非小细胞肺癌（NSCLC）成人患者 ②用于食管癌的二线治疗

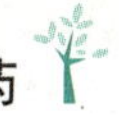

（续表 12-16）

药　品	内　容	
纳武利尤单抗 Nivolumab	适应证	③适用于治疗接受含铂类方案治疗期间或之后出现疾病进展且肿瘤 PD-L1 表达阳性（表达 PD- L1 的肿瘤细胞≥ 1%）的复发性或转移性头颈部鳞癌患者 ④纳武利尤单抗国外应用范围较广，目前已批准该药用于肺癌、黑色素瘤、肠癌、肝癌、泌尿系统肿瘤、头颈部鳞癌以及淋巴瘤在内的 9 个瘤种、10 个适应证
	临床应用注意	①只要观察到临床获益，应继续本品治疗，直至患者不能耐受 ②纳武利尤单抗可引起免疫相关性不良反应。应持续进行患者监测 ③若出现任何重度、复发的免疫相关性不良反应以及任何危及生命的免疫相关性不良反应，必须永久停止纳武利尤单抗治疗 ④**纳武利尤单抗注射液每毫升含 0.1mmol（或 2.5mg）钠，在对控制钠摄入的患者进行治疗时应考虑这一因素** ⑤相互作用：纳武利尤单抗是一种人单克隆抗体，尚未进行药代动力学相互作用研究。因单克隆抗体不经细胞色素 P450 酶或其他药物代谢酶代谢，因此，合并使用的药物对这些酶的抑制或诱导作用预期不会影响纳武利尤单抗的药代动力学
帕博丽珠单抗 Pembro-izumab	适应证	主要用于晚期恶性黑色素瘤的二线治疗与晚期非小细胞肺癌一线单药 / 联合化疗治疗
	临床应用注意	①头颈部鳞状细胞癌（不可切除 / 复发，转移性）和非小细胞肺癌（转移性）：与化疗药联合使用时，同一天应在化学疗法前给予帕博丽珠单抗 ②与沙利度胺及类似物来那度胺联用，可增加多发性骨髓瘤患者死亡率 ③**配置前复温**

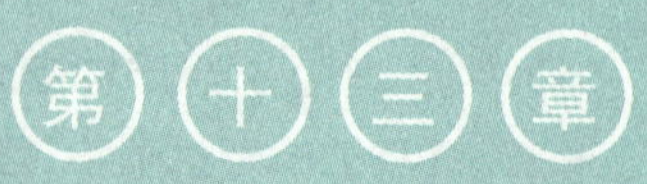

糖类、盐类、酸碱平衡调节药与营养药

微信扫扫，本章做题

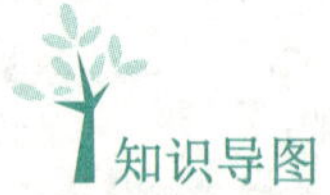

章	节	类别		代表药品
糖类、盐类、酸碱平衡调节药与营养药	糖类、盐类、酸碱平衡药	糖类		葡萄糖、二磷酸果糖
		盐类		氯化钠、氯化钾、氯化钙、门冬氨酸钾镁
		酸碱平衡调节药		乳酸钠
	维生素	水溶性维生素		维生素B_1、维生素B_2、维生素B_6、维生素C
		脂溶性维生素		维生素A、维生素E
	肠内营养药	通用型肠内营养药		肠内营养粉剂（TP）
		疾病特异型肠内营养药	糖尿病型肠内营养乳剂	肠内营养乳剂（TPF-D）
			肿瘤病型肠内营养乳剂	肠内营养乳剂（TPF-T）
			免疫加强型肠内营养	肠内营养混悬液（TP-TW）
			肺疾病型肠内营养乳剂	肠内营养混悬液Ⅱ（TP）
			烧伤型肠内营养乳剂	肠内营养乳剂（TP-HE）
	肠外营养药	氨基酸类制剂	平衡型氨基酸制剂	复方氨基酸注射液（18AA）
			疾病特异型氨基酸制剂	用于肝病的氨基酸制剂：复方氨基酸注射液（6AA）、复方氨基酸注射液（15AA）、复方氨基酸注射液（20AA）
				用于肾病的氨基酸制剂：复方氨基酸注射液（9AA）
				用于颅脑损伤的氨基酸制剂：赖氨酸注射液
				免疫调节型氨基酸注射液：丙氨酰谷氨酰胺注射液
				用于创伤（应激）的氨基酸制剂
		脂肪乳类制剂		中/长链脂肪乳注射液（C8-24）

第一节　糖类、盐类、酸碱平衡药

第一亚类　糖类

一、药理作用与作用机制

1. 葡萄糖：葡萄糖是人体主要的热量来源之一，每**1g葡萄糖可产生4大卡（16.7 kJ）热能**，故被用来补充热量。治疗低糖血症和高钾血症。高渗葡萄糖注射液快速静脉推注有组织脱水作用，可用作组织脱水剂。另外，葡萄糖是维持和调节腹膜透析液渗透压的主要物质。

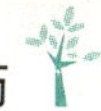

2. 二磷酸果糖：药理剂量的二磷酸果糖可作用于细胞膜，产生下列作用。

（1）促进细胞对循环中钾的摄取及刺激细胞内高能磷酸和2，3-二磷酸甘油的产生，促进钾内流，恢复细胞内的极化状态，恢复及改善分析水平的细胞代谢。

（2）可减少机械创伤引起的红细胞溶血和抑制化学刺激引起的氧自由基的产生，有利于心肌细胞的修复，改善功能状态。

（3）加强细胞内高能基团的重建作用，保持红细胞的韧性。

（4）改善心肌缺血。

（5）对人体代谢调节具有显著的多种功能。

（6）加强呼吸肌强度。

二、临床用药评价

（一）药物相互作用

1. 葡萄糖可诱发或加重强心苷类（地高辛、洋地黄、洋地黄毒苷及毛花苷C等）中毒。机制是由于大量的葡萄糖进入体内后，暂时不能被利用的葡萄糖合成糖原储存，合成糖原时需要消耗钾，大量钾进入细胞内可致血钾降低，从而诱发或增强地高辛的毒性。故在应用地高辛或其他强心苷期间，输入葡萄糖（特别是大剂量葡萄糖）时应注意同时补钾。

2. 二磷酸果糖禁忌与碱性药物、钙剂配伍。

（二）典型不良反应和禁忌

1. 不良反应

（1）葡萄糖：长期单纯补给葡萄糖时易出现低钾、低钠及低磷血症；1型糖尿病患者应用高浓度葡萄糖注射液时偶见发生高钾血症。高钾血症者应用高浓度葡萄糖注射液时偶见出现低钾血症、低钠血症。原有心功能不全者补液过快可致心悸、心律失常，甚至急性左心衰竭。高浓度葡萄糖注射液外渗可致局部肿痛、静脉炎。

（2）二磷酸果糖：偶见尿潜血、血色素尿、血尿、高钠血症、低钾血症，大剂量和快速静脉滴注时可出现乳酸中毒。

2. 禁忌

（1）葡萄糖对糖尿病酮症酸中毒未控制者、葡萄糖-半乳糖吸收不良者（避免口服）、高血糖非酮症性高渗状态者禁用。

（2）对二磷酸果糖过敏者、高磷血症者、肾衰竭者禁用。

三、代表药品

表13-1　代表药品

药　品	内　容	
葡萄糖 Glucose	适应证	用于补充能量和体液、低血糖症、高钾血症、饥饿性酮症，高渗透压注射液作为组织脱水剂，配制腹膜透析液、注射药品的溶剂
	临床应用注意	①妊娠及哺乳期妇女用药：分娩时注射过多葡萄糖，可刺激胎儿胰岛素分泌，发生产后婴儿低血糖

（续表 13-1）

药品	内容	
葡萄糖 Glucose	临床应用注意	②应用高渗葡萄糖注射液时选用大静脉滴注 ③注意倾倒综合征及低血糖反应 ④儿童及老年患者补液过快、过多，可致心悸、心律失常，甚至急性左心衰竭 ⑤水肿及严重心肾功能不全、肝硬化腹水者，易致水潴留，应控制输注量，心功能不全者尤其应该控制滴速 ⑥长期单纯补充葡萄糖时易出现低钾血、低钠血及低磷血症；原有心功能不全者补液过快可致心悸、心律失常，甚至急性左心衰竭；1 型糖尿病患者应用高浓度葡萄糖时偶有发生高钾血症
二磷酸果糖 Diphosphate	适应证	用于心肌缺血引起的各种症状，如心绞痛、心肌梗死和心力衰竭，慢性疾病（酒精中毒、长期营养不良、慢性呼吸衰竭）中出现的低磷血症
	临床应用注意	①肌酐清除率低于 50% 者需要监测血磷水平 ②静滴速度过快会引起腹胀、恶心、呕吐、稀便、上腹烧灼感、口唇麻木、血管疼痛、面部潮红；药液漏出血管外时，可引起轻度刺激和疼痛 ③如发生过敏反应，应立即停药，给予抗过敏和抗休克治疗，并监测血压和心率 ④**二磷酸果糖宜单独应用，请勿添加其他药品，尤其禁忌溶于碱性溶液和钙盐溶液中** ⑤伴有心力衰竭者剂量可酌情减半 ⑥**不可肌内或静脉注射**

第十三章

第二亚类　盐类

表 13-2　代表药品

药品	内容	
氯化钠 Sodium Chloride	适应证	用于各种原因所致的低渗性、等渗性和高渗性失水，高渗性非酮症糖尿病昏迷，低氯性代谢性碱中毒。用作部分注射液的溶剂。外用可冲洗眼部、伤口等。浓氯化钠注射液主要用于各种原因所致的水中毒及严重的低钠血症
	临床应用注意	①水肿性疾病，如肾病综合征、肝硬化、腹水、充血性心力衰竭、急性左心衰竭、脑水肿及特发性水肿等慎用；急性肾衰竭少尿期，慢性肾衰竭尿量减少而对利尿剂反应不佳者、高血压、低钾血症者慎用 ②根据临床需要，检查血清中钠、钾、氯离子浓度：血液中酸碱浓度平衡指标，肾功能及血压和心肺功能 ③儿童及老年人的补液量和速度应严格控制 ④浓氯化钠注射液（3% ～ 10%）不可直接静脉注射或滴注，应加入液体稀释后应用

（续表 13-2）

药　品		内　容
氯化钾 Potassium Chloride	适应证	用于防治低钾血症，治疗洋地黄中毒引起的频发性、多源性期前收缩或快速心律失常
	临床应用注意	①急性脱水、代谢性酸中毒伴有少尿时、慢性肾功能不全、家族性周期性麻痹、肾前性少尿、传导阻滞性心律失常，尤其应用洋地黄类药物时慎用；大面积烧伤、肌肉创伤、严重感染、大手术后 24h 和严重溶血等可引起高钾血症情况、肾上腺性征异常综合征伴盐皮质激素分泌不足、接受留钾利尿剂患者、胃肠道梗阻、慢性胃炎、溃疡病、食管狭窄、憩室、肠张力缺乏以及溃疡性结肠炎患者慎用 ②用药期间需作血钾、血镁、血钠、血钙、酸碱平衡指标、心电图、肾功能和尿量的监测 ③**静脉补钾浓度一般不宜超过 40mmol/L（0.3%），滴速不宜超过 750mg/h（10mmol/h），** 否则可引起局部剧烈疼痛，且有导致心脏停搏的危险，在应用高浓度钾治疗体内缺钾引起的严重快速型、尖端扭转型室性心律失常时，应在心电图监护下给药 ④老年人肾脏清除钾功能下降，应用钾盐时较易发生高钾血症
门冬氨酸钾镁 Potassium-Magnesium-Aspartate	适应证	用于低钾血症、低钾及洋地黄中毒引起的心律失常，心肌代谢障碍所致的心绞痛、心肌梗死、心肌炎后遗症，慢性心功能不全，急性黄疸性肝炎、肝细胞功能不全和急、慢性肝炎的辅助治疗
	临床应用注意	①妊娠及哺乳期妇女慎用 ②不宜与留钾利尿剂合用 ③老年人肾脏清除能力下降，应慎用 ④静脉滴注宜慢，静滴速度过快可引起高钾血症和高镁血症、恶心、呕吐、血管疼痛、面部潮红、血压下降、偶见心率减慢。大剂量应用可能引起腹泻 ⑤不可肌内或静脉推注
氯化钙 Calcium-Chloride	适应证	①低钙血症、高钾血症、高镁血症以及钙通道阻滞剂中毒（心功能异常） ②血钙过低所引起手足抽搐、肠绞痛、输尿管绞痛 ③解救镁盐中毒 ④**甲状旁腺功能亢进症术后的“骨饥饿综合征”** ⑤过敏性疾病 ⑥作为强心剂，用于心脏复苏
	临床应用注意	①脱水患者或低钾血症者等电解质紊乱时应先纠正低血钾，再纠正低钙，以免增加心肌应激性 ②静脉注射时患者出现不适、明显心电图异常，应立即停药，待心电图异常消失后再缓慢注射 ③根据临床需要，检查血清中钠、钾、钙、氯离子浓度，血液中酸碱浓度平衡指标，肾功能及血压和心肺功能 ④不推荐用于心搏骤停

第十三章

（续表 13-2）

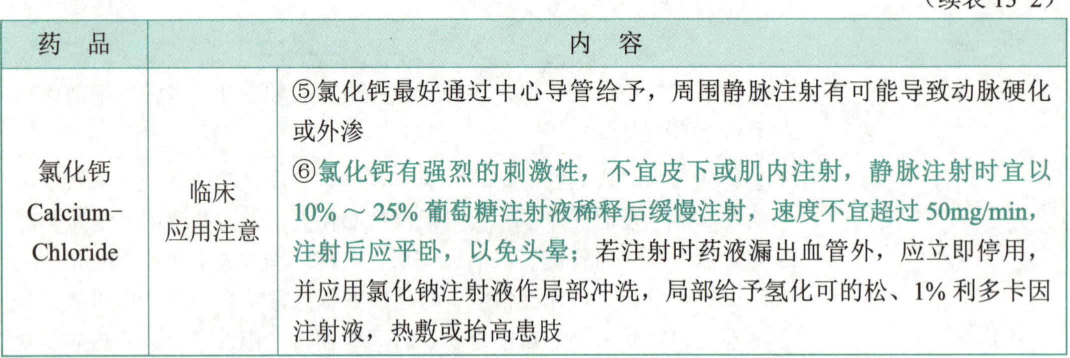

药品	内容	
氯化钙 Calcium-Chloride	临床应用注意	⑤氯化钙最好通过中心导管给予，周围静脉注射有可能导致动脉硬化或外渗 ⑥**氯化钙有强烈的刺激性，不宜皮下或肌内注射，静脉注射时宜以 10% ～ 25% 葡萄糖注射液稀释后缓慢注射，速度不宜超过 50mg/min，注射后应平卧，以免头晕**；若注射时药液漏出血管外，应立即停用，并应用氯化钠注射液作局部冲洗，局部给予氢化可的松、1% 利多卡因注射液，热敷或抬高患肢

第三亚类　酸碱平衡调节药

表 13-3　乳酸钠（Sodium lactate）

要点	内容
适应证	用于代谢性酸中毒，碱化体液或尿液；用于高钾血症或普鲁卡因胺引起的心律失常伴有酸血症者
临床应用注意	①注射液不可遗漏于血管外，否则可致剧痛、组织坏死。乳酸钠的滴速不宜过快，**不宜超过 300ml/h，以免发生碱中毒，低钾血症或低钙血症** ②一般情况不宜应用 0.9% 氯化钠注射液稀释，以免形成高渗溶液 ③在治疗高钾血症时，若患者存在有缓慢异位心律失常，尤其是 QRS 波增宽时，应在心电图监护下应用 ④**嗜酒者可能发生乳酸性酸中毒，不宜应用本品纠正** ⑤用药过量可出现碱中毒、低钾血症，宜及时纠正或酸化血液 ⑥糖尿病患者服用二甲双胍，易引起乳酸中毒，应注意规避或慎用 ⑦肝功能不全者乳酸降解速度减慢，应慎用 ⑧水肿患者伴有钠潴留倾向时，高血压患者可增高血压，有妊娠中毒症状者可能加剧水肿，升高血压，应予慎用 ⑨高血压、心肝肾功能不全者慎用；缺氧、酗酒、水杨酸中毒、糖尿病酮中毒者及老年人慎用

第二节　维生素

一、药理作用与作用机制

1. 水溶性维生素（维生素 B、C）

（1）**维生素 B_1：参与维持正常的糖代谢及神经、心脏系统功能。**

（2）**维生素 B_2：广泛参与细胞氧化还原系统传递氢的反应，促进脂肪、糖及蛋白质的代谢。**

（3）**维生素 B_6**：维生素 B_6 具有两种衍生物（吡哆醛和吡哆胺），具有同等作用，在体内可以相互转化。可参与氨基酸、碳水化合物及脂肪的正常代谢。维生素 B_6 **还参与色氨酸将烟酸转化为 5-HT 的反应，并可刺激白细胞的生长，是形成血红蛋白所需要的物质。**

（4）**维生素 C：具有中和毒素，促进抗体生成，增强机体的解毒功能及对传染病的抵抗**

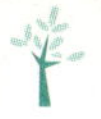

力。且有抗组胺作用及阻止致癌物质亚硝胺生成的作用。维生素C可促进去铁胺对铁的螯合，使铁的排出加速，故可用于慢性铁中毒的治疗。

（5）烟酸：烟酸在体内转化为烟酰胺后，发挥药理作用，参与体内脂质代谢、组织呼吸的氧化过程和糖原分解的过程。烟酸缺乏时发生糙皮病。烟酸类当用量超过作为维生素作用的剂量时，具有明显的调节血脂作用。

（6）叶酸：叶酸可直接改善内皮细胞功能，对抗氧化，恢复一氧化氮合酶活性，发挥对高血压靶器官的保护作用。

2. 脂溶性维生素（维生素A、D、E、K）

（1）维生素A：如体内缺乏，会因视网膜内视紫质的不足而患夜盲症。

（2）维生素D：维生素D缺乏引起骨软化病或成人佝偻病。

（3）维生素E：维生素E能促进生殖力，能促进性激素分泌，使男性精子活力和数量增加；女性雄激素浓度增高，提高生育能力，预防流产。

（4）维生素K：缺乏维生素K可致上述凝血因子合成障碍，影响凝血过程而引起出血。

二、临床用药评价

（一）药物相互作用

1. 水溶性维生素

（1）维生素B_1与抗酸药碳酸氢钠、枸橼酸钠等合用，可使维生素发生变质和破坏。与依地酸钙合用，可防止维生素的降解（螯合作用）。

（2）服用维生素B_2时，应用吩噻嗪类抗精神病药、三环类抗抑郁药、丙磺舒等，可使人体对维生素B_2的需求量增加。

（3）维生素B_2与甲状腺素、促胃肠动力药甲氧氯普胺合用，可减少维生素的吸收。

（4）乙硫异烟胺、异烟肼等药可拮抗维生素B_6或增加维生素B_6经肾排泄，可引起贫血或周围神经炎。

（5）维生素B_6与非甾体抗炎药合用，可增强后者的镇痛作用。

（6）小剂量维生素B_6（5mg/d）与左旋多巴合用，可降低后者抗震颤麻痹综合征的疗效；但制剂中若含有脱羧酶抑制剂如卡比多巴时，对左旋多巴无影响。

（7）服用雌激素时应增加维生素B_6的用量，因雌激素可使维生素B_6在体内的活性降低。

（8）维生素B_6与抗精神病药氟哌啶醇或促胃肠动力药多潘立酮合用，可消除后两者所致的胃肠道不良反应，并预防多潘立酮所致的泌乳反应。

（9）大剂量维生素C可干扰抗凝血药的抗凝效果，缩短凝血酶原时间。维生素C与糖皮质激素合用，可使后者的代谢降低，作用增强。

（10）维生素C与去铁胺合用，可促进后者与铁的络合，从而使尿铁排出增加。维生素C与铁络合，可形成易于吸收二价铁盐，提高铁的吸收率，大约增加145%。

2. 脂溶性维生素

（1）大剂量维生素A与抗凝血药（华法林）同服，可致凝血因子II降低。

（2）口服避孕药与维生素A合用，可提高血浆维生素A的浓度。

（3）维生素A与维生素E合用，可促进维生素A吸收和利用，增加肝脏的储存量，加速利用和降低毒性，但服用大量维生素E可耗尽本品在体内的储存。维生素E代谢物具有拮抗维生素K的作用，能降低血液凝固性，故应避免与双香豆素及其衍生物（华法林）同用。

第十三章

（4）维生素D与噻嗪类利尿剂合用，有增加高钙血症发生的风险。

（5）**维生素D与强心苷洋地黄类药合用，因维生素D引起高钙血症，易诱发心律失常。**

（6）维生素D与降钙素合用，可减弱或抵消后者对高钙血症的疗效。

（7）避孕药可加速维生素E代谢，导致维生素E缺乏。

（二）典型不良反应和禁忌

1. 水溶性维生素

（1）维生素B_1大剂量肌内或静脉注射时，可能发生过敏性反应或休克，表现有头痛、吞咽困难、瘙痒、面部水肿、喘鸣、红斑、支气管哮喘、荨麻疹、接触性皮炎或休克。

（2）维生素B_2大量服用后尿呈黄色；偶见有过敏反应；罕见引起类甲状腺功能亢进症。

（3）长期大量服用维生素B_6可引起严重神经感觉异常，进行性步态不稳致足麻木、手不灵活。长期大量应用可致严重的周围神经炎，妊娠期妇女接受大量的维生素B_6后，可致新生儿产生维生素B_6依赖综合征。

（4）维生素C偶见腹泻、皮肤红亮、头痛、尿频、恶心、呕吐、胃部不适、胃痉挛、尿频等反应。静脉滴注速度过快可引起头晕、晕厥。

2. 脂溶性维生素

（1）长期、大量服用维生素A可引起慢性中毒，可出现疲乏、软弱、全身不适、发热、颅内压增高、夜尿增多、毛发干枯或脱落、皮肤干燥或瘙痒、体重减轻、四肢疼痛、贫血、眼球突出、剧烈头痛等现象。急性中毒可见异常激动、嗜睡、复视、颅内压增高等症状。

（2）长期、大量服用维生素D可引起低热、烦躁哭闹、惊厥、厌食、体重下降、肝脏肿大、肾脏损害，骨硬化等症。

（3）大量服用维生素E（400～800mg/d）可引起视物模糊、乳腺肿大、类流感样综合征、胃痉挛、疲乏、软弱。长期超量服用（>800mg/d），对维生素缺乏者可引起出血倾向，改变内分泌代谢（甲状腺、垂体和肾上腺），改变免疫功能，影响性功能，并有出现血栓危险，其中较严重的有血栓性静脉炎或肺栓塞，或两者同时发生，这是由于大剂量维生素E可引起血小板聚集和形成，血压升高，停药后血压可以恢复正常。

（4）维生素K_1常见呕吐；偶见味觉异常、出汗、支气管痉挛、心动过速、低血压、过敏；静脉注射速度过快，可出现面部潮红、出汗、胸闷、血压下降，甚至虚脱等，故一般宜选肌内注射，若需静脉注射时速度应缓慢（4～5mg/min）。较大剂量可致新生儿、早产儿溶血性贫血、高胆红素血症及黄疸；对红细胞6-磷酸脱氢酶缺乏症者可诱发急性溶血性贫血。

三、代表药品

表13-4　代表药品

药　品	内　容	
维生素A Vitamin A	适应证	用于防治维生素A缺乏症，如**角膜软化、干眼症、夜盲症**、皮肤角质粗糙等
	临床应用注意	①妊娠期对维生素A需要量较多，但一日不宜超过6000U ②慢性肾功能减退时慎用 ③婴幼儿对大量维生素A较敏感，应慎用

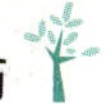

（续表 13-4）

药品	内容	
维生素 A Vitamin A	临床应用注意	④大量或长期服用维生素 A 可能引起齿龈出血，唇干裂 ⑤老年人长期服用维生素 A 时，可因视黄基醛廓清延迟而致维生素 A 过量 ⑥长期服用，应随访监测暗适应试验、眼震颤、血浆胡萝卜素及维生素 A 含量
维生素 E Vitamin E	适应证	**用于吸收不良新生儿、早产儿、低出生体重儿；用于进行性肌营养不良，以及心、脑血管疾病，习惯性流产及不孕症的辅助治疗**
	临床应用注意	①大量应用可致血清胆固醇及三酰甘油升高。对维生素 K 缺乏而引起的低凝血酶原血症及缺铁性贫血患者谨慎 ②维生素 E 需要量与膳食中不饱和脂肪酸含量呈正相关，当脂肪吸收不良时，维生素 E 的吸收也会受到影响 ③鉴于维生素 K 缺乏而引起的低凝血因子 II 血症患者，应用维生素 E 后可使病情加重，对维生素 K 缺乏者、缺铁性贫血者慎用 ④食物中硒、维生素 A、含硫氨基酸摄入不足时，或含有大量不饱和脂肪酸时，人体对维生素 E 的需求则大量增加，若不及时补充，可能导致维生素 E 缺乏 ⑤严禁对婴儿静脉给药
维生素 B_1 Vitamin B_1	适应证	用于维生素 B_1 缺乏所致的**脚气病或韦尼克脑病**的治疗，亦可用于维生素 B_1 缺乏引起的周围神经炎、消化不良等的辅助治疗；用于遗传性酶缺陷病，如亚急性坏死性脑脊髓病、支链氨基酸病，也用于全胃肠道外营养及营养不良的补充
	临床应用注意	①大剂量应用时，测定尿酸浓度可呈假性增高，尿胆原可呈假阳性 ②正常剂量下对肾功能正常者几无毒性。大剂量肌内注射时，偶见发生过敏性休克，应在注射前取其注射液用注射用水 10 倍稀释后取 0.1ml 做皮肤敏感试验，以防过敏反应，且不宜静脉注射
维生素 B_6 Vitamin B_6	适应证	用于维生素 B_6 缺乏的预防和治疗，防治药物（青霉胺、异烟肼、环丝氨酸）中毒或引起的维生素 B_6 缺乏、**脂溢性皮炎、**口唇干裂，也可用于妊娠呕吐及放疗和化疗抗肿瘤所致的呕吐，**新生儿遗传性维生素 B_6 依赖综合征、遗传性铁粒幼细胞贫血**
	临床应用注意	①老年人、妊娠及哺乳期妇女应在医师指导下使用本品；妊娠期妇女接受大量维生素 B_6 可致新生儿发生维生素 B_6 依赖综合征，但哺乳期妇女摄入正常剂量对婴儿几乎无影响 ②不宜服用大量维生素 B_6 治疗某些疗效未经证实的疾病 ③本品可使尿胆原试验呈假阳性
维生素 C Vitamin C	适应证	用于**防治坏血病，**以及创伤愈合期、急慢性传染病、紫癜及过敏性疾病的辅助治疗；特发性高铁血红蛋白血症的治疗；慢性铁中毒的治疗；克山病患者发生心源性休克时，可用大剂量本品治疗；某些病对维生素 C 需要量增加，如接受慢性血液透析的患者、发热、创伤、感染、手术后的患者及严格控制饮食、营养不良者

（续表 13-4）

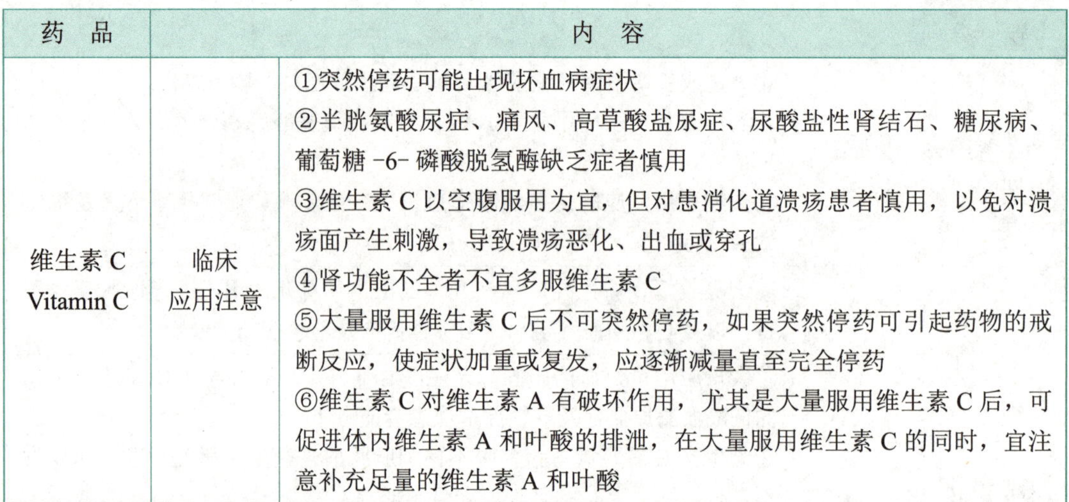

药品	内容	
维生素 C Vitamin C	临床 应用注意	①突然停药可能出现坏血病症状 ②半胱氨酸尿症、痛风、高草酸盐尿症、尿酸盐性肾结石、糖尿病、葡萄糖 -6- 磷酸脱氢酶缺乏症者慎用 ③维生素 C 以空腹服用为宜，但对患消化道溃疡患者慎用，以免对溃疡面产生刺激，导致溃疡恶化、出血或穿孔 ④肾功能不全者不宜多服维生素 C ⑤大量服用维生素 C 后不可突然停药，如果突然停药可引起药物的戒断反应，使症状加重或复发，应逐渐减量直至完全停药 ⑥维生素 C 对维生素 A 有破坏作用，尤其是大量服用维生素 C 后，可促进体内维生素 A 和叶酸的排泄，在大量服用维生素 C 的同时，宜注意补充足量的维生素 A 和叶酸

第三节　肠内营养药

第一亚类　通用型肠内营养药

表 13-5　肠内营养粉剂（TP）[Enteral Nutrition Powder]

要　点	内　容
药理作用与作用机制	本品与水混合后为低渣流质，可作为日常营养补充或完全营养替代，口服或管饲后能提供均衡的营养供给
适应证	可作为全营养支持或部分营养补充，适用于成人及 4 岁或以上的儿童。可口服或管饲
临床应用注意	①本品的正确混合对于防止插管堵塞和保证全部的营养转运是重要的。冲调好的本品应该立即服用或加盖冰箱保存，在 24h 内服完。开盖的罐子应该用盖子盖住，贮存于阴凉、干燥处，不用冰箱冷藏。一旦打开，粉剂应该在 3 周内用完 ②本品不能胃肠外注射或静脉注射 ③禁忌：本品忌用于不能口服或肠内进食的情况。上述情况包括肠梗阻，严重的短肠症或高排泄量的瘘。本品还忌用于患有半乳糖血症及牛乳或大豆蛋白过敏者

第二亚类　疾病特异型肠内营养药

表 13-6　肠内营养乳剂（TPF-D）[Enteral Nutritional Emulsion （TPF-D）]

要　点	内　容
适应证	本品适用于糖尿病患者，可为有以下症状的糖尿病患者提供全部肠内营养：咀嚼和吞咽障碍、食道梗阻、中风后意识丧失、恶病质、厌食或疾病康复期、糖尿病合并营养不良，也可用于其他糖尿病患者补充营养
临床应用注意	①处于妊娠期前 3 个月的妇女和育龄妇女每日摄入维生素 A 不应超过 10000IU。本品与含维生素 A 的其他营养制剂一起使用时，应考虑这一因素 ②本品是高浓度营养液，使用过程中必须监测液体平衡。使用前摇匀。有效期内使用。25℃以下，不得冰冻，密闭保存。开启后最多可在冰箱内（2℃～10℃）保存 24h

（续表 13-6）

要　点	内　容
临床应用注意	③本品含维生素 K，对使用香豆素类抗凝剂的患者应注意药物相互作用 ④输入过快或严重超量时，可能出现恶心、呕吐或腹泻等胃肠道反应 ⑤禁忌：所有不适于用肠内营养的患者，如胃肠道张力下降、急性胰腺炎以及有严重消化和吸收功能障碍，禁用本品。其他严重的脏器疾病禁用，如肝功能不全、肾功能不全。对本品所含物质有先天性代谢障碍的患者禁用。对乳糖有先天性不耐受的患者禁用

第四节　肠外营养药

第一亚类　氨基酸类制剂

1. 平衡型氨基酸制剂：复方氨基酸注射液（18AA）。

2. 疾病适用型氨基酸制剂

（1）用于肾病的氨基酸制剂：复方氨基酸注射液（9AA）、复方 α- 酮酸片。

（2）用于肝病的氨基酸制剂：复方氨基酸注射液（6AA）、复方氨基酸注射液（15AA）、复方氨基酸注射液（20AA）。

（3）用于颅脑损伤的氨基酸制剂：赖氨酸注射液。

（4）免疫调节型氨基酸注射液：丙氨酰谷氨酰胺注射液。

（5）用于创伤（应激）的氨基酸制剂。

3. 小儿用氨基酸注射液：小儿复方氨基酸注射液（19AA-Ⅰ）。

有严重营养不良的失代偿期患者，蛋白质摄入量则应达到 1.5g/（kg·d）。肝性脑病亚临床、Ⅰ级及Ⅱ级患者推荐给予高 Fischer 比（支链氨基酸 / 芳香氨基酸）配方的氨基酸注射液，肝性脑病Ⅲ级及Ⅳ级患者建议应用支链氨基酸（BCAA）。

谷氨酰胺是一种重要的条件必需氨基酸，由于谷氨酰胺在水溶液和长时间保存时不稳定，并且溶解度很低（约 3g/L，20℃），故静脉用药时将其制成二肽即丙氨酰谷氨酰胺单独添加。

一、药理作用与作用机制

1. 合成蛋白质。
2. 氮平衡作用。
3. 转变为糖或脂肪。
4. 参与酶、激素及部分维生素的组成。

二、临床用药评价

（一）作用特点

氨基酸的缓冲容量较大，尤其氨基酸复方制剂的可滴定酸度比一般输液剂高，引发酸中毒发生的可能性较大。大量应用时，应密切监测患者的酸碱平衡状态，适量加入 5% 碳酸氢钠注射液，使 pH 调整至 7.4。

（二）药物相互作用

1. 精氨酸与谷氨酸钠或谷氨酸钾联合应用，可增加治疗肝性脑病的疗效。

2. 精氨酸可使细胞内钾转移至细胞外，而螺内酯可减少肾脏钾排泄，两者联用时可引起高钾血症。

（三）典型不良反应和禁忌

1. 不良反应：静脉滴注速度过快可致发热、头痛、心悸、寒战，也可致血栓性静脉炎，应及时减慢滴注速度（15 滴 / 分为宜），对老年人和危重患者尤应注意。长期大量静脉滴注可致胆汁淤积性黄疸；偶见肝功能损害等。

2. 禁忌

（1）严重氮质血症、严重肝功能不全、肝性脑病昏迷或有向肝性脑病昏迷发展趋势、严重肾衰竭或尿毒症者。

（2）对氨基酸有代谢障碍等者。

（3）过敏者。

（4）心力衰竭者及酸中毒状态等未纠正者。

（5）对高氯性酸中毒、肾功能不全及无尿患者禁用。

三、代表药品

表 13-7　代表药品

药　品	内　容	
复方氨基酸注射液（18AA）Compound-Amino Acid（18AA）	适应证	用于蛋白质摄入不足、吸收障碍等氨基酸不能满足机体代谢需要的患者。亦用于改善手术后患者的营养状况
	临床应用注意	①哺乳期妇女应避免使用 ②本品可致疹样过敏反应，一旦发生应停止用药。偶见恶心、呕吐、胸闷、心悸、发冷、发热或头痛等不良反应
复方氨基酸注射液（9AA）Compound-Amino Acid（9AA）	适应证	用于急性和慢性肾功能不全患者的肠外营养支持；大手术、外伤或脓毒血症引起的严重肾衰竭以及急慢性肾衰竭
	临床应用注意	①应用本品的患者，应给予低蛋白，高热量饮食 ②滴注本品时严格控制给药速度 ③定期监测血生化及电解质，必要时检查血镁和血氨，防止血容量异常 ④尿毒症患者宜在补充葡萄糖同时给予适量胰岛素，以防出现高血糖 ⑤尿毒症性心包炎、尿毒症脑病、无尿、高钾血症等应首先采用透析治疗 ⑥注意水平衡，以防血容量不足或过多
复方氨基酸注射液（6AA）Compound-Amino Acid（6AA）	适应证	可用于肝性脑病、慢性迁延性肝炎、慢性活动性肝炎及亚急性与慢性重型肝炎引起的氨基酸代谢紊乱
	临床应用注意	①有高度食道和胃底静脉曲张时，输入量不宜过多，速度一定保持在每分钟 40 滴以下，以免静脉压力过高而致破裂出血 ②高度腹水、胸水时，应注意水的平衡，避免输入量过多 ③本品不加稀释或输注速度过快时可引起患者胸闷、恶心、呕吐，甚至引起呼吸、循环衰竭，表现比较严重，故输注速度宜慢 ④本品遇冷易析出结晶，可微温溶解后再使用

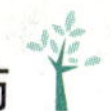

第二亚类　脂肪乳类制剂

由于人体缺乏在脂肪酸 n-7 碳以下位点的脱氢酶系，不能合成 ω-3 族的 α- 亚麻酸和 ω-6 族的亚油酸。这两种脂肪酸必须由食物中供给，称为“必需脂肪酸”。

表 13-8　中 / 长链脂肪乳注射液（C8-24）[Medium and Long Chain Fat Emulsion（C8-24）]

要　点	内　容
药理作用与作用机制	中 / 长链脂肪乳注射液为需要接受静脉营养的患者提供能量和必需脂肪酸
适应证	肠外营养药，能量补充剂。用于胃肠外营养，满足能量和必需脂肪酸的要求
临床应用注意	（1）在妊娠前三个月不宜用药，除非用药的益处大于给胎儿带来的危险 （2）**在输注中 / 长链脂肪乳注射液时，应掌握患者血液循环中脂肪的廓清情况。25℃以下，不得冻结** （3）不良反应 ①速发型反应：呼吸困难、发绀、变态反应、高脂血症、血液凝固性过高、恶心、呕吐、头痛、潮红、发热、出汗、寒战、嗜睡及胸骨痛等 ②迟发型反应：肝大、中央小叶胆汁淤积性黄疸、脾大、血小板计数减少、白细胞计数减少、短暂性肝功能改变及脂肪超载综合征。有报道网状内皮系统褐色素沉着，也称**“静脉性脂肪色素”，**原因未明 （4）禁忌 ①对本品任何成分或辅料过敏者 ②严重高脂血症、严重肝功能不全、严重凝血功能异常、严重肾功能不全、急性休克者 ③人体处于不稳定状态者（如严重创伤后状态、失代偿性糖尿病、急性心肌梗死、中风、栓塞、代谢性酸中毒、严重脓毒症、低渗性脱水） ④存在输液禁忌者：急性肺水肿、水潴留、失代偿性心功能不全

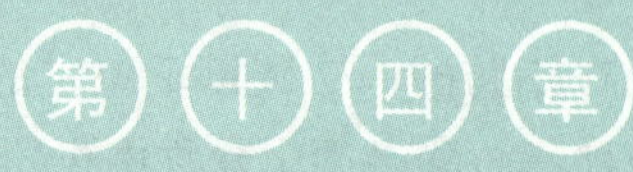

第十四章 生殖系统用药、性激素及生育用药

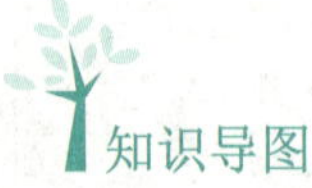

知识导图

章	节	类别	代表药品
生殖系统用药、性激素及生育用药	女性激素类	雌激素类	雌二醇、戊酸雌二醇、炔雌醇、雌三醇、尼尔雌醇
		孕激素类	黄体酮、甲羟孕酮、地屈孕酮
	阴道局部用药	抗滴虫药及抗厌氧菌药	甲硝唑、替硝唑、克林霉素
		抗真菌药	克霉唑、咪康唑、益康唑、联苯苄唑、制霉菌素
		抗病毒药	重组人干扰素α2a
		其他类	聚甲酚磺醛、硝呋太尔、硝呋太尔制霉菌素、乳杆菌活菌、复方莪术油
	退乳药	—	溴隐亭、己烯雌酚
	促性腺激素		绒促性素、尿促性素
	促性腺激素释放激素类似物		戈那瑞林、亮丙瑞林、曲普瑞林、丙氨瑞林
	女性避孕药	短效口服避孕药	左炔诺孕酮，孕二烯酮、双炔失碳酯
		长效避孕药	氯地孕酮、庚酸炔诺酮
		事后避孕药	米非司酮
		阴道杀精药	壬苯醇醚
	其他妇科用药	治疗子宫内膜异位症的药物	达那唑、亮丙瑞林，曲普瑞林、丙氨瑞林、醋酸棉酚
	子宫收缩药及引产药	缩宫素及类似物	缩宫素、卡贝缩宫素
		麦角生物碱类	麦角新碱
		前列腺素类	卡前列素氨丁三醇，米索前列醇、地诺前列酮
		促进子宫颈成熟药	普拉睾酮
	抗早产药	抑制子宫平滑肌收缩药	利托君、硫酸镁
	雄激素类和男性生殖系统用药	雄激素	睾酮、甲睾酮、丙酸睾酮、十一酸睾酮
		睾酮衍生物	苯丙酸诺龙、达那唑、司坦唑醇
		治疗勃起功能障碍药	西地那非、伐地那非、他达拉非、前列地尔、酚妥拉明

第一节　女性激素类

第一亚类　雌激素类

雌激素类是一类 C18 的甾体化合物，常用的有以下几类。

1. 天然雌激素：卵巢、肾上腺皮质和胎盘所产生的雌激素，有雌二醇、雌酮和雌三醇。

2. 雌激素合成衍生物，例如炔雌醇（乙炔雌二醇），戊酸雌二醇。

3. 全合成雌激素：是全合成的非甾体化合物，有雌激素作用。如己烯雌酚。

一、药理作用与作用机制

雌激素能促使细胞合成 DNA、RNA 和相应组织内各种不同的蛋白质。雌激素能通过减少下丘脑促性腺激素释放激素（GnRH）的释出，导致卵泡刺激素（FSH）和黄体生成激素（LH）从垂体的释放也减少，从而抑制排卵。男性 LH 分泌减少可使睾丸分泌睾酮降低。

二、临床用药评价

（一）作用特点

1. 注意事项

（1）注意药物的特异性或非特异性交叉过敏反应。

（2）下列疾病患者应慎用雄激素：哮喘；心功能不全；癫痫；精神抑郁；偏头痛；肾功能不全（雌激素可使水潴留加剧）；糖尿病；良性乳腺疾病；脑血管疾病；冠状动脉疾病；子宫内膜异位症；胆囊疾病或胆囊病史，尤其是胆石症；肝功能不全；血钙过高，伴有肿瘤或代谢性骨质疾病；高血压；妊娠时黄疸或黄疸史，雌激素有促使肝损害复发的危险性；急性、间歇性或复杂性肝性紫质症；肾功能异常；甲状腺疾病；子宫肌瘤。

（3）长期服用雌激素者需定期检查：①血压；②肝脏功能；③阴道脱落细胞；④每 6 ～ 12 个月体检 1 次或遵医嘱；⑤每年 1 次宫颈防癌刮片。

（4）应用最低有效量，时间尽可能缩短，以减少可能发生的不良反应。

（5）男性以及女性子宫切除后患者，通常采用周期性治疗；有子宫的女性，为避免过度刺激，可在周期的最后 10 ～ 14 日加用孕激素，模拟自然周期中激素的节律性变化浓度。

（6）长期或大量使用雌激素者，当停药或减量时须逐步减量。

（二）药物相互作用

1. 与抗凝药同用时，雌激素可降低抗凝效应。必须同用时，应调整抗凝药用量。

2. 与卡马西平、苯巴比妥、苯妥英钠、扑米酮、利福平等同时使用，可减低雌激素的效应。

3. 与三环类抗抑郁药同时使用，大量的雌激素可增强抗抑郁药的不良反应，同时降低其应有的效应。

4. 与抗高血压药同时用，可减弱抗高血压的作用。

5. 降低他莫昔芬的治疗效果。

6. 增加钙剂的吸收。

（三）典型不良反应和禁忌

1. 不良反应

常见，但在继续用药后减少的不良反应：腹部绞痛或胀气；食欲缺乏；恶心；踝及足水肿；乳房胀痛和（或）肿胀；体重增加或减少。

2. 禁忌

（1）已知或怀疑患有乳腺癌者禁用。

（2）已知或怀疑患有雌激素依赖性肿瘤者禁用。

（3）急性血栓性静脉炎或血栓栓塞者禁用。

（4）过去使用雌激素时，曾伴有血栓性静脉炎或血栓栓塞史者禁用。

（5）有胆汁淤积性黄疸史者禁用。

（6）未明确诊断的阴道不规则流血者禁用。

（7）妊娠早期不要使用己烯雌酚，全身用药可能导致胎儿畸形，阴道用药也应注意。用药后所分娩女婴可发生生殖道异常。罕见病例在育龄期发生阴道癌或宫颈癌。

（8）雌激素可经乳汁分泌，并可抑制泌乳，哺乳期妇女禁用。

三、代表药品

戊酸雌二醇（Estradiol Valerate）

【适应证】

1. 补充雌激素不足，如萎缩性阴道炎、女性性腺功能减退症、外阴阴道萎缩、绝经期血管舒缩症状、卵巢切除、原发性卵巢衰竭等。

2. **晚期前列腺癌（乳腺癌、卵巢癌患者禁用）。**

3. 与孕激素类药物合用，能抑制排卵，可作避孕药。

第二亚类　孕激素类

一、药理作用与作用机制

孕激素通过染色体的交互作用，增加 RNA 的合成，使增殖期子宫内膜变为分泌期。长期应用可抑制垂体前叶黄体生成素（LH）的释放，抑制排卵。长期大剂量应用使子宫内膜腺癌和乳腺癌组织萎缩坏死。孕激素有维持早孕蜕膜组织和抑制子宫肌肉收缩作用，故可以保胎。孕激素可使宫颈黏液变稠，不利于精子穿透。

二、临床用药评价

（一）作用特点

1. 注意事项

（1）妊娠初始 4 个月内慎用，不宜用作早孕试验。黄体酮在美国 FDA 妊娠期用药安全性分级为口服给药 B。甲羟孕酮在美国 FDA 妊娠期用药安全性分级为肠道外给药 X。

（2）有抑郁症史者慎用。人工合成的孕酮因有胎儿致畸问题，必须慎用。

（3）长期用药需注意检查肝功能，特别注意乳房检查。

（4）长期给予孕激素应按 28 日周期计算孕激素的用药日期。

（5）长期使用孕激素女性不宜吸烟。

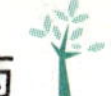

（二）典型不良反应和禁忌

1. 不良反应

（1）十分常见：肠道反应，食欲缺乏、痤疮、液体潴留和水肿、体重增加、过敏性皮肤炎症、精神压抑、乳房疼痛、性欲改变、月经紊乱、不规则出血或闭经。

（2）少见：头痛，胸、臀、腿部，特别是腓肠肌处疼痛。

（3）长期应用可引起肝功能损害；缺血性心脏病发病率升高。

（4）**早期妊娠时应用可能发生：某些雄激素活性高的孕激素可引起女性后代男性化；后代发生泌尿生殖道畸形，多见尿道下裂。**

（5）甲羟孕酮治疗肿瘤，剂量过大时可出现类库欣综合征。

（6）良性、恶性及未详细说明的肿瘤（包括囊肿和息肉）：孕激素依赖性肿瘤大小的增加（如脑膜瘤）。

（7）精神疾病如抑郁情绪、精神紧张。

（8）与雌激素－孕激素治疗相关性不良反应：乳腺癌、子宫内膜增生、子宫内膜癌、性激素依赖性肿瘤（恶性/良性）、静脉血栓形成，心肌梗死等。

2. 禁忌证

（1）心血管疾病和高血压者。

（2）肝、肾功能不全者。

（3）糖尿病患者。

（4）哮喘患者。

（5）癫痫患者。

（6）偏头痛患者。

（7）未明确诊断的阴道出血患者。

（8）有血栓栓塞病史（晚期癌瘤治疗除外）患者。

（9）胆囊疾病患者。

（10）已知或疑有孕激素依赖性肿瘤。

（11）严重功能障碍：肝脏肿瘤（现病史或既往史）Dubin Johnson 综合征、Rotor 综合征、黄疸。

（12）**妊娠期或应用性激素时产生或加重的疾病或症状，如严重瘙痒症、阻塞性黄疸、妊娠期疱疹、血卟啉症和耳硬化症。**

三、代表药品

表 14-1　代表药品

药　品	内　容
黄体酮（孕酮）Progesterone	**【适应证】**用于月经失调，如闭经和功能失调性子宫出血、黄体功能不全、先兆流产和习惯性流产及经前期紧张综合征的治疗；用于激素替代疗法与雌激素联合应用；亦用于宫内节育器缓释孕激素药物
地屈孕酮 Dydrogesterone	**【适应证】**①痛经。②子宫内膜异位症。③继发性闭经。④月经周期不规则。⑤功能失调性子宫出血。⑥经前期紧张综合征。⑦孕激素缺乏所致先兆流产或习惯性流产。⑧黄体功能不全所致不孕症

第二节 阴道局部用药

表 14-2 代表药品

药品	内容	
聚甲酚磺醛 Policresulen	药理作用与作用机制	对坏死或病变组织有选择性凝固和排除作用，能使病变组织易于脱落，使局部收敛止血，促进组织再生和上皮重新覆盖。而对正常鳞状上皮组织无作用，在阴道内可杀死多种病原微生物，如厌氧菌、滴虫和念珠菌，又能维持阴道酸性环境
	适应证	①治疗宫颈慢性炎症、柱状上皮外移（糜烂） ②阴道感染（细菌性阴道炎、滴虫性阴道炎和念珠菌性外阴阴道炎）的治疗 ③宫颈取活检或息肉后止血 ④外科皮肤伤口或肢体溃疡的局部治疗 ⑤外阴尖锐湿疣的治疗
	临床应用注意	①本品只能局部用药，严禁内服 ②阴道用药时，会发生大片白色坏死组织脱落，为治疗后正常现象。老年患者慎用 ③治疗期间避免性交 ④月经期间停止治疗 ⑤妊娠期间不宜阴道局部用药 ⑥治疗时避免在局部同时使用其他药物 ⑦用阴道栓时，应放入阴道深部贴近宫颈处 ⑧如为皮肤伤口，不宜用刺激性肥皂清洗 ⑨本品有刺激性，注意避免接触到眼睛 ⑩因本品为高酸性，所有织物沾上药后应立即用水洗净。治疗用具用完后应浸泡在水中 ⑪ 阴道栓剂如出现斑点，是其基质产生的自然现象，不影响药物使用 ⑫ 上药时，有的会发生轻度局部刺激症状，阴道烧灼感和肛门下坠感，一般不需处理，大多继续用药症状自行消失
干扰素 α2a Interferon α2a	药理作用与作用机制	其抗病毒作用为通过诱导细胞产生抗病毒蛋白来发挥活性。干扰素可治疗由病毒引起的宫颈病变
	适应证	治疗宫颈慢性炎症、柱状上皮外移（糜烂）及宫颈、阴道 HPV 感染
	临床应用注意	①治疗期间避免性交 ②月经期间停止治疗 ③妊娠期间不宜阴道局部用药 ④本品只能局部用药 ⑤本品需在 2℃～8℃贮存 ⑥上药时有轻度外阴阴道烧灼感，一般不需处理

第三节　退乳药

临床用于退乳的药物有两类：①多巴胺受体激动药，如溴隐亭、甲麦角林。②雌激素：雌二醇、己烯雌酚。

表 14-3　溴隐亭（Bromocriptin）

要　点	内　容
药理作用与作用机制	为多肽类麦角生物碱，选择性地激动多巴胺（DA）受体。它可激动垂体细胞的多巴胺受体，使垂体催乳激素及生长激素释放减少；作为催乳激素的抑制剂，可制止生理性泌乳及伴随的闭经或不排卵
适应证	①分娩后、自发性、肿瘤性、药物等引起的闭经 ②高泌乳素血症引起的月经紊乱、不孕继发性闭经、排卵减少 ③抑制泌乳，预防分娩后和早产后的泌乳 ④产后的乳房充血、高泌乳素血症引起的特殊的乳房触痛、乳房胀痛和烦躁不安 ⑤高泌乳素血症引起男性性功能低下（如阳痿和精子减少引起的不育） ⑥肢端肥大症的辅助治疗
临床应用注意	（1）注意事项 ①用于治疗闭经或乳溢，可产生短期疗效，但不宜久用。治疗期间可以妊娠，如需计划生育，应使用不含雌激素的避孕药或其他措施 ②消化道溃疡患者慎用 （2）相互作用 ①口服激素类避孕药可致闭经或溢乳，干扰本品的效应，不宜同时应用 ②氟哌啶醇、甲基多巴、单胺氧化酶抑制剂、甲氧氯普胺、吩噻嗪类、利血平、硫杂蒽类、各种镇静催眠药和 H_2 受体阻断药等，能升高血清泌乳素浓度，干扰本品效应，必须合用时，应当调整本品剂量 ③与其他麦角碱衍生物合用时，可使本品偶可引起的高血压加重，但较为罕见 ④与降压药合用时，可加强降压效果，降压药的用量应酌减，因此应尽量减少合并用药 ⑤与左旋多巴合用治疗帕金森病时，能增强药效，故应适当减量 ⑥与红霉素和交沙霉素合用时，可增加本药的血药浓度，从而使毒性增强，故必须合用时应谨慎 （3）不良反应：常见口干、恶心、呕吐、食欲丧失、便秘、腹泻腹痛、头痛、眩晕、疲倦、精神抑郁、雷诺现象、夜间小腿痉挛等，也可出现低血压、多动症、运动障碍及精神症状 （4）禁忌证 ①对麦角生物碱过敏者、心脏病、周围血管性疾病及妊娠期妇女禁用 ②有严重精神病史和患心肌梗死者禁用

第四节 促性腺激素

表 14-4 绒促性素（Chorionic Gonadotrophin）

要 点	内 容
药理作用与作用机制	对女性能促进和维持黄体功能使黄体合成孕激素。可促进卵泡生成和成熟，并可模拟生理性的促黄体生成素（LH）的高峰而促排卵。对男性能使垂体功能不足者的睾丸产生雄激素，促使睾丸下降和男性第二性征的发育
适应证	①青春期前隐睾症的诊断和治疗 ②垂体功能低下所致的男性不育，可与尿促性素合用。长期促性腺激素功能低下者，还应辅以睾酮治疗 ③垂体促性腺激素不足所致的女性无排卵性不孕症，常在氯米芬治疗无效后，联合应用本品与尿促性素合用以促进排卵 ④用于体外受精以获取多个卵母细胞，需与尿促性素联合应用 ⑤女性黄体功能不全的治疗。功能性子宫出血、妊娠早期先兆流产、习惯性流产
临床应用注意	（1）注意事项 ①前列腺肥大、哮喘、癫痫、心脏病、偏头痛、肾功能损害等患者慎用。运动员、高血压患者慎用 ②发现卵巢过度刺激综合征及卵巢肿大、胸腔积液、腹水等并发症时应停药或征求医生意见 ③用本品促排卵可增加多胎率或新生儿发育不成熟、早产等 ④妊娠试验可出现假阳性，应在用药 10 日后进行检查 ⑤儿童用药应注意可能引起性早熟，骨端早期闭锁。老年患者应考虑潜在诱发与雄激素有关的肿痛的可能性，并由于生理功能低下而减量 ⑥本品宜用前临时配制 （2）相互作用：**与脑垂体促性腺激素合用时（如 HMG）可能使不良反应增加，应慎用** （3）不良反应 ①用于促排卵时，常见为诱发卵巢囊肿或轻至中度的卵巢肿大，伴轻度胃胀、胃痛、盆腔痛，少见者为严重的卵巢过度刺激综合征，临床表现为腹部或盆腔部剧烈疼痛、消化不良、水肿、尿量减少、恶心、呕吐或腹泻，气促、下肢肿胀等。往往发生在排卵后 7 ～ 10 天或治疗结束后，反应严重可危及生命 ②治疗隐睾症时偶可发生男性性早熟，表现为痤疮、阴茎和睾丸增大、阴毛生长增多、身高生长过快 ③较少见乳房肿大、头痛、易激动、精神抑郁、易疲劳。偶有注射局部疼痛、过敏性皮疹 （4）禁忌证：疑有垂体增生或肿瘤，前列腺癌或其他雄激素相关肿瘤者禁用。性早熟、诊断未明的阴道流血、子宫肌瘤、卵巢囊肿或卵巢肿大、血栓性静脉炎、对性腺刺激激素过敏者均禁用

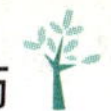

第五节　促性腺激素释放激素类似物

表 14-5　戈那瑞林（Gonadorelin）

要　点	内　容
药理作用与作用机制	本品注射给药后使垂体释放黄体生成素（LH）和卵泡刺激素（FSH）增加，约两周后，因降调节作用，垂体进入不应期，垂体释放黄体生成素和卵泡刺激素明显减少，使卵巢内卵泡发育受抑制，雌激素降低到去势水平，停药后可恢复。内源性黄体生成素过高影响诱发排卵效果，用药使垂体释放黄体生成素明显减少后，可提高诱发排卵效果。雌激素降低到去势水平，对雌激素依赖性疾病有治疗作用
适应证	鉴别诊断男性或女性由于下丘脑或垂体功能低下所引起的生育障碍，性腺萎缩性的性腺功能不足、乳溢性闭经、原发和继发性闭经、绝经和早熟绝经、垂体肿瘤、垂体的器官损伤和事实上的下丘脑功能障碍等
临床应用注意	①不宜同时接受直接影响垂体分泌促性腺激素的药物 ②在正常经期的卵泡期给药，应做好避孕措施 ③注射部位瘙痒、疼痛或肿胀及全身性或局部性过敏、腹部或胃部不适；骨质疏松；血栓性静脉炎及性欲减退等 ④妊娠期妇女、垂体腺瘤患者、垂体相关性闭经者、对本品过敏者禁用

第六节　女性避孕药

第一亚类　短效口服避孕药

一、药理作用与作用机制

大多数短效口服避孕药系由孕激素和雌激素配伍组成，主要作用是抑制排卵。单用孕激素可用作探亲避孕药或事后避孕药，主要作用是增加宫颈黏液稠度、抑制子宫内膜发育及影响孕卵运行速度等。

二、临床用药评价

去氧孕烯和孕二烯酮并无雄激素作用，不降低高密度脂蛋白（HDL），故优于左炔诺孕酮，已被广泛应用。

为实现最大的避孕效果，须按说明书正确服药。每日同一时间口服。如漏服或服用不正确，失败率会升高。漏服后，应在想起时尽快补服一片。

紧急避孕药不应与米非司酮混淆使用。紧急避孕药是不抗早孕或致畸的，而米非司酮有终止妊娠的作用。

三、代表药品

具体内容见表 14-6。

表 14-6　代表药品

药品	内容	
左炔诺孕酮 Levonorgestrel	适应证	**与炔雌醇组成复方制剂作为短效口服避孕药。通过剂型改变，还可做成多种长效避孕药，如宫内节育器（曼月乐）、硅胶棒等。曼月乐还可治疗特发性月经过多，即非器质性病变引起的月经过多**
	临床应用注意	（1）注意事项 ①紧急避孕药是避孕失误的紧急补救避孕药，不是引产药。越早服用越好。可在月经周期任何时间服用。也不宜作为常规避孕药 ②本品可能使下次月经提前或延迟，如逾期一周仍未来潮，应检查以排除妊娠 ③宫内节育系统为无菌包装，须注意无菌操作，若密封包装破损则应丢弃，或性状改变时禁用。本品放置于宫腔内可维持 5 年有效 ④硅胶棒应用于要求长期避孕的育龄妇女，既往月经不调、经常有闭经史者、产后或流产后尚未恢复正常月经者、哺乳期或 45 岁以上妇女不宜使用。计划妊娠者，需在取出 6 个月后方可受孕 （2）相互作用：如与苯巴比妥、苯妥英钠、利福平、利福布汀、卡马西平、大环内酯类抗生素、咪唑类抗真菌药、西咪替丁及抗病毒药（奈韦拉平，依法韦仑）等同时口服，可能影响本品的避孕效果。但其他途径因其作用机制是局部性的，故不认为会产生较大的影响 （3）不良反应：偶见轻度恶心、呕吐，一般不需处理，其他见炔诺孕酮 （4）禁忌证：乳腺癌、生殖器官癌、肝功能异常或近期有肝病或黄疸史、静脉血栓病、脑血管意外、高血压、心血管病、糖尿病、高脂血症、精神抑郁及 40 岁以上妇女禁用
去氧孕烯 Desogestrel	药理作用与作用机制	**最大特点是无雄激素作用，还可升高高密度脂蛋白（HDL）。抗雌激素活性亦强于炔诺酮和左炔诺孕酮。具有显著的排卵抑制作用，尚能改变宫颈黏液稠度、抑制子宫内膜发育等**
	临床应用注意	①以下情况慎用。肯定的静脉血栓家族病史、延长固定术、外科手术（尤其是腿部外科手术）或外伤、肥胖（体重指数超过 $30kg/m^2$）；吸烟（年龄超过 35 岁，每日吸烟＞ 20 支）、高血脂、高血压、心脏瓣膜疾病、房颤、糖尿病患者、系统性红斑狼疮、溶血性尿毒症综合征、慢性肠炎性疾病（克罗恩病或溃疡性结肠炎） ②出现下列情况应停用并咨询医师。听力或视觉障碍、持续血压升高、胸部锐痛或突然气短、偏头痛、乳房肿块、癫痫发作次数增加、严重腹痛或腹胀、皮肤黄染或全身瘙痒等 ③利福平、巴比妥类、苯妥英钠等可使本品活性降低。奥卡西平、托吡酯和灰黄霉素可能也有影响 ④通常在使用复方口服避孕药的开始几个周期时会出现一些轻度的反应，如恶心、头痛、乳房胀痛以及在月经周期中点滴出血，少见呕吐、腹痛、腹泻；情绪低落、情绪改变 ⑤严重肝功能障碍、血栓形成或栓塞、伴血管损害的糖尿病、严重高血压、严重异常脂蛋白血症、已知或怀疑的性激素依赖的生殖器官或

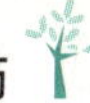

（续表 14-6）

药　品	内　容	
去氧孕烯 Desogestrel	临床应用注意	乳腺恶性肿瘤、肝脏肿瘤（良性或恶性），有或曾有严重肝脏疾病、肝脏功能未恢复正常、不明原因的阴道出血、已妊娠或怀疑妊娠、哺乳期妇女禁用
孕二烯酮 Gestodene	药理作用与作用机制	本品为迄今孕激素作用最强而使用剂量最低的一种避孕药
	适应证	与炔雌醇组成复方制剂口服，避孕
	临床应用注意	（1）相互作用 ①可升高本品血药浓度的药物：如阿托伐他汀、维生素 C 及药酶抑制剂如氟康唑等 ②可使本品避孕效果降低的药物：抗菌药尤其是广谱抗菌药、药酶诱导剂如苯巴比妥，苯妥英钠、利福平等，应避免同时服用 ③本品影响其他药物的疗效，使其作用减弱的有抗高血压药、抗凝血药及降糖药：使其疗效增强的有三环类抗抑郁药 （2）不良反应：常见恶心、呕吐、头痛、体重增加、乳房胀痛、经间少量出血等 （3）禁忌证：乳腺癌、生殖器官癌、肝功能不全或近期有肝病或黄疸史、阴道异常出血、镰状细胞性贫血、深部静脉血栓病、脑血管意外、高血压、心血管病、高脂血症、抑郁症、妊娠期及哺乳期妇女禁用
双炔失碳酯 Anordrin	药理作用与作用机制	小剂量与孕激素有协同作用，大剂量则有抗孕激素活性。能抑制子宫内膜腺体的发育，同时影响受精卵的运行速度，使其与内膜发育不同步，从而不利于着床
	适应证	适用于探亲或新婚夫妇使用，特别是探亲两周以上多次房事的妇女
	临床应用注意	（1）不良反应 ①服药初期常见恶心、呕吐、头晕、乏力、嗜睡等类早孕反应，必要时可对症处理，每天服用维生素 $B_6$20mg 或维生素 C 100mg。偶见阴道出血、白带增多、乳胀、乳头发深色、腹胀、食欲缺乏、口干等 ②少数人月经周期、经量有不同程度改变。对月经周期延长或闭经者，可加服甲羟孕酮 25mg 和炔雌醇 0.015mg （2）禁忌证：有肝、肾疾病的患者，人工流产未满半年者、哺乳期妇女或腹泻妇女禁用

第二亚类　长效避孕药

长效避孕药多为孕激素与长效雌激素配伍或通过剂型改变而达到长效避孕的目的。

1. 口服长效避孕药：左炔诺孕酮、氯地孕酮与炔雌醚配伍，每月口服一次的长效避孕药。
2. 注射长效避孕针：复方己酸羟孕酮注射液、复方庚酸炔诺酮注射液每月一次的避孕药。
3. 埋植剂：左炔诺孕酮埋植剂以低量恒定缓慢释药，有效期 5 年。
4. 含药阴道环：左炔诺孕酮避孕环和甲硅环亦为低量恒定缓慢释放的剂型，有效期 3 ～ 12 个月。

5. **含药宫内节育器：**孕酮节育器是一种缓释系统，能提高避孕有效率，降低脱落率，有效期 5 年。

表 14-7　代表药品

药　品	内　容	
羟孕酮 Hydroxypro- gesterone	药理作用与作用机制	本品与戊酸雌二醇配伍作长效注射避孕药，具有排卵抑制作用，每月肌内注射 1 次，避孕效果肯定
	适应证	避孕。单用治疗习惯性流产、月经不调、子宫内膜异位症、功能性子宫出血等
	临床应用注意	（1）注意事项 ①为保证避孕成功，并减少月经改变的不良反应，要按时注射，并须将药液抽净，作深部肌内缓慢注射。注射后留观 15 ～ 20min，以防过敏 ②注射后，一般维持 14 日左右后月经来潮。如注射后闭经，可隔 28 日再注射 1 次 ③子宫肌瘤、高血压患者慎用 ④注射后，有人可出现月经改变等 （2）不良反应：少数患者用药后有恶心、呕吐、头昏、乏力、乳胀、疲乏等反应 （3）禁忌证：有肝、肾疾病的患者、心血管疾病和血栓史、高血压、糖尿病、甲状腺功能亢进、精神病或抑郁症、高血脂、子宫肌瘤、乳房肿块患者及妊娠期妇女禁用
庚酸 炔诺酮 Norethister- one Enanthate	药理作用与作用机制	**本品为长效孕激素，肌内注射后贮存在肌肉组织中逐步缓慢释放而发挥长效避孕作用**
	适应证	长效避孕
	临床应用注意	常见恶心、呕吐、食欲缺乏、乳房胀痛、头晕、乏力、嗜睡等，但随用药次数增加而减少或消失

第三亚类　事后避孕药

表 14-8　米非司酮（Mifepristone）

要　点	内　容
适应证	**与前列腺素药物序贯合并使用，可用于终止停经 49 日内的妊娠**
临床应用注意	（1）注意事项 ①早孕有严重反应、恶心、呕吐频繁者不宜用本品，以免加重反应 ②确诊为早孕者，停经时间不应超过 49 日，孕期越短，效果越好 ③必须在具有急诊、刮宫手术和输液、输血条件下使用 ④服药后，一般会较早出现少量阴道流血，部分妇女流产后出血时间较长 ⑤用药后 8 ～ 15 日应去原治疗单位复诊，确定流产效果，必要时可 B 超或测定血绒毛膜促性腺激素（HCG），如确诊为流产不全或继续妊娠，应及时处理 （2）相互作用：本品不能与利福平、卡马西平、灰黄霉素、巴比妥类、苯妥英钠、非甾体抗炎药、阿司匹林、肾上腺皮质激素等合用

（续表 14-8）

要　点	内　容
临床 应用注意	（3）不良反应：部分早孕妇女常见轻度恶心、呕吐、眩晕、乏力、下腹痛、肛门坠胀感和子宫出血等 （4）禁忌证：有心、肝、肾脏疾病及肾上腺皮质功能不全者，有使用前列腺素类药物禁忌者：如青光眼、哮喘及对前列腺素类药物过敏等，带宫内节育器妊娠和怀疑异位妊娠者，年龄超过 35 岁的吸烟妇女禁用

第四亚类　阴道杀精药

表 14-9　壬苯醇醚（Nonoxinol）

要　点	内　容
药理作用 与 作用机制	通过降低精子脂膜表面张力、改变精子渗透压而杀死精子或导致精子不能游动，从而使精子不能进入宫颈口，无法使卵受精，达到避孕目的
适应证	短期避孕
临床 应用注意	①**必须放入阴道深处，否则易导致避孕失败** ②房事后 6 ～ 8h 内不要冲洗阴道 ③阴道刺激局部反应，阴道分泌物增多及烧灼感 ④可疑生殖道恶性肿瘤者及有不规则阴道出血者禁用

第七节　其他妇科用药

表 14-10　醋酸棉酚（Gossypol Acetate）

要　点	内　容
药理作用 与 作用机制	醋酸棉酚对卵巢及子宫内膜、肌层甾体激素受体有抑制作用，从而使子宫内膜和肌层明显变薄，月经量减少；高浓度棉酚可与细胞生长相关的酶或功能蛋白作用，使细胞凋亡，但不会诱导细胞恶性增生；**醋酸棉酚通过抑制肾脏髓袢升支粗段（Na^+-K^+-Cl^-）联合转运系统，使 Na^+、K^+、Cl^- 重吸收减少，致使肾脏排钾**
适应证	治疗妇科疾病，包括子宫功能性出血、子宫肌瘤并月经过多、子宫内膜异位症等
临床 应用注意	①心、肝、肾功能不全者慎用 ②长期服用本品应注意检测血钾及心电图，如发生低钾血症，可口服或静脉补充钾盐 ③其他不良反应有肌无力、食欲减退、恶心、呕吐、心悸及肝功能轻度改变；可引起绝经的更年期症状出现，如闭经、性欲减退、潮热、皮肤瘙痒、出汗等 ④妊娠期及哺乳期妇女、老年患者禁用

第八节 子宫收缩药及引产药

1. 垂体后叶制剂：包括：①垂体后叶素；②缩宫素。该类药物有：缩宫素、卡贝缩宫素。

2. 麦角制剂：包括麦角流浸膏、麦角新碱、甲麦角新碱，主要用于产后子宫出血或子宫复原不佳。

甲麦角新碱与缩宫素相比有以下不同：①作用强而持久；②不仅对子宫底，而且对子宫颈部都有很强的收缩作用，剂量稍大即产生强直性收缩。故不适用于催产或引产，应谨慎使用。

3. 前列腺素类（PG）：此类药物能选择性地兴奋子宫平滑肌，使其产生节律性收缩，并软化和扩张子宫颈，促使宫口开全和胎儿娩出，临床用于中期引产、足月妊娠引产及治疗性流产。目前用于产科临床的前列腺素类药物有地诺前列酮（PGE_2）、硫前列酮（PGE_2 类似物）、地诺前列素（$PGF_{2\alpha}$）、卡前列素氨丁三醇、吉美前列素（PGE_1 衍生物）、卡前列甲酯（15-甲基 $PGF_{2\alpha}$ 甲酯）、米索前列醇（PGE_1 类似物）等。

4. 促进子宫颈成熟的药物：此类药物有松弛子宫颈管、促进宫颈成熟、使宫口开大、缩短分娩时间，提高引产成功率等作用。其代表药物有同化激素类，如普拉睾酮；前列腺素类，如地诺前列酮等。

第九节 抗早产药

抗早产药可松弛子宫平滑肌，抑制其收缩，有利于胎儿在宫内安全生长，防止早产。

抗早产药包括利托君和硫酸镁。利托君为肾上腺素 β_2 受体激动剂，可激动子宫平滑肌中的 β_2 受体，抑制子宫平滑肌的收缩频率和强度，减少子宫的活动而延长妊娠期。同时由于其可使腺苷酸环化酶的活性增强（cAMP 增多）而产生保胎作用。硫酸镁的镁离子能直接抑制子宫平滑肌的动作电位，对子宫平滑肌的收缩产生抑制作用，使宫缩频率减少，强度减弱，用于早产的治疗。

第十节 雄激素类和男性生殖系统用药

第一亚类 雄激素及睾酮衍生物

一、药理作用与作用机制

睾酮或双氢睾酮对靶组织的影响是通过与细胞的胞质上的雄激素受体（AR）结合而发挥作用的。

具体药理作用如下。

1. 对性器官和第二性征的作用（男性化作用）。

2. 对骨骼和骨骼肌的作用（同化作用）：包括骨骼的加长和加粗两方面。

3. 红细胞生成：睾酮及其衍生物对正常造血细胞有兴奋作用。可以增强红细胞生成素的产生及作用，对干细胞转变成红细胞也有直接的刺激作用。

二、临床用药评价

（一）作用特点

1. 由于睾酮雄性活性的结构专一性很强，对其结构略加改动就可以降低雄性活性及增加蛋白同化活性。这类睾酮的衍生物也称为蛋白同化类固醇（anabolic steroids）或同化激素。

2. 使用合成代谢类固醇可使运动员的力量和竞技能力增强，迅速提高运动成绩。所有药物和制剂都属于管理药品，运动员禁用。

（二）药物相互作用

1. 与肾上腺皮质激素，尤其是盐皮质激素合用时，可增加水肿的危险性。合并用促皮质激素或糖皮质激素，可加速痤疮的产生。

2. 因雄激素和蛋白同化类固醇可降低凝血因子前体的浓度（由于凝血因子前体的合成和分解改变），以及增加了抗凝物质与受体的亲合力，故可使抗凝活性增强，在与双香豆素类合用时要减少用量。

3. 与口服降糖药和胰岛素合用时，因雄激素可使血糖下降，故必须密切注意低血糖的发生，必要时应调整降糖药物和胰岛素用量。

4. 与环孢素 A 合用时，可升高环孢素 A 的血药浓度增加肾脏毒性。

5. 与有肝毒性的药物合用时，可加重对肝脏的损害，尤其是长期应用及原来有肝病的患者。

第十四章

（三）典型不良反应和禁忌

1. 不良反应

（1）男性化可使青春期前的男孩的男性化体征过早形成。

（2）肝脏毒性。

（3）对胆固醇水平的影响：增加动脉粥样硬化和心血管不良反应发生的概率。

（4）可以引起钠潴留和水肿（尤其是心衰患者）。

（5）骨骺过早闭合。

（6）血栓形成，还可引起精神状态的改变。高龄患者可发生葡萄糖耐量改变。

2. 禁忌：疑似或患有前列腺癌或乳腺癌以及重度前列腺肥大的男性患者，禁止使用雄激素。雄激素不会导致前列腺癌，但它们可以促进癌变的前列腺的生长。

（四）特殊人群用药

1. 儿童使用：雄激素可引起儿童过早雄性化，以加速骨骺闭合，从而降低成年后的身高。

2. 妊娠妇女：雄激素及睾酮衍生物已证实或高度怀疑具有致畸性，可导致女性胎儿男性化（阴道畸形、阴蒂增大及形成类似男性阴囊样结构），对胎儿造成伤害远超任何治疗获益。在妊娠期前三个月使用雄激素致畸的危害最大；使用雄激素的备孕妇女应该告知雄激素可能对胎儿的危害。

3. 哺乳妇女：睾酮可以从母乳分泌，哺乳期禁用。

4. 老年人：老年人使用雄激素类药物发生心肌梗死或卒中等血栓栓塞性疾病的风险增加。

三、代表药品

表 14-11 代表药品

药品	内容	
十一酸睾酮 Testosterone Undecanoate	适应证	①原发性或继发性睾丸功能减退 ②男性儿童体质性青春期延迟 ③乳腺癌转移的姑息性治疗 ④再生障碍性贫血的辅助治疗 ⑤中老年部分雄性激素缺乏综合征 ⑥类风湿关节炎
	临床应用注意	①多毛、痤疮、阴茎异常勃起、精子减少、精液量减少、水钠潴留 ②青春期前男孩性早熟或骨骺早闭 ③偶见胃肠不适或过敏反应
达那唑 Danazol	【适应证】用于子宫内膜异位症的治疗，也可用于治疗纤维囊性乳腺病、自发性血小板减少性紫癜、遗传性血管性水肿、系统性红斑狼疮、男子女性化乳房、青春期性早熟	

第二亚类 治疗男性勃起功能障碍药

1. **前列地尔**治疗勃起功能障碍的机制是抑制阴茎组织中 α 肾上腺素能活性，舒张海绵体平滑肌和扩张阴茎动脉血管加速血流。

2. **罂粟碱与酚妥拉明**两个药物常联用治疗神经性和血管性勃起功能障碍。

3. **雄激素补充治疗可增强性欲和改善勃起功能。尤其是对于单用 PDE-5 抑制剂效果不满意者。**

口服药物是 PDE-5 抑制剂，该类药物是目前治疗勃起功能障碍最常用的药物。

一、药理作用与作用机制

正常人在性刺激过程中，阴茎海绵体神经元末梢释放非肾上腺素能非胆碱能神经介质一氧化氮（NO）和血管活性肠肽等，NO 激活阴茎海绵体平滑肌细胞内鸟苷酸环氧化酶，促使鸟苷三磷酸（GPT）转化为环磷酸鸟苷（cGMP），导致平滑肌细胞中钙离子减少，使得海绵体内平滑肌松弛，海绵窦扩张，血液流入而使阴茎勃起。**PDE-5 抑制剂正是通过抑制海绵体 PED-5 升高 cGMP 水平，激发或维持阴茎勃起。它们都是勃起功能障碍首选治疗药物。**

二、临床用药评价

（一）作用特点

1. PDE-5 抑制剂主要用于如下情形

（1）治疗勃起功能障碍。

（2）肺动脉高压症。

2. 该类药物对于存在肝肾疾病、消化性溃疡和有出血者慎用。白血病、镰状细胞贫血或骨髓瘤患者使用过程中易发生阴茎勃起异常，也应注意。

（二）药物相互作用

1. 禁用于正在使用硝酸酯类的男性。

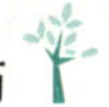

2. 与 CYP3A4 抑制剂合用，可影响该类药的肝脏代谢。

3. 与 CYP3A 诱导剂如波生坦合用，该类药物的血药浓度降低。

4. 与 α_1 受体阻断剂合用，原则上可增加发生低血压的风险，因此避免两类药物合用，但如他达拉非与坦洛新（0.4mg/d）合用是个例外。

（三）典型不良反应和禁忌

1. 不良反应

（1）低血压：表现为头痛、面部潮红、消化不良、鼻塞和眩晕。

（2）阴茎异常勃起。

（3）视觉障碍和眼症状：对蓝绿色分辨不清。

（4）其他：食管下括约肌松弛可引起胃反流和消化不良、恶心、呕吐。偶见肌痛、背痛和突发性耳聋（西地那非）。

2. 禁忌：有冠心病和正在使用硝酸酯类药物者禁用。

（四）特殊人群用药

1. 儿童：该类药物不用于儿童，也没有儿童用药安全性的资料。

2. 妊娠期和哺乳期妇女：该药不用于妊娠期妇女、哺乳期妇女。如果服用这些药物的男性的性伴侣为孕妇，建议他们使用安全套。

3. 老年人：对于 65 岁及以上老年人建议减量使用。

三、代表药品

表 14-12　西地那非（Sildenafil）

要　点	内　容
适应证	用于勃起功能障碍
临床应用注意	①当发生用药过量时，应根据需要采取常规支持疗法。因西地那非与血浆蛋白结合率高，故肾脏透析不会增加清除率 ②在已有心血管危险因素存在时，用药后性活动有发生非致命性 / 致命性心脏事件的危险。在性活动开始时如出现心绞痛、头晕、恶心等症状，须终止性活动 **③西地那非可引起心电图 Q-T 间期延长。因此当用于 Q-T 间期异常或已使用延长 Q-T 间期药（如奎尼丁）的患者时要谨慎**

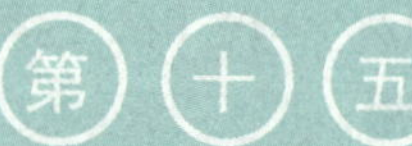

第十五章 眼科、耳鼻喉科用药

微信扫扫，本章做题

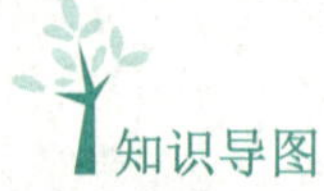

知识导图

章	节	类别		代表药品
眼科、耳鼻喉科用药	眼科用药	抗菌药		安布霉素、庆大霉素、新霉素、氯霉素、四环素、金霉素、红霉素、利福平、氧氟沙星、左氧氟沙星
		抗菌药＋糖皮质激素		安布霉素地塞米松、四环素可的松
		抗病毒药		阿昔洛韦、更昔洛韦、利巴韦林、吗啉胍、碘苷、羟苄唑、酞丁安
		降眼压药	拟胆碱药	毛果芸香碱
			β受体阻断剂	噻吗洛尔、倍他洛尔、卡替洛尔、左布诺洛尔、美替洛尔
			α_2 受体激动剂	溴莫尼定、安普乐定
			碳酸酐酶抑制剂	布林佐胺、醋甲唑胺
			前列腺素衍生物	拉坦前列素、曲伏前列素、贝美前列素、他氟前列素
			复方制剂	拉坦噻吗、曲伏噻吗、贝美素噻吗洛尔、布林佐胺噻吗洛尔
		散瞳药	抗胆碱药	阿托品、消旋山莨菪碱、托吡卡胺、复方托吡卡胺
		治疗干眼症的药物	润滑类药物	玻璃酸钠、羟丙甲纤维素、羧甲纤维素钠、卡波姆、聚乙二醇、右旋糖酐70
			牛血清提取物	小牛血去蛋白提取物
			细胞因子类药物	重组牛碱性成纤维细胞生长因子、重组人表皮生长因子
		治疗视网膜黄斑变性的药物	血管内皮生长因子（VEGF）抑制剂	雷珠单抗、康柏西普、阿柏西普
		眼科局部麻醉药及诊断用药	眼科局部麻醉药	丙美卡因
			眼科诊断用药	荧光素钠、吲哚菁绿
	耳鼻喉科用药	局部麻醉药	用于浸润麻醉、神经阻滞	普鲁卡因
			用于表面麻醉、阻滞麻醉	利多卡因
			用于腔道（如消化道插管镜检的）表面麻醉和润滑	丁卡因

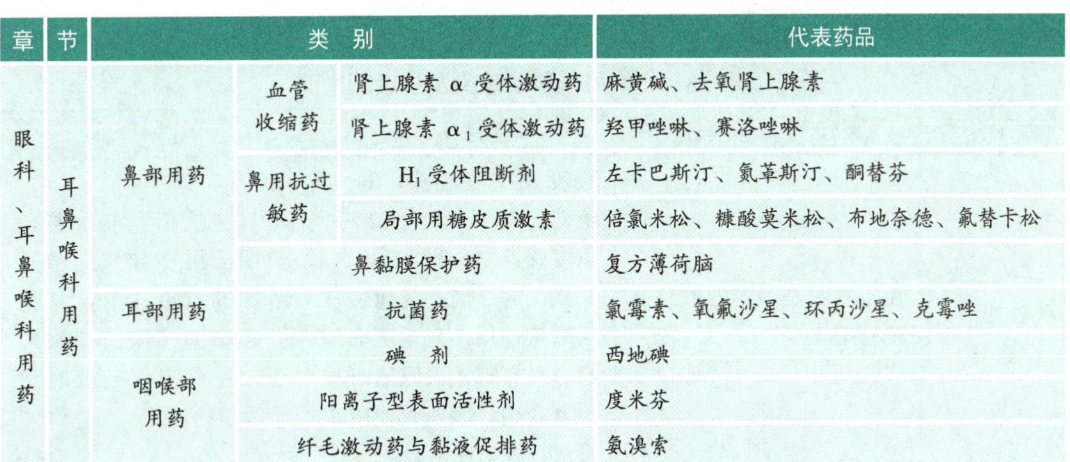

章	节	类别			代表药品
眼科、耳鼻喉科用药	耳鼻喉科用药	鼻部用药	血管收缩药	肾上腺素 α 受体激动药	麻黄碱、去氧肾上腺素
				肾上腺素 α_1 受体激动药	羟甲唑啉、赛洛唑啉
			鼻用抗过敏药	H_1 受体阻断剂	左卡巴斯汀、氮䓬斯汀、酮替芬
				局部用糖皮质激素	倍氯米松、糠酸莫米松、布地奈德、氟替卡松
			鼻黏膜保护药		复方薄荷脑
		耳部用药	抗菌药		氯霉素、氧氟沙星、环丙沙星、克霉唑
		咽喉部用药	碘剂		西地碘
			阳离子型表面活性剂		度米芬
			纤毛激动药与黏液促排药		氨溴索

第一节　眼科用药

一、药理作用与作用机制

1. 抗眼部细菌感染药用于敏感菌引起的眼部感染。抗菌药联合糖皮质激素如妥布霉素地塞米松滴眼液（眼膏）和四环素可的松眼膏，在杀菌或抑菌的同时抑制各种因素引起的眼部炎症反应。抗眼部病毒感染药用于单纯疱疹性角膜炎、带状疱疹病毒眼部感染的治疗。**碘苷为嘧啶类抗病毒药，能与胸腺嘧啶核苷竞争性抑制磷酸化酶，特别是 DNA 聚合酶，从而抑制病毒 DNA 中胸腺嘧啶核苷的合成，**或代替胸腺嘧啶核苷渗入病毒 DNA 中，产生有缺陷的 DNA，使其失去感染力或不能重新组合。使病毒停止繁殖或失去活性而得到抑制。

2. 青光眼用药：青光眼涉及的用药包括如下几类。

（1）**拟胆碱药，通过激动瞳孔括约肌的 M 胆碱受体，使瞳孔括约肌收缩。缩瞳引起前房角间隙扩大，房水易回流，使眼压下降。**

（2）**β 受体阻断剂，减少睫状体的房水生成。**

（3）**α_2 受体激动剂，促进房水流出和减少房水生成；碳酸酐酶抑制剂，减少房水生成；前列腺素衍生物，通过影响葡萄膜、巩膜通道促进房水流出。**

（4）**复方制剂，**代表药物有拉坦噻吗、曲伏噻吗、贝美素噻吗洛尔、布林佐胺噻吗洛尔。

3. 散瞳药：抗胆碱药阿托品，可阻断眼内肌 M 胆碱能受体，使瞳孔括约肌和睫状肌松弛，导致去甲肾上腺素能神经支配的瞳孔扩大肌的功能占优势，从而使瞳孔散大。复方托吡卡胺是由托吡卡胺及去氧肾上腺素组成，同时具有阿托品样的副交感神经抑制作用。

4. **治疗干眼症药：其治疗药物主要为不同类型的人工泪液类。**

5. 治疗视网膜黄斑变性（湿性）的药物：如雷珠单抗、康柏西普、阿柏西普。作用机制是竞争性地抑制 VEGF 与受体的结合，从而抑制内皮细胞增殖和血管新生。

6. 其他类眼科用药：缓解视疲劳类的药物多以对症治疗为主，如含有血管收缩剂萘甲唑啉成分，可收缩结膜血管，减轻眼部充血症状，但不宜长期用药。眼局部麻醉药是眼科手术常用药物，如丙美卡因，点于角膜和结膜表面，产生局麻作用。**眼科独有的诊断用药，如荧光素钠和吲哚菁绿。**

二、常用药品的适应证与临床应用

表 15-1　常用眼科抗感染及抗炎制剂

制剂名称	药理学及适应证	用法用量	注　意
妥布霉素滴眼液（眼膏）	用于外眼及附属器敏感菌株感染	轻度及中度感染，每4h给药1次，一次1～2滴；重度感染，每1h给药1次，一次1～2滴。病情缓解后减量使用，直至病情痊愈。妥布霉素滴眼液可与眼膏合用，即白天使用滴眼液，晚上使用眼膏	与其他抗菌药物一样，长期应用将导致非敏感菌株的过度生长，甚至引起真菌感染。如果出现二重感染，应及时给予适当的治疗
氯霉素滴眼液	用于治疗由大肠埃希菌、流感嗜血杆菌、克雷伯菌属、金黄色葡萄球菌、溶血性链球菌和其他敏感菌所致眼部感染，如沙眼、结膜炎、角膜炎、眼睑缘炎等	一次1～2滴 一日3～5次	**大剂量长期使用（超过3个月）可引起视神经炎或视神经乳头炎（特别是小儿）**
红霉素眼膏	用于沙眼、结膜炎、眼睑缘炎及眼外部感染	涂于眼睑内，一日2～3次，最后一次宜在睡前使用	
夫西地酸滴眼液	用于急性细菌性结膜炎	一次1～2滴，每12h给药1次，用药至少持续到症状消除后2日	
左氧氟沙星滴眼液	用于眼睑炎、睑腺炎、泪囊炎、结膜炎、睑板腺炎、角膜炎、眼科围手术期的无菌化疗法	一次1～2滴，一日3次	为了防止耐药菌的出现，尽量将用药时间控制在治疗疾病所需的最少时间以内
硫酸庆大霉素氟米龙滴眼液	用于对庆大霉素易感的细菌引起的眼前段细菌性感染（如细菌性结膜炎）。眼前段炎症，有发生细菌性感染的危险（如眼科术后治疗）	建议每日5次，一次1滴。眼科术后治疗：第一周，一日4次，一次1滴，之后酌减使用次数。使用前用力摇匀	长期使用糖皮质激素或抗菌药物治疗，可能会增加继发性真菌或非敏感细菌感染，故使用本复方制剂，请勿超过两周
阿昔洛韦滴眼液	对1、2型单纯疱疹病毒（HSV-1、HSV-2）有效，其次对水痘－带状疱疹病毒（VZV）也有效，而对EB病毒及巨细胞病毒作用较弱。主要用于单纯疱疹病毒性角膜炎	一次1～2滴，每2h给药1次	本品在低温条件下易析出结晶。若有结晶，应将塑瓶放置在温水中使其溶解后再使用

（续表 15-1）

制剂名称	药理学及适应证	用法用量	注　意
更昔洛韦眼用凝胶	广谱抗病毒药，对疱疹病毒具有广谱抑制作用，对巨细胞病毒作用最强，对 HSV-1、HSV-2、水痘-带状疱疹病毒（VZV）和 EB 病毒有效。主要用于单纯疱疹病毒性角膜炎	一次 1～2 滴，每 2h 给药 1 次	精神病患者及神经中毒症状者慎用；严禁过量用药
重组人干扰素 α2b 滴眼液	具有广谱抗病毒、抑制细胞增殖以及提高免疫功能等作用，用于治疗单纯疱疹病毒性角膜炎	一次 1～2 滴，一日 6 次。一般 2 周为 1 疗程	

表 15-2　常用青光眼用制剂

制剂名称	药理学及适应证	用法用量	注　意
毛果芸香碱滴眼液	**选择性直接作用于 M 胆碱受体。主要用于：①治疗原发性青光眼，包括开角型与闭角型青光眼；②用于激光虹膜造孔术前使虹膜伸展便于激光打孔，以及防止激光手术后的反应性眼压升高；③本品滴眼用于眼科手术后或应用扩瞳剂后，以抵消睫状肌麻痹剂或散瞳药的作用；④注射液可用于白内障人工晶状体植入手术中缩瞳**	滴眼液常用浓度为 1% 及 2%。滴药后 10～15min 开始降眼压，持续 4～8h，故应每日滴眼 3～4 次。注射液适用于开角型青光眼和急、慢性闭角型青光眼以及继发性闭角型青光眼，白内障人工晶体植入手术中缩瞳。皮下注射，一次 2～10mg，术中稀释后注入前房或遵医嘱	滴眼时需用手指压迫内眦，以免药液流入鼻腔吸收引起全身不良反应。儿童慎用，在确有应用指征时，应权衡利弊后决定是否使用。哺乳期妇女服药期间宜暂停哺乳。如果意外出现毛果芸香碱毒性反应，如流涎、出汗、恶心、呕吐、腹泻等，应及时就诊，并及时给予抗胆碱药如阿托品等进行对抗治疗
噻吗洛尔滴眼液	主要用于原发性开角型青光眼及无晶体青光眼，某些继发性青光眼和高眼压。也可试用于某些对其他药物或手术治疗后无效的青光眼	成人用 0.25% 的滴眼液，一日 2 次，一次 1 滴。如疗效不佳，可改用 0.5% 浓度的本品，一日 1～2 次，一次 1 滴。如眼压已得到控制，则可改为一日 1 次维持	如原用其他药物进行治疗时，不宜突然停用原药，应自改用本品后之第 2 日起逐渐停用。对病情较重者，更应谨慎
曲伏前列素滴眼液	为前列腺素 F2α 类似物，是一种高选择性和高亲合力的前列腺素 FP 受体激动剂，通过增加经由小梁网和葡萄膜、巩膜通路的房水外流的机制降低眼	推荐每晚 1 次，一次 1 滴。剂量不能超过一日 1 次，因为频繁使用会降低药物的降眼压效应	用药后可能发生： ①眼部颜色变化 ②眶周和（或）眼睑皮肤变黑 ③眼的睫毛变长、变密

（续表 15-2）

制剂名称	药理学及适应证	用法用量	注 意
曲伏前列素滴眼液	压。已有曲伏噻吗滴眼液（复方制剂）用于降低开角型青光眼或高眼压症患者升高的眼压，这些患者对使用其他降眼压药不耐受或疗效不佳		④无晶状体、虹膜炎/葡萄膜炎患者应慎用

表 15-3　常用治疗干眼症、视网膜黄斑变性的药品及其他眼用制剂

制剂名称	分 类	药理学及适应证	用法用量	注 意
卡波姆滴眼液/眼用凝胶	干眼症用药	是一种与季戊四醇烯丙醚或蔗糖交联的聚丙烯酸聚合物。凝胶剂可以黏附于角膜的表面并且可以潴留液体。凝胶的结构会被泪液中的盐分破坏，释放出其中的水分。滴眼液可黏着在角膜表面，并在眼球表面形成液体储库。作为泪液的替代物治疗干眼症，例如干燥性角膜结膜炎的对症治疗	一次1滴，依病情轻重程度，一日3～5次或更多次，于白天和睡前使用，或遵医嘱	
聚乙二醇滴眼液	干眼症用药	属高分子聚合物，具有亲水性和成膜性，在适宜浓度下，能起人工泪液的作用。用于暂时缓解由于眼睛干涩引起的灼热和刺痛症状	根据病情需要滴眼，一次1～2滴；使用前摇匀	
雷珠单抗注射液	血管内皮生长因子（VEGF）抑制剂	竞争性地抑制VEGF与受体的结合，从而抑制内皮细胞增殖和血管新生。用于治疗湿性（新生血管性）年龄相关性黄斑病变	经玻璃体内注射给药。一次0.5mg，一月1次给药。连续注射3次后，根据定期评估，减少给药次数	①需无菌注射，注射后60min内眼压升高，需监测眼内压和眼内炎 ②有潜在的免疫原性 ③可引起短暂的视觉障碍
硫酸阿托品眼用凝胶	散瞳药	虹膜睫状体炎、检查眼底前的散瞳、验光配镜屈光度检查前的散瞳	一次1滴，一日3次或遵医嘱	青光眼及前列腺肥大病人禁用

（续表 15-3）

制剂名称	分　类	药理学及适应证	用法用量	注　意
丙美卡因滴眼液	局部麻醉药	用于眼科局部麻醉	用于测定眼压、一次 1 ～ 2 滴，约 20min 即可充分发挥作用，持续 15min，无散瞳作用。也可用于白内障摘除，每 5 ～ 10min 滴入 1 滴，反复 5 ～ 7 次	

第二节　耳鼻喉科用药

局部麻醉药通过抑制神经细胞膜的钠离子通道起到阻断神经兴奋与传导作用。**利多卡因**作用强于普鲁卡因；丁卡因为长效酯类局麻药。**血管收缩药，肾上腺素 α 受体激动药、**肾上腺 α_1 素受体激动药使外周血管收缩，缓解鼻黏膜充血肿胀引起的鼻塞，减少鼻腔分泌物或鼻出血。**组胺 H_1 受体阻断药**可消除组胺与 H_1 受体结合而产生的过敏症状，**用于季节性及常年性过敏性鼻炎的预防与治疗。**局部用糖皮质激素发挥局部抗炎作用。鼻黏膜保护药复方薄荷脑滴鼻液（薄荷与樟脑等配成液状石蜡溶液）与氯己定鱼肝油，这两种鼻黏膜保护药用于干燥性鼻炎和萎缩性鼻炎。耳部用药，如治疗中耳炎、外耳道炎的抗菌药氯霉素滴耳液、氧氟沙星滴耳液、环丙沙星滴耳液等发挥局部抗菌作用：**克霉唑溶液用于耳道及中耳念珠菌感染。**咽喉部用药，西地碘及碘喉片在唾液作用下可释放出碘，直接氧化和卤化菌体蛋白；**度米芬属广谱杀菌药；此两类药对多种微生物有杀灭作用，可用于咽喉炎及扁桃体炎等。**纤毛激动药与黏液促排药：桃金娘油在上、下呼吸道黏膜均能迅速发挥溶解黏液，促进分泌的作用，并可产生 β 拟交感神经效应，刺激黏膜纤毛运动，增强黏膜纤毛清除功能，使黏液移动速度显著增加。有助于痰液排出；且尚有抗炎作用。用于急、慢性鼻窦炎和支气管炎及支气管扩张等。**氨溴索为溴己新在体内的代谢产物，能促进呼吸道黏膜浆液腺的分泌，**减少黏液腺的分泌，减少和断裂痰液中的黏多糖纤维，使痰液黏度降低，痰液变薄；还可促进肺表面活性物质的分泌，增强支气管纤毛运动，使痰液易于咳出。用于伴痰液分泌不正常及排痰功能不良的急、慢性呼吸道疾病（如慢性支气管炎急性加重、喘息性支气管炎、支气管扩张及气管哮喘的祛痰治疗）。

常用耳鼻喉科制剂见表 15-4 所示。

表 15-4　常用耳鼻喉科用制剂

制剂名称	适应证	用法与注意
氯霉素滴耳液（10ml ∶ 0.25g）	用于治疗敏感菌引起的外耳炎，急、慢性中耳炎	滴耳，一次 2 ～ 3 滴，一日 3 次。宜遮光保存

（续表 15-4）

制剂名称	适应证	用法与注意
氧氟沙星滴耳液（5ml ∶ 15mg）	用于治疗敏感菌引起中耳炎、外耳道炎、鼓膜炎	滴耳，成人一次 6 ～ 10 滴，一日 2 次。滴耳后再进行约 10min 耳浴。根据症状适当增减滴耳次数。小儿滴数酌减
氢化可的松新霉素滴耳液（5ml ∶ 2.5mg，12.5mg）	用于治疗中耳及外耳道炎症	滴耳，一日 2 次
硼酸冰片滴耳液（9%，0.4%）	耳内消炎止痛药用于耳底、耳塞、耳内流黄水等症	滴耳，一次 2 ～ 3 滴，一日 2 ～ 3 次
碘甘油（1%）	用于治疗口腔黏膜溃疡、牙龈炎及冠周炎	外用，用棉签蘸取少量本品涂于患处，一日 2 ～ 4 次
利巴韦林滴鼻液（10ml ∶ 50mg）	用于病毒引起的感染	滴鼻，一次 1 ～ 2 滴，每 1 ～ 2h 给药 1 次
盐酸麻黄碱滴鼻液（1%）	用于缓解鼻黏膜充血肿胀引起的鼻塞	滴鼻，一次 2 ～ 4 滴，一日 3 ～ 4 次
呋麻滴鼻液（10ml ∶ 2mg ∶ 100mg）	除抑菌外，还可使鼻黏膜血管收缩，缓解急、慢性鼻炎的鼻塞症状	滴鼻，一次 1 ～ 3 滴，一日 3 ～ 4 次

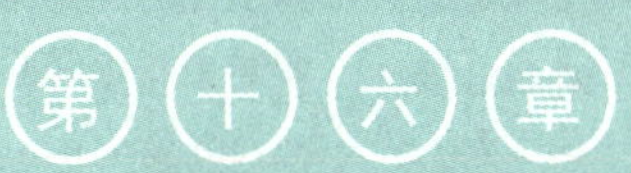

皮肤及外用药

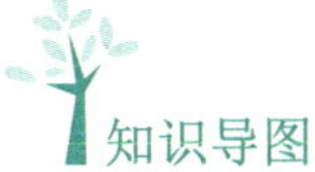

章	节	类别		代表药品
皮肤及外用药物	抗真菌药	局部用抗真菌药	抗生素类	制霉菌素
			咪唑类衍生物	克霉唑、咪康唑、益康唑、酮康唑、联苯苄唑
			其他局部用抗真菌药	环吡酮胺、二硫化硒、土槿皮、阿莫罗芬、布替萘芬
		全身用抗真菌药	抗生素类	灰黄霉素、特比萘芬、伊曲康唑、氟康唑、两性霉素 B
	润肤及皮肤保护药	润肤剂及保护剂		羊毛脂、凡士林、液状石蜡、植物油、硅油、尿素；氧化锌、滑石粉、炉甘石
		防护紫外线剂	局部用防护紫外线剂	氧化锌、皂黏土、炉甘石、二氧化钛；对氨苯甲酸、二羟基丙酮、水杨酸苯酯
			全身用防护紫外线剂	倍他胡萝卜素
	治外伤、溃疡药	结瘢剂	常用结瘢剂	重组人表皮生长因子（凝胶剂、喷雾剂）、重组人表皮生长因子（酵母）、必卡扑莱明
			其他结瘢剂	重组牛碱性成纤维细胞生长（外用冻干制剂、凝胶剂）、重组人碱性成纤维细胞生长因子（外用冻干制剂、凝胶剂）、重组人酸性成纤维细胞生长因子
		酶类	蛋白水解酶类	梭状芽孢杆菌肽酶
	治疗银屑病药	局部用治疗银屑病药	煤焦油类	煤焦油
			树脂质沥青衍生物	地蒽酚
			局部用补骨脂类	甲氧沙林
			其他局部用药	卡泊三醇、鱼石脂
		全身用治疗银屑病药	全身用补骨脂类	甲氧沙林、三甲沙林
			维 A 酸类	阿维 A 酯、阿维 A、他扎罗汀
	增色素药	补骨脂类		补骨脂素、甲氧沙林、三甲沙林
		重金属化合物		
		肾上腺皮质激素类		
		光敏剂		竹红菌甲素、血卟啉衍生物

（续表）

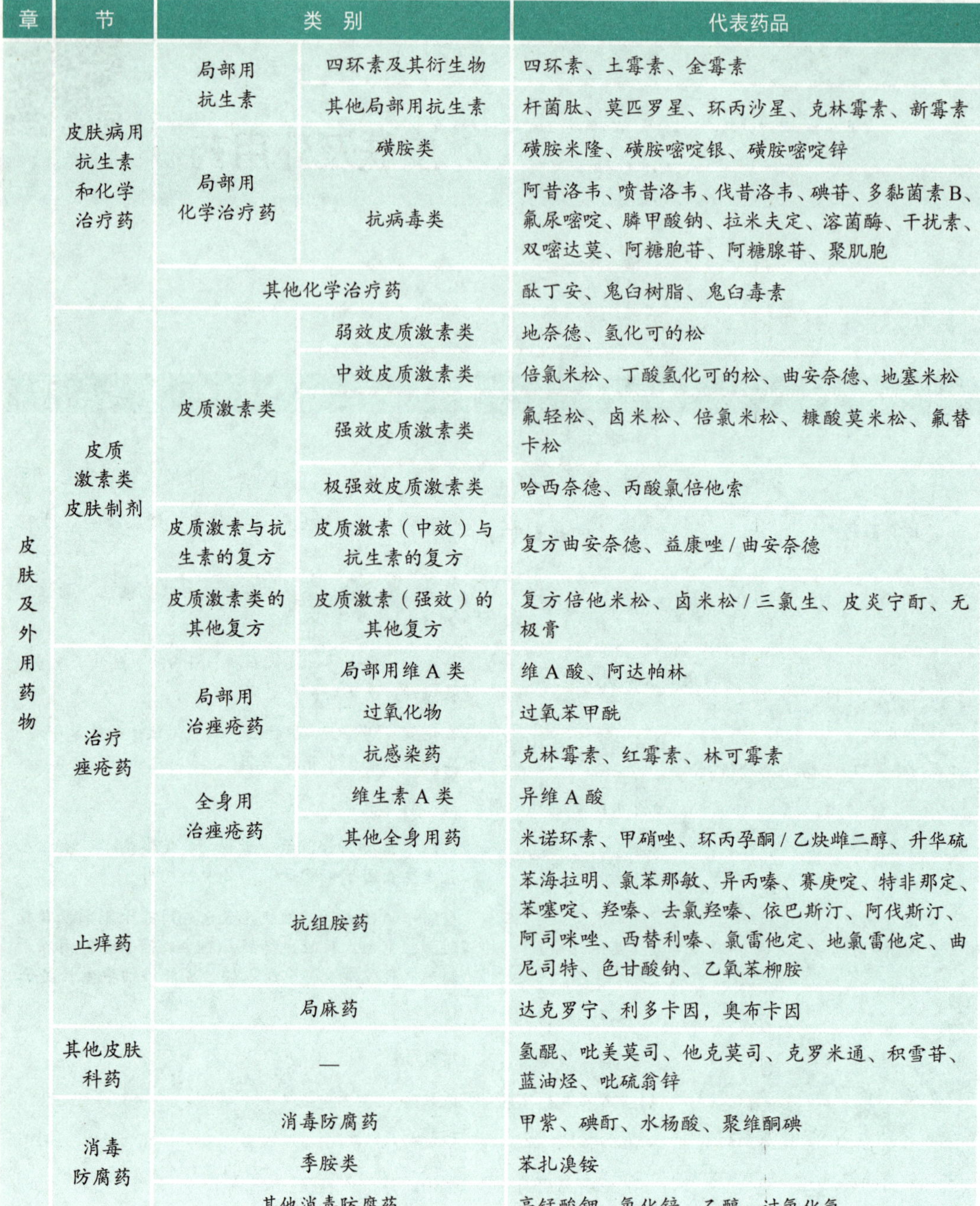

章	节	类别		代表药品
皮肤及外用药物	皮肤病用抗生素和化学治疗药	局部用抗生素	四环素及其衍生物	四环素、土霉素、金霉素
			其他局部用抗生素	杆菌肽、莫匹罗星、环丙沙星、克林霉素、新霉素
		局部用化学治疗药	磺胺类	磺胺米隆、磺胺嘧啶银、磺胺嘧啶锌
			抗病毒类	阿昔洛韦、喷昔洛韦、伐昔洛韦、碘苷、多黏菌素B、氟尿嘧啶、膦甲酸钠、拉米夫定、溶菌酶、干扰素、双嘧达莫、阿糖胞苷、阿糖腺苷、聚肌胞
		其他化学治疗药		酞丁安、鬼臼树脂、鬼臼毒素
	皮质激素类皮肤制剂	皮质激素类	弱效皮质激素类	地奈德、氢化可的松
			中效皮质激素类	倍氯米松、丁酸氢化可的松、曲安奈德、地塞米松
			强效皮质激素类	氟轻松、卤米松、倍氯米松、糠酸莫米松、氟替卡松
			极强效皮质激素类	哈西奈德、丙酸氯倍他索
		皮质激素与抗生素的复方	皮质激素（中效）与抗生素的复方	复方曲安奈德、益康唑/曲安奈德
		皮质激素类的其他复方	皮质激素（强效）的其他复方	复方倍他米松、卤米松/三氯生、皮炎宁酊、无极膏
	治疗痤疮药	局部用治痤疮药	局部用维A类	维A酸、阿达帕林
			过氧化物	过氧苯甲酰
			抗感染药	克林霉素、红霉素、林可霉素
		全身用治痤疮药	维生素A类	异维A酸
			其他全身用药	米诺环素、甲硝唑、环丙孕酮/乙炔雌二醇、升华硫
	止痒药	抗组胺药		苯海拉明、氯苯那敏、异丙嗪、赛庚啶、特非那定、苯噻啶、羟嗪、去氯羟嗪、依巴斯汀、阿伐斯汀、阿司咪唑、西替利嗪、氯雷他定、地氯雷他定、曲尼司特、色甘酸钠、乙氧苯柳胺
		局麻药		达克罗宁、利多卡因，奥布卡因
	其他皮肤科药	—		氢醌、吡美莫司、他克莫司、克罗米通、积雪苷、蓝油烃、吡硫翁锌
	消毒防腐药	消毒防腐药		甲紫、碘酊、水杨酸、聚维酮碘
		季胺类		苯扎溴铵
		其他消毒防腐药		高锰酸钾、氧化锌、乙醇、过氧化氢

皮肤科外用药物的选择主要根据病期及皮损特点，见表16-1。

表16-1　病期、皮损特点与外用药物剂型的对应表

病期	皮损特点	剂型
急性	红斑、丘疹、丘疱疹，无糜烂及渗出	粉剂、洗剂、溶液冷湿敷
	水疱、糜烂、渗出	溶液湿敷、油剂
亚急性	有少许渗出	糊剂、油剂

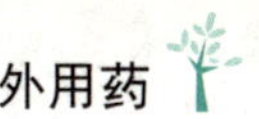

（续表 16-1）

病期	皮损特点	剂型
亚急性	无渗出	乳膏剂、软膏剂、凝胶剂
慢性	泛发慢性皮损	乳膏剂、软膏剂、酊剂
	局限性肥厚皮损	硬膏剂、软膏剂、乳膏剂、凝胶剂、涂膜剂
	单纯瘙痒而无原发皮损	酊剂、洗剂、乳膏剂、搽剂

外用药物时的注意事项如下。①正确掌握用药方法。②药物浓度要适当。③用药要考虑患者的年龄、性别、皮损部位。如儿童不宜使用强效的糖皮质激素制剂；皮肤皱褶及黏膜部位不应使用高浓度、有刺激性的药物。④注意用药部位和个体差异。⑤应告知患者，用药部位一旦出现刺激症状，或有红肿、皮肤瘙痒等反应，应立即停药，清洗患处后，到医院就诊。⑥用药量要适当。

第一节 皮肤寄生虫与感染治疗药

治疗主要是外用药，如 5% ～ 10% 硫黄软膏、林旦乳膏、10% 克罗米通乳膏等。

一、药理作用与作用机制

（一）药理作用

升华硫有杀菌及杀虫作用，还能去除油脂，有角质促成和角质溶解作用。在 2% ～ 3% 时有角化促成、止痒作用，5% ～ 15% 或更高浓度时则有杀虫、杀菌、角质剥脱和脱脂作用。

林旦是杀灭疥虫的有效药物，亦有杀灭虱和虱卵的作用，其与疥虫和虱体体表接触后，透过体壁，引起神经系统麻痹而死。

克罗米通有局部麻醉作用，可治疗各型瘙痒症，并有特异性杀灭疥螨的作用，可作用于疥螨神经系统，使疥螨麻痹死亡。

苯甲酸苄酯在高浓度时可杀灭疥虫，作用优于硫黄。

莫匹罗星是由荧光假单胞菌培养液产生的代谢物——假单胞菌 A。它的抗菌作用主要是在高浓度时杀菌或在低浓度时起抑菌作用。

（二）作用机制

升华硫接触皮肤后转化为硫化氢和五硫黄酸而产生杀虫、杀菌（细菌和真菌）作用。

林旦与疥虫和虱体体表接触后，透过体壁进入体腔和血液，引起神经系统麻痹而致死。

克罗米通对芥螨有杀灭作用，机制可能是作用于疥螨神经系统使其麻痹而死亡。

莫匹罗星在高浓度时杀菌，在低浓度时抑菌，主要是可逆性地与异亮氨酸转移 RNA 合成酶结合，阻止异亮氨酸渗入，终止细胞内含异亮氨酸的蛋白质合成而起作用。

二、临床用药评价

具体内容见表 16-2。

表 16-2　临床用药评价

要　点	内　容
作用特点	**局部应用杀灭疥虫药，其中以林旦乳膏（疥灵霜，γ-666 霜）疗效最佳，**其次是克罗米通、苯甲酸苄酯、硫黄软膏，是公认特效药。苯甲酸苄酯在高浓度时，杀疥虫作用优于硫黄
典型不良反应和禁忌	①不良反应：用药后，少数患者有轻度刺激症状，如灼热感、瘙痒、皮疹等。克罗米通偶见过敏反应。长期大量使用林旦，可能由于药物经皮肤吸收，对肝、肾功能及中枢神经系统产生毒害，诱发癫痫等。硫黄长期大量局部用药，有刺激性，用药数天内可出现皮肤发红和脱屑，引起接触性皮炎 ②禁忌：对相应药物过敏者禁用。有癫痫病史 / 中枢神经系统器质性病变者、妊娠及哺乳期妇女、2 岁以下儿童禁用林旦、苯甲酸苄酯。急性渗出性皮肤病禁用克罗米通
特殊人群用药	①儿童：儿童使用 5% 硫黄软膏（成人用 10%），4 岁以下者最好先用 2.5% 软膏。儿童不主张用 20% 软膏。易出现皮肤刺激反应。患者涂药前，先用肥皂洗净全身皮肤，涂药时先将少量药膏放在手掌内，从指间开始，将药膏涂遍全身皮肤，破损处不要涂药。涂药后再用滑石粉薄撒一层，再穿换洗衣服。每晚涂药 1 次，连续 3～5 日为 1 个疗程。病情顽固的未愈者可重复治疗。疗程结束后再彻底换洗衣被。林旦治疗疥疮时，4 岁以上儿童应减量，用药 6h 后洗浴，将药液彻底洗去；2 岁以下儿童禁用。**12 岁以下儿童禁用苯甲酸苄酯** ②孕妇：**林旦治疗疥疮时，妊娠期妇女禁用。妊娠期妇女及哺乳期禁用苯甲酸苄酯**

三、代表药品

表 16-3　代表药品

药　品	内　容	
林　旦 Lindane	适应证	用于疥疮和阴虱病
	临床应用注意	①妊娠期妇女禁用；哺乳期妇女停药 4 日后，方可哺乳 ②家庭成员、集体宿舍成员中密切接触者均应同时接受治疗 ③药品不应与碱性物质或铁器接触 ④涂药前勿用热水和肥皂洗澡，以免增加吸收 ⑤避免眼和黏膜与药物接触。洗去药物时水温不要过热，以免促进药物吸收 ⑥擦药后，可有局部刺激症状，数日后消退；偶有头晕，1～2 日后消失；若长期大量使用，由于药物经皮吸收，可产生较大的神经毒性（如癫痫发作），以及皮肤损害和营养不良等，应立即停药。少数患者可出现荨麻疹 ⑦**对本药过敏、有癫痫病史者及 4 岁以下婴幼儿禁用。精神病患者尽量不用。老年患者慎用**
克罗米通 Crotamiton	适应证	外用于疥疮、皮肤瘙痒

（续表 16-3）

药　品	内　容	
克罗米通 Crotamiton	临床应用注意	①妊娠期妇女禁用 ②避免接触眼睛和黏膜 ③若误服，需立即洗胃 ④偶可引起接触性皮炎，应立即停药。误服及透过皮肤时，可引起高铁血红蛋白血症 ⑤急性炎症、糜烂或渗出性皮肤损害禁用 ⑥慎用于婴儿及低龄儿童的皮肤，尤其应避免大面积涂搽
莫匹罗星 Mupirocin	适应证	①适用于各种细菌性皮肤感染，主要用于革兰阳性球菌引起的皮肤感染，如脓疱疹、疖肿、毛囊炎等 ②适用于湿疹、各型溃疡和创伤等基础上的继发性细菌感染
	临床应用注意	①妊娠期用药，请遵医嘱用药。不清楚是否经乳汁分泌，但建议哺乳期妇女慎用 ②不适于鼻内和眼内使用 ③局部用药一般无不良反应，偶见烧灼感、刺痛或瘙痒、氨基转移酶升高等，通常较轻微，不需停药。国外报道，可能出现局部过敏，或严重刺激症状，长期使用可导致非敏感菌的过度生长 ④对药物及制剂过敏者禁用。中、重度肾功能不全患者慎用

第二节　痤疮治疗药

一、药理作用与作用机制

（一）药理作用

1. 抗菌药

（1）非抗生素类抗菌药，过氧苯甲酰为炎性痤疮首选外用抗菌用药。而壬二酸对皮肤上的各种需氧菌和厌氧菌包括痤疮丙酸杆菌和表皮葡萄菌具有抑制和杀灭作用。

（2）抗生素，用于痤疮治疗的抗生素，有抗痤疮丙酸杆菌和抗炎作用。常用外用抗生素包括红霉素、林可霉素及其衍生物克林霉素、氯霉素及夫地西酸等。建议和过氧苯甲酰、外用维 A 酸类或者其他药物联合应用。

2. 抗角化药

外用维 A 酸类药物，可调节表皮细胞的有丝分裂和表皮的细胞更新，使病变皮肤的增生和分化恢复正常，促进毛囊上皮的更新，抑制角蛋白的合成，防止角质栓的形成。

3. 其他

不同浓度与剂型的壬二酸、氨苯砜、二硫化硒、硫黄和水杨酸等药物具有抑制痤疮丙酸杆菌、抗炎或者轻微剥脱作用，临床上也可作为痤疮外用药物治疗的备选。参见表 16-4。

表 16-4　中国痤疮治疗指南（2019 年修订版）推荐的痤疮治疗方案

	轻度（Ⅰ级）	中度（Ⅱ级）	中重度（Ⅲ级）	重度（Ⅳ级）
临床表现	粉刺	炎性丘疹	丘疹、脓疱	结节、囊肿

（续表 16-4）

	轻度（Ⅰ级）	中度（Ⅱ级）	中重度（Ⅲ级）	重度（Ⅳ级）
一线选择	外用维 A 酸	外用维 A 酸 + 过氧苯甲酰 +/- 外用抗生素或过氧苯甲酰 + 外用抗生素	口服抗生素 + 外用维 A 酸 +/- 过氧苯甲酰 +/- 外用抗生素	口服异维 A 酸 +/- 过氧苯甲酰 / 外用抗生素
二线选择	过氧苯甲酰、壬二酸、果酸、中医药	口服抗生素 + 外用维 A 酸 +/- 过氧苯甲酰 +/- 外用抗生素、壬二酸、红蓝光、水杨酸或复合酸、中医药	口服异维 A 酸、红蓝光、光动力、激光疗法、水杨酸或复合酸、中医药	口服抗生素 + 外用维 A 酸 +/- 过氧苯甲酰、光动力疗法、系统用糖皮质激素（聚合性痤疮早期可以和口服异维 A 酸联合使用）、中医药
女性可选择		口服抗雄激素药物	口服抗雄激素药物	口服抗雄激素药物
维持治疗	外用维 A 酸 +/- 过氧苯甲酰			

注：+/- 表示合用或不合用。

（二）作用机制

过氧苯甲酰是一种氧化剂，皮肤外用后，能缓慢释放出新生态氧，氧化细菌的蛋白质，对痤疮丙酸杆菌有抗菌作用，对厌氧菌感染也有效。

维 A 酸主要是调节表皮细胞的有丝分裂和表皮的细胞更新，使病变皮肤的增生和分化恢复正常。

阿达帕林通过使毛囊上皮细胞分化正常化，减少微粉刺形成，也可抑制多形核白细胞的趋化反应，以缓解细胞介导的痤疮炎性反应（如脓疱和丘疹等）。

异维 A 酸的机制与维 A 酸类似，可诱导表皮细胞增生、促进表皮颗粒层细胞向角质层分化、调节毛囊皮脂腺上皮角化异常过程，去除角质栓，促进粉刺消退。

二、临床用药评价

表 16-5　临床用药评价

要　点	内　容	
作用特点	非抗生素类抗菌药	①过氧苯甲酰，通过分解释出新生态氧而发挥杀菌除臭作用，可杀灭痤疮丙酸杆菌，并可使皮肤干燥和脱屑 ②壬二酸，局部使用能显著减少皮肤细菌和滤泡内丙酸杆菌类细菌的生长
	抗角化药	①维 A 酸是维生素 A 的代谢中间体，外用后少量经皮吸收，在葡萄糖醛酸转移酶催化下生成葡萄糖醛酸酯代谢物排出体外 ②异维 A 酸是维 A 酸的光学异构体。对严重的结节囊肿型痤疮有高效作用 ③阿达帕林是维 A 酸类化合物，阿达帕林极少经皮吸收，对光和氧的稳定性较强，主要经胆汁排泄

（续表 16-5）

要　点	内　容	
药物相互作用	①过氧苯甲酰与其他有脱屑作用的外用药合用，如间苯二酚、水杨酸、硫黄、维 A 酸，可增加刺激或干燥的不良反应。过氧苯甲酰与药用肥皂等清洁剂、含乙醇的用品（如剃须洗剂、芳香化妆品、修面霜或洗剂）或药用化妆品合用，可增加刺激或干燥的反应 ②维 A 酸与皮质激素、抗生素等合用可增强药效。与噻唑类、四环素类、喹诺酮类、吩噻嗪类、磺胺类等光敏感药物共用可增加光敏感危险。与过氧苯甲酰同时、同部位外用有配伍禁忌。若需合用，可早晚交替使用。与异维 A 酸、抗角化药（如间苯二酚、水杨酸、硫黄等）、含乙醇制剂、碱性大的肥皂、收敛剂、脱毛剂及其他痤疮治疗药合用，可加剧皮肤刺激或干燥。为增加疗效，使用其他抗角化药以及全身应用抗生素时，应与本药间隔使用 ③阿达帕林不宜同用有相似作用机制的维 A 酸类药物或使用“蜡质”脱毛法，且不能同时涂敷乙醇或香水。与有干燥或刺激皮肤作用的药皂、高浓度乙醇、脱皮剂、收缩剂等物质同用，可增加局部刺激反应。不应与含硫、间苯二酚、水杨酸的制剂合用，应在它们作用消退后，再用本药。使用表皮剥脱剂的患者，应在皮肤刺激反应消退后再用此药 ④异维 A 酸应避免和四环素同用。与阿维 A、维胺酯或维 A 酸共用，可增加不良反应发生率及严重程度。与光敏感药物共用，可加剧光敏感反应。与华法林合用，可增强华法林作用。与甲氨蝶呤合用，可增加甲氨蝶呤血药浓度而加重肝损伤。脂溶性食物可促进其吸收	
典型不良反应和禁忌	不良反应	**①非抗生素类抗菌药：过氧苯甲酰可能出现过敏性接触性皮炎和干燥现象。壬二酸有局部刺激反应，偶见皮肤脱色，罕见光敏感** ②抗角化药：局部反应有烧灼感、红斑、刺痛、瘙痒、皮肤干燥或脱屑，对紫外光敏感性增强。可出现一过性皮肤色素沉着。用于眼周可出现局部刺激和水肿、脱屑。如反应严重，应减少用药次数或停药 口服异维 A 酸后，皮肤或黏膜（口唇、眼、鼻黏膜）可出现干燥、脱皮、鼻出血、头痛、肌肉与关节痛、血脂升高、肝脏氨基转移酶 AST 及 ALT 升高；服药后出现精神变化，如抑郁、自杀倾向、焦虑、脱发，应及时停药；偶见过敏反应及光敏反应。妊娠期妇女服后可致自发性流产及胎儿发育畸形
	禁　忌	非抗生素类抗菌药禁用于过敏者及皮肤急性炎症或破溃者。抗角化药禁用于药物过敏者、妊娠及哺乳期妇女。眼部、急性或亚急性皮炎、湿疹类皮肤病患者禁用维 A 酸。肝肾功能不全、维生素 A 过量及高脂血症患者禁用异维 A 酸
特殊人群用药	儿　童	发生在青春期前的痤疮，根据年龄分为新生儿（出生 28 日内）痤疮、婴儿（2 ～ 12 月龄）痤疮、儿童痤疮及青春早期痤疮。新生儿痤疮受母体激素影响而产生，随着激素消退可自行消退；婴儿痤疮和儿童痤疮需要仔细查找内分泌疾病。**针对 12 岁以下儿童痤疮，美国 FDA 批准 2.5% 过氧苯甲酰 /1% 阿达帕林凝胶复方制剂用于 ≥ 9 岁的儿童，0.05% 维 A 酸可用于 ≥ 10 岁的儿童。**系统用抗生素可选择大环内酯类如红霉素或阿奇霉素，避免使用四环素类抗生素，12 岁以下儿童也尽量不用口服维 A 酸类药物

（续表 16-5）

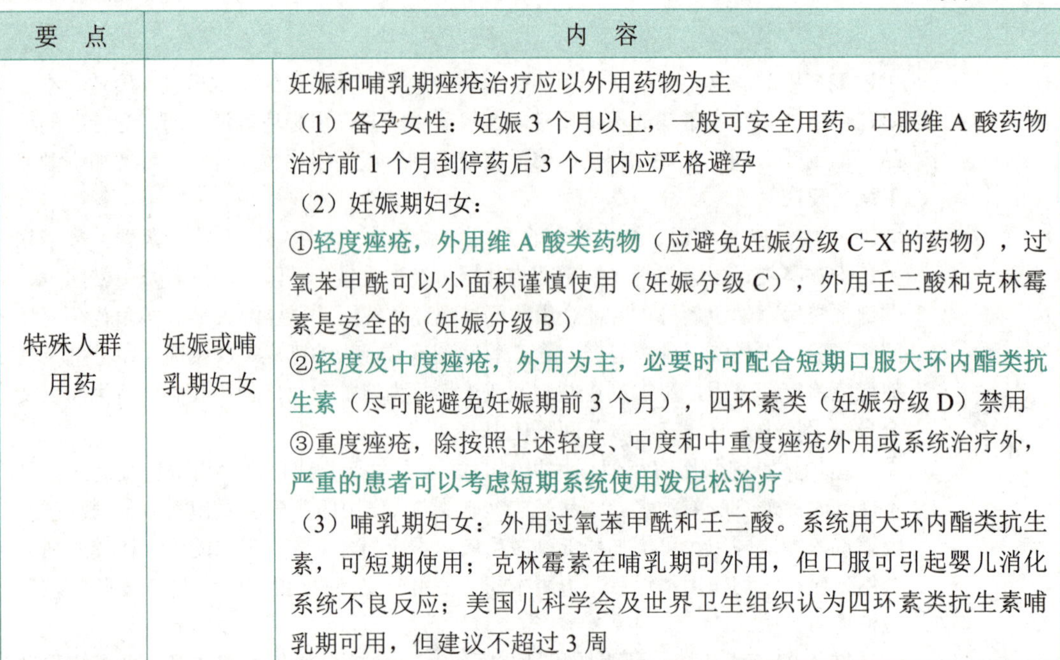

要　点		内　容
特殊人群用药	妊娠或哺乳期妇女	妊娠和哺乳期痤疮治疗应以外用药物为主 （1）备孕女性：妊娠 3 个月以上，一般可安全用药。口服维 A 酸药物治疗前 1 个月到停药后 3 个月内应严格避孕 （2）妊娠期妇女： ①**轻度痤疮，外用维 A 酸类药物**（应避免妊娠分级 C-X 的药物），过氧苯甲酰可以小面积谨慎使用（妊娠分级 C），外用壬二酸和克林霉素是安全的（妊娠分级 B） ②**轻度及中度痤疮，外用为主，必要时可配合短期口服大环内酯类抗生素**（尽可能避免妊娠期前 3 个月），四环素类（妊娠分级 D）禁用 ③重度痤疮，除按照上述轻度、中度和中重度痤疮外用或系统治疗外，**严重的患者可以考虑短期系统使用泼尼松治疗** （3）哺乳期妇女：外用过氧苯甲酰和壬二酸。系统用大环内酯类抗生素，可短期使用；克林霉素在哺乳期可外用，但口服可引起婴儿消化系统不良反应；美国儿科学会及世界卫生组织认为四环素类抗生素哺乳期可用，但建议不超过 3 周

三、代表药品

表 16-6　代表药品

药　品		内　容
过氧苯甲酰 Benzoyl Peroxide	适应证	用于治疗寻常痤疮。严重时，可与抗生素、维 A 酸制剂或硫黄－水杨酸制剂合用
	用法用量	**外用。均匀涂搽于患部皮肤，每日早晚各 1 次。用药前，应将病变部位用肥皂和清水洗净，揩干**
	临床应用注意	①尚不清楚本药是否经乳汁中分泌，哺乳期妇女慎用 ②若出现严重刺激反应应立即停药并予以适当治疗。症状消退后可重新恢复治疗，注意开始时用药次数要减少 ③本品不得用于眼睛周围或黏膜处 ④本品能漂白毛发，不宜用在有毛发的部位 ⑤**避免用药部位过度日光照晒** ⑥局部用药可有轻度痒感或灼热感，也可发生轻度红斑、脱皮、皮肤干燥等 ⑦对本制剂过敏者、皮肤急性炎症或破溃者禁用。皮肤高度敏感者慎用
维 A 酸 Tretinoin	适应证	外用治疗寻常痤疮、鱼鳞病及银屑病，亦可用于其他角化异常性皮肤病
	临床应用注意	①妊娠期妇女禁用。哺乳期间应停药 ②湿疹、晒伤、急性和亚急性皮炎、酒渣鼻患者不宜使用 ③不宜用于皮肤皱褶部位 ④用药期间避免同时使用含磨砂剂、易引起痤疮或有收敛作用的化妆品

（续表 16-6）

药　品		内　容
维 A 酸 Tretinoin	临床应用注意	⑤避免同时采用局部光疗照射 ⑥避免用于大面积严重痤疮，避免接触眼、鼻、口腔黏膜 ⑦与皮质激素、抗生素等合用可增强本药疗效 ⑧治疗最初几周，可能出现红斑、灼痛、瘙痒、干燥或脱屑等皮肤刺激现象，一般为轻至中度。若红斑、脱屑等持续存在，应降低药物浓度或减少用药次数，暂停用药或停用 **⑨对维生素 A 衍生物过敏者禁用。儿童应考虑用药利弊并慎用。对阳光敏感者不应用本药外用制剂**
阿达帕林 Adapalene	适应证	用于以粉刺、丘疹和脓疱为主要表现的寻常型痤疮；面部、胸和背部的痤疮
	临床应用注意	①妊娠期妇女禁用。建议哺乳妇女慎用。必须用时，勿涂于胸部。有致畸作用 **②如产生过敏或严重的刺激反应，应立即停药。**用药期间感觉局部皮肤干燥，有细屑，可用润肤剂加以改善 ③增加局部用药量，并不能增加疗效，也不能使起效加快，反而可引起红斑、脱屑和其他不适 ④不宜同用其他有相似作用机制的维 A 酸类药物或使用“蜡质”脱毛方法，且不能同时涂敷乙醇或香水 ⑤在用药最初的 2 ～ 4 周，常见红斑、干燥、鳞屑、瘙痒、灼伤或刺痛，多为轻至中度。当减少用药次数或停止用药后，不良反应将消失。暴露在阳光下时有升高皮肤癌发生率危险 ⑥禁用于对本药或维 A 酸类似物过敏者，有显著渗出的皮肤损害、有创伤的皮肤、湿疹及皮炎部位，十分严重的痤疮患者

第三节　皮肤真菌感染治疗药

一、药理作用与作用机制

（一）药理作用

绝大多数局限性浅表的真菌感染都可使用外用抗真菌制剂治疗。

（二）作用机制

本节的抗皮肤真菌感染药包括抗生素类、唑类、丙烯胺类、吗啉类和吡啶酮类。

皮肤抗真菌药的作用机制可归纳为：①**直接作用于真菌细胞膜，破坏细胞膜脂质结构及功能**；②**影响真菌细胞膜麦角甾醇的生物合成，使真菌细胞膜的通透性发生改变，使细胞重要内容物漏失**；③**作用于真菌细胞壁，主要影响壳多糖、葡聚糖、甘露聚糖和甘露聚糖 - 蛋白质复合体**；④**干扰真菌的核酸合成及功能**；⑤其他的不明机制。克霉唑除了通过①、②机制，还可抑制氧化酶和过氧化酶的活性，导致过氧化氢在细胞内过度聚积，引起真菌亚细胞结构变性和细胞坏死，也可对白色念珠菌抑制其从芽孢转变为具侵袭性菌丝的过程而起到抗真菌作用。

二、临床用药评价

表 16-7　临床用药评价

<table>
<tr><th>要　点</th><th colspan="2">内　容</th></tr>
<tr><td>作用特点</td><td colspan="2">①两性霉素 B 抗真菌活性最强，是唯一可用于治疗深部和皮下真菌感染的多烯类药物。其他多烯类仅限于局部应用治疗浅表真菌感染
②制霉菌素抗真菌作用和机制与两性霉素 B 相似，对念珠菌属的抗菌活性较高，且不易产生耐药性。局部外用治疗皮肤、黏膜浅表真菌感染。因毒性大，不宜用作注射给药。局部应用不良反应少见
③唑类抗真菌药分为咪唑类和三唑类（如伊曲康唑、氟康唑和伏立康唑等）
④丙烯胺类：包括萘替芬和特比萘芬，为角鲨烯环氧酶的非竞争性、可逆性抑制剂
⑤吗啉类：本类药物有阿莫罗芬，为局部抗真菌药，通过干扰真菌细胞膜麦角固醇的合成导致真菌死亡。对皮肤癣菌、念珠菌、皮炎芽生菌、荚膜组织胞浆菌、申克孢子丝菌有抗菌活性
⑥吡啶酮类：本类药有环吡酮胺，作用于真菌细胞膜。高浓度使细胞膜的渗透性增加，钾离子和其他内容物漏出，细胞死亡。此药渗透性强，可渗透过甲板</td></tr>
<tr><td rowspan="2">典型不良反应和禁忌</td><td>不良反应</td><td>①抗生素类：外用制霉菌素偶见接触性皮炎、局部发红、刺痛等刺激症状。阴道片或阴道栓可引起白带增多
②唑类：本类药用后偶见局部刺激、瘙痒、烧灼感、接触性皮炎，皮肤可出现红斑、丘疹、水疱、脱屑等
③丙烯胺类：本类药用后少数患者有局部刺激症状，如红斑、烧灼、干燥、瘙痒等，偶可引起接触性皮炎
④吗啉类：阿莫罗芬偶见局部刺激症状
⑤吡啶酮类：偶见局部发红、刺痛、瘙痒、烧灼感等刺激症状，接触性皮炎</td></tr>
<tr><td>禁忌证</td><td>①抗生素类：对制霉菌素过敏者禁用
②唑类：对本类药过敏者禁用
③丙烯胺类：对本类药过敏者禁用
④吗啉类：对阿莫罗芬过敏者、儿童（尤其是婴幼儿）禁用
⑤吡啶酮类：对环吡酮胺过敏者及儿童禁用</td></tr>
<tr><td>特殊人群用药</td><td>儿　童</td><td>①阿莫罗芬禁用于儿童，尤其是婴幼儿
②制霉菌素：儿童减量，为安全起见，不推荐 5 岁以下儿童使用
③克霉唑：国外，儿童局部给药
④咪康唑：儿童可外用 2% 乳膏，一日 2 次。花斑癣患儿，一日 1 次。感染部位若有破损，应使用洗剂
⑤益康唑：3 个月以上患儿，局部给药，乳膏，一日 2 次，涂于患处
⑥联苯苄唑：儿童花斑癣和皮肤真菌病，一日 1 次或隔日 1 次。皮肤念珠菌病，1% 乳膏，一日 1 次，用 3 周
⑦特比萘芬：2 岁以下儿童慎用
⑧环吡酮胺：无儿童用药安全资料</td></tr>
</table>

（续表 16-7）

要　点		内　容
特殊人群用药	妊娠与哺乳期妇女	外用此类药物时，建议妊娠期妇女、哺乳期妇女慎用。妊娠期妇女用药应权衡利弊，哺乳期若需用药应停止授乳，如克霉唑、酮康唑等可经乳汁分泌

三、代表药品

表 16-8　代表药品

药　品		内　容
制霉菌素 Nystatin	适应证	用于治疗皮肤、黏膜念珠菌病。口服治疗肠道或食管念珠菌病，局部用药治疗口腔念珠菌病、阴道念珠菌病和皮肤念珠菌病
	临床应用注意	①妊娠及哺乳妇女慎用，若用药应停止授乳 ②本药对全身真菌感染无效，治疗念珠菌病，局部用药后 24 ～ 72h 达最大效应 ③为防止复发，患者应用药至症状消失、细菌培养转阴后 48h ④口服混悬液时，可将药液长时间含服或含漱，然后吞服 ⑤阴道给药时若出现刺激症状，立即停药 **⑥口服较大剂量常可出现腹泻、恶心、呕吐、上腹部疼痛，减量或停药后症状可迅速消失。外用可引起接触性皮炎。阴道给药偶见白带增多** ⑦对本药过敏或有本药过敏史者禁用。5 岁以下儿童慎用
克霉唑 Clotrima-zole	适应证	外用治疗由皮肤癣菌，如红色毛癣菌、须癣毛癣菌、絮状表皮癣菌和犬小孢子菌等所致的浅表皮肤真菌感染，如手癣，足癣、体癣、股癣；亦可用于头癣；外用于白念珠菌等所致的皮肤念珠菌感染和念珠菌性外阴阴道炎。外用于马拉色菌属所致的花斑癣
	临床应用注意	①妊娠晚期经阴道给药，未发现对胎儿有不良影响，妊娠期妇女用药应权衡利弊。可经乳汁中分泌，但未见不良反应。哺乳期慎用 ②避免接触眼睛。过敏者禁用 ③用药过程中一旦出现局部皮肤刺激症状，应立即停药，并将局部洗净 ④治疗念珠菌，不要封包用药，否则可促使酵母菌生长 ⑤对念珠菌病、股癣、体癣治疗 2 周，手癣、足癣治疗 4 周，以免复发。 **⑥栓剂遇高温会轻微融化，可放入阴凉处或冰箱冷藏，恢复原状仍可有效使用。月经期间禁止阴道给药治疗。12 岁以下女童禁用阴道栓** ⑦外用偶可引起局部刺激、烧灼感或瘙痒，皮肤可出现红斑、丘疹、水疱、脱屑等。使用阴道栓，少数患者可发生局部刺激症状
联苯苄唑 Bifonazole	适应证	同克霉唑
	临床应用注意	①妊娠早期妇女应慎用。哺乳期应慎用 ②避免接触眼睛和其他部位黏膜；用药部位如有过敏、皮疹加重、瘙痒，应立即停药。过敏体质者慎用。儿童须在成人监护下使用 ③少数患者可出现皮肤局部过敏、红斑，瘙痒感、烧灼感或刺痛、皲裂等反应，停药后可恢复 ④对咪唑类药物过敏者禁用。患处有糜烂、渗液或皲裂时应慎用

（续表 16-8）

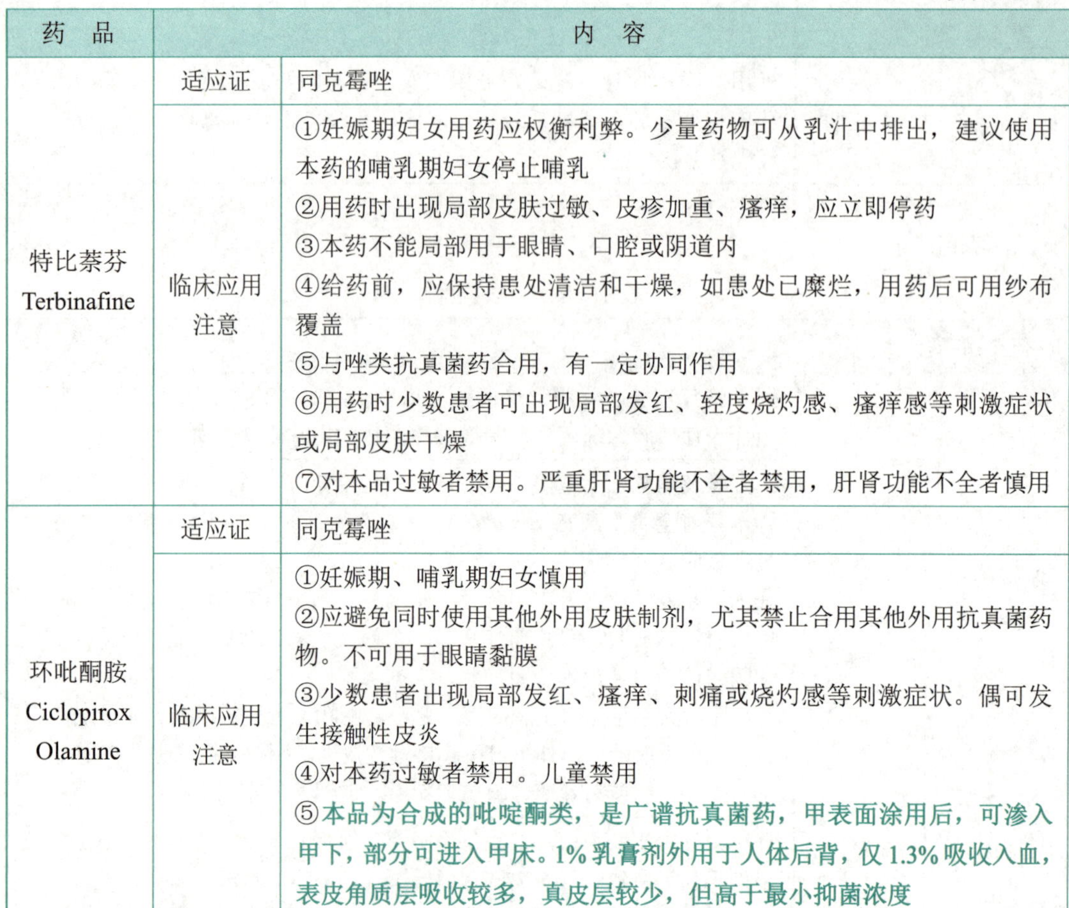

药品	内容	
特比萘芬 Terbinafine	适应证	同克霉唑
	临床应用注意	①妊娠期妇女用药应权衡利弊。少量药物可从乳汁中排出，建议使用本药的哺乳期妇女停止哺乳 ②用药时出现局部皮肤过敏、皮疹加重、瘙痒，应立即停药 ③本药不能局部用于眼睛、口腔或阴道内 ④给药前，应保持患处清洁和干燥，如患处已糜烂，用药后可用纱布覆盖 ⑤与唑类抗真菌药合用，有一定协同作用 ⑥用药时少数患者可出现局部发红、轻度烧灼感、瘙痒感等刺激症状或局部皮肤干燥 ⑦对本品过敏者禁用。严重肝肾功能不全者禁用，肝肾功能不全者慎用
环吡酮胺 Ciclopirox Olamine	适应证	同克霉唑
	临床应用注意	①妊娠期、哺乳期妇女慎用 ②应避免同时使用其他外用皮肤制剂，尤其禁止合用其他外用抗真菌药物。不可用于眼睛黏膜 ③少数患者出现局部发红、瘙痒、刺痛或烧灼感等刺激症状。偶可发生接触性皮炎 ④对本药过敏者禁用。儿童禁用 ⑤**本品为合成的吡啶酮类，是广谱抗真菌药，甲表面涂用后，可渗入甲下，部分可进入甲床。1%乳膏剂外用于人体后背，仅1.3%吸收入血，表皮角质层吸收较多，真皮层较少，但高于最小抑菌浓度**

第四节　皮肤用糖皮质激素

一、药理作用与作用机制

（一）药理作用

根据外用糖皮质激素的药理作用强度大致可分为弱效、中效、强效和超强效四类，表 16-9 为国内常用的外用糖皮质激素。

表 16-9　国内常用的外用糖皮质激素

强度	药物	制剂浓度（%）
弱效	醋酸氢化可的松	1.0
中效	醋酸地塞米松	0.025 ～ 0.075
	丁酸氢化可的松	0.1
	醋酸曲安奈德	0.1
强效	糠酸莫米松	0.1
	二丙酸倍氯米松	0.025
	氟轻松	0.025

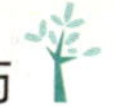

（续表 16-9）

强　度	药　物	制剂浓度（%）
强　效	哈西奈德	0.025
超强效	卤米松	0.05
	哈西奈德	0.1
	丙酸氯倍他索	0.02

注：以上药物的外用剂型主要以软膏剂、乳膏剂、溶液剂或硬膏剂等为主。

（二）作用机制

糖皮质激素与细胞核中高亲和性 DNA 位点结合，随即产生糖皮质激素诱导蛋白，可抑制磷酸酯酶 A 的活性，而该酶是花生四烯酸合成所必需，从而抑制了多种炎性介质的生成，如前列腺素、白三烯、血小板活化因子等。**糖皮质激素还能降低血管通透性。糖皮质激素分子还可直接与细胞膜结合并改变其功能，使细胞发生黏附障碍，抑制溶酶体的释放等。**

外用糖皮质激素分子的一个直接作用是使血管收缩，从而减轻组织水肿，减轻红斑，抑制发热。

外用糖皮质激素还可对炎性细胞产生作用，如降低多形核白细胞的趋化能力、黏附能力和吞噬能力，且使炎症部位的多形核白细胞数目减少。

二、临床用药评价

表 16-10　临床用药评价

要　点	内　容
作用特点	（1）一般强效及超强效适合重度皮损初始治疗，如银屑病、扁平苔藓、斑秃等；中效适合特应性皮炎、湿疹、重症面部皮炎等皮炎初始治疗；弱效适合眼睑皮炎、轻度面部皮炎等初始治疗 （2）糖皮质激素的抗炎作用特点： ①作用广，能抑制多种原因引起的炎症 ②能抑制炎症各个阶段，炎症早期能提高血管的紧张性，减轻充血，降低毛细血管的通透性，同时抑制白细胞浸润和吞噬反应，减少各种炎症因子的释放，减轻渗出、水肿，从而改善红肿、热痛、过敏等症状 ③抗炎不抗菌，糖皮质激素类药物对病原体并无抑制或杀灭作用。糖皮质激素在抑制炎症，减轻症状的同时，也降低人体的防御功能，可致感染扩散，阻碍创口愈合等
药物相互作用	在使用糠酸莫米松喷雾剂或干粉吸入剂时，与酮康唑合用，可增加莫米松的血药浓度；与氯雷他定合用，对氯雷他定及其主要代谢物的血浆浓度没有影响
典型不良反应和禁忌	①不良反应：局部应用糖皮质激素，常发生可预期的不良反应，如表皮和真皮萎缩致使皮肤变薄，出现皮纹、毛细血管扩张和紫癜等 ②禁忌：对糖皮质激素或其赋形剂过敏者禁用。外用糖皮质激素不能用于皮肤溃疡或有皮肤萎缩的部位。也不能用于局部有明显细菌、真菌及病毒感染的疾病。强效及超强效激素不宜大面积使用。任何外用激素制剂均不应长期，大面积使用

（续表 16-10）

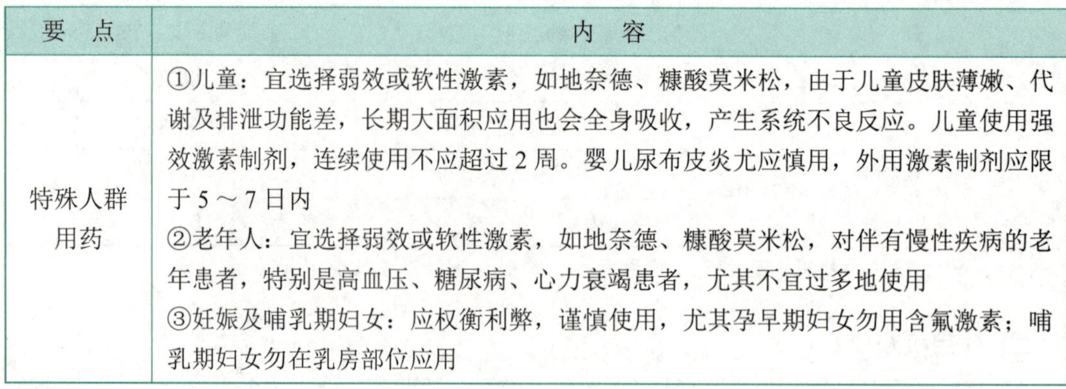

要　点	内　容
特殊人群用药	①儿童：宜选择弱效或软性激素，如地奈德、糠酸莫米松，由于儿童皮肤薄嫩、代谢及排泄功能差，长期大面积应用也会全身吸收，产生系统不良反应。儿童使用强效激素制剂，连续使用不应超过 2 周。婴儿尿布皮炎尤应慎用，外用激素制剂应限于 5～7 日内 ②老年人：宜选择弱效或软性激素，如地奈德、糠酸莫米松，对伴有慢性疾病的老年患者，特别是高血压、糖尿病、心力衰竭患者，尤其不宜过多地使用 ③妊娠及哺乳期妇女：应权衡利弊，谨慎使用，尤其孕早期妇女勿用含氟激素；哺乳期妇女勿在乳房部位应用

三、代表药品

表 16-11　代表药品

药　品	内　容	
糠酸莫米松 Mometasone Furoate	适应证	外用于治疗对糖皮质激素有效的皮肤病，如接触性皮炎、特应性皮炎、湿疹，神经性皮炎及银屑病等瘙痒性及非感染性炎症性皮肤病
	临床应用注意	①妊娠期妇女慎用。尚不明确局部用药是否可从乳汁中排出，哺乳期妇女使用本品需考虑停止哺乳或停药 ②若大面积、长期外用或封包用药，会增加药物的全身吸收，并增加肾上腺皮质抑制的危险性 ③伴有皮肤感染时，应同时合用抗感染药物 ④不可用于眼部 ⑤过量、长期局部使用糖皮质激素类药物可能抑制下丘脑－垂体－肾上腺轴，造成继发性肾上腺功能不足 ⑥局部可见烧灼感、瘙痒、刺痛及皮肤萎缩等反应 **⑦对药物成分过敏者禁用。原发性细菌性、真菌性及病毒性等感染性皮肤病禁用。过敏体质者、妊娠期妇女或哺乳期妇女慎用**
丁酸氢化可的松 Hydrocortisone butyrate	适应证	适用于对糖皮质激素外用有效的皮肤病，如接触性皮炎、特应性皮炎、脂溢性皮炎、湿疹、神经性皮炎、银屑病等瘙痒性及非感染性炎症性皮肤病。可适于儿童及面部皮肤的使用
	临床应用注意	①本药有致畸作用，可透过胎盘屏障，增加胎盘功能不全、新生儿体重减轻或死胎的发生，妊娠期妇女不宜使用。哺乳期妇女慎用 ②婴儿及儿童勿长期、大面积使用或采用封包治疗 **③避免与眼睛接触。用药部位如有烧灼感、红肿等情况应停药，并将局部药物洗净** ④偶见过敏反应。长期用药可致皮肤萎缩、毛细血管扩张、色素沉着以及继发性感染 ⑤禁用于原发性细菌性、真菌性及病毒性等感染性皮肤病 ⑥本药可经皮肤吸收，皮肤破损处吸收更快

（续表 16-11）

药　品		内　容
曲安奈德 Triamcinolone	适应证	外用适用于治疗接触性皮炎、脂溢性皮炎、神经性皮炎、湿疹、银屑病、盘状红斑狼疮等对糖皮质激素外用有效的皮肤病。局部注射可用于瘢痕疙瘩、肥厚性瘢痕、腱鞘炎、滑囊炎及肩周炎等的治疗
	临床应用注意	①孕妇慎用 ②不宜长期、大面积使用，由于全身性吸收作用造成可逆性下丘脑－垂体－肾上腺轴的抑制 ③本品不可用于眼部。长期使用，可发生皮肤萎缩变薄和毛细血管扩张等 ④儿童慎用，婴儿不宜使用 ⑤患处涂药后不需封包 ⑥皮肤有化脓感染和真菌感染时须同时使用抗感染药物 ⑦可有烧灼感、皮肤刺激感 ⑧原发性细菌性、真菌性、病毒性等感染性皮肤病禁用，如脓疱病、体癣、股癣等。对本品及基质或对其他糖皮质激素过敏者禁用。局部有感染的禁用 ⑨局部注射时，有高血压、心脏病、糖尿病、溃疡病、骨质疏松症、青光眼、肝肾功能不全等患者视病情慎用或禁用
卤米松 Halometasone	适应证	外用于对糖皮质激素有效的各种非感染性炎症性皮肤病。如亚急性和慢性湿疹、脂溢性皮炎、接触性皮炎、特应性皮炎、局限性神经性皮炎、寻常型银屑病和扁平苔藓等
	临床应用注意	①妊娠期妇女慎用，哺乳期妇女慎用 ②**长期应用可出现皮肤萎缩、毛细血管扩张、色素沉着及毛发增生等** ③不可用于眼部，勿接触眼结膜 ④伴有皮肤感染时，须使用抗感染药物 ⑤用药后可有烧灼感、皮肤刺激感 ⑥禁用于对卤米松过敏者，原发性细菌性、真菌性和病毒性等感染性皮肤病（如水痘、脓疱病、体癣、股癣、单纯疱疹、带状疱疹）、接种疫苗后、梅毒性皮肤病变、皮肤结核病、玫瑰痤疮、口周皮炎、寻常痤疮等患者

第五节　增色素药

表 16-12　增色素药

要　点		内　容
药理作用与作用机制	药理作用	①外用的增色素药分为 4 类：**补骨脂素及其衍生物；重金属元素及其化合物；肾上腺皮质激素类；其他光敏剂** ②外用的增色素药通过一定的**光敏反应**，使皮肤上出现黑色素沉着，用于治疗白癜风
	作用机制	有些药物需要在紫外线、可见光或红光等光线的作用下，发生光化学反应，产生光毒性反应，选择性抑制表皮细胞的 DNA 合成和有丝分裂，从而减慢表皮细胞的更新速度，对银屑病起治疗作用

（续表 16-12）

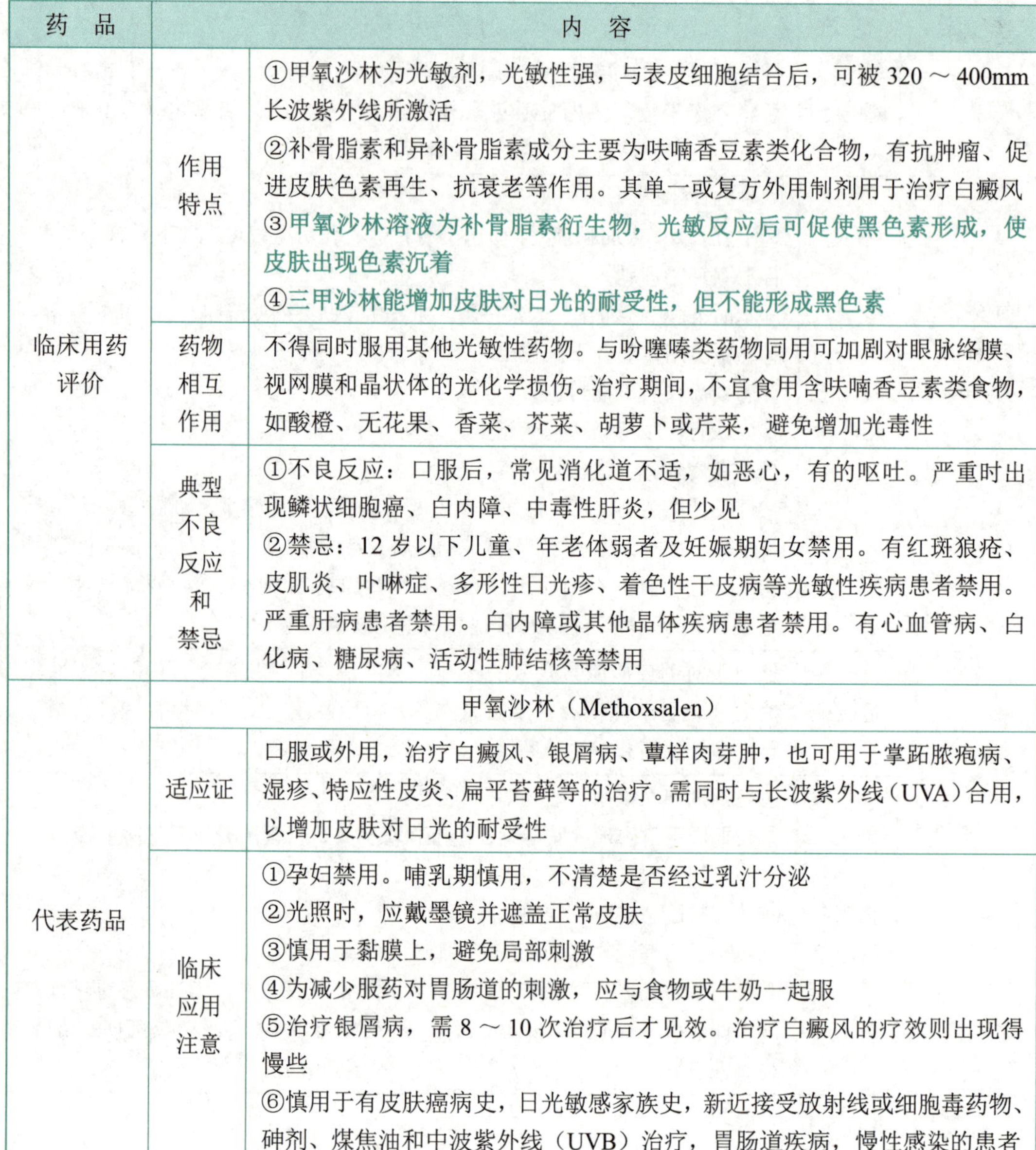

药品	内容	
临床用药评价	作用特点	①甲氧沙林为光敏剂，光敏性强，与表皮细胞结合后，可被 320 ～ 400mm 长波紫外线所激活 ②补骨脂素和异补骨脂素成分主要为呋喃香豆素类化合物，有抗肿瘤、促进皮肤色素再生、抗衰老等作用。其单一或复方外用制剂用于治疗白癜风 ③**甲氧沙林溶液为补骨脂素衍生物，光敏反应后可促使黑色素形成，使皮肤出现色素沉着** ④**三甲沙林能增加皮肤对日光的耐受性，但不能形成黑色素**
	药物相互作用	不得同时服用其他光敏性药物。与吩噻嗪类药物同用可加剧对眼脉络膜、视网膜和晶状体的光化学损伤。治疗期间，不宜食用含呋喃香豆素类食物，如酸橙、无花果、香菜、芥菜、胡萝卜或芹菜，避免增加光毒性
	典型不良反应和禁忌	①不良反应：口服后，常见消化道不适，如恶心，有的呕吐。严重时出现鳞状细胞癌、白内障、中毒性肝炎，但少见 ②禁忌：12 岁以下儿童、年老体弱者及妊娠期妇女禁用。有红斑狼疮、皮肌炎、卟啉症、多形性日光疹、着色性干皮病等光敏性疾病患者禁用。严重肝病患者禁用。白内障或其他晶体疾病患者禁用。有心血管病、白化病、糖尿病、活动性肺结核等禁用
代表药品	甲氧沙林（Methoxsalen）	
	适应证	口服或外用，治疗白癜风、银屑病、蕈样肉芽肿，也可用于掌跖脓疱病、湿疹、特应性皮炎、扁平苔藓等的治疗。需同时与长波紫外线（UVA）合用，以增加皮肤对日光的耐受性
	临床应用注意	①孕妇禁用。哺乳期慎用，不清楚是否经过乳汁分泌 ②光照时，应戴墨镜并遮盖正常皮肤 ③慎用于黏膜上，避免局部刺激 ④为减少服药对胃肠道的刺激，应与食物或牛奶一起服 ⑤治疗银屑病，需 8 ～ 10 次治疗后才见效。治疗白癜风的疗效则出现得慢些 ⑥慎用于有皮肤癌病史，日光敏感家族史，新近接受放射线或细胞毒药物、砷剂、煤焦油和中波紫外线（UVB）治疗，胃肠道疾病，慢性感染的患者

第六节 治疗银屑病药

一、药理作用与作用机制

（一）药理作用

局部用药又分为煤焦油类、树脂类沥青衍生物（地蒽酚）、局部用补骨脂类、其他用药等；全身用药包括全身用补骨脂类和维 A 酸类等。

（二）作用机制

地蒽酚通过作用于表皮细胞内的酶，卡泊三醇作用于皮肤角质形成细胞，维 A 酸类与表

皮细胞的维A酸细胞核受体有高亲合力，降低或抑制表皮细胞的有丝分裂，抑制酶活性，使皮肤表皮细胞的增生速率和角蛋白分化正常化，从而表皮增殖和角朊细胞末端分化正常。从而纠正或缓解银屑病症状与进展。

二、临床用药评价

表16-13　临床用药评价

<table>
<tr><th>要　点</th><th colspan="2">内　容</th></tr>
<tr><td>作用特点</td><td colspan="2">抗角化药作用特点：
①与维A酸细胞核受体有较高亲合力，如维A酸类似物
②能抑制皮肤角质形成细胞的过度增生和诱导其分化，从而使银屑病表皮细胞的增生和分化得到纠正，如维生素D_3的衍生物卡泊三醇
③通过角蛋白表达正常化，促进角朊细胞末端分化，如维A酸类的阿维A酯、阿维A
④可抑制表皮细胞的有丝分裂，使皮肤增生速率恢复正常，如煤焦油
⑤抑制细胞代谢酶代谢，使酶失去活性，降低增生表皮的有丝分裂，便表皮细胞增殖恢复正常，如地蒽酚</td></tr>
<tr><td rowspan="5">药物相互作用</td><td>煤焦油</td><td>与光敏药物合用，可加剧光敏感作用，不得与甲氧沙林或三甲沙林合用</td></tr>
<tr><td>地蒽酚</td><td>①与皮质激素合用，可减轻其刺激性，缩短皮损的清除期，但银屑病复发率高，引起脓疱型银屑病反跳，应慎合用
②尿素可增加其透皮吸收，可降低其使用浓度而减轻其皮肤刺激
③水杨酸可防止地蒽酚氧化为蒽酮而保护了其药理作用
④胺类药物可促进其氧化失活，故脂溶性胺可抑制角质层中其引起的炎症反应
⑤与焦油合用，比单用本品刺激性小。且不影响本品的抗银屑病活性</td></tr>
<tr><td>阿维A酯</td><td>①与痤疮制剂、含脱屑药制剂联合外用，可加剧皮肤的局部刺激或干燥作用
②与异维A酸、维A酸、维生素A等合用，可增加毒性，应避免同服
③与甲氨蝶呤、苯妥英等肝毒性药物合用，可增加药物性肝炎等肝毒性的发生
④与光敏药物合用，可增强光敏作用
⑤与四环素合用，可增加颅内压，增加大脑假性肿瘤发生</td></tr>
<tr><td>阿维A</td><td>①与维生素A和其他维A酸类合用，可引起维生素A过多症
②与甲氨蝶呤合用，肝毒性增加
③与四环素合用，出现作用相加的颅内压升高
④与低剂量的孕激素类避孕药合用，可能导致避孕失败，应避免合用
⑤合用苯妥英，需监测苯妥英游离血药浓度，因阿维A可降低苯妥英蛋白结合率，苯妥英游离浓度升高而出现毒性反应。一般不建议合用
⑥不宜与圣•约翰草合用，可导致服用阿维A和激素类避孕药的女性发生意外怀孕和出生缺陷</td></tr>
<tr><td>他扎罗汀</td><td>与四环素、氟喹诺酮、吩噻嗪、磺胺类等有光敏性的药物合用，会增强光敏性</td></tr>
</table>

（续表 16-13）

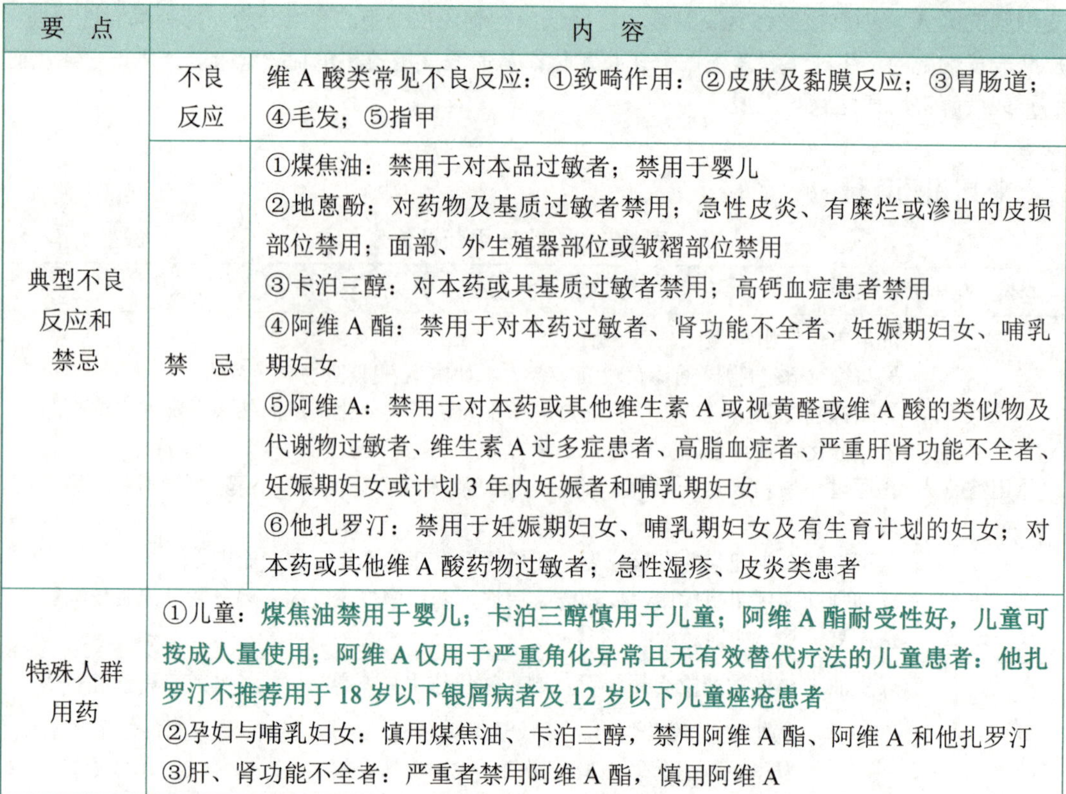

要　点	内　容	
典型不良反应和禁忌	不良反应	维 A 酸类常见不良反应：①致畸作用；②皮肤及黏膜反应；③胃肠道；④毛发；⑤指甲
	禁　忌	①煤焦油：禁用于对本品过敏者；禁用于婴儿 ②地蒽酚：对药物及基质过敏者禁用；急性皮炎、有糜烂或渗出的皮损部位禁用；面部、外生殖器部位或皱褶部位禁用 ③卡泊三醇：对本药或其基质过敏者禁用；高钙血症患者禁用 ④阿维 A 酯：禁用于对本药过敏者、肾功能不全者、妊娠期妇女、哺乳期妇女 ⑤阿维 A：禁用于对本药或其他维生素 A 或视黄醛或维 A 酸的类似物及代谢物过敏者、维生素 A 过多症患者、高脂血症者、严重肝肾功能不全者、妊娠期妇女或计划 3 年内妊娠者和哺乳期妇女 ⑥他扎罗汀：禁用于妊娠期妇女、哺乳期妇女及有生育计划的妇女；对本药或其他维 A 酸药物过敏者；急性湿疹、皮炎类患者
特殊人群用药	①儿童：**煤焦油禁用于婴儿；卡泊三醇慎用于儿童；阿维 A 酯耐受性好，儿童可按成人量使用；阿维 A 仅用于严重角化异常且无有效替代疗法的儿童患者；他扎罗汀不推荐用于 18 岁以下银屑病者及 12 岁以下儿童痤疮患者** ②孕妇与哺乳妇女：慎用煤焦油、卡泊三醇，禁用阿维 A 酯、阿维 A 和他扎罗汀 ③肝、肾功能不全者：严重者禁用阿维 A 酯，慎用阿维 A	

三、代表药品

表 16-14　代表药品

药　品	内　容	
煤焦油 Coal Tar	适应证	适用于治疗头屑多、脂溢性皮炎、特应性皮炎、湿疹、银屑病。用于银屑病时，与紫外线联合治疗
	临床应用注意	①哺乳期妇女慎用，尚不清楚是否经过乳汁分泌 ②本品含苯酚、煤酚、愈创木酚、吡啶等，色黑有异臭，有光敏性 ③用于急性炎症、开放性伤口或皮肤感染时，应权衡利弊 ④本品可暂时将头发染色，使皮肤或衣服着色 ⑤与光敏药物合用可加剧光敏感作用，不得与甲氧沙林或三甲沙林合用 ⑥不良反应常见局部轻度刺痛感。少见接触性皮炎、毛囊炎、脓疱性或皮肤囊肿反应等，浅色毛发者可有暂时性的色泽改变 ⑦避免接触眼睛。禁用于对本品过敏者、婴儿。慎用于急性炎症、开放性伤口或皮肤感染、光敏性皮肤病患者
地蒽酚 Dithranol	适应证	**主要用于治疗寻常型银屑病、斑秃等**
	临床应用注意	①勿接触眼（接触后能发生严重结膜炎及角膜炎）和其他黏膜，外涂时勿擦破皮肤，用后立即洗手 ②本品可将皮肤、头发、衣服、床单、浴缸等染成红色。皮肤染色可外用水杨酸软膏，一般 2 ～ 3 周内即可去除

（续表 16-14）

药　品	内　容	
地蒽酚 Dithranol	临床应用注意	③**首次用药宜从低浓度、小面积开始，逐渐提高浓度**，扩大面积范围。若皮损或邻近皮肤出现明显的红斑、灼热。应降低浓度、减少涂药次数和缩减药物保留时间 ④用药部位出现皮肤发红、灼热及瘙痒等刺激症状，一般不妨碍继续用药。 ⑤慎用于肝功能障碍者
卡泊三醇 Calcipo-triol	适应证	外用于寻常性银屑病
	临床应用注意	①慎用于孕妇、哺乳期和儿童，是否经过乳汁分泌尚不清楚。禁用于对本药或其基质过敏者、高钙血症患者 ②勿用于面部，因有刺激性；用药后应将手洗净 ③大剂量（乳膏或软膏每周超过 100g，搽剂每周超过 60ml）用药，应在用前和使用中监测尿钙升高情况，但停药后尿钙可恢复正常 ④搽剂含可燃成分，应远离火源 ⑤不要与水杨酸制剂合用 ⑥不良反应常见皮肤发斑、烧灼感及瘙痒等刺激症状，一般不需停药 ⑦卡泊三醇较骨化三醇安全、有效，引起高钙血症和高钙尿症的作用较骨化三醇弱 200 倍，对维生素 D 受体的亲和力与骨化三醇相当 ⑧**本药主要代谢物无药理活性，蛋白结合率是原药的 1/30。卡泊三醇经皮吸收量为 1% ～ 5%。用于银屑病人皮损处后，约 6% 被吸收**
阿维 A 酯 Etretinate	适应证	治疗严重银屑病，尤其是红皮病型、脓疱型及斑块型银屑病。也可治疗难治性角化病（鱼鳞病、毛发红糠疹、毛囊角化症、掌跖角化病）及严重顽固口腔扁平苔藓等
	临床应用注意	①本药可致畸，有停药 2 年后仍发生畸胎的报道，妊娠期妇女和计划 3 年内妊娠者禁用。不清楚本药是否经乳汁分泌，哺乳期妇女禁用 ②定期检查肝功能和血脂，肝功能不全者慎用。肾功能不全者禁用 ③生育期妇女停药后，至少 3 年内不宜怀孕 ④停药后不要献血。用药期间，夜间视力可能减退，要避免驾驶或机械操作 ⑤连续用药 2 ～ 3 个月治疗方见效，治疗初期可能出现银屑病症状加剧 ⑥治疗数周，可出现眼干、口干等，若对角膜接触镜不耐受，可滴润滑剂，口干者可用无糖饮料或唾液代用品 ⑦大剂量用药，可有骨骼变化和良性颅内压升高现象，糖尿病、肥胖、酗酒、脂代谢紊乱者可见三酰甘油升高 ⑧与高脂肪食物同服可增加阿维 A 酯吸收；用药期间饮酒，可发生高三酰甘油血症 ⑨常见不良反应有口干、唇炎、甲沟炎、皮肤干燥、脱屑、肌痛和关节痛等 ⑩慎用于有心血管疾病、糖尿病、肝病、高脂血症、大量饮酒及肥胖症等患者 ⑪ 口服从小肠吸收，生物利用度为 60%。有较强亲脂性，以高浓度储存在脂肪组织（肝和皮下）中，消除半衰期达 120 日左右

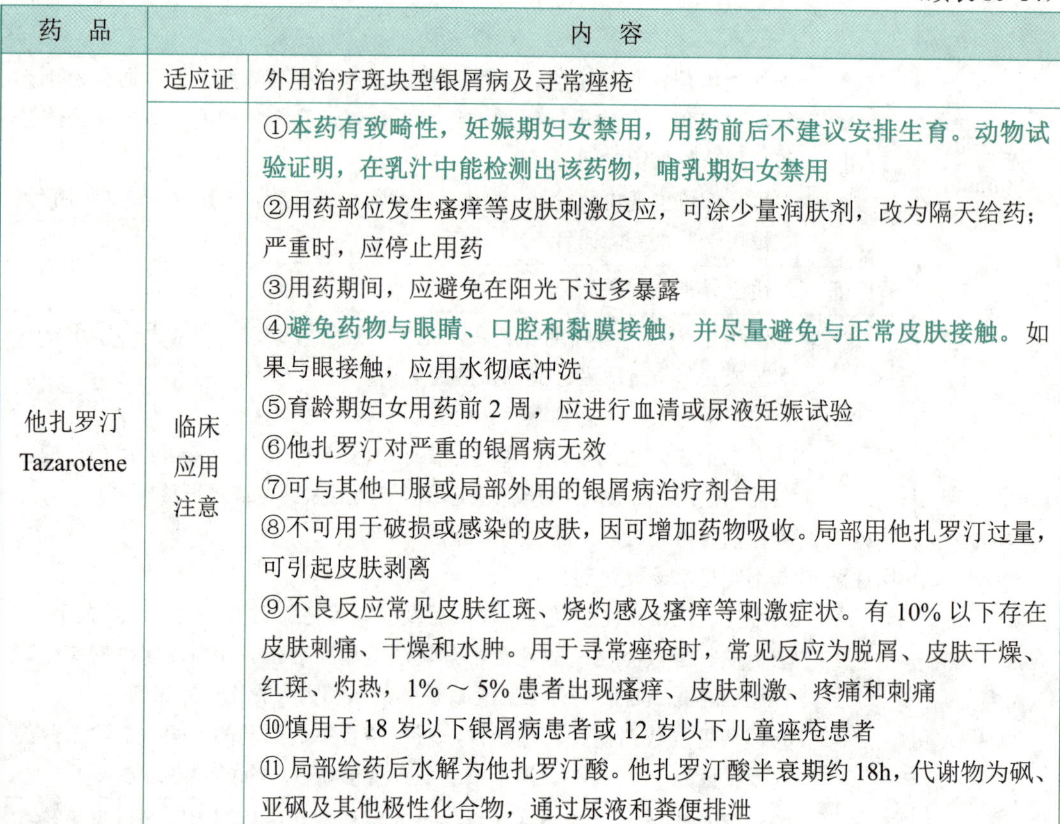

（续表 16-14）

药　品	内　容	
他扎罗汀 Tazarotene	适应证	外用治疗斑块型银屑病及寻常痤疮
	临床应用注意	①本药有致畸性，妊娠期妇女禁用，用药前后不建议安排生育。动物试验证明，在乳汁中能检测出该药物，哺乳期妇女禁用 ②用药部位发生瘙痒等皮肤刺激反应，可涂少量润肤剂，改为隔天给药；严重时，应停止用药 ③用药期间，应避免在阳光下过多暴露 ④避免药物与眼睛、口腔和黏膜接触，并尽量避免与正常皮肤接触。如果与眼接触，应用水彻底冲洗 ⑤育龄期妇女用药前 2 周，应进行血清或尿液妊娠试验 ⑥他扎罗汀对严重的银屑病无效 ⑦可与其他口服或局部外用的银屑病治疗剂合用 ⑧不可用于破损或感染的皮肤，因可增加药物吸收。局部用他扎罗汀过量，可引起皮肤剥离 ⑨不良反应常见皮肤红斑、烧灼感及瘙痒等刺激症状。有 10% 以下存在皮肤刺痛、干燥和水肿。用于寻常痤疮时，常见反应为脱屑、皮肤干燥、红斑、灼热，1% ～ 5% 患者出现瘙痒、皮肤刺激、疼痛和刺痛 ⑩慎用于 18 岁以下银屑病患者或 12 岁以下儿童痤疮患者 ⑪ 局部给药后水解为他扎罗汀酸。他扎罗汀酸半衰期约 18h，代谢物为砜、亚砜及其他极性化合物，通过尿液和粪便排泄

第七节　消毒防腐药

一、药理作用与作用机制

（一）药理作用

消毒防腐药分为消毒药和防腐药两类。

（二）作用机制

本类药物作用机制多种多样，有的药能使病原微生物蛋白质凝固变性；有的与微生物酶系统结合，干扰其功能；有的能降低细菌表面张力，增加其细胞膜通透性，造成溃破或溶解，结果使病原微生物生长受到阻抑或死亡。

二、临床用药评价

表 16-15　临床用药评价

要　点	内　容
药物相互作用	过氧乙酸遇热、金属离子、碱性物质和有机物可加速分解失效。聚维酮碘与过氧化氢混合可引起爆炸，与碱性溶液及还原物质合用会发生反应，用于消毒含有机物的排泄物时能影响本品消毒效果，对铜、铝、银等金属有一定腐蚀作用。氯己定则与肥皂、阴离子物质、碘化钾有配伍禁忌，遇到悬浮剂如藻酸盐、西黄蓍胶、不溶性

（续表 16-15）

要　点	内　容	
药物相互作用	粉末（如白陶土），或不溶性钙、镁、锌等化合物时，药效降低；**0.05% 浓度氯己定**与硼酸盐、碳酸氢盐、碳酸盐、氯化物、枸橼酸盐、硝酸盐、磷酸盐和硫酸盐配伍可形成低溶解度的盐而析出，**氯己定**遇硬水可形成不溶性盐，遇软木失去药物活性。**依沙吖啶与含氯溶液、氯化物、碘化物、苯酚、碘制剂以及碱性药物等配伍会发生反应，不宜配伍使用**	
典型不良反应和禁忌	不良反应	部分消毒防腐药可能会对皮肤、黏膜有一定刺激性，或可引起接触性皮炎、瘙痒和烧灼感等反应
	禁　忌	禁用于已知的过敏体质者。尽量不要接触眼结膜或其他敏感黏膜组织，避免刺激。聚维酮碘禁用于非毒性甲状腺瘤、烧伤患者（尤其大面积烧伤者）。氯己定禁用于脑、脑膜、中耳，及其他敏感性组织，禁止高浓度用于冲洗膀胱等。而戊二醛禁用于面部、肛门、生殖器等部位。硼酸禁止口服，禁用作药品或食品的防腐剂
特殊人群用药	①妊娠期妇女：尤其是 3 个月内的妊娠早期者，禁用氯己定 ②肝功能不全者：禁用聚维酮碘，使用者可导致肝脏转氨酶 AST 升高	

三、代表药品

表 16-16　代表药品

药　品	内　容	
过氧乙酸 Peracetic Acid	适应证	0.5% ～ 2.5% 浓度可用于室内表面、病房用品、医疗器械、水果、蔬菜、餐具、纺织品、皮肤等环境、空气和预防消毒
	临床应用注意	①因稀释的溶液不稳定，应随配随用，防止阳光直射，远离火源。要注意：配制正确；保证浓度；盛放于有盖的清洁容器中；消毒品要干燥放入，不能带有水分；按时更换，不过期使用；**气温低于 10℃时，应延长消毒时间** ②勿用于金属器械的消毒，因对其有腐蚀作用 ③用于有色织物会引起褪色甚至损坏，因过氧乙酸有漂白作用 ④若不慎沾染到皮肤和眼睛，立即用清水冲洗 ⑤本品遇热、金属离子、碱性物质和有机物可加速分解，分解产物无毒性 ⑥为酸性强氧化性消毒药，遇有机物释放出新生态氧起氧化作用，能杀灭病毒、细菌、真菌、芽孢等各种病原微生物。对皮肤、黏膜有刺激性，可见接触性皮炎、急性湿疹、酸性眼结膜损伤，可能诱导支气管哮喘、过敏性鼻炎患者疾病复发。过敏体质禁用
聚维酮碘 Povidone lodine	适应证	用于皮肤消毒、黏膜冲洗，医务人员刷手、泡手，注射、手术部位皮肤消毒，不需用乙醇脱碘。用于治疗皮肤黏膜细菌性感染，如烫伤、滴虫性或真菌性阴道炎、化脓性皮肤炎、皮肤真菌感染等
	临床应用注意	①妊娠期妇女禁用，哺乳期妇女慎用，可通过阴道或其他黏膜吸收并在乳汁中浓缩，乳汁中浓度要比母体血清浓度高 8 倍 ②大的开放性伤口、用锂治疗的患者、甲状腺疾病患者不宜局部或长期使用

（续表 16-16）

药 品	内 容	
聚维酮碘 Povidone Iodine	临床 应用 注意	③聚维酮碘 10% 水溶液 pH 为 1.5 ～ 5，避光保存 ④临床应用的毒性监测参数为蛋白结合率、肾功能、电解质。对新生儿应每 7 ～ 10 日测定 T_4 和 TSH，不建议用于极低体重的新生儿，有诱发甲状腺功能减退的危险 ⑤使用时，建议用无离子水稀释本品 ⑥若无特殊标记，一般不得加温使用。加热会导致碘与溶解的氧作用，引起碘浓度降低，也可能由于水分蒸发减少而导致碘浓度增加 **⑦本品 10% 溶液贮于 32℃时的杀菌效果，与室温 25℃没差异，但在行腹膜无痛麻醉下羊膜穿刺术时，可考虑温热本品，因患者对温热状态顺应性更好** ⑧本品与过氧化氢混合可引起爆炸。不宜与碱性溶液及还原物质合用。不用于含有机物的排泄物消毒，有机物能影响本品消毒效果。对铜、铝、银等金属有一定腐蚀作用，不用于此类金属制品的消毒，对镀锡和不锈钢制品没有腐蚀作用 ⑨可引起过敏反应和对皮肤黏膜的刺激，但比碘的刺激要轻 ⑩对碘或聚维酮碘过敏者禁用 ⑪ 本品是碘与表面活性剂聚乙烯吡咯烷酮经反应生成的复合物
氯己定 Chlorhexi- dine	适应证	洗液或乳膏剂用于皮肤或伤口的消毒和清洗。口腔凝胶、喷剂或漱口液用于治疗口腔感染，又用作器械消毒药、滴眼药的防腐药
	临床应 用注意	①含漱液使用 1 周后，能使口腔黏膜着色，使用 6 个月后可使牙齿着色 ②高浓度溶液可软化口腔上皮而发生溃疡 ③意外静脉用药可造成溶血 ④浸泡过的针头和针筒，用前须用清水彻底冲洗干净 ⑤经长时间热处理可分解，故 1% 以上高浓度溶液不能高压灭菌，稀溶液高压灭菌时间不超过 115℃，30min ⑥外用少有过敏反应或接触性皮炎 ⑦禁用于妊娠 3 个月内妇女。禁用于脑、脑膜、中耳及其他敏感性组织。高浓度禁止接触眼睛等敏感组织，禁止高浓度用于冲洗膀胱，可引起血尿。对氯己定过敏者慎用 ⑧本品为阳离子表面活性剂。有广谱杀菌、抑菌作用
戊二醛 Glutaral- dehyde	适应证	用于器械消毒，也可用于治疗寻常疣和多汗症
	临床 应用 注意	①皮肤接触本品后，可用肥皂和水清洗 ②接触和使用本品时，应采取适当防护措施 ③在消毒前将器械彻底清洗干净，再需浸泡于消毒液中 ④误服可使消化道黏膜产生炎症、坏死和溃疡，引起剧痛、呕吐、呕血、便血、血尿、尿闭、酸中毒、眩晕、抽搐、意识丧失和循环衰竭。误服后，可服用水、牛奶、活性炭或其他可缓和胃肠道刺激的药物，但应避免洗胃和使用催吐剂，必要时可进行辅助通气并治疗休克，纠正酸中毒 ⑤在常规治疗浓度下，溶液剂反复使用可引起接触性皮炎或皮肤过敏反应，浓溶液可造成皮肤变白和变硬

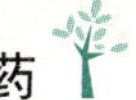

（续表 16-16）

药　品		内　容
戊二醛 Glutaral-dehyde	临床应用注意	⑥禁用于面部、肛门、生殖器等部位 ⑦本品碱性溶液具有较好杀菌作用 ⑧该溶液在 14 日内可保持化学稳定性，杀灭细菌繁殖体、芽孢、真菌、病毒的作用比甲醛强 2 ～ 10 倍
依沙吖啶 Ethacridine	适应证	用于糜烂、水肿、充血等范围较大、渗出较多的口腔黏膜溃疡。用于牙龈炎、牙周炎的辅助治疗。用于各种唇炎、扁平苔藓、盘状红斑狼疮、渗出性多形性红斑、药物过敏等唇部有厚痂糜烂病损需要湿敷者
	临床应用注意	①若用药部位有烧灼感、瘙痒、红肿等过敏反应，立即停用，并将局部药物洗净 ②本品仅供外用，切忌口服 ③见光易分解，颜色加深，不可再用 ④用于湿敷的医用纱布或棉球，应剪成病损大小；湿敷过程中，纱布、棉球要保持药液饱和状态；湿敷后若病损结痂未变软，则应继续湿敷，至结痂变软为止 **⑤不应与含氯溶液、氯化物、碘化物、苯酚、碘制剂以及碱性药物等配伍应用** ⑥对本品过敏者禁用，过敏体质者慎用 **⑦本品为碱性染料，能抑制革兰阳性菌和少数革兰阴性菌繁殖，对人无害、无刺激**
硼　酸 Boric Acid	适应证	主要用于皮炎、湿疹类皮肤病的湿敷；可用于眼、口腔、膀胱、子宫等的冲洗；软膏用于化脓性皮肤病或软化痂皮
	临床应用注意	**①本药与细菌蛋白质中的氨基酸结合后发挥抑菌作用，但对细菌和真菌的抑制作用较弱，无刺激性** ②不宜长期、大面积外用，以免吸收致蓄积中毒，因排出较慢 ③婴儿应用过多含硼酸粉剂可通过皮肤吸收后中毒 ④外用因吸收引起的不良反应，早期表现为恶心、呕吐、腹泻。慢性蓄积中毒者可出现乏力、厌食、脱发、月经紊乱、神经错乱等。吸收量大者可出现谵妄、神志不清、心肾衰竭、死亡。致死量成人为 15 ～ 20g，儿童 3 ～ 6g ⑤禁用作为药品及食品的防腐剂。禁止内服